HELMUT SCHARF

KLEINE KUNSTGESCHICHTE DES DEUTSCHEN DENKMALS

HELMUT SCHARF

KLEINE KUNSTGESCHICHTE DES DEUTSCHEN DENKMALS

1984
WISSENSCHAFTLICHE BUCHGESELLSCHAFT
DARMSTADT

CIP-Kurztitelaufnahme der Deutschen Bibliothek

Scharf, Helmut:
Kleine Kunstgeschichte des deutschen Denkmals /
Helmut Scharf. – Darmstadt: Wissenschaftliche
Buchgesellschaft, 1984.
ISBN 3-534-09548-0

1 2 3 4 5

Bestellnummer 9548-0

Satz: Maschinensetzerei Janß, Pfungstadt

Druck und Einband: Wissenschaftliche Buchgesellschaft, Darmstadt

Printed in Germany

Schrift: Linotype Garamond, 9/11

ISBN 3-534-09548-0

INHALT

VORBEMERKUNG

Eine „Kleine Kunstgeschichte des deutschen Denkmals" zu schreiben ist ebenso reizvoll wie schwierig. Jeder einzelne in diesem Titel auftauchende Begriff bedarf daher – wie der gesamte Titel selbst – einer kurzen Erörterung.

Der Begriff „Denkmal", der erst zu Beginn des 16. Jh. im deutschen Sprachgebrauch auftaucht, bezeichnet ein Phänomen, das im 19. Jh. seine Blütezeit erlebte. Viele Wissenschaftler vertreten die Meinung, daß Denkmal im engeren Sinne überhaupt nur jene autonome und an die Öffentlichkeit gebundene Kunstform sei, wie sie das bürgerliche Zeitalter geprägt hat. Wirft man aber in der Kunstgeschichte einen Blick zurück, so stößt man auf eine lange Reihe von Kunstobjekten – hauptsächlich der Architektur und Bildhauerei –, die dem Denkmal im modernen Sinn rein äußerlich sehr ähnlich sind. Was sie voneinander unterscheidet, ist ihr durch die Geschichte bedingter räumlicher Bezug und ihre gesellschaftliche Bedingheit. Der Denkmalbegriff des 20. Jh., den seit Alois Riegl die moderne Denkmalpflege geprägt hat, bezieht sich auf das Denkmal im weiteren und weitesten Sinn. Er befaßt sich mit allen formalen historischen Traditionen vom Tagelöhnerhaus bis zur fürstlichen Residenz, vom einzelnen Bodendenkmal der Vor- und Frühgeschichte bis zum modernen Städtebauensemble. Es wird somit klar, daß der Denkmalbegriff nicht fest umrissen ist, sondern sich mit der Geschichte und ihren gesellschaftlichen Bedürfnissen wandelt. Auch eine „Kleine Kunstgeschichte des deutschen Denkmals" kann nur einen Teilaspekt davon behandeln. In unserem Fall ist es die Herrschaftsgeschichte, die sich im architektonischen und plastischen Denkmal spiegelt, denn nur die herrschenden Schichten der jeweiligen historischen Gesellschaftsform waren in der Lage, ihr Bild und ihr Weltbild der Nachwelt monumental zu überliefern. Am Beginn vorliegender Arbeit muß demzufolge der Versuch einer Bestimmung des Begriffs „Denkmal" stehen.

Das Adjektiv „deutsches" bedeutet eine geographisch-politische Spezifizierung des Begriffs „Denkmal". Auch hier kann – mit Recht – der Einwand erhoben werden, daß es Deutschland als festumrissenen geographisch-politischen Faktor nie, oder – wenn überhaupt – erst seit der Zeit nationalstaatlichen Denkens im 19. Jh. gegeben habe. Aber auch hier reichen die historischen Wurzeln weit zurück bis in die Vorzeit, die Zeit der Römer, Kelten und Germanen sowie die Zeit der Karolinger. Deutsche Geschichte wird üblicherweise – eine Rückprojektion nationalstaatlichen Denkens – nach dem Zerfall des Karolingerreiches und mit dem Beginn der Zeit der Sachsenkaiser angesetzt. Aber von dieser Zeit an bis zu Beginn des 19. Jh. gab es kein „deutsches" Denken, sondern vielmehr eine universale Reichsidee, die sukzessive verfiel und in der Territorialstaaterei des Absolutismus endete. Erst mit Beginn des 19. Jh. erhielt nationales „deutsches" Denken größere Bedeutung, ohne daß jedoch eine deutsche Nation im umfassenden Sinn je staatlich verwirklicht worden wäre, ohne auch, daß der Reichsgedanke (zweites deutsches Kaiserreich, Drittes Reich) je aufgehört hätte, eine Rolle zu spielen. Das „deutsche" Denkmal kann also nur auf Grund seiner kulturgeographischen, seiner reichsgeographischen und seiner verfassungsmäßig-„national-staatlichen" Zugehörigkeit behandelt werden. In diesem Sinne wurde die vorliegende Arbeit in drei Hauptteile gegliedert: „Ursprünge – die kulturgeographischen Wurzeln", „Hl. Römisches Reich Deutscher Nation – die formalen Voraussetzungen" sowie „Nationalbewegung und Nationalstaat – Blüte und Niedergang".

Eine „kleine Kunstgeschichte" zum Thema deutsches Denkmal nach traditionellem kunstwissenschaftlichen Verständnis – also eine reine Form- und Stilgeschichte – zu schreiben, ist aus mehreren Gründen unangemessen. Zum einen würde sie den vorgegebenen räumlichen Rahmen sprengen, zum anderen würde sie dem Phänomen Denkmal nicht gerecht, das sich mehr als alle anderen Kunstgattungen über seine ideell-politischen und ideell-gesellschaftlichen Zweckbestimmungen definiert. In vorliegender Arbeit wurden daher die methodischen Schwerpunkte in der Zeit der Entwicklung des Denkmals auf Form und Typologie gelegt, in der Zeit von Blüte und Niedergang hingegen auf die politische Aussage, ohne jedoch das eine oder das andere ganz auszuklammern. Demgemäß ist es das Anliegen, zunächst ein möglichst großes Spektrum von Denkmälern vorzuführen, um später nur noch exemplarisch vorgehen zu können. Daß von der unübersehbaren Masse von

Objekten das eine oder andere Denkmal von größerer Bedeutung nicht angeführt werden konnte, liegt in der Natur der Sache.

Die „Kleine Kunstgeschichte des deutschen Denkmals“ soll Handbuch und Nachschlagewerk zugleich sein. Es möge dazu anregen, die Sinne zu schärfen für die politischen und gesellschaftlichen Inhalte, die sich – oft weniger offen als beim Denkmal – hinter den formal-ästhetischen optischen Erscheinungen verbergen. Darüber hinaus möge es im besten Sinne des Wortes ein Bild geben von deutscher Geschichte und der Selbstdarstellung der herrschenden Schichten der sich wandelnden Gesellschaft.

I. DENKMALBEGRIFF

A. Allgemein

Kaum ein Begriff ist heterogener als der des Denkmals. Denkmal kann alles sein, wenn es nur vom menschlichen oder besser vom herrschenden gesellschaftlichen Bewußtsein auf jenen imaginären Sockel gehoben wird, mit dem man sich ein solches schlechthin realiter versehen denkt.

Denkmal existiert als Objekt und als Bezeichnung desselben. Als Sprachsymbol bezeichnet Denkmal in der Regel etwas Konkretes, seltener wird es auch metaphorisch verwandt, z. B. „sich durch eine Rede ein Denkmal setzen". Denkmal kann Sprachsymbol für eine Einheit mehrerer Denkmäler (das deutsche Denkmal) oder nur für ein einzelnes (Niederwalddenkmal) sein, es kann im weiteren Sinne aber auch fast in allen denk- und sinnesmäßig erfaßbaren Seinsebenen gebraucht werden. Denkmal kann Abstraktum oder Konkretum sein, organisch oder anorganisch, vorbewußt oder nachbewußt, idealistisch, realistisch oder utopisch usw. Was Denkmal ist, hängt immer davon ab, welchen Stellenwert das herrschende oder als Tradition überkommene Bewußtsein einer spezifischen historischen und gesellschaftlichen Situation ihm beimißt.

Wo der Ursprung des Denkmalbewußtseins anzusetzen ist, läßt sich zeitlich wohl kaum noch exakt bestimmen. Mit Sicherheit aber läßt sich sagen, daß gesellschaftliche und politische Faktoren für sein Entstehen ausschlaggebend waren, Faktoren, die die Erkenntnis historischer Prozesse förderten. Von einem bestimmten Zeitpunkt der Geschichte an erforderte der Macht- und Führungsanspruch einzelner Individuen oder Gruppen Legitimation aus der Vergangenheit, repräsentative Darstellung in der Gegenwart und dauerhafte Tradierung in die Zukunft. Die Voraussetzungen zu einem Denkmalbewußtsein bestanden in unserem Kulturkreis spätestens in den Sklavenhaltergesellschaften des antiken Z 1, 2
Griechenland und des imperialen Rom.

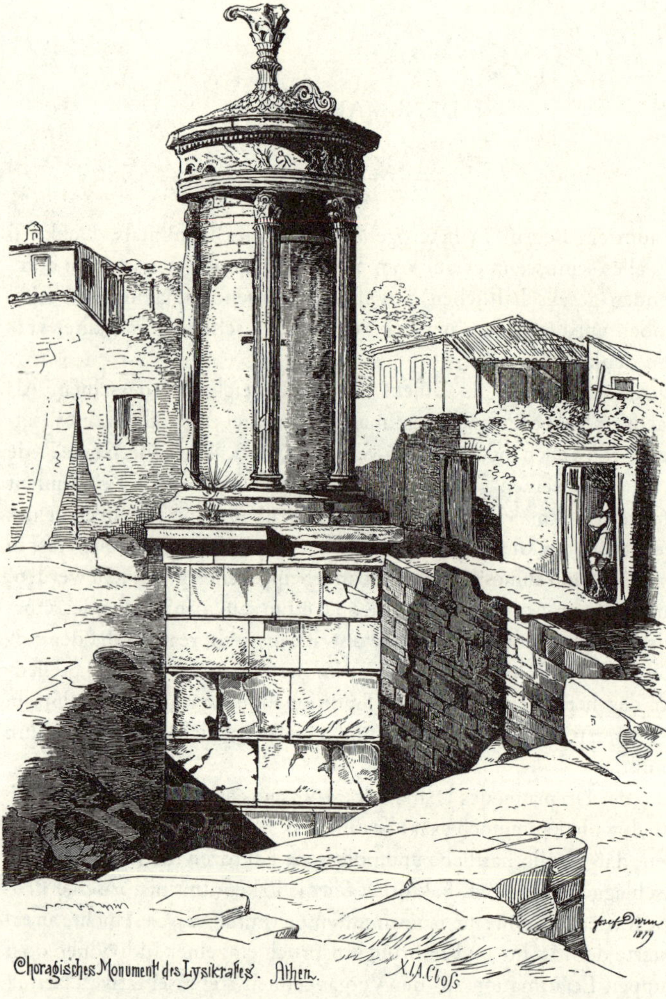

Z 1 Denkmal im antiken Griechenland: Choragisches Monument des Lysikrates, 334 v. Chr., Athen, Rekonstruktionszeichnung von Josef Durm, 1879.

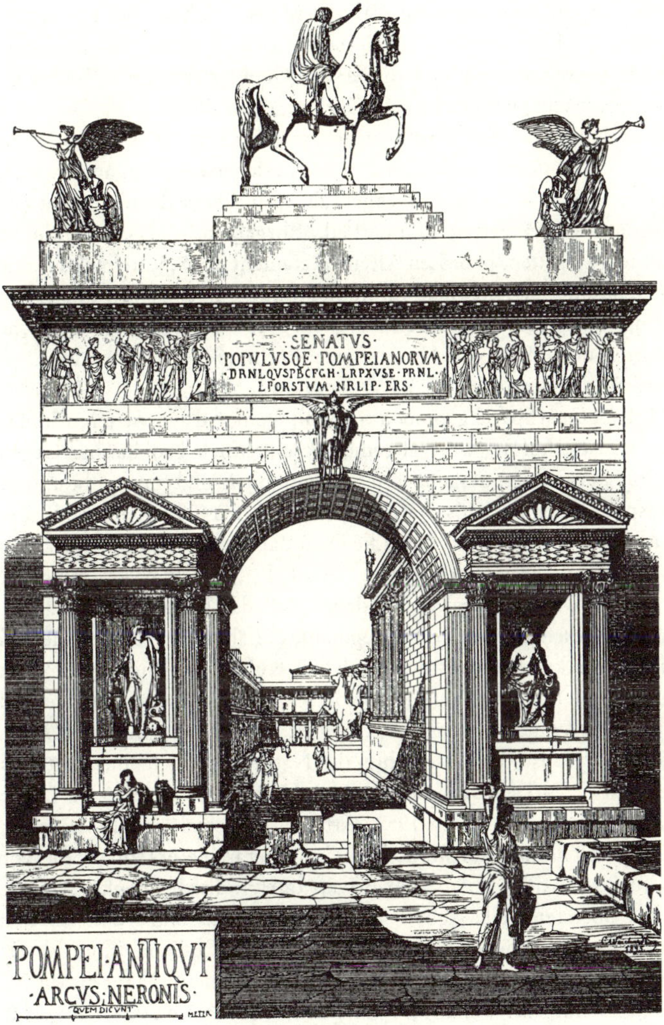

Z 2 Denkmal im Römischen Reich: „Nerobogen" (Bogen beim Jupitertempel in Pompeji), Rekonstruktionszeichnung nach C. Weichardt, 1897.

Im deutschen Sprachgebrauch ist das Wort Denkmal erstmals zu einem Zeitpunkt nachzuweisen, als der Mensch sich aus der alles umfassenden Umklammerung der Kirche zu lösen beginnt, sich als Individuum begreifen lernt und die ersten Gehversuche im selbständigen Denken macht. Und es ist kein Geringerer als der Kopf der deutschen Reformation, der das Wort Denkmal in einer Zeit der Wiederbelebung der Antike und des aufblühenden Geisteslebens – wenn auch noch in anderem Sinn – in den Sprachgebrauch einführt: „Denkmal hat (wie Ausbeute, Denkzettel, Donnerkeil, Ehrgeiz u. v. a.) als Schöpfung Luthers zu gelten, in dessen Altem Testament es 1523 dreimal für mnemosynon der griechischen, monumentum der lateinischen Bibel steht, immer im Sinn von ‚Gedächtnishilfe, -stütze'." (Trübners Deutsches Wörterbuch. Hrsg. von Alfred Götze, Berlin 1940. Zweiter Band C–F. Artikel „Denkmal", S. 42.)

Im heutigen Sprachgebrauch wird mit Denkmal „im weiteren Sinn jeder kunst-, kultur- oder allgemeingeschichtlich bedeutsame Gegenstand" bezeichnet, „im engeren Sinn ein zur Erinnerung an bestimmte Personen oder Ereignisse errichtetes Werk der Bau- oder Bildhauerkunst" (Brockhaus Enzyklopädie in 20 Bänden. 17. Aufl. Vierter Band Chod–Dol. Wiesbaden 1968. Artikel „Denkmal, Monument", S. 418/419). Bemerkenswert ist dabei, daß das Denkmalverständnis in unserer Gesellschaft, die die permanente Gefahr der Zerstörung der Natur und des kulturellen Erbes durch die „Kultur" von Industrie und Kapital in sich birgt, das Verhältnis von Kultur, Geschichte und Natur als jeweils getrennte Bereiche widerspiegelt: „Denkmal wird jeder Gegenstand der Kunst, der Geschichte, der Natur von allgemeinem Interesse genannt ..." (Der Große Brockhaus. Zwölf Bände. 16. Aufl. Dritter Band D–Faz. Wiesbaden 1953. Artikel „Denkmal", S. 107–108). Das heutige Denkmalverständnis läßt eine Hierarchie erkennen, die vom Naturdenkmal bis hinab zum Privat- oder Individualdenkmal reicht.

An oberster Stelle stehen sich *Naturdenkmal* und *Kulturdenkmal* dualistisch gegenüber, verbunden nur durch die Dimension der Geschichte und durch das Interesse der „Allgemeinheit". Während die Natur als Denkmal erst in diesem Jahrhundert in unser Bewußtsein gelangte, in einer Zeit nämlich, da sie nur noch durch die Monumentalisierung ihrer selbst vor den Gefahren der Zerstörung durch die herrschende Kultur geschützt werden konnte, tauchen Kulturdenkmäler jeglicher

Art schon in der deskriptiven enzyklopädischen Bildungsbeflissenheit der Aufklärungszeit auf: „Dergleichen sind z. E. prächtige Gräber, Aufschriften, Statuen, Bildnisse, Tempel, Triumphbögen, und andere Z 3, 4
Arten von Gebäuden, ingleichen Lob- und Heldengedichte, allerhand gesammelte historische Nachrichten, Jahr- und Tagebücher, und andere briefliche Urkunden, wie auch allerhand Arten von Büchern und Schriften, und mit einem Worte, alles dasjenige, was einem zu Ehren und immerwährendem Andenken getan, geschrieben und gebauet wird." (Johann Heinrich Zedler: Großes vollständiges Universal-Lexikon. Band 21. Mi–Mt. Leipzig und Halle 1739. Artikel „Monument ... Denck- und Ehren-Mähler", Sp. 1430.)

Schon im beginnenden 19. Jh. wurde durch die Setzung der Priorität der historischen Dimension diese bloße Aufzählung verschiedenartiger Denkmäler systematisiert durch die Differenzierung in einen weiteren, einen engeren und einen engsten Sinn des Begriffs. „Im weitern versteht man darunter alles das ... was als Zeichen der Vergangenheit oder Vorwelt gewisse Erinnerungen aus der Zeit oder an die Zeit, wo sie verfertigt wurden, erwecken will oder kann." (Conversations-Lexikon oder Enzyclopädisches Handwörterbuch für gebildete Stände. Stuttgart 1816. Dritter Band D bis Fustage. Artikel „Denkmale", S. 101–103.)

Diese Definition des *Geschichtsdenkmals* in seiner allgemeinsten Form enthält vor allem zwei Aspekte, die bis heute von wesentlicher Bedeutung sind: 1. es wird unterschieden zwischen Erinnerungen aus einer Zeit und Erinnerungen an eine Zeit, also zwischen Traditionsträgern, die selbst ein *Teil der Geschichte* sind, und solchen, die die *Geschichte zum Inhalt* haben. Sie werden heute nach der Definition in Droysens „Historik" (Johann Gustav Droysen: Historik. Vorlesungen über Enzyklopädie und Methodologie der Geschichte. Hrsg. v. Rudolf Hübner. München [6]1971. – 1. Aufl. u. d. T. Grundriß der Historik, Jena 1858) entweder als heuristischer Begriff in der Methodologie der Geschichtsschreibung gebraucht, der historische Traditionen kennzeichnet, die sich in ihrer Wertigkeit zwischen den Quellen und den reinen Überresten befinden (z. B. Urkunden, Inschriften, monumentale Bau- und Kunstwerke), oder aber als Bezeichnung für meist schriftliche Monumente historischen Inhalts (z. B. „Monumenta Germaniae historica"). 2. Es wird unterschieden zwischen Zeichen der Vergangenheit, die Erinnerungen erwecken wollen, und solchen, die Erinnerungen er-

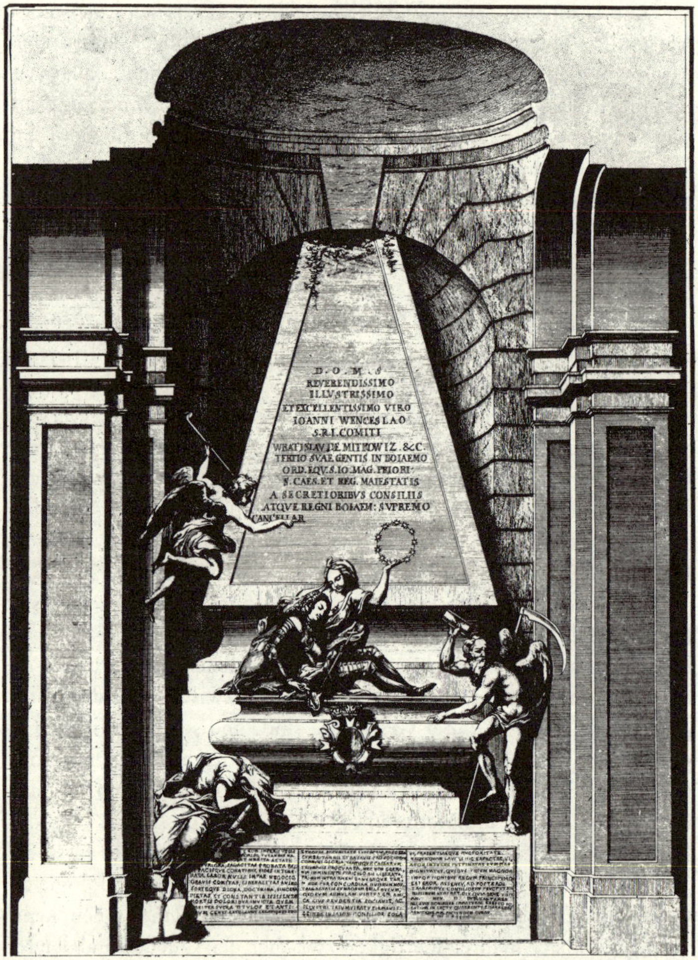
D. O. M.
REVERENDISSIMO
ILLVSTRISSIMO
ET EXCELLENTISSIMO VIRO
IOANNI WENCESLAO
S.R.I. COMITI
WRATISLAV DE MITROWIZ. &C.
TERTIO SVAE GENTIS IN BOIAEMO
ORD. EQV. S. IO. MAG. PRIORI
S. CAES. ET REG. MAIESTATIS
A SECRETIORIBVS CONSILIIS
ATQVE REGNI BOIAEM: SVPREMO
CANCELLAR.

Z 3 Grabmal des Grafen Johann Wenzel Wratislaw von Mitrowiz.
In: Johann Bernhard Fischer von Erlach: Entwurf einer historischen Architektur.
Viertes Buch, Tafel XXII. Wien 1721.

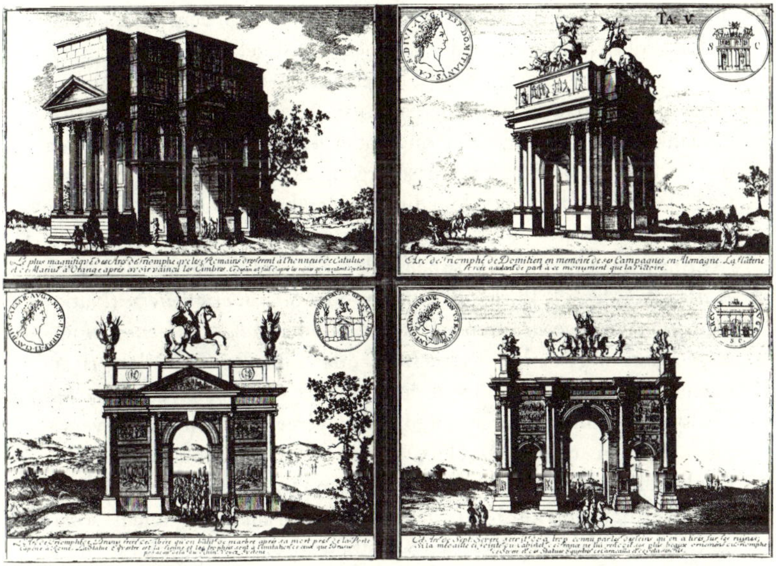

Z 4 Römische Triumphbogen. In: Johann Bernhard Fischer von Erlach: Entwurf einer historischen Architektur. Zweites Buch, Tafel V. Wien 1721.

wecken können. Der Unterschied zwischen intendierten und nichtintendierten, zwischen *vorbewußten* und *nachbewußten* Denkmälern ist hier schon präsent, d. h. man differenziert zwischen Monumenten, die von vornherein und bewußt als Denkmäler geschaffen worden sind, und solchen, die auf Grund ihrer inhaltlichen oder formalen Bedeutung für den historisch reflektierenden Menschen im nachhinein bewußt geworden sein und Denkmalcharakter erhalten haben können.

Seit dem Beginn des letzten Jahrhunderts versteht man unter dem eigentlichen Begriff des Denkmals das *Kunstdenkmal* mit vorwiegend *historischem* oder hauptsächlich *ästhetischem Wert,* speziell aber jenes Kunstdenkmal, dessen Aufgabe es ist, *Erinnerung zu tradieren.* „Im engeren Sinne befaßt man unter Denkmalen blos die artistischen (Kunstdenkmale), unter denen sich aber ein merkwürdiger Unterschied findet. Einige haben blos in so fern Werth, als sie Denkmale im eigentlichen Sinne sind, d. h. in so fern sie dienen, das Andenken an gewisse Personen oder Begebenheiten zu erhalten; andere hingegen haben außer diesem noch einen eigenthümlichen innern Werth, in dem sie ohne jede andere Hinsicht als Werke der schönen Kunst gefallen ... In dem eigentlichsten oder engsten Begriff bezeichnet Denkmal oder Monument die Werke der Bau- oder Bildhauerkunst, deren Bestimmung es ist, das Andenken merkwürdiger Personen oder Begebenheiten der Nachwelt zu überliefern wobei man also das Vergangene denken soll." (Conversations-Lexikon oder Enzyclopädisches Handwörterbuch für gebildete Stände ...)

Erinnerungswürdige Personen oder Begebenheiten wurden nach
Z 5, 6 Auffassung des 19. Jh. in *öffentlichen* oder *Staatsdenkmälern* (Nationaldenkmälern) geehrt, denen das *private* oder *Individualdenkmal* untergeordnet war, denn – so hieß es – „das Einfache ziemt der Privattugend; Größe, Würde, Pracht dem, was die Großthaten einer ganzen Nation oder ihrer Führer und Helden verewigen soll." (Conversations-Lexikon oder Enzyclopädisches Handwörterbuch ...) Der Denkmalbegriff im 19. Jh. ist orientiert am Denkmalbau – von der Planung zu Anfang bis zur Kritik der Denkmalflut am Ende – und ist sozusagen ein Pegel des bürgerlichen Selbstbewußtseins von der klassenumspannenden Euphorie der nationalen Befreiungskriege bis zu den sich stark verschärfenden inneren und äußeren Konflikten des imperialistischen Zeitalters.

Nach dem Ersten Weltkrieg vollzog sich in Deutschland ein elementarer Wandel in der Denkmalwertung, der sich bereits um die Jahrhundertwende angekündigt hatte. Jetzt beginnt das Privatdenkmal das öffentliche Denkmal zu dominieren, das Kunstdenkmal überflügelt das
T 1, 2 Geschichtsdenkmal und die „reine" Ästhetik (oft in abstrakter Form) tritt an die Stelle leicht ablesbarer ideologischer Inhalte. Das bedeutungsmäßig regredierende öffentliche Denkmal entwickelt drei diver-
T 173, gierende Tendenzen: die des ebenso sentimentalen wie destruktiven
182, Heldenkultes, die des moralisch opponierenden Mahnmals und die der
Z 7 Verherrlichung der modernen Wissenschaft und Technik. Der Denk-
–10 malbegriff im 20. Jh. hat – um ein Wort Panofskys zu gebrauchen – vorwiegend „retrospektiven" (Erwin Panofsky: Grabplastik von Alt-Ägypten bis Bernini. 1964) Charakter. Sein Hauptinteresse gilt der Erhaltung des Denkmals im allgemeinsten Sinne – der Denkmalpflege. Aus einem Bemühen, die Werte des Denkmals in *wissenschaftlicher Abstraktion,* isoliert von politischen Einflüssen, wertfrei zu definieren, re-

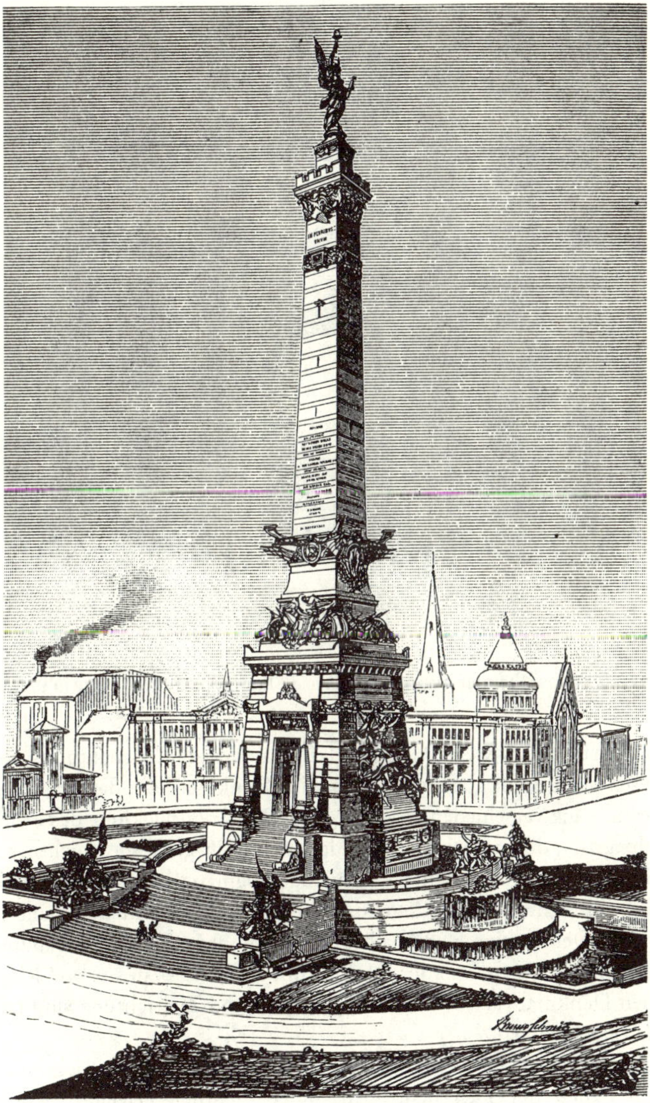

Z 5 Vereinigte Staaten von Amerika: Kriegerdenkmal in Indianapolis, Indiana.

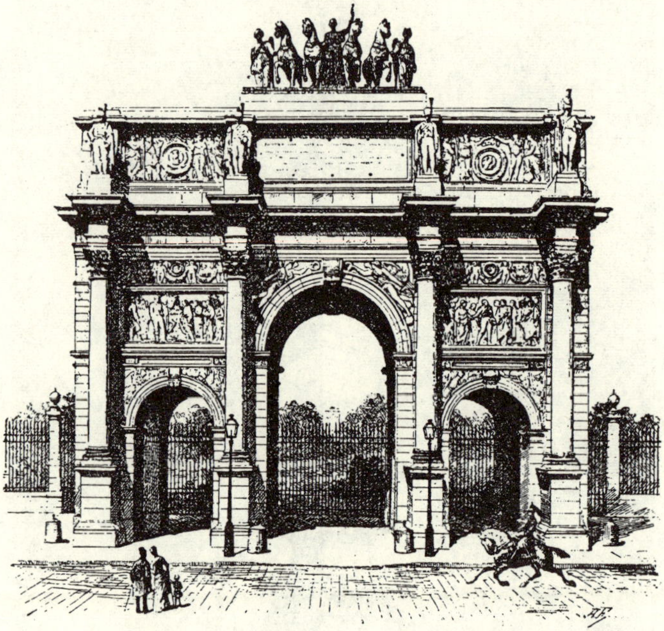

Z 6 Frankreich unter Napoleon I.: Arc de Triomphe du Carrousel in Paris.

sultierte bei Alois Riegl (Alois Riegl: Der moderne Denkmalkultus, sein Wesen und seine Entstehung. 1903) eine Denkmalsicht, die Grundlage war für ganz verschiedene Ansätze einer Weiterentwicklung des Denkmalbegriffs, deren Spektrum von der analytisch-geistesgeschichtlichen (Max Dvořák, Julius Schlosser) bis zur dogmatischen chauvinistisch-symbolisierenden (Paul Clemen, Georg Dehio) Denkmalbetrachtung reichte. Der heutige Denkmalbegriff – sowohl in der Bundesrepublik Deutschland als auch in der DDR – fußt auf diesen „positiven" Rieglschen Denkmalwerten, ihre Interpretation und Zielrichtung sind freilich verschieden.

Das Europäische Denkmalschutzjahr 1975 setzte neue Richtlinien, nach denen der Denkmalbegriff außerordentlich erweitert wurde: „Schutzwürdige Kulturdenkmäler im Sinne dieses Gesetzes sind Sachen, Sachgesamtheiten oder Sachteile, an deren Erhaltung aus künst-

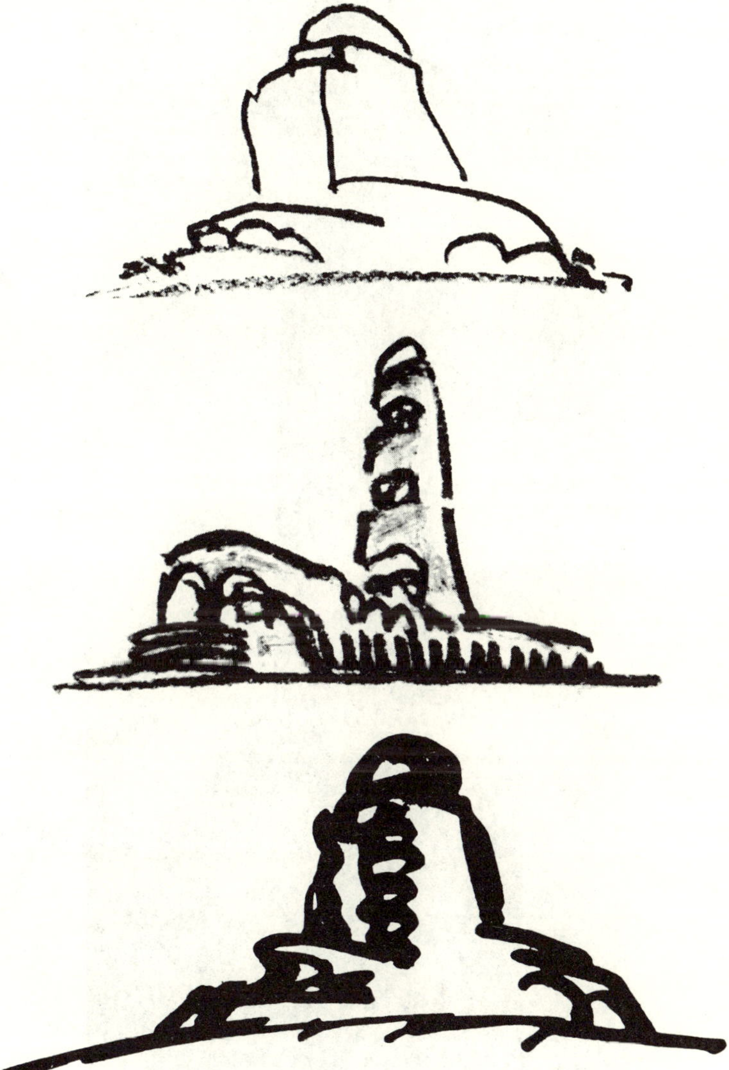

Z 7 Denkmal der Wissenschaften: Erich Mendelsohn: Einstein-Turm, Entwurfskizzen, 1920, Potsdam.

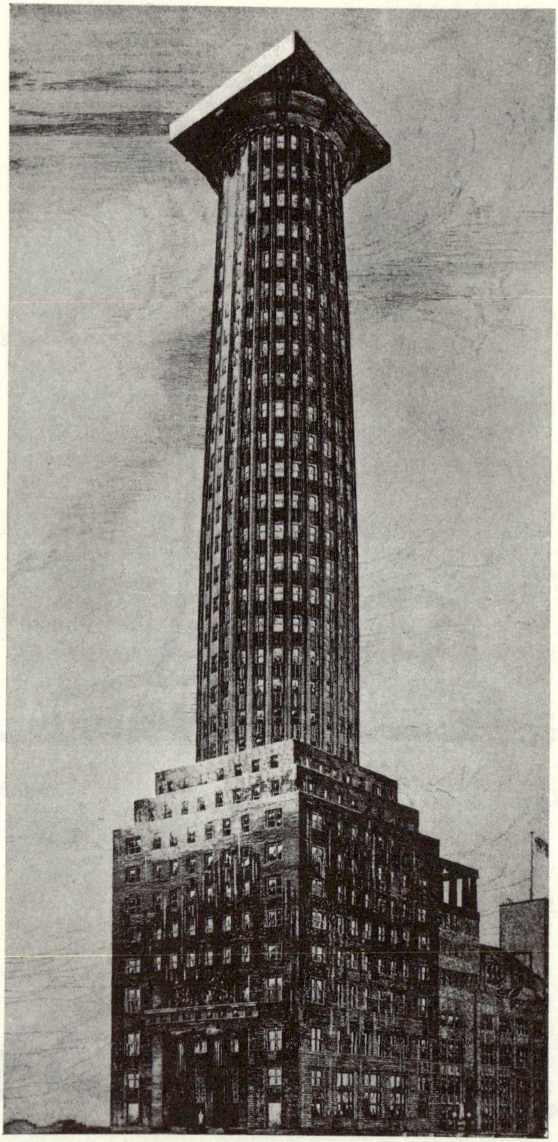

Z 8 Denkmal der Technik: Adolf Loos:
Projekt für einen Zeitungspalast von "The Chicago Tribune"
in monumentaler Säulenform, 1922.

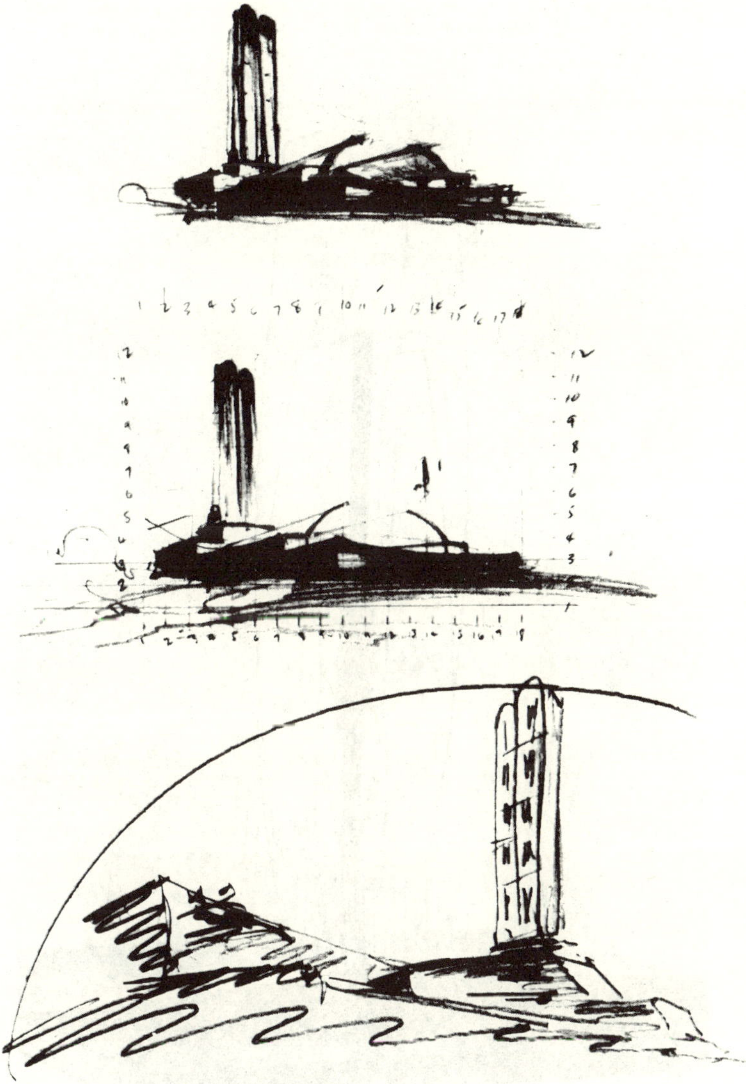

Z 9 Mahnmal: Erich Mendelsohn: Mahnmal für die sechs Millionen jüdische Opfer des Nationalsozialismus, Entwurfskizzen, 1949.

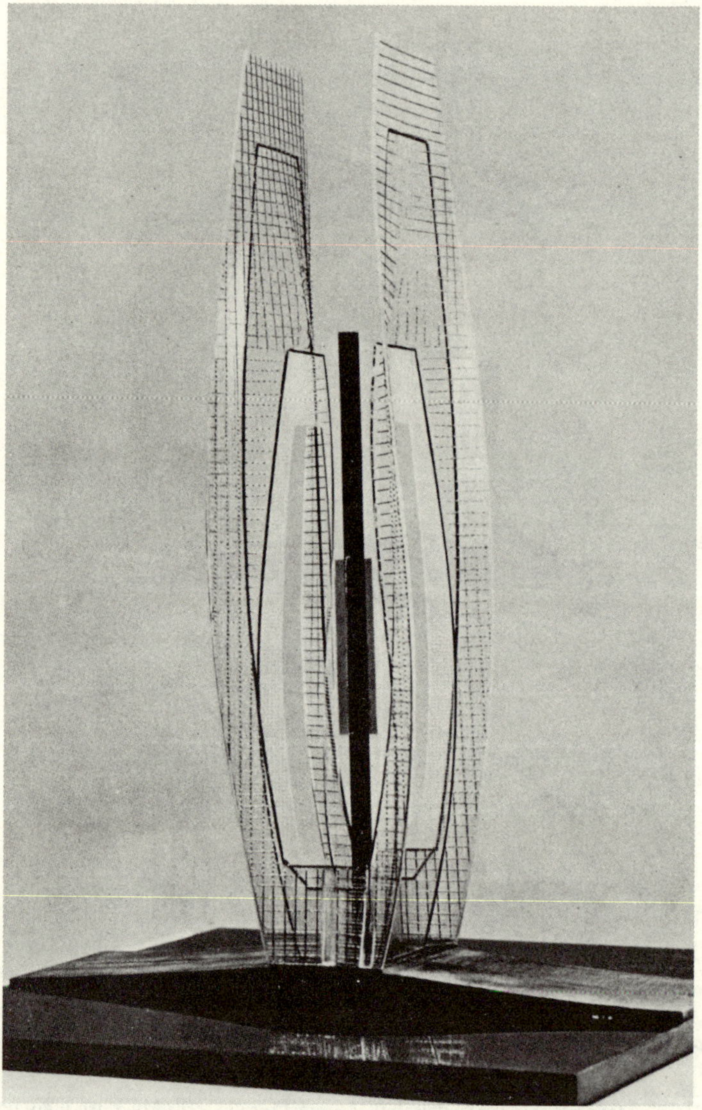

Z 10 Mahnmal: Naum Gabo: Der unbekannte politische Gefangene, 1953.

lerischen, wissenschaftlichen, technischen, geschichtlichen oder städtebaulichen Gründen ein öffentliches Interesse besteht." (Hessisches Denkmalschutzgesetz § 2.) Es wurde eine vorläufige Denkmälerinventarisation anberaumt, die vom Barockpalast bis zur Schmiede und vom Bauernhof bis zum Parlamentsgebäude alles erfassen sollte, was Wände und ein Dach besaß, was mit anderen zusammen eine Gesamtheit bildete (Straße, Platz u. a.) oder auch nur ein Teil davon war (Tor, Schlußstein u. a.). In diesem Denkmalbegriff von 1975 spiegelt sich nicht nur ein erweitertes monumentales, sondern auch demokratisches Verständnis wider, denn erstmals erhielt der Denkmalbegriff eine Dimension, die rein ästhetische oder rein historische (auch gesellschaftsgeschichtliche) Werte zugunsten aktueller gesellschaftlicher Werte überwand. Doch auch die Gefahr der Denkmalflut, die auf die Denkmalpflege zukommen würde und ihre gerade erst errungene aktuell-gesellschaftliche Bedeutung verschleiern oder in Frage stellen könnte, wurde damals schon erkannt. So stellte Willibald Sauerlander in seinem 1975 unter der Frage „Erweiterung des Denkmalbegriffs?" gehaltenen Vortrag folgendes fest: „‚Erweiterung des Denkmalbegriffs', das darf also nicht allein das Ziel sein. Die schiere Vergrößerung der musealen Binnenzonen, das ist kein zureichendes Konzept für die Vermittlung der sichtbaren Zeugnisse der Geschichte an die Zukunft. An dieser Stelle wird erkennbar, daß die Aufgabe der Erinnerungsbewahrung weit über die Kompetenz von Kunsthistorikern und Denkmalpflegern, von Architekten und Städtebauern hinausreicht und unser ganzes Gemeinwesen in Pflicht nehmen müßte, und zwar ernsthaft in Pflicht, nicht nur verbal, nicht nur bei den Festreden und nicht nur im Denkmaljahr. Von uns fordert die gegenwärtige Situation jedenfalls Verantwortungsgefühl und Handlungsbereitschaft über jedes Spezialistentum hinaus. Das ist gefordert im Dienste eines nicht nur erweiterten, sondern eines sozialbewußten und urbanen, auf die Zukunft der Bürger und der Res publica gerichteten Denkmalbegriffes – auf eine Zukunft, die nicht brutal von jeder Erinnerung abgeschnitten ist." (In: Deutsche Kunst und Denkmalpflege. 33. Jg. 1975. Heft 1/2, S. 117–30. W. S. Erweiterung des Denkmalbegriffs? S. 129.)

B. Methodische Anwendung

Das Denkmal, welches in dieser Arbeit behandelt werden soll, hat nicht den erweiterten Denkmalbegriff der modernen Denkmalpflege zur Grundlage, sondern denjenigen des 19. Jh. Es ist ein vorwiegend architektonisches oder plastisches Kunstdenkmal, das formal und ideell überhöht in Erscheinung tritt: formal, weil es häufig auf einem Sockel steht, einen exponierten räumlichen, städtebaulichen oder landschaftlichen Standort hat und in Stilgebung, Vorbild, Materialien und Maßen als „Überkunstwerk“ wirkt; ideell, weil es ausschließlich an herausragende Persönlichkeiten, Ereignisse, Ideen oder Institutionen der Gesellschaft, der Politik oder der Kultur erinnert. Geschichtsmethodologisch gehört es nach Droysen mit Urkunden und Inschriften zu jener Gruppe von quellenartigen Gegenständen, die ganz gezielt und bewußt Erinnerungen erwecken wollen. Somit sind Denkmäler nur mittelbare Zeugen historischer Tatsachen, aber unmittelbare Dokumente einer Geistes- und Ideologiengeschichte.

Die einer ideell wie formal überhöhten Kunstgattung angehörenden Denkmäler spiegeln eine Hierarchie wider und setzen somit Herrschaft voraus. Grundsätzlich betrachten wir daher solche Kunstwerke als Denkmäler im obengenannten Sinn, deren vorrangige Aufgabe es ist:

Herrschaft aus der Vergangenheit zu legitimieren (Legitimation),
Herrschaft in der Gegenwart darzustellen (Repräsentation),
Herrschaft dauerhaft in die Zukunft zu tradieren (Tradition).

Das für den Darstellungsinhalt eines Denkmals postulierte „allgemeine“ oder „öffentliche“ Interesse stellt sich somit als Interesse, Ideologie oder „Weltbild“ der herrschenden Gesellschaft heraus. Hand in Hand mit dem historischen Wandel der Gesellschaft vollzieht sich auch der formale und inhaltliche Wandel beim Denkmal. Diesen Entwicklungsprozeß in Analogie zu setzen ist der wesentliche Sinn einer „Kunstgeschichte des deutschen Denkmals“. Mit der kritischen Behandlung von Herrschaftsgeschichte im Abbild des Denkmals erhält diese Arbeit auch eine aktuell-gesellschaftliche Bedeutung im Sinne der modernen Denkmalpflege, als sie im heutigen öffentlichen Interesse dazu beitragen kann, diese Gattung „schutzwürdiger Kulturdenkmäler“ nicht nur aus künstlerischen oder städtebaulichen, sondern in allererster Linie aus geschichtlichen Gründen zu erhalten.

II. DENKMAL: URSPRÜNGE – DIE KULTURGEOGRAPHISCHEN WURZELN

A. Vorzeit

Durch Hunderttausende von Jahren hatte der Mensch weder die Möglichkeit noch das Bedürfnis, sich selbst und seine natürliche Umwelt abzubilden. Die Herstellung und Handhabung immer weiterentwickelter Werkzeuge – zunächst aus Knochen und Steinen, später aus Bronze und Eisen – verliehen ihm zusehends eine Sonderstellung innerhalb seines biologischen Umfeldes, deren er sich irgendwann bewußt wurde. Anfänge der Sprache sowie religiösen Empfindens und gesellschaftlichen Handelns führten über die Bewußtwerdung hinaus zur Darstellung. Die Gedankenwelt des umherstreifenden, nur langsam seßhaft werdenden Jägers des Jung-Paläolithikums und des Mesolithikums, der seine Bedürfnisse noch weitestgehend nach den natürlichen Gegebenheiten ausrichten mußte, war magisch auf die Arterhaltung – Fruchtbarkeit der Frau und Jagdbeute ausgerichtet. Die frühesten Themen menschlicher Bildkunst sind Frauen- und Tierplastiken. Sie als Abbild über die Augenblickssituation hinaus festzuhalten war ein Akt monumentalen Schaffens im allgemeinsten Sinne.

Eine altsteinzeitliche Frauenfigur aus Kalkstein, die sogenannte Venus von Willendorf (Datierung: um 23 000 v. Chr.; Maß: 10,3 cm hoch; Fundort: Willendorf, Niederösterreich; Standort: Wien, Naturhistorisches Museum), ist mit ihren üppigen Körperformen nicht nur Fruchtbarkeitsidol, sondern ebenso Zeuge eines in sich ruhenden, unangefochtenen Matriarchats. Während die körperlichen Extremitäten wie Arme und Beine nur schwach ausgebildet sind – sie waren für den Mann bei der Jagd von vorrangiger Bedeutung –, strotzt die Figur an Busen, Bauch und Gesäß in harmonisch übersteigerter Rundung von sinnlicher Mutterkraft. Die Lockenpracht des Haupthaares signalisiert darüber hinaus urwüchsige Lebenskraft. T 3

Aus etwa der gleichen Zeit stammen vier Tierfiguren mit geometrischer Ritzornamentik (Datierung: 25 000–20 000 v. Chr.; Maß: 4,9 bis 9,2 cm lang; Fundort: Vogelherdhöhle bei Stetten ob Lontal, Württemberg; Standort: Tübingen, Institut für Vor- und Frühgeschichte der Universität) – künstlerisch gestaltete Zeugen dessen, was der altsteinzeitliche Mann zu erjagen erträumte, vor denen er zugleich Frauen und Kinder zu beschützen hatte: Mammut, Wildpferd, Höhlenlöwe und Panther. Sie sind aus ihrer eigenen Körpersubstanz, Knochen und Elfenbein, hergestellt. Eine andere Figur (Datierung: um 25 000 v. Chr.; Maß: 28,1 cm hoch; Fundort: Hohlenstein-Stadel bei Asselfingen, Württemberg; Standort: Ulm, Prähistorische Sammlungen) wurde aus einem Mammut-Stoßzahn verfertigt. Die Gestalt eines Mischwesens mit menschlichem Körper und Tierkopf (wahrscheinlich Bärenkopf) sowie verschobenen Körperproportionen läßt eine kultische Bedeutung vermuten.

Im Neolithikum werden die zuvor umherziehenden menschlichen Horden langsam seßhaft und es entwickelt sich eine Sippenordnung (Gentilordnung) auf der Grundlage von Gemeineigentum und Matriarchat. Ackerbau und Viehzucht, die zwischen dem 5. und 3. Jahrtausend aus dem Südosten eingeführt wurden, ermöglichen dem Steinzeitmenschen die Seßhaftwerdung. Es entstehen feste Siedlungsplätze, Vorformen von Häusern und Verkehrsmitteln sowie ein Kultwesen mit entsprechendem Gerät und eine Sepulkralkultur, die von monumentalen Großsteingräbern und Sippenbestattung gekennzeichnet ist.

T 4 Als Kultgefäß wird der sogenannte Widder von Jordanów (Datierung: um 3000 v. Chr.; Maß: 32,5 cm hoch, 37 cm lang; Fundort: Jordanów [Jordansmühl], Schlesien; Standort: Breslau, Muzeum Archeologiczne) – eine hohle Tierfigur aus gebranntem Ton – gedeutet. Ein männliches Haustier ist Mittelpunkt der kultisch monumentalisierenden Darstellung! Auf architektonischem Gebiet manifestiert sich in un-
T 5 serem Kulturbereich erstmals in den Großsteingräbern in überwältigender Weise der Wille zu und das Können von monumentaler Gestaltung. Ein anschauliches Beispiel bietet das rekonstruierte, 50 m lange und von Findlingsblöcken gefaßte Hünenbett in Kleinenkneten bei Delmenhorst, Niedersachsen (Datierung: spätes 4. Jt. v. Chr.; Maße: 2–3 m breit, 8 m lang [Grabkammer]). Das monumentale Kollektivgrab und sein enormer architektonischer Aufwand – ein Deckstein über der Grabkammer wiegt ca. 500 Zentner – kündet zugleich von der gehobenen Stellung einzelner Sippen.

Das Ende der matriarchalischen Ordnung und ihre Ersetzung durch die Vorherrschaft des Mannes fällt zusammen mit dem Beginn der Bronzezeit im 17./16. Jh. v. Chr. Sie bringt den ersten spezialisierten Beruf des Metallarbeiters hervor und mit ihm eine Wirtschaftsform, die nicht mehr auf Selbstversorgung, sondern auf Tauschhandel abzielt. Mit der Fähigkeit, festere und haltbarere Waffen herzustellen bildet sich eine mehr und mehr von den Männern getragene „militärische Demokratie“ heraus und innerhalb der Sippen eine waffentragende aristokratische Schicht. Diese Entwicklung verstärkt sich, als um 700 v. Chr. die Kenntnis der Eisenverhüttung nach Europa gelangt und damit Werkzeuge und Waffen weiter verbessert werden können. Differenzierte Wirtschaftsverhältnisse und die damit verbundene Konkurrenz lassen in der 2. Hälfte des 1. Jt. die germanischen Stämme – allen voran die Kelten – entstehen und den für sie charakteristischen Kriegeradel.

Kunstäußerungen kultisch-denkmalhafter Art zeugen in dieser Zeit von den neu errungenen Fertigkeiten, die die Grundlagen für den sozialen Aufstieg des Mannes darstellen. Der sogenannte goldene Hut von Schifferstadt (Datierung: um 14. Jh. v. Chr.; Maß: 28,3 cm hoch; Fundort: Schifferstadt, Pfalz; Standort: Speyer, Historisches Museum der Pfalz) aus punziertem Goldblech mit reichem ornamentalem Dekor wird ebenfalls als Kultgegenstand gedeutet. Form, Material und Schmuckelemente deuten auf eine hohe Geschicklichkeit in der Metallverarbeitung hin. Die Tatsache, daß er 1835 zusammen mit drei Bronzebeilen gefunden wurde, ist – neben seiner phallischen Form – ein wesentlicher Anhaltspunkt dafür, daß er ein Gegenstand eines Kriegs- und Männerkultes ist: möglicherweise ein spätes kontradiktisches Symbol zu jenen Vulven, die Marie E. P. König im Kult der Eiszeit in Höhlenmalereien entdeckte.

Doch Frauenkulte und Fruchtbarkeitsidole halten sich noch sehr lange bis weit in die christliche Zeit hinein, zumal von Unterwerfung der Frau noch lange nicht die Rede sein kann. Auf dem bronzenen Kultwagen von Strettweg (Datierung: um 700 v. Chr.; Maße: Stand- T 6
platte: 35 cm lang, Mittelfigur: 22,6 cm hoch; Fundort: Umgebung von Strettweg bei Judenburg, Steiermark; Standort: Graz, Landesmuseum Joanneum) steht eine nackte Frauengestalt im Mittelpunkt eines Sonnenrades, umringt von Kriegern, anderen Frauen und Tieren. Der Typus des Sonnenwagens ist im nordischen Raum weit verbreitet und ent-

spricht der Anschauung, daß die Sonne tagtäglich von einem Wagen über das Firmament gezogen werde. Darüber hinaus drängt sich die Vorstellung auf, daß der Kultwagen das Modell eines Prozessionswagens sei. Das Objekt ist jedoch noch nicht endgültig ikonographisch gedeutet. In unserem Zusammenhang ist es jedoch wegen der monumentalen Überhöhung einer kultischen Darstellung – hier durch den Wagen – sowie der vielfältigen Interaktionen der Dargestellten (fast schon der Vorläufer eines Ereignisdenkmals) von erstrangiger Bedeutung.

Die Denkmalhaftigkeit vorgeschichtlicher Kunstgegenstände ist noch sehr allgemein, bruchstückhaft und zufällig. Den Anspruch auf historische Überlieferung in die Zukunft gibt es überhaupt noch nicht. Auch die Darstellung einzelner individueller Persönlichkeiten oder konkreter geschichtlicher Ereignisse ist nicht vorhanden. Eine gewisse ideelle Überhöhung der Objekte ist jedoch bereits unverkennbar. Sie reicht von magischen über kultische bis zu herrschaftlichen Ansprüchen, die damit verbunden werden. Die Zweckgebundenheit reicht vom reinen Abbild über den kultischen Gebrauchsgegenstand bis hin zum Kultbild. Die Kunst wird mehr und mehr in den kultischen und sepulkralen Raum eingeschlossen. Insbesondere bei den Gräbern beginnt sich ein denkmalhafter Erinnerungscharakter herauszukristallisieren.

B. Römer, Kelten, Germanen

Um die Zeitenwende war Germanien Zielpunkt der römischen Expansion. Fast alle germanischen Stämme zwischen Rhein und dem Unterlauf der Elbe standen mehr oder weniger stark unter diesem Einfluß. Nach der Schlacht im Teutoburger Wald 9 n. Chr., als Arminius, ein Fürst des cheruskischen Gentiladels, den römischen Heerführer Varus vernichtend schlug, wurde dieser Einfluß auf Süddeutschland und die Rheinlande zurückgedrängt und mit dem Bau des Limes versteinert. Während sich bei den Germanen zusehends ein Sippen- und Stammesadel mit Privilegien und kriegerischer Gefolgschaft herausprägte, hielten sich die Römer noch bis zum Untergang des Imperium Romanum im 3. und 4. Jh. in Germanien. Während der anschließenden Völkerwanderungszeit entwickeln sich – unter Aufnahme romanischer und keltischer Restbevölkerung – aus den Stämmen Völkerschaften mit der

Tendenz zur Staatenbildung und der Herzogsherrschaft: Franken, Sachsen, Alemannen. Die vorherrschenden Franken bilden unter dem gemeinsamen König Chlodwig, der 498 zum Christentum übertrat, den ersten germanischen Staat mit einer führenden frühfeudalen Adelsschicht. Die folgenden Jahrhunderte stehen im Zeichen der Christianisierung: iro-schottische und fränkische Mission (7. Jh.) sowie angelsächsische Mission (8. Jh.). Die mittelalterliche Welt beginnt Gestalt anzunehmen als eine Mischkultur aus germanischen, römischen und christlichen Elementen. Unter diesen Prämissen ist auch die Weiterentwicklung des Denkmals zu betrachten.

Mit den Irmensäulen (Irminsul) haben wir – wenn auch nur schriftlich überliefert – denkmalhafte Kultsäulen vor uns, die in fast ganz Germanien (Sachsen, Franken, Thüringen, Westfalen, Nordgermanien) nachzuweisen sind. Sie bestanden aus mächtigen Baumstämmen – in späterer T 7
Zeit wohl auch aus Stein – und werden mit dem germanischen Ahnenkult, dem der Glaube zugrunde liegt, daß der Mensch aus Bäumen entstanden sei, oder dem Weltbaum in Verbindung gebracht. Mit ihnen wurden aber auch, wie aus historischen Quellen hervorgeht, Herrschaftsansprüche und Erinnerungsgedanken verknüpft: Nach dem Sieg bei Burgscheidungen über die Thüringer (531) errichteten Sachsen und Franken gemeinsam eine Irmensäule, und als die Franken die Sachsen schlugen (772), ließ Karl d. Gr. eine solche Säule bei der Eresburg demonstrativ zerstören. Auch von den Kelten, die allerdings in neuerer Zeit stark unter römischem Einfluß stehen, sind Kultsäulen, wie die „Flammensäule" aus dem Hunsrück (Fundort: Pfalzfeld; Standort: Bonn, Rheinisches Landesmuseum, Maß: 1,48 m hoch) überliefert. Auch die Jupiter- oder Gigantensäulen – selbst wiederum Mischformen aus römischem und germanischem Kult- und Kulturgut – sind in dieser Reihe zu erwähnen. Allen gemeinsam ist die phallische Form der Säule als Ausdruck männlich-kriegerischen Denkens und Empfindens.

Mutterkulte hielten sich jedoch sowohl bei den Kelten als auch bei den Germanen noch sehr lange. Von den Kelten sind uns – in römischer Umformung – Reliefs ihrer Hauptgöttin Epona überliefert, bisweilen als Reiterfigur, wie wir sie sonst nur von Darstellungen männlicher T 8
Krieger oder Herrscher kennen. Auch in anderer Form wird Epona mit Pferden in Verbindung gebracht, denn das Pferd stand im Mittelpunkt von Wirtschaft und Kultur der Kelten. Anfang des 4. Jh. kannten auch

die Germanen bildliche Darstellungen innerhalb ihres Frauenkultes. Eine Fruchtbarkeitsgöttin in Form einer Kultstele aus Holz (Maß: 30 cm hoch; Fundort: Oberdorla, Kreis Mühlhausen; Standort: Weimar, Museum für Ur- und Frühgeschichte Thüringens), die gemeinsam mit Resten von Tieropfern gefunden wurde, stand im Mittelpunkt eines See- und Quellheiligtums der Hermunduren in Thüringen.

Die Römer, bei denen Denkmäler im eigentlichen Sinn gebräuchlich waren, hinterließen solche Spuren auch auf germanischem Boden. An
T 9 erster Stelle ist die im Original erhaltene Igeler Säule (Datierung: um 250 n. Chr.; Material: Sandstein; Maß: ca. 23 m hoch; Standort: Igel, Kreis Trier-Saarburg; Kopie: Trier, Landesmuseum), ein mehrfach übereinandergestaffelter Pfeiler mit zahlreichen Reliefdarstellungen auf quadratischem Grundriß, zu erwähnen. Sie wurde von zwei Brüdern der Secundinier, einer Tuchhändlerfamilie, als Familiengrabdenkmal errichtet. Ihre freie, architektonisch ungebundene Aufstellung an der Handelsstraße Trier – Reims, ihre autonome Architekturform, ihr wirtschaftspolitischer Machtanspruch und ihr familiär-individualistischer Erinnerungscharakter (figürliche Reliefdarstellungen aus dem Leben dieser römischen Händlerfamilie) charakterisieren sie als eine Art von Denkmal, wie es in Deutschland erst wieder im 19. Jh. auftritt. Andere römische Denkmäler, z. B. Reiterstelen mit Erinnerungsinschriften, haben auch nur noch eine Zeitlang nachgewirkt.

In dieser wenn auch germanisch und christlich untermischten Tradi-
T 10 tion steht der sog. Reiterstein von Hornhausen (Datierung: 7. Jh.; Maß: 78 cm hoch; Fundort: Hornhausen, Kreis Oschersleben; Standort: Halle a. d. Saale, Landesmuseum für Vorgeschichte). Auf ihm ist ein Reiter dargestellt, der mit Helm, Schild, Schwert und Lanze bewaffnet ist. Stilisierung von Reiter und Pferd, insbesondere aber die geometrische Rahmendekoration wurzeln noch stark in germanischen Überlieferungen, wohingegen der Typus des Reiterbildes auf römische Vorbilder zurückgehen dürfte. Sollte dieser Stein, wie angenommen wird, Teil einer Altarschranke gewesen sein und sollte es sich bei dem Reiter nicht um den heidnischen Gott Odin, sondern einen christlichen Heiligen handeln, so wäre dies die christliche Komponente des durchaus monumental wirkenden, nur fragmentarisch erhaltenen Werkes.

Ähnliche formale Mischformen weisen zwei dem christlichen Kultus angehörende Grabsteine auf. Beide stammen aus dem 7. Jh., sind aus

Kalkstein, haben etwa gleiche Maße und stellen den Verstorbenen – nach germanischem Vorbild – als Jugendlichen in voller männlicher Lebenskraft dar. Der eine (Maß: 53 cm hoch; Fundort: Königswinter- T 11 Niederdollendorf; Standort: Bonn, Rheinisches Landesmuseum) zeigt auf der Vorderseite den Toten als Krieger und auf der Rückseite den speertragenden Himmelskönig in der Mandorla – das Bild des verklärten Christus. Auf dem anderen (Maße: 42 cm hoch, 11 cm breit; Fundort: Bonn, St. Paul; Standort: Bonn, Rheinisches Landesmuseum) ist der Verstorbene gar als nackter (!) Jugendlicher dargestellt und lediglich durch ein X-Zeichen auf der Brust als Christ gekennzeichnet. Beide weisen auf das im Mittelalter vorherrschende Grabdenkmal voraus, ihre Darstellungsweise ist jedoch noch durch und durch heidnisch.

In der Zeit zwischen Christi Geburt und Karolingerherrschaft werden weitere Grundlagen zur Entwicklung des Denkmals im heutigen Sinne gelegt. Aus dem frühen matriarchalischen Baumkult entwickeln sich bei den Kelten und Germanen Kultsäulen – zunächst aus Holz, später aus Stein – die männlich-kriegerischen Sinngehalt annehmen, bald beginnen Herrschaftsansprüche zu vertreten und diese mit Erinnerungsgedanken zu verbinden. Schließlich stellte das römische Pfeilergrabmal auf germanischem Boden eine weitentwickelte Form des öffentlichen Erinnerungsmals dar. Keltische Epona-Darstellungen und hölzerne Stelen germanischer Fruchtbarkeitsgöttinnen werden abgelöst durch römische Steinstelen und christliche Grabsteine. Nach und nach weicht die Pferdegöttin dem Reiterbild des Kriegers und das Mutteridol dem Bild männlich-jugendlicher Kampfeskraft, des Kriegerheiligen und des Kriegergottes. Unter Vermischung römischer, germanischer und christlicher Elemente wird das Grabmal als diesseitsverleugnendes und jenseitsverherrlichendes christliches Denkmal zukunftweisend. Diese Entwicklung wird jedoch vorläufig noch einmal durch die Monumentalkunst der Karolinger aufgehalten.

C. Karolinger

Der Aufstieg der Karolinger zum herrschenden fränkischen Geschlecht wurde begünstigt durch die Herausbildung der feudalen Gesellschaftsordnung. Sie verstanden es, ihre Gefolgsleute – den Adel und

die Kirche – durch Ausstattung mit Grundbesitz an sich zu binden, einen Staat zu bilden, der die politischen Interessen des Grundbesitzes vertrat, und ihr System mit der Gloriole antiker Tradition und christlicher Heilslehre zu umgeben. Die von Chlodwig Ende des 5. Jh. begründete Herrschaft der Merowinger als fränkische Könige endete im Jahre 751. Die seit Mitte des 7. Jh. kontinuierlich aufsteigenden Karolinger übernahmen unter Pippin III., dem Kurzen, und mit Hilfe des Papstes die Königsherrschaft über das Frankenreich. Die Unterwerfung und Christianisierung der Sachsen (seit 772) – Zerstörung der Irmensäule – der Erwerb der Langobardenkrone (774) und die Aufhebung des
T 14, Herzogtums Bayern (788) verschafften Karl dem Großen eine Macht-
15, fülle, auf der er seinen Anspruch auf Erbschaft des Weströmischen
Z 14 Reiches unter christlichem Vorzeichen, das „Imperium christianum“ aufbauen konnte. Seine Krönung zum Kaiser durch den Papst (800) bestätigte diesen Anspruch auch äußerlich. Das Karolingische Reich blieb jedoch – trotz relativ starker Zentralgewalt, die sich hauptsächlich auf Militär und Verwaltung begründete – ein Zusammenschluß verschiedener Völkerschaften, die zumindest kulturell selbständig blieben. Die „Karolingische Renaissance“, eine Mischkultur aus fränkisch-germanischen, christlichen und römischen Elementen, ging somit fast ausschließlich vom Hofe Karls des Großen aus. Sein Tod (814), die Reichsteilung nach dem Vertrag von Verdun (843) und das Aussterben der deutschen Linie (911) sind die langhingezogenen Etappen des Niedergangs der Karolinger. Das Ostfrankenreich aber ist die Keimzelle des ersten selbständigen deutschen Staates. Erst nach den Karolingern kann berechtigtermaßen von deutscher Kultur und Kunst gesprochen werden. Die karolingischen Denkmäler hingegen sind erneut Zeugen einer vielschichtigen vordeutschen Mischkultur.

Die ehemalige Hofkapelle der 786–800 durch Karl den Großen er-
T 12 bauten Monumentalpfalz in Aachen (Aachener Münster) wurde – wenn auch nicht als Denkmal im engeren Sinn geplant – durch Bauform, Symbolgehalt sowie politische und historische Bedeutung zum herausragenden Monument karolingischer Herrschaft. Der traditionsprägenden Kraft Karls des Großen ist es zu verdanken, daß aus der Hofkapelle seiner ständigen Residenz auch seine Grablege wurde (814), dann – dank Otto I. – die Krönungsstätte des deutschen Reiches (936–1531) und schließlich eine der bedeutendsten Pilgerstätten auf deutschem Bo-

den, nachdem Kaiser Friedrich I. Barbarossa die Heiligsprechung des großen Karolingers (1165) bewirkt hatte. Die Pfalzkapelle (Datierung: nach 786 – um 800; Material: Steine z. T. aus Römerbauten, Marmorsäulen aus Ravenna und Rom; Baumeister: Odo von Metz), ein Zentralbau mit oktogonalem Mittelraum, sechzehneckigem Umgang und vorgelagertem Westbau, folgt dem Vorbild oströmischer Zentralanlagen mit zweigeschossigem Umgang – San Vitale in Ravenna (547 geweiht) und SS. Sergios und Bakchos in Konstantinopel (527 ff.). Das durch Monumentalbögen gefaßte und durch Kolossalsäulen gegliederte Emporengeschoß war in Aachen dem König und seinem Hofstaat vorbehalten. Königsthron, in freier Nachbildung des Throns Salomos (Westjoch), und Altar (Ostjoch) standen sich hier gegenüber. In der Kuppel befand sich ein sinnreiches Mosaikbild, das nach Zerstörung in Wilhelminischer Zeit rekonstruiert wurde: „Das Bild der Vierundzwanzig Ältesten, die dem Erlöser im himmlischen Thronsaal huldigen, ist gleichsam ein Abbild der Aachener Wirklichkeit mit dem über seinem Hofstaat thronenden König; wie die Ältesten als Vertreter des christlichen Heilsvolkes ihre Kronen darbringen (Aurum-Coronarium-Motiv), so wird der König am Jüngsten Tag sein Reich dem König aller Könige übergeben." (Ruth Schmitz-Ehmke, in: Dehio, Rheinland.)

Ein Karolingermonument, das sich dem Denkmal im modernen Sinn noch mehr annähert als die Aachener Pfalzkapelle, ist die Torhalle in Lorsch. Sie ist der heute noch am besten erhaltene Bestandteil des 774 in Anwesenheit Karls des Großen und zahlreicher Bischöfe eingeweihten Benediktinerklosters St. Peter und Paul und St. Nazarius. Diesem Eigen- und Reichskloster galt das besondere Interesse Karls des Großen, der hier mindestens fünfmal weilte, und der Karolinger, die z. T. hier begraben sind (Ludwig der Deutsche, † 876; Ludwig d. J., † 882; Hugo, † 879). Die Torhalle war nicht etwa das Eingangstor zum Kloster, sondern stand frei hinter diesem im vorderen Viertel des Atriumhofes. Die monumental-triumphale Gesamtkonzeption des dreibogigen Tores steht in unverkennbar römischer Tradition, die der Baumeister jedoch durchaus frei verarbeitete. Das ehemals flache Satteldach, der Raum im Obergeschoß, dessen ursprüngliche Funktion ungeklärt ist (es ist ungewiß, ob er schon immer einer Michaelskapelle diente), die Fenster mit den schreinermäßig verarbeiteten Leistengiebeln und die dekorativ-

T 13

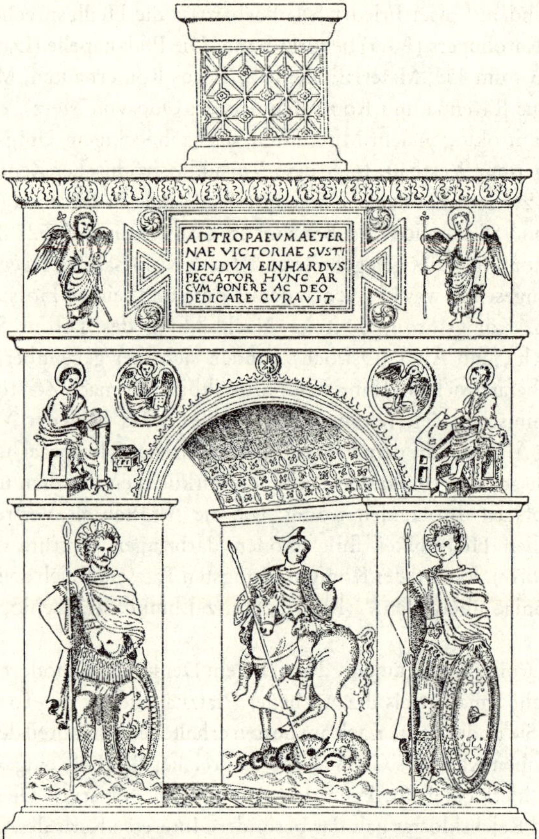
AD TROPAEVM AETER
NAE VICTORIAE SVSTI
NENDVM EINHARDVS
PECCATOR HVNC AR
CVM PONERE AC DEO
DEDICARE CVRAVIT

Z 11 Triumphbogen Einhards, um 815–30, Paris, Bibliothèque Nationale (Zeichnung, 17. Jh.).

kunsthandwerkliche Fassadengestaltung ohne plastischen Schmuck verleihen dem Tor einen Hauscharakter. Sollte das Tor, wie vermutet wird, auch als kaiserliche Gerichtsstätte gedient haben, so handelt es sich hier um ein einzigartiges Denkmal, das gleichermaßen kirchliche und weltliche Ansprüche vertritt. Ein anderes Beispiel aus der Karolingerkunst, wo das römische Triumphbogenmotiv im Sinne kaiserlichen

Machtanspruches und Traditionsverständnisses in den sakralen Bereich übertragen wurde, war der Einhard-Bogen, der uns nur durch eine Z 11
Zeichnung aus dem 17. Jh. (Paris, Bibliothèque Nationale) überliefert ist. Es handelte sich um den Sockel eines Reliquienkreuzes (ehem. Standort: Maastricht, Servatius-Stift; zerst. im 18. Jh., Datierung: 815–830; Material: Silber; Maß: ca. 40 cm hoch), der als Triumphbogen mit Inschrift Zeuge des karolingischen Sendungsbewußtseins ist, das Imperium Romanum unter dem christlichen Kreuzzeichen fortzuführen.

Auch die Monumentalmalerei erlebte zu karolingischer Zeit eine große Blüte. In der Aula palatina (Reichssaal) der Ingelheimer Kaiserpfalz, die unter Karl dem Großen erbaut und unter Ludwig dem Frommen erweitert wurde, dort wo man – wie in Aachen – dem Bautypus der konstantinischen Palastaula in Trier folgend, erneut an römische Tradition anknüpfte, an diesem durch zahlreiche Reichsversammlungen politisch so bedeutsamen Ort stellten sich die Karolinger selbst dar. Durch schriftliche Überlieferung wissen wir, daß die Aula palatina – wohl auf Initiative Ludwigs des Frommen, der von 814 bis 840 als Kaiser regierte – mit den Reihenbildnissen der Neun Guten Helden ausgestattet war, deren Abschluß Karl der Große, dessen Vater Pippin der Kurze und sein Großvater Karl Martell bildeten. Darüber hinaus gab es hier großformatige Fresken, historische Ereignis- und Siegesdenkmäler in Bildform, auf denen Karls des Großen Siege über die Sachsen für die Ewigkeit festgehalten waren. Reihenbildnisse von Bischöfen gab es zur gleichen Zeit auch im Mainzer Dom und im Salzburger Bischofshof, Ereignisbilder mit der Darstellung der Siege Karls des Großen in Spanien auch in der Aachener Pfalz.

Die Existenz karolingischer Monumentalplastik ist – auch nach Christian Beutlers fundamentalen Untersuchungen – umstritten, jedoch wahrscheinlich. Erhalten ist davon fast ebenso wenig wie von der Monumentalmalerei. Eine größtenteils erhaltene Großplastik aus der Karolingerzeit glaubt Beutler in der – zuvor ins 12. Jh. datierten – Statue Karls des Großen in der Kirche St. Johann in Müstair entdeckt zu ha- T 14
ben. Sie zeigt den Kaiser als Standbild in fränkischer Tracht und den Herrschaftssymbolen wie Krone, Szepter und Reichsapfel und ist eine Art Freidenkmal im Sakralraum. Eindeutig in karolingische Zeit gehört die – wenn auch wahrscheinlich uneinheitliche – kleine bronzene Reiterstatue Karls des Großen aus dem Schatz der Metzer Kathedrale (Da- T 15

tierung: 9. Jh.; Maß: 24 cm hoch; Standort: Paris, Louvre, Inv. Nr.
0A 8260). Sie zeigt den christlichen Kaiser in der imperialen Pose eines
antiken römischen Reiterdenkmals. Andere bekannte Plastiken der Ka-
T 16 rolingerzeit, wie der Pinienzapfen und die Bärin im Aachener Münster,
sind antike Originale, die in ihrem neuen christlichen Raumbezug einen
veränderten denkmalhaften Symbolcharakter erhielten. So sollte etwa
die Bärin, die wohl von Karl dem Großen für eine Wölfin gehalten
wurde, erneut römische Tradition dokumentieren.

Ausgesprochene Gedenkstätten wurden auch durch Steinkreuze oder
Gedächtniskirchen markiert. Steinkreuze, die vor allem im angelsächsi-
schen Raum weit verbreitet waren, kamen wohl mit der Mission in den
mitteleuropäischen Raum. Sie wurden an Schlachtorten, Mordstellen,
Z 12, aber auch zur Erinnerung an Regentschaften errichtet. Einer angelsäch-
13 sischen Sitte entspringen auch die im Jahre 754 an Rast- und Übernach-
tungsstellen anläßlich der Überführung der Leiche des hl. Bonifatius
T 17 von Mainz nach Fulda errichteten Steinkreuze. Eine Gedächtniskirche
ist um 760 für das oberbayerische Kleinhelfendorf bei Bad Aibling bezeugt – an der Stelle, wo 652 das Martyrium des hl. Emmeram stattgefunden haben soll.

In Karolingischer Zeit sind Denkmalformen und Denkmalinhalte – wenn auch west- und oströmischen Vorbildern entlehnt und daher weniger zukunftweisend – reichhaltig ausgeprägt. Es gibt den Zentralbau (Aachen) und den Triumphbogen (Lorsch), Reihenbilder (Ingelheim, Mainz, Salzburg) und Ereignisbilder (Ingelheim, Aachen), Standbilder (Müstair) und Reiterfiguren (Metz). Sie haben die Aufgabe, die Einheit von Thron und Altar, von kirchlicher und weltlicher Macht unter dem einen christlichen Herrscher, personifiziert durch Karl den Großen (und seine Nachfolger), zu demonstrieren. Sie sind Erinnerungs- und Herrschaftszeichen und legitimieren Herrschaft durch Geschichte und Tradition. Im Mittelpunkt der Darstellungen steht der Herrscher des „Imperium christianum" – sei es als weltlicher Herr mit den entsprechenden Insignien oder im Zusammenhang mit dem Himmelskönig (dem er nur direkt und erst am Jüngsten Tag verantwortlich ist) – dann seine bis in die römische Antike zurückweisenden Ahnen und schließlich seine Taten als Herrscher und Feldherr. Diese Monumentalbauten und Denkmäler sowie das ihnen zugrundeliegende Herrschafts- und Traditionsverständnis, die an ost- und weströmischen Vorbildern

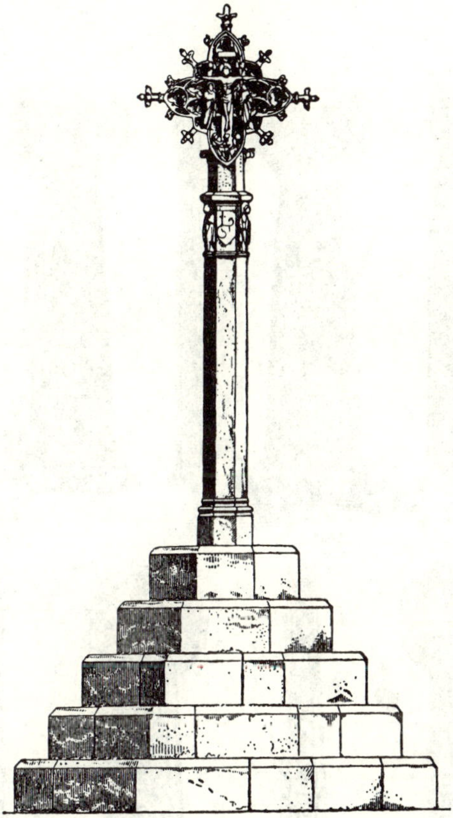

Z 12 Angelsächsisches Steinkreuz: Belpech.

orientiert sind, weisen einen durchaus eigenständigen Mischstil aus römischen, germanisch-fränkischen und christlichen Elementen auf, der – etwas einseitig – als „karolingische Renaissance" bezeichnet wird. Standorte karolingischer Monumentalbauten und Denkmäler sind sowohl weltliche (Pfalzen) als auch geistliche (Klöster) Zentren, wobei diese Bereiche – wie selten danach – zu einer Einheit verschmelzen. Der weltliche Anspruch durchdringt den Sakralraum und der geistliche den profanen. Als Auftraggeber fungiert in erster Linie der karolingische

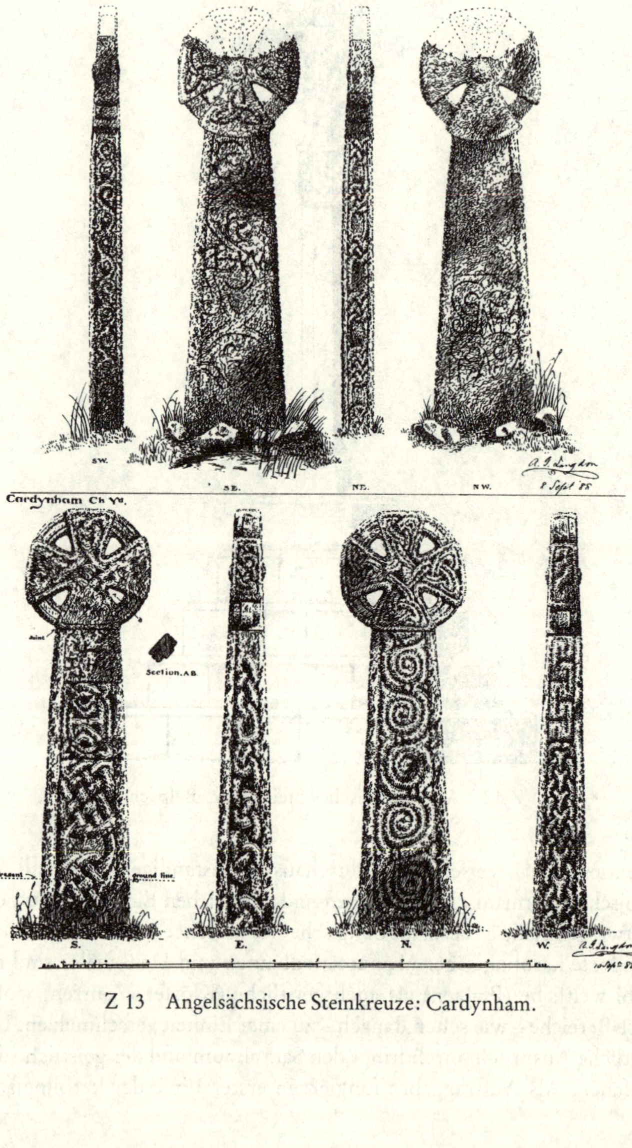

Z 13 Angelsächsische Steinkreuze: Cardynham.

Hof, allen voran Karl der Große und sein Nachfolger Ludwig der Fromme, dann der Baumeister und Gelehrte Einhard, der des einen Biograph und des anderen Berater war, schließlich die ihnen unterstellten Klöster und Bischöfe. Künstler treten außer dem Baumeister des Aachener Münsters, Odo von Metz, noch nicht als Persönlichkeiten in Erscheinung. Alles kristallisiert sich um die Gestalt Karls des Großen, nicht als menschliche Person mit psychischen und physischen Eigenschaften, sondern in seiner Funktion als Herrscher und eigentlicher Vertreter des „Imperium christianum" in dem Sinne, wie es Einhard stellvertretend als Denkmalinschrift formulierte: „Damit er das Triumphzeichen des ewigen Sieges trage, ließ Einhard, der Sünder, diesen Bogen aufstellen und Gott weihen." (Einhardsbogen)

III. DENKMAL: HEILIGES RÖMISCHES REICH DEUTSCHER NATION – DIE FORMALEN VORAUSSETZUNGEN

A. Das Mittelalter

1. Denkmäler aus der Zeit unter den Sachsen und Saliern

Die Gründung des ersten deutschen Staates erforderte eine starke Zentralgewalt, einen obersten Kriegs- und Gerichtsherrn, einen König, der von den immer noch sehr eigenständigen Stämmen anerkannt wurde und der rückwirkend diese zusammenhielt. Dieser deutsche Staat mit der zentralen Integrationsfigur des Königs brauchte zum Erhalt oder gar zur Steigerung seiner Macht zwei wichtige Stützen: die durch Tradition legitimierte ideologische Kraft einer staatskonformen Kirche und ein ebenso gefolgstreues wie schlagkräftiges und abenteuerlustiges Heer. Von diesen Stützen war die Existenz eines deutschen Reiches im Mittelalter abhängig – mit ihnen stand und fiel es.

Als erste erfüllten die sächsischen Regenten diese Aufgabe. König Heinrich I. (919–936) einigte nicht nur unter sich die deutschen Stämme, sondern legte auch mit seinen erfolgreichen Feldzügen gegen die Ungarn (Schlacht an der Unstrut 933) und gegen die Slawen (928–32)
T 28, den Grundstein für eine Expansion nach außen. Unter Otto I.
31, (936–973), dem Großen, dem ersten Kaiser seit Karl dem Großen,
Z 17, folgte eine – wenn auch durch heftige innere Auseinandersetzungen er-
18 kämpfte – erste Blütezeit. Der Sieg über die Ungarn auf dem Lechfeld (955), insbesondere aber die Eroberung des Langobardenreichs in Oberitalien (951/961) begründete seine politische und wirtschaftliche Macht. Mit den oberitalienischen Handelsstädten, vor allem der Hafenstadt Venedig, und Rom, dem Sitz des geistlichen Oberhauptes seiner Reichskirche, standen wichtige Schaltzentralen seiner Macht unter seinem Einfluß. Aber die Hauptstützen ottonischer Herrschaft, Kirche und Heer, läuteten bereits die Peripetie ein: Während die Reichskirche,

die ohnehin schon als größter Grundbesitzer die wichtigste Wirtschaftskraft darstellte, mehr und mehr nach weltlicher Macht strebte, verlangten die im Dienste des Kaisers stehenden Ritter, die bislang durch Belehnung mit Grundbesitz bezahlt wurden, dessen erbliche Übertragung. Die Folge war eine schleichende Schwächung der zentralen Reichsgewalt. Unter Otto II. (973–983) vollzog sich – gekennzeichnet durch den Wendenaufstand im Osten und die Niederlagen gegen die Sarazenen im Süden – der Niedergang, der sich unter Otto III.
(983–1002) fortsetzte. Heinrich II. (1002–1024) konnte zwar mit Hilfe T 26
der Reichskirche die Zentralgewalt wieder festigen, doch geriet er zusehends in Konflikt mit der cluniazensischen Reformbewegung, die gegen die Vermischung von weltlicher und geistlicher Macht ankämpfte.

Auf die Sachsen folgte die fränkische Dynastie der Salier: Konrad II. (1024–1039), der mit Hilfe der Reichskirche Burgund und Lausitz dazugewinnt, Heinrich III. (1039–1056), der die Ungarn unter deutsche Oberhoheit stellt und die Reichskirche rettet, indem er sie im cluniazensischen Sinn reformiert, und schließlich jener Heinrich IV. T 41
(1056–1106), der mit seinem Canossagang in die Geschichte einging. Letzterer geriet mit Papst Gregor VII. wegen der Laieninvestitur (Recht auf Einsetzung Geistlicher durch weltliche Mächte) in einen heftigen Konflikt, der in der Verhängung des Kirchenbanns über Heinrich IV. gipfelte. Zwar wurde er mit seinem Bußgang nach Canossa vom Bann gelöst, eine der zentralen Reichsgewalt unterstellte Kirche konnte er jedoch nicht wiederherstellen. Unter seinem Nachfolger Heinrich V. (1106–1125) fand das Wormser Konkordat (1122) statt, das den Investiturstreit endgültig zugunsten des Papstes entschied. Mit zudem anwachsender Opposition der deutschen Fürsten zerbrach nicht nur die Zentralmacht des Kaisers und das Reichskirchensystem, es wurde darüber hinaus das königliche Geblütsrecht durch das freie Wahlrecht der Fürsten abgelöst. Gleichzeitig mit ihrem politischen Niedergang starben die Salier aus. Der Kampf um die Nachfolge Heinrichs wurde in trickreichem Verfahren zugunsten der päpstlichen Partei entschieden: Lothar III. (1125–1137), alias Lothar von Supplinburg, war ein williges Werkzeug des Papstes. Er förderte erfolgreich die Rückgewinnung der deutschen Ostgebiete. Den Aufstieg der Staufer konnte er auf Dauer jedoch nicht verhindern.

Die Ära der Sachsen und Salier war die Zeit der monumentalen Dom-

bauten oder doch zumindest der Vorgängerbauten heutiger Anlagen. Die Denkmaldome in Mainz, Speyer, Bamberg, Worms und St. Michael in Hildesheim gehen auf ihre Bauinitiativen zurück. Während St. Michael in Hildesheim die ottonische Baukunst hervorragend repräsentiert, ist St. Maria und St. Stephan in Speyer der Kaiserdom der Sa-
T 18 lier. Der Speyerer Dom, zunächst nur Grablege der Salier, dann auch der Staufer und der frühen Habsburger, dieses größte romanische Bauwerk auf deutschem Boden, wurde nach und nach zum zentralen Symbol des Kaisertums während seiner größten Blüte – zur Denkmalkirche im Dienste der weltlichen Macht. Drei Salier-Kaiser begründeten seinen Ruhm: Konrad II., der ihn um 1030 an der Stelle einer merowingischen Domkirche begann, Heinrich III., der ihn bis kurz vor die Vollendung fortführte, und Heinrich IV., unter dem „Speyer I" 1061 geweiht wurde und der – in der Zeit des heftigsten Investiturstreites (nach 1082–1106) – den Dom noch monumentaler im Sinne eines kaiserlichen Hoheits- und Herrschaftssymbols mit Erneuerung der Ostteile, Einwölbung des Mittelschiffs und Ausstattung des Außenbaues mit Zwerggalerien und Türmen ausbaute („Speyer II"). Wenn auch die Macht und Herrlichkeit der Salier und des deutschen Kaisertums mit Heinrich IV. endeten, so behielt das Gotteshaus als Kaiserdom und Denkmal weltlicher Herrschaft seine Bedeutung bis weit ins 19. Jh. hinein.

Die häufigsten und künstlerisch am weitesten entwickelten Monumente des Mittelalters, die Grabplatten, jener Kunsttypus also, der sich bis in die Neuzeit weiterentwickeln sollte, wurden erst in salischer Zeit voll ausgebildet. Trotz ihrer Bindung an den sakralen Raum und die sepulkrale Funktion sind sie insofern als Denkmäler zu bewerten, als sie formal eigenständig sind, an große Einzelpersonen der führenden Stände erinnern, gerade politisch umstrittene Persönlichkeiten oder aber schon historisch oder legendär gewordene Gestalten ehren und die für die damalige Zeit übliche Form von Öffentlichkeit beanspruchen und nutzen. Die erste Grabplatte, auf der der Verstorbene als authentische Bildnisfigur dargestellt ist, ist bezeichnenderweise diejenige des
T 19 Gegenkönigs Rudolf von Schwaben (Datierung: nach 1080; Landschaft: Niedersachsen; Material: Bronze; Maße: 1,97 m hoch, 0,68 m breit; Standort: Merseburg, Dom). Er war der Gegner Heinrichs IV. während des Investiturstreits, war Anführer der Fürstenopposition und fiel 1080 in einer Schlacht für Kirche und Papst. In ähnlich oppositionel-

ler Haltung zum Kaisertum ließ der sächsische Klerus wohl auch die Grabplatte Widukinds schaffen (Datierung: um 1100; Material: Stuck auf Sandstein; Standort: Stiftskirche in Enger), jenes Sachsenherzogs, der mehr als 300 Jahre zuvor von Karl dem Großen geschlagen, mehr oder weniger zwangschristianisiert und daher vom Papst heiliggesprochen wurde. Als Beispiel für die Darstellung eines Kirchenmannes im Grabbild sei die künstlerisch wertvolle Grabplatte des Osnabrücker Bischofs der Jahre 1110 bis 1119 namens Gottschalk von Diepholz (Datierung: um 1120; Landschaft: Westfalen; Material: Sandstein; Maße: 1,97 m hoch, 0,50 m breit; Standort: Iburg, Klosterkirche) erwähnt. Auch Frauen wurden gemäß ihrer hohen gesellschaftlichen Stellung im Mittelalter häufig dargestellt. Die Grabplatte der Äbtissin Beatrix (Da- T 20
tierung: um 1130; Landschaft: Niedersachsen; Material: Stuck; Maß: 2 m hoch; Standort: Quedlinburg, Stiftskirche) zeigt die bereits 1062 verstorbene Klosterfrau in frontaler Ausrichtung und gerahmt von Palmettenfries und Inschriftband. Christliche und heidnisch germanische Elemente vermischen sich noch immer im empfindungsvoll bewegten Frauenbildnis auf dem Grabrelief der Reinheldis (Datierung: um 1130–35; Standort: Dorfkirche in Riesenbeck). Panofsky sah in der adorierenden Frauengestalt „nicht das Grab einer realen, sondern das Kenotaph einer (offenbar als Heilige verehrten) legendären Person" – also erstmals ein Erinnerungsmal ohne den direkten sepulkralen Zusammenhang.

Andere Denkmäler der sächsisch-salischen Zeit sind Bistumsgründungen, Gedächtniskapellen, Reihenbildnisse und Inschriften mit Erinnerungscharakter. So wurde das Bistum Merseburg von Kaiser Otto dem Großen zu Ehren des hl. Laurentius gegründet, um an die Schlacht auf dem Lechfeld zu erinnern, als am Laurentiustag des Jahres 955 der Sieg über die Ungarn erfochten wurde. Eine Gedächtniskapelle wurde auf dem Schlachtfeld bei Welfesholz erbaut, wo König Heinrich V. im Jahre 1115 von der Fürstenopposition unter Herzog Luther von Sachsen und Bischof Reinhardt von Halberstadt geschlagen wurde. Im Mittelpunkt der Denkmalkirche stand eine monumentale Kriegergestalt. Abt Witigowo (985–97) ließ für das Kreuzganggewölbe des Klosters Reichenau Reihenbildnisse der Reichenauer Äbte in Auftrag geben, deren Endglied ihn selbst darstellte. Inschriften von Denkmalcharakter befanden sich an der Westfront des Speyerer Doms und auf der Bronzetür des Erzbischofs Willigis († 1011) des Mainzer Doms. In beiden Fällen handelt es sich um Privilegien: das Privileg Kaiser Heinrichs V. für die Bürger von Speyer (1111) bzw. die Privilegien Erzbischof Adalberts an die Stadt Mainz (1118).

Die sächsisch-salische Zeit kennt die Denkmaltypen des Monumentaldoms, des Grabmals, welches als Grabplatte oder Kenotaph vorkommt, sowie die relativ häufigen, aber künstlerisch meist weniger wertvollen Sonderformen von Bistumsgründungen, Gedächtniskirchen, Reihenbildnissen und Inschriften. Dargestellt werden geistliche und weltliche Herrscher – wobei Frauen nicht ausgeklammert sind – in Habitus und Ornat ihrer Machtausübung. Die Darstellung lebender Machthaber ist jedoch noch nicht möglich, dagegen wird bereits mit bewußter politischer Absicht auf historische und legendäre Gestalten zurückgegriffen. Auffällig spiegeln sich Investiturstreit und Fürstenopposition in Auswahl und Monumentalisierung von Grabbildern. In einem Fall ist sogar – wenn auch nur durch Schriftquellen überliefert – die Gestalt eines Kriegers im Zentrum einer Gedächtniskirche bezeugt. In der Architektur kommen romanische Rundbogen, steinerne Gewölbe und herrschaftliche Türme einer machtvollen Monumentalisierung der Kaiseridee entgegen, während sich in der Plastik – entsprechend der wachsenden politischen Bedeutung der Fürsten – landschaftliche Stile ausprägen. Obwohl römische und germanische Elemente nachklingen, kommt man zu durchaus eigenständigen Formlösungen. Die Standorte für Monumentalarchitektur sind Traditionsstätten, die bis in germanische Zeit zurückreichen können, oder Schlachtorte. Die Monumentalplastik ist an den Sakralraum gebunden, dieser steht jedoch im Dienste weltlicher Herrschaft, wenn sie auch ihre Einheit zu verlieren beginnt. Mit den Privilegieninschriften an Kirchenaußenbauten wird erstmals der Sakralraum verlassen und eine größere stadtbürgerliche Öffentlichkeit monumental angesprochen.

Künstler der sächsisch-salischen Denkmal- und Monumentalkunst bleiben weitestgehend unbenannt, Auftraggeber sind Kaiser und Könige, Bischöfe und Äbte, in wachsendem Maße aber auch die opponierenden Fürsten, Adressaten sind die gegnerischen Parteien und zunehmend auch eine stadtbürgerliche Öffentlichkeit. Die Denkmäler sind allgemeine Macht- und Herrschaftssymbole oder aber Stätten der Erinnerung an historische Ereignisse oder bedeutende Persönlichkeiten.

Machtansprüche, die nicht unmittelbar verwirklicht werden können, neigen zusehends zur Monumentalisierung. Legitimierung von Herrschaft durch Tradition bleibt ebenfalls ein wichtiger Impetus für Denkmalprojekte. Weltliche Herrschaft bedient sich nach wie vor des Deckmantels der geistlich-jenseitigen Ausrichtung. Ansätze zur Entstehung einer rein weltlichen Denkmalkunst gibt es erst seit der Stauferzeit.

2. Denkmäler aus der Zeit der Staufer

Der erste Staufer auf dem deutschen Thron, Konrad III. (1138–1152), war von geringer Bedeutung und schwächte das Kaisertum weiter. Mit seinem Neffen folgte dann allerdings schon einer der ganz Großen, dem es gelang, das Reich wieder zusammenzuführen: Friedrich I. Barbarossa (1152–1190). Mit dem Doppelherzog Heinrich T 40,
dem Löwen (Sachsen, Bayern) hatte er zunächst einen wichtigen militä- 39
rischen Beistand, mit Rainald von Dassel, Wichmann von Magdeburg und Christian von Mainz hervorragende geistige Berater. Zuerst sorgte er im Inneren mit Beendigung des deutschen Bürgerkriegs und der Verständigung mit den Welfen für Ordnung, dann sicherte er die Grenzen des Reiches nach außen, gewann Einfluß auf Dänemark, Polen und Böhmen, erwarb durch Heirat Burgund und war zunächst auch in Italien gegen die papsttreuen lombardischen Städte erfolgreich. Da machte ihm Heinrich der Löwe durch Verweigerung seiner militärischen Gefolgschaft einen Strich durch die Rechnung und Friedrich erlitt auf seinem 5. Romzug eine schwere Niederlage (1176 Legnano) gegen den mit Frankreich und England verbündeten Papst Alexander III. Rachegelüste waren die Ursache für den schnell geschlossenen Frieden von Venedig 1177, dem 1182 die Verbannung Heinrichs des Löwen aus dem Reich (Bayern an die Wittelsbacher, Teilung Sachsens) folgte. Glanzvoller Höhepunkt der Macht Friedrich Barbarossas war der Mainzer Hoftag von 1184. Mit der Verheiratung seines Sohnes Heinrich mit der Erbin des unteritalienischen Normannenreichs, Konstanze, gedachte er – mit der Absicht, den Papst einzukreisen–, sein Werk zu vollenden. Friedrich Barbarossa starb unerwartet 1190: er ertrank während des 3. Kreuzzugs im kleinasiatischen Fluß Saleph.

Unter seinem Sohn und Nachfolger Heinrich VI. (1190–1197), der

1194 das Normannenerbe antrat, erreichte das staufische Kaisertum seine höchste Machtfülle – fast alle europäischen Staaten waren in irgendeiner Weise vom römisch-deutschen Reich abhängig. Da brach nach Heinrichs plötzlichem Tod und nachdem nicht alle deutschen Fürsten den gewählten, aber erst dreijährigen Friedrich als Nachfolger anerkannten, erneut der Bürgerkrieg aus. In diesem Kampf behielt zunächst der Staufer Philipp von Schwaben (1198–1208) die Oberhand, nach seiner Ermordung übernahm jedoch der welfische Gegenkönig Otto IV. von Braunschweig (1198–1215) die Alleinherrschaft und wurde 1209 zum Kaiser gekrönt. Als seine Pläne, das Königreich Sizilien zu erobern evident wurden, geriet er mit Papst Innozenz III. in Konflikt. Dieser schickte seinen Mündel Friedrich II. als Gegenkönig nach Deutschland, der den Welfenkaiser 1214 besiegte.

T 23 Mit Friedrich II. (1215–1250) kam ein Herrscher auf den Thron, den mit Deutschland nicht viel verband. Der vielseitig interessierte und nach dem Orient hin offene Kaiser verlegte vielmehr den Machtschwerpunkt nach Unteritalien, wo er einen modernen und kräftigen Einheitsstaat aufbaute. Auf dem 5. Kreuzzug 1228–29 gelangte er durch Verhandlungen in den Besitz Jerusalems. Das deutsche Kernland überließ er hingegen weitestgehend den Landesfürsten, was nur solange gutging, bis der Kaiser mit dem Papst und den oberitalienischen Städten in Konflikt geriet. Zuerst fielen die geistlichen Fürsten von ihm ab, dann
T 38 die weltlichen, schließlich wurden Gegenkönige gewählt: Heinrich Raspe von Thüringen (1246–47) und Wilhelm von Holland (1247–56). Nach dem Tod Friedrichs II. verfiel das Reich, von Bürgerkriegen geschüttelt. Die letzten Staufer – Konrad IV. (1250–54), Manfred und Konradin (1268 enthauptet) – führten einen Verzweiflungskampf bis zum Untergang ihres Geschlechts. Das folgende Interregnum brachte Ausländer als deutsche Schattenkönige.

In staufischer Zeit blühte die Darstellung historischer und politischer Persönlichkeiten in allen Gattungen der Kunst. Auf Siegeln und Münzen ist beispielsweise der Doppelherzog Heinrich der Löwe (1161) oder die Landgräfin von Thüringen und Herrin von Hessen, Sophie (1248), zu sehen. Karl der Große, der Urvater aller Reichsherrlichkeit, erscheint in der Glasmalerei (Straßburger Münster, um 1180) ebenso wie in der Textilkunst (Karlsteppich, Dom zu Halberstadt, 1. Hälfte 13. Jh.). Das Bildnis des Sachsenkaisers Heinrich II. (Reliquiar, Nie-

dersachsen, um 1170) ist ebenso durch die Goldschmiedekunst überliefert wie dasjenige des Stauferkaisers Friedrich Barbarossa (Porträtbüste, T 40
Cappenberg, um 1160). Die Buchmalerei präsentiert uns z. B. König Konrad III. (Chronica Regia Coloniensis, Niederrhein, nach 1238) oder den Kirchenmann Abt Berthold von Ottobeuren (Ottobeuren, kurz vor 1246). Die Gestalt Kaiser Friedrichs II. – z. T. mit seinem Umkreis (Heinrich VI., Konstanze, Manfred) – ist uns schließlich durch zahlreiche unteritalienische Handschriften, Augustalen und Kameen überliefert.

Von weitergehender historischer Aussage ist eine kuriose Miniatur aus dem um 1220 von Eike von Repgow verfaßten Sachsenspiegel, die zugleich einen staufischen Wunschtraum an die Nachwelt weitergibt. Brüderlich vereint, den Arm um die Schulter des anderen gelegt, residieren Kaiser und Papst nebeneinander auf einem zweisitzigen Thronsessel. Eine Miniatur in der Welfenchronik (Altdorf, heute Weingarten, um 1185), der ersten umfassenden abendländischen Geschichte eines Fürstengeschlechts, thront Kaiser Friedrich I. Barbarossa, umgeben von seinen Söhnen König Heinrich VI. und Herzog Friedrich von Schwaben. Dieser Familiengeschichte stehen Handschriften der Universalgeschichtsschreibung gegenüber, deren Bebilderung sich in staufischer Zeit erstmals nicht mehr nur mit der biblischen, sondern auch mit der weltlichen Geschichte befaßt: Weltchronik des Otto von Freising Z 14
(um 1143–1146), Sächsische Weltchronik (um 1225–1240) und die Weltchronik des Rudolf von Ems (um 1250). Die Anfang des 13. Jh. entstandene Bildfolge zu Otto von Freisings (Halbbruder König Konrads III. und Onkel Friedrich Barbarossas) Weltchronik, die von den babylonischen Anfängen bis in staufische Zeit führt, spiegelt eine mit christlicher Heilserwartung und augustinischen Staatsgedanken untermauerte „Reichsmetaphysik“ wider. Während Otto von Freisings Weltchronik noch unter der pessimistischen Stimmung des Investiturstreits und des untergegangenen Kaiserreichs verfaßt wurde, strahlt sein zweites Werk – die Gesta Friderici (Taten Friedrichs) – den Optimismus des aufblühenden Stauferreichs aus. Leider sind von diesem Werk keine Miniaturen erhalten. Die staufische Geschichtsschreibung mit ihren vielen profanen Elementen ist jedoch eine wesentliche Voraussetzung für die zunehmende Verweltlichung von Denkmälern der gleichen Zeit.

Monumentalbauten, die in staufischer Zeit auf signifikant-denkmal-

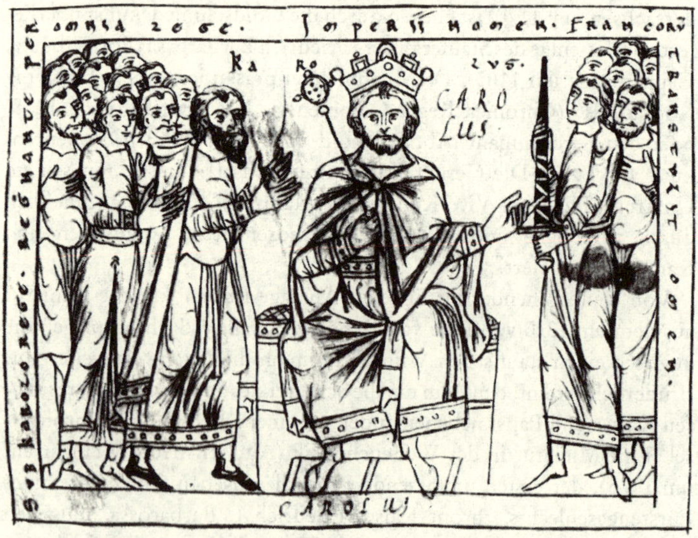

Z 14 Staufische Geschichtsdarstellung: Karl der Große.
Aus: Otto Bischof von Freising, Chronik oder die Geschichte zweier Staaten.

hafte Weise weltliche oder geistliche Machtansprüche vertreten, sind Dome und Stiftskirchen, Kaiserpfalzen und Reichsburgen sowie einige Bauten Friedrichs II. in Süditalien. Zu den monumentalen Gotteshäu-
T 21 sern dieser Art gehören insbesondere der Wormser Dom, der – als Ausdruck der Blüte von Worms in staufischer Zeit – um 1130–1181 neuerbaut und mit dem 1184 von Kaiser Friedrich Barbarossa gewährten Freiheitsprivileg (in Erz über dem Nordportal eingemauert) versehen wird,
T 22 dann der Mainzer Dom (Westbau, Neueinwölbung des Langhauses, Schlußweihe 1239), der Magdeburger Dom (1209–63) als sächsische Kaisergrablege, der Naumburger Dom (1220 begonnen), der Limburger Dom (ehem. Stiftskirche St. Georg; 1235 geweiht) und schließlich der Bamberger Dom (1237 geweiht) sowie der Braunschweiger Dom (ehem. Stiftskirche St. Blasius und Johannes d. T.; 1173–1226). Die beiden letzteren sind die ausdrucksvollsten Zeugen mit bildreicher Ausstattung der konkurrierenden Staufer und Welfen. Von den monumentalen Profanbauten sind die Kaiserpfalzen in Kaiserswerth bei Düssel-

dorf (1174–84 von Kaiser Friedrich Barbarossa erbaut), Gelnhausen (erbaut unter Barbarossa) – hier wurde auf dem Reichstag von 1180 über die Neuverteilung der Reichslehen des geächteten Heinrich den Löwen beschlossen – und Wimpfen (größte deutsche Pfalz, 1182 von Friedrich Barbarossa besucht) zu erwähnen. Das Kaiserhaus in Goslar wurde zwar schon unter dem Sachsenkaiser Heinrich II. Anfang des 11. Jh. begonnen, spielte aber bei den Auseinandersetzungen zwischen Welfen und Staufern eine zentrale Rolle. Ähnliche Bedeutung kam auch der Kaiserburg in Nürnberg zu, die unter den Staufern (Konrad III., Heinrich VI.) ausgebaut und erweitert wurde. Auch die Wartburg bei Eisen- T 24
ach wurde in staufischer Zeit mit einem Monumentalbau bereichert: das um 1170 entstandene Landgrafenhaus wurde zum Sitz der thüringischen Herrscher. – Von den Bauten Friedrichs II. in Süditalien – meist Kastelle auf Idealgrundrissen wie in Brindisi, Augusta, Catania, Syrakus (von hier stammt die Widderfigur im Archäologischen Nationalmu- T 25
seum in Palermo), Prato oder Lucera – ragen zwei durch ihre Monumentalform heraus: Castel del Monte bei Andria und das Brückenka- Z 15,
stell am Volturno in Capua. Von Castel del Monte ist weder die Bauzeit 16

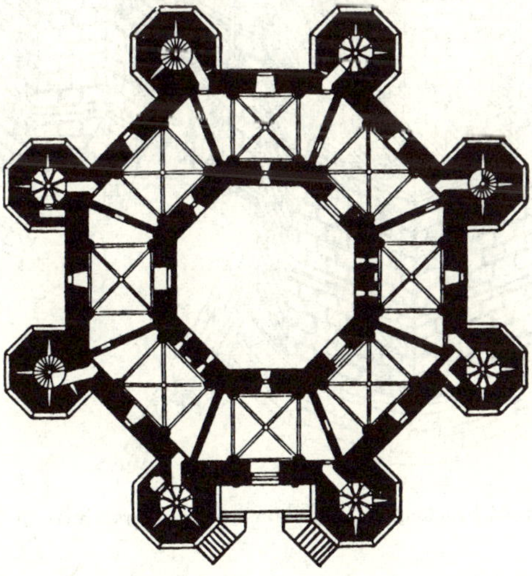

Z 15 Castel del Monte, Apulien, Grundriß.

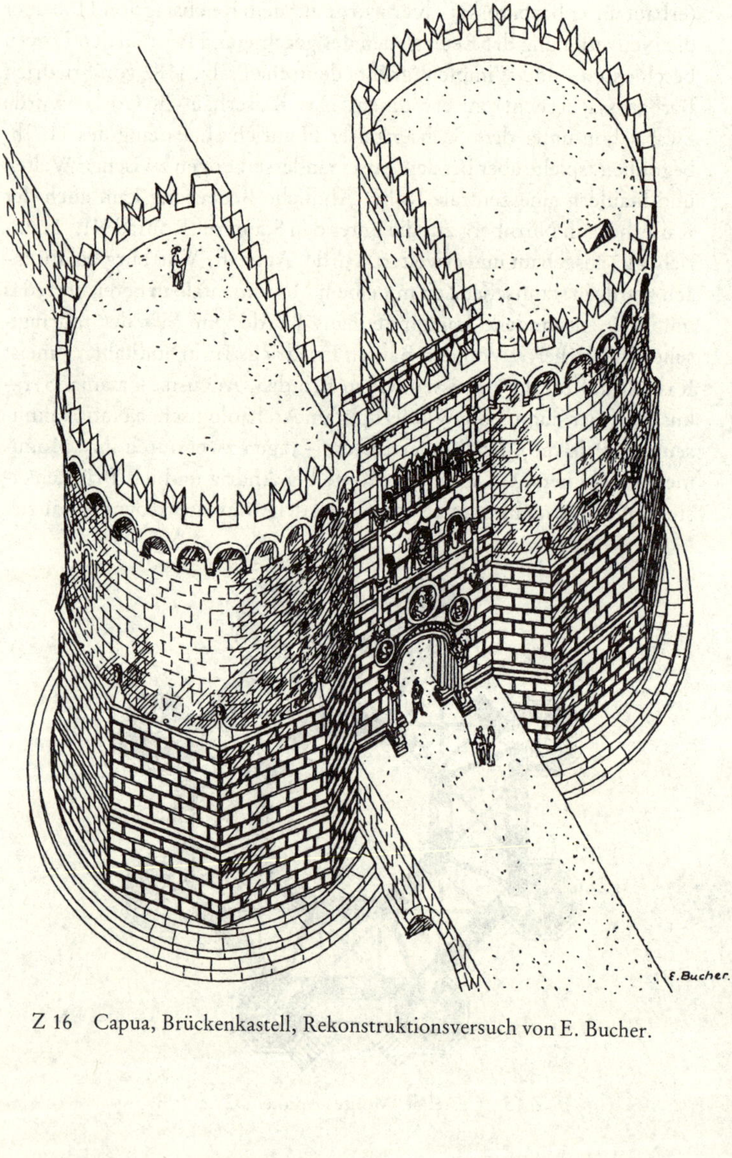

Z 16 Capua, Brückenkastell, Rekonstruktionsversuch von E. Bucher.

(wahrscheinlich um 1240 ff.) noch die Zweckbestimmung gewiß. Der regelmäßig-oktogonale Baukörper, der sich um einen Innenhof gruppiert und dessen äußere Ecken mit ebenfalls oktogonalen Treppentürmen ausgestattet sind, hat zu manchen Spekulationen angeregt, deren Ergebnisse sich allerdings nur in Frageform darstellen lassen: „Sollte es – trotz höchster Vollendung – auch nur ein reiner Zweckbau, also nur ein Jagdschloß sein, oder weit höheren, anspruchsvolleren Absichten genügen – Reichssymbol sein, ins Profane transponierte sakrale Vorstellungen repräsentieren; oder wurde hier gar weit vor der Renaissance ein Beispiel zweckfreier Idealarchitektur verwirklicht?“ (Carl A. Willemsen). Das Capuaner Brückenkastell hingegen, von dem nur noch die Turmstümpfe und Reste der Skulptur erhalten sind, war eindeutig als „Rechtssymbol, politisches Manifest und Selbstapotheose“ gedacht. Die Ikonographie der Mittelwand des Doppelturmtores zeigte den Kaiser in antiker Tradition als obersten Machthaber und Richter.

Monumentalbauten der staufischen Zeit, die weniger durch ihre Kunstform als durch ihren Erinnerungszweck Denkmalcharakter haben, sind in der Regel Gedächtniskirchen und -klöster oder Sühnekirchen und -klöster. So wurde beispielsweise die Spitalkirche St. Johannes (Ottokapelle) in Kelheim zum Gedächtnis für den 1231 an dieser Stelle ermordeten Herzog Ludwig den Kelheimer von seinem Sohn Otto dem Erlauchten von Wittelsbach errichtet (mehrfach verändert). Das Zisterzienserinnenkloster Gevelsberg wurde 1235 (seit 1226 ist eine Kirche bezeugt) in einem Hohlweg erbaut, wo 1225 der Kölner Erzbischof Engelbert von Berg von seinem Neffen Graf Friedrich von Isenburg erschlagen worden war (1826 abgebrochen; Holzfigur Engelberts, um 1240, Museum in Witten). Herzog Ludwig der Strenge ließ 1258 ein Sühnekloster in Olching bei München gründen, das er 1263 nach Fürstenfeld (heute Fürstenfeldbruck) verlegen ließ. Ohne Schuldbeweise hatte er seine Gattin Maria von Brabant übereilt hinrichten lassen. Ebenfalls eine Sühnegründung ist das ehemalige Augustiner-Chorherrenstift Indersdorf (Obb.). Für diese Stiftung wurde Pfalzgraf Otto IV., der 1120 vom Papst gebannt worden war, wieder losgesprochen. Diese vier Beispiele sollen für die Veranschaulichung dieses Denkmaltypes genügen.

Die Monumentalplastik der Stauferzeit läßt sich bereits in solche untergliedern, die an den Sakralraum gebunden ist, und solche, die bereits

außerhalb des geistlichen Rahmens existiert. Zu den Denkmälern, die an
den Sakralraum gebunden sind, gehören Standbilder, Sitzbilder und
Reiterbilder, die historische Persönlichkeiten darstellen und an diese
mehr oder weniger gezielt erinnern wollen. Die bekanntesten Standbil-
der am sakralen Außenbau sind die sechs Statuen (um 1235, heute
Diözesanmuseum) der „Adamspforte“ (Pfeilerstufenportal, Anfang
13. Jh.) des Bamberger Doms, in deren Gewänden sich der hl. Petrus,
T 26 Adam und Eva (rechts) und der hl. Stephanus, Kaiser Heinrich II. und
seine Gemahlin Kunigunde (links) gegenüberstehen. Das heiliggespro-
chene Sachsenkaiserpaar, zugleich Gründer des ersten, 1012 geweihten
Bamberger Doms, das in unserem Zusammenhang von besonderem In-
teresse ist, erscheint also in Verbindung mit dem ersten sündenfälligen
Menschenpaar, mit dem Gründer der Römischen Kirche und mit dem
ersten christlichen Märtyrer. Im Hochrelief-Tympanon der „Gnaden-
pforte“ desselben Baus erscheint das Kaiserpaar erneut – jetzt mit den
um die Gottesmutter gruppierten Patronen, dem Bauherrn und dem
Propst des Domes. Im Naumburger Dom haben wir das bekannteste
T 27 und künstlerisch beste Gegenbeispiel für denkmalhafte Standbilder der
Stauferzeit im sakralen Innenraum. Einzigartig ist die Aufstellung der
lebensnahen, zeitgenössisch gewandeten und psychologisch charakteri-
sierten zwölf weltlichen Stifterfiguren im Westchor (Stelle der ehema-
ligen Grablege) einer Kirche, völlig losgelöst sowohl aus einer unmittel-
baren sakralen Bestimmung als auch aus dem formalen Rahmen einer
Grabplatte oder eines Kirchenportals. Der politische Anspruch der Fi-
gurengruppe um Uta und Ekkehard von Meißen – letzterer war 1002
Mitkonkurrent Heinrichs II. bei der deutschen Königswahl – ist evi-
dent. War schon der Dombau Machtdemonstration der Naumburger,
die den Zeitzern 1028–1230 das Kathedralrecht abrangen, so waren die
um 1250 entstandenen Stifterfiguren Ausdruck der hochherrschaft-
lichen Pracht der miteinander verwandten Ekkehardinischen und Wetti-
nischen Häuser, die diesen historischen Prozeß begleiteten. Letztes und
spätestes Beispiel in dieser Reihe sind die Figuren des Meißener Doms,
die ursprünglich für das Westportal geplant waren und heute im Chor
T 28 stehen: Kaiser Otto I. und Kaiserin Adelheid an der Nordseite, der
Evangelist Johannes und Donatus an der Südseite (drei weitere Figu-
ren in der Achteck-Kapelle). Die Sandsteinfiguren sind um 1250–60
entstanden, stammen aus der Naumburger Werkstatt und sind mit

einer durchschnittlichen Höhe von 2,10 m noch höher als die Naumburger Figuren. Otto I. war mit Meißen dadurch verbunden, daß er es 968 zum Bistum erhob. Die Meißener Figuren sind der letzte große Zyklus des 13. Jh. – in Form und Ausdruck stärker bewegt als ihre Vorgänger.

Unter den sakralgebundenen staufischen Sitzbildern mit Denkmalcharakter ist an erster Stelle ein thronendes, gekröntes Paar im Magdeburger Dom (etwa Mitte 13. Jh.) zu nennen, das noch nicht endgültig gedeutet ist. Vermutlich handelt es sich um den Sachsenkaiser Otto den Großen, der 937 den Vorgängerbau des Magdeburger Domes (Moritzkloster) gegründet hatte, und seine erste, 946 verstorbene Gattin Edith, die das Kloster reich beschenkt hatte. Ungedeutet sind die Attribute, die jeder der beiden in der Linken hält: er 19 von einem Ring gerahmte Kugeln, sie ein aufgeschlagenes Buch. Ungewiß ist außerdem, wo und wie sie aufgestellt waren. Es wurde bislang noch kein durchschlagender Beweis erbracht, daß das – auch als Christus und Ecclesia gedeutete – Herrscherpaar nicht das Denkmal historischer weltlicher Persönlichkeiten sei. Zumal die historische Aussage bei einem mittelalterlichen Denkmal nicht immer so unmittelbar sein muß, wie bei einem anderen Sitzbild aus staufischer Zeit – dem Denkmal zweier Baumeister mit T 29
Rahmenarchitektur und Inschrift (Basel, Münster, um 1200, Inschrift: „Aula celesti lapides vivi titulantur hiduo templi, huius quia structure famulantur").

Das bekannteste – und vermutlich einzige – staufische Reiterstandbild im Sakralraum ist der Bamberger Reiter (Datierung: zwischen 1225 und T 30
1237; Material: Sandstein; Maß: 2,33 m hoch; Standort: Bamberg, Dom St. Peter, Georgenchor, 1. Pfeiler der Nordseite). Als formaler Typus eines denkmalhaften Reiterstandbildes ist er in unserem Zusammenhang von Interesse, die Deutungen des Reiters sind jedoch ebenso vielfältig wie uneindeutig und reichen von einem der Hl. Drei Könige und Konstantin den Großen über den hl. Georg und den hl. Stephan bis hin zu Heinrich II. und sämtlichen staufischen Königen und Kaisern. Weitgehende Einigkeit herrscht lediglich darüber, daß es sich bei dem Reiter um eine legendäre oder historische Persönlichkeit handelt, wobei die meisten Anhaltspunkte für den hl. Stephan von Ungarn, der mit der Schwester des Domgründers verheiratet war, oder für Heinrich II., den Domgründer selbst, sprechen. Ein anderes Reiterstandbild aus staufi-

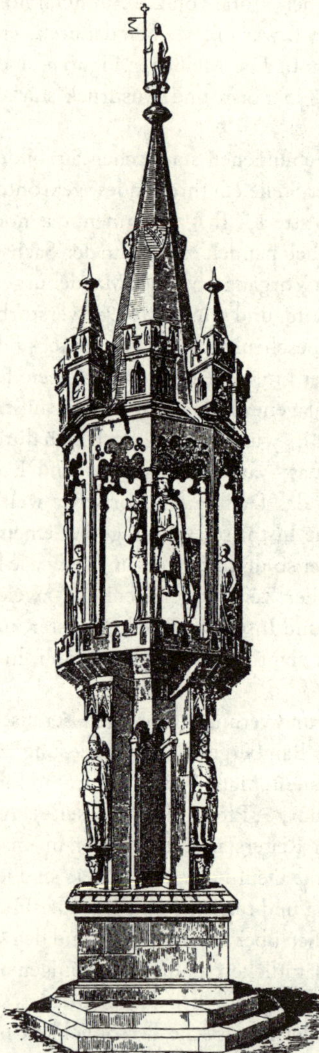

Z 17 Magdeburg, Reiterdenkmal
Ottos des Großen, Rechtszeichen.

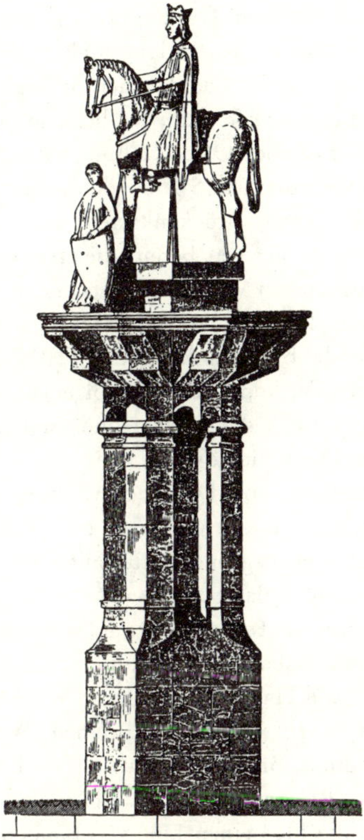

Z 18 Magdeburg,
Reiterdenkmal Ottos des Großen
ursprünglicher Zustand.

scher Zeit, der Magdeburger Reiter, leitet bereits über zur monumentalen Freiplastik.

Der Magdeburger Reiter (Datierung: um 1245/50; Material: Sandstein; Maß: etwas überlebensgroß; heutiger Standort: Magdeburg, Kulturhistorisches Museum) stand auf einer fast 5 m hohen Säule, war von einem Baldachin architektonisch gefaßt und befand sich auf dem Alten Markt, gegenüber dem Rathaus und zur Gerichtslaube hin orientiert. Sowohl in seiner Ausrichtung als auch in seiner Säulenform gibt er sich T 31, Z 17, 18

als Rechtszeichen zu erkennen. Der Reiter, begleitet von zwei banner-
und schildtragenden Mägden (Anspielung auf Namen und Wahrzeichen
der Stadt), stellt Otto den Großen dar, der die Stadt gründete und ihr
auch die Rechtsordnung verlieh – eine Rechtsordnung, die fast im gan-
zen deutschen und slawischen Osten Geltung hatte. In staufischer Zeit
mag er auch – wie andernorts – als Symbol des Kaisers als höchstem irdi-
Z 16 schen Richter (vgl. Capua, Brückenkastell) aufgefaßt worden sein.
Knapp hundert Jahre früher war bereits die erste monumentale welt-
T 32 liche Freifigur des deutschen Mittelalters entstanden: der Braunschwei-
ger Löwe (Datierung: 1166; Material: Bronze). Er steht völlig frei auf
einem Sockel im Hof der Burg Dankwarderode (Residenz Heinrichs des
Löwen, Kaiser Ottos IV. und ihrer Nachfolger) und ist Denkmal und
Symbol Herzog Heinrichs des Löwen und zugleich Zeichen seiner
Burgherrlichkeit und Gerichtshoheit.

Weltliche Freiplastiken von Denkmalcharakter sind auch die seit
staufischer Zeit nachzuweisenden Rolande oder Rolandssäulen. Auch
diese Standbilder überlebensgroßer Ritter mit Schwert, die wohl nach
Roland, einem der zwölf Paladine Karls des Großen (Rolandslied), be-
nannt wurden, gehören der Rechtssphäre an, wobei ungeklärt ist, ob sie
sich auf die hohe Gerichtsbarkeit oder auf die Stadtrechte beziehen. Sie
wurden auf Markt- und Hauptplätzen norddeutscher Städte zwischen
T 33 dem 13. und dem 18. Jh. aufgestellt: Bremen, Wedel, Halberstadt,
Buch bei Tangermünde, Brandenburg usw. Das bekannteste, größte
T 34 und älteste erhaltene Beispiel ist der Roland auf dem Markt in Bremen,
eine Steinskulptur, die 1404 einen 1366 verbrannten Roland aus Holz
ersetzte. Seine Wendung zum Dombezirk wird so gedeutet, „daß es sich
hier offenbar um die Darstellung eines vom Landesherrn erteilten Rech-
tes handelt, vermutl. des Gottesfriedens, der auf Heinrich d. Löwen als
Inhaber der Stadtvogtei zurückgehen könnte" (Dehio: Bremen, Nie-
dersachsen). Als Gegenbeispiele für die zwischen Weser und Oder ange-
siedelten Rolande gelten – bei ähnlicher Bedeutung – im süddeutschen
Raum die mit Figuren von Rittern oder Landesherren bekrönten
Z 19 Marktbrunnen oder -denkmäler. Obwohl auch diese in staufischer Zeit
wurzeln, sind die meisten erhaltenen Beispiele, wie die in Karlsruhe-
Durlach, Pforzheim, Bretten oder Reutlingen, aus späterer Zeit. An-
dere weitverbreitete Typen monumentaler Freiplastik außerhalb des
Sakralraums, die in staufischer oder früherer Zeit wurzeln, aber erst aus

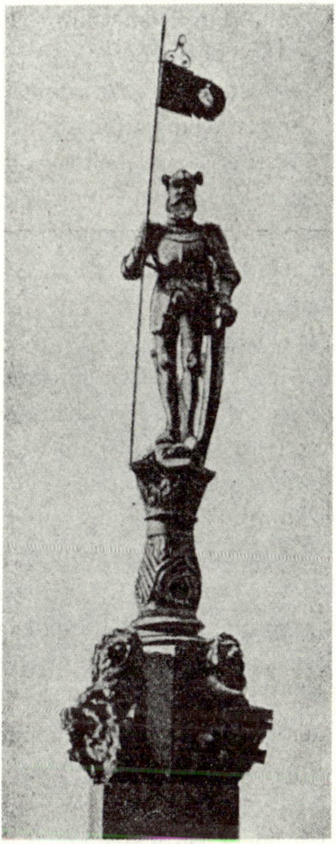

Z 19 Durlach, Brunnenfigur, Rechtszeichen.

späterer Zeit erhalten sind, sind Marterkreuze, Steinkreuze oder Kreuzsteine, die an Mord- oder Unglücksstellen als Denkzeichen oder Sühnemal errichtet wurden, sowie Bildstöcke mit kleinem Tabernakel auf Pfeiler oder Säule, die als Wegedenkmal, Bet- oder Grenzsäule vorkamen. T 35

Unter den vielfältigen Erscheinungen staufischer Monumentalkunst entwickelt sich das Grabmal als Sondertypus weiter. Obwohl an den Sakralraum und die Sepulkralfunktion gebunden und daher auch nur in der Lage, Verstorbene wiederzugeben, gewinnt seine Aussagekraft an psychologischem Ausdruck und historischer Darstellung. Das bekannteste Grabbild weltlicher Herrschaft ist das recht ungewöhnliche des

T 36 Grafen Heinrich III. von Sayn (Datierung: bald nach 1247; Maß: 2,93 cm hoch; Herkunft: Sayn bei Koblenz, Prämonstratenserkloster; Standort: Nürnberg, Germanisches Nationalmuseum). Ungewöhnlich ist es, weil es eine der wenigen Grabplatten ist, die aus einem mächtigen Stück Holz geschnitten wurden, und das einzige, das Vater und Tochter gemeinsam darstellt. Beide – sie waren kurz aufeinander im Jahre 1247 gestorben – stehen unter einem Baldachin, der Vater legt der Tochter den Kranz der Seligen aufs Haupt. Unter den Grabbildern geistlicher
T 37 Herrscher wirkt dasjenige des Erzbischofs Friedrich von Wettin (Datierung: um 1152; Material: Bronze; Maß: 1,99 m hoch; Künstler: wahrscheinl. Meister Azzo, Magdeburger Gußhütte. Standort: Magdeburg, Dom) zeichenhaft reduziert wie ein Herrschaftssymbol. Ähnliches gilt auch noch für die vierzig Jahre später entstandene Grabplatte des Erzbischofs Wichmann von Magdeburg (Datierung: 1192; Material: Bronze; Standort: Magdeburg, Dom). Wichmann gehörte zu den engsten Beratern Kaiser Friedrich Barbarossas, war Gegner Heinrichs des Löwen, vermittelte den Frieden von Venedig (1177) zwischen Kaiser und Papst und ließ das älteste Magdeburger Stadtrecht aufzeichnen. Von der historisch-politischen Aussagekraft her noch interessanter ist die Grabplatte
T 38 des Erzbischofs Siegfried III. von Eppstein (Datierung: nach 1249; Material: grauer Sandstein; Maß: 2,14 m hoch; Standort: Mainz, Dom St. Martin und Stephan), ein einzigartiges Dokument der Reichsgeschichte und des Wahlkönigtums, in dem die Mainzer Erzbischöfe mit weltlichen Ansprüchen nicht mehr zurückhalten. Auf der Grabplatte, die den Eindruck eines Ereignisdenkmals erweckt, ist der Verstorbene (formentwicklungsgeschichtlich mutiert in diesem Denkmal der Dargestellte vom Liegenden zum Stehenden) dargestellt, wie er die beiden zeitlich aufeinanderfolgenden, gegen den Staufer Konrad IV. gerichteten Gegenkönige Heinrich Raspe und Wilhelm von Holland krönt. Jedoch wurde weder der thüringische Landgraf je gekrönt (er wurde lediglich unter Teilnahme des Mainzer Erzbischofs gewählt), noch wurde Graf Wilhelm von Siegfried von Eppstein gekrönt, sondern lediglich unter dessen Assistenz von dem Kölner Erzbischof Konrad von Hochstaden. Welchen Anspruch die Mainzer Erzbischöfe mit dieser reichs- und stauferfeindlichen „Geschichtsklitterung“ verfolgten, ist bislang noch nicht geklärt. In jedem Fall wirft das Denkmal „ein sehr charakteristisches Licht auf das Verhältnis geistlicher Gewalt und Kö-

nigtum am Vorabend des Interregnums“ und ist „ein beredtes Zeugnis für den Verfall der zentralen herrscherlichen Gewalt am Ende der staufischen Dynastie“ (W. S., Die Zeit der Staufer, Ausstellungskatalog).

Das vielleicht schönste Grabbild einer historischen weiblichen Persönlichkeit der Stauferzeit ist das der Königin Plektrudis (Datierung: Köln, 3. Viertel 12. Jh.; Maße: 2,02 m hoch, 0,67 m breit; Standort: Köln, St. Maria im Kapitol). Es zeigt die Stifterin der Kölner Marienkirche und Gattin des Karolingerkönigs Pippin der Mittlere (7. Jh.) nach dem Vorbild byzantinischer Reliefikonen des 11. und 12. Jh. – Das bekannteste im staufischen Grabbild festgehaltene Ehepaar ist Heinrich T 39
der Löwe und Mathilde (Datierung: um 1230/40; Material: Kalkstein; Maße: 2,36 m lang, 1,49 m breit; Standort: Braunschweig, Dom St. Blasius). Hauptfigur des Doppelgrabs ist Heinrich – er ist größer und voluminöser, trägt als Stifter des Braunschweiger Doms – mit dem er seine politische Niederlage kompensierte – in der Rechten das Kirchenmodell und in der Linken das Schwert als Zeichen der Rechtshoheit. Mathilde, in bescheidener Adorationshaltung, ist ihm beigeordnet. Auch bei diesen Grabfiguren kündet sich wieder der Übergang von der liegenden zur aufrechten Haltung an: erstere wird betont durch die Kissen unter den Köpfen, letztere durch die Blattkonsolen unter den Füßen – eine Art Sockel, der die Grabfigur denkmalhaft zu überhöhen beginnt.

Auch das Bildnis außerhalb des Grabkultes beginnt – wenn auch ähnlich idealisierend (alle Personen werden in der Fülle ihrer Jugendkraft und -schönheit dargestellt) – in staufischer Zeit sich zum selbständigen Kunsttypus zu entwickeln. Ein frühes und einzigartiges Bildnis, das wahrscheinlich sogar schon Porträtähnlichkeit aufweist, ist die Cappenberger Barbarossa-Büste (Datierung: Aachen, zwischen 1155 und T 40
1160; Material: Bronze, vergoldet, z. T. versilbert; Maß: 32 cm hoch; Standort: Schloß Cappenberg bei Lünen, Stiftskirche). Die Büste kam als Geschenk an Otto von Cappenberg, der Kaiser Friedrich Barbarossas Taufpate war. Dieser ließ sie zu einem Reliquiar umgestalten; auch die Inschriften sind neueren Datums. Aus einer Schenkungsurkunde zur Stiftskirche Cappenberg geht hervor, daß es sich – in der Art spätantiker Imperatorenköpfe – um das erste freibildnerische Porträt des Abendlandes seit den Karolingern handelt. Der Mauerring, auf dem die Büste steht, symbolisiert die Stadt Rom und macht den imperialen –

nicht zuletzt auch gegen den Papst und die opponierenden deutschen Fürsten gerichteten – Herrschaftsanspruch deutlich: „ein erster Versuch eines kaiserlichen Denkmals en miniature im Mittelalter, mit der Betonung der Tradition des Kaisertums von der Spätantike her und des Rechtanspruches auf Rom als der imperialen Stadt“ (Hermann Fillitz). In der Tradition der Reihenbildnisse, dazu noch sepulkral gebunden, stehen die Bildnisse von je acht deutschen Kaisern und Königen an den
T 41 beiden Langwänden des Schreins für Karl den Großen (Datierung: Aachen, zwischen 1200 und 1215; Maße: 0,94 m hoch, 0,57 m breit, 2,04 m lang; Material: Holzkern, darüber Silber, Kupfer und Bronze, vergoldet, Email, Filigran, Edel- und Halbedelsteine; Standort: Aachen, Domschatz). Immerhin ist dieser Schrein eindeutiges Zeugnis einer weiteren staufischen Traditionswurzel, zumal es Kaiser Friedrich Barbarossa war, auf dessen Betreiben Kaiser Karl der Große 1165 vom Gegenpapst Paschalis III. heiliggesprochen wurde. Weitere Einzelbilder deutscher Kaiser gab es aus staufischer Zeit in Speyer (vermutl. Heinrich V., vom Dom oder Brückentor, heute Historisches Museum, 12. Jh.), in der erhaltenen Vorhalle des 1819 abgebrochenen Goslarer Doms (Heinrich III. und Heinrich IV. (?)), auf der Steinernen Brücke in Regensburg (Philipp von Schwaben (?), heute Städtisches Museum, um 1207), im Kreuzgang von St. Zeno in Reichenhall (Kaiser Friedrich Barbarossa, um 1200) und an vielen anderen Orten.

Aus staufischer Zeit gibt es die ersten Beispiele von Denkmälern im modernen Sinn: Erinnerungs- und Hoheitszeichen, räumlich und funktional ungebunden, durch einen Sockel formal und ideell überhöht, dazu noch – als Abbild der politischen Verhältnisse – geschaffen von den
T 32 widerstreitenden Parteien der Staufer und Welfen: der Braunschweiger
T 40 Löwe Herzog Heinrichs und die Cappenberger Barbarossa-Büste. Allein ihr Grad an Öffentlichkeit bleibt beschränkt. Beim Braunschweiger Denkmal wird die darstellerische Reduzierung auf das Löwensymbol durch die bereits monumentalen Ausmaße ausgeglichen, wohingegen beim Cappenberger Monument das Kleinformat durch ikonographische Eindeutigkeit und für die Zeit größtmögliche Porträtähnlichkeit kompensiert wird.

Neben diesen beiden entwickeltsten Denkmälern steht eine lange und vielfältige Reihe von Kunstobjekten mit Denkmalcharakter: Gegenstände der Kleinkunst und des Kunsthandwerks, weltliche (Kaiserpfalzen, Reichs- und Landesburgen, Kastelle) und geistliche (Kaiserdome, Stiftskirchen, Klöster) Monumentalarchitektur, Gedächtnis- bzw. Sühnekirchen und -klöster, monumentale Plastik (Stand-, Sitz- und Reiterbilder, Büsten), Grabdenkmäler (weltlich, geistlich) und Bildnisse (Einzel-, Reihenbildnisse) von historischem Erinnerungswert, schließlich Bildsäulen, -kreuze und -stöcke (Rolande, figurenbekrönte Marktbrunnen, Marterkreuze usw.). Dargestellt werden historische oder aktuell-politische Persönlichkeiten als Einzelgestalt oder Doppelbildnis, als Einzelgestalt mit Beifiguren, innerhalb eines Figurenzyklus oder Reihenbildnisses. Frauen treten in den Hintergrund oder werden – sofern es sich um einen Herrscher handelt – an der Seite ihres Gatten dargestellt. Von den historischen Einzelpersonen werden am häufigsten Karl der Große, Otto der Große und Heinrich II. dargestellt, von den aktuell-politischen die Staufer Friedrich Barbarossa und Friedrich II. sowie der Welfe Heinrich der Löwe. Doppelbildnisse sind, abgesehen von wenigen Ausnahmen (Kaiser und Papst, Vater und Tochter), Ehepaarbildnisse – meist in Form von kaiserlichen oder fürstlichen Stifterbildnissen oder des Doppelgrabmals. Einzelgestalten mit zwei Beifiguren kommen sowohl im weltlichen (Barbarossa mit seinen beiden Söhnen) als auch im geistlichen Bereich (Wichmann mit den beiden Gegenkönigen) vor. Figurenzyklen stellten meist kaiserliche oder königliche Stifter dar, können aber auch – wie das Beispiel Naumburg zeigt – zur Ahnengalerie eines aufsteigenden Landesfürstentums werden. Reihenbildnisse (Karlsschrein) legitimieren weiterhin Herrschaft durch die Tradition der Vorfahren. Neben den Vertretern des Kaisertums und Repräsentanten des Landesfürstentums erscheint vor allem die nach weltlicher Macht greifende Geistlichkeit (Erzbischöfe, Bischöfe, Pröpste, Äbte) im Bild. Aus der bürgerlichen Sphäre gelangen als erstes die Baumeister zur Darstellungsreife. Geschichtsdarstellungen und Ereignisbilder bleiben weitestgehend der Buchmalerei vorbehalten.

Hand in Hand mit dem Niedergang der Zentralmacht in Deutschland bilden sich landschaftliche Stile heraus, die sich, miteinander konkurrierend, gegenseitig beeinflussen. Zentren sind der Oberrhein, Köln mit Niederrhein und Maasland sowie Westfalen. Mit der Ablösung des romanischen Stils durch die in der späten Stauferzeit einsetzende Gotik kündet sich nicht nur ein Wechsel in Weltanschauung und realen politischen Verhältnissen an, sondern auch eine Verlagerung der Orientierung an Vorbildern von Rom und Byzanz ins westlich benachbarte Frankreich. Auch die Standorte der Monumentalkunst sind entsprechend ausgesucht: neben den kaiserlichen Bauten sind es in zunehmendem Maße die Monumente der Landesfürsten und Fürstbischöfe, in denen Denkmäler Aufstellung finden. Hinzu kommt, daß aus dem Sakralraum heraus der Freiraum erobert wird. Zuerst sind es die Figuren an Kirchenportalen, die sich nach außen wenden, dann ist es der herzogliche Burghof, und schließlich der stadtbürgerliche Marktplatz, Verkehrswege und Landesgrenzen, die sich als Standorte von Denkmälern anbieten. Der Kaiser verbindet sich mit dem Stadtbürgertum optisch in Form des Rechtssymbols, wie es am schönsten durch den Magdeburger Reiter dokumentiert wird. Die Auftraggeberschicht wird so vielfältig, daß der Begriff „staufische Kunst" nur noch als Zeiteingrenzung gelten kann. Sie hat – wenn man einmal von den absolutistischen Bauten Friedrichs II. in Süditalien absieht – die Einheitlichkeit höfischer Kunst, wie sie seit karolingischer Zeit vorschwebte, völlig verloren. Die mittelalterliche Gesellschaft in Deutschland ist vielschichtig geworden. Das Stadtbürgertum schickt sich an, auch in Denkmalfragen ein Wort mitzureden.

3. Denkmäler aus der Zeit des Hausmachtkönigtums

Aus der Zeit des Interregnums in Deutschland gehen das Reich und die Zentralmacht geschwächt hervor. Der König – ein primus inter pares – ist machtlos, wenn er sich nicht auf eine eigene starke Hausmacht stützen kann. Die Entstehung eines Einheitsstaats wird durch die Vielzahl von Landesherrschaften geistlicher und weltlicher Dynasten, die Reichsbesitz und Königsrechte übernehmen, unmöglich. Keiner von ihnen ist jedoch so stark, daß er die Zentralherrschaft aus eigener Kraft übernehmen kann. Gleichzeitig ist auch die deutsche Herrschaft in Italien beendet. Es folgt die Zeit opportunistischer Königswahlen, dezentralisierender Territorialstaaterei und des erstarkenden Stadt- und Handelsbürgertums.

Der erste deutsche König nach dem Interregnum, der Papstgünstling
T 57, Rudolf von Habsburg (1273–1291), stellte den inneren Frieden wieder
66 her. Mit dem Sieg über den mächtigen König von Böhmen, Ottokar, auf
dem Marchfeld 1278, durch den er Österreich und die Steiermark er-

hielt, schuf er die Grundlage für die Hausmacht der Habsburger. Auf ihn folgen drei machtlose Könige verschiedener Dynastien: Adolf von Nassau (1292–1298), Albrecht I. von Habsburg (1298–1308) und Heinrich VII. von Luxemburg (1308–1313). Die Doppelwahl Ludwigs des Z 29
Bayern (1314–1347) und Friedrichs des Schönen von Österreich (1314–1330), die erst 1322 durch die Schlacht bei Mühldorf am Inn zugunsten des ersteren entschieden wird, schwächt das deutsche Königtum weiter. Dem Versuch päpstlicher Einmischung in deutsche Angelegenheiten begegnen die sieben Kurfürsten mit dem Kurverein von Rhense (1338), wo sie ihr auschließliches Wahlprivileg behaupten. Gegen die rücksichtslose Hausmachtpolitik Ludwigs des Bayern werden die Gegenkönige Karl von Luxemburg und – nach Ludwigs Tod – Günter von Schwarzburg (verzichtet) gewählt. Z 28

Die kraftvollste Gestalt des nachstaufischen Mittelalters ist Karl IV. T 48,
von Luxemburg (1346–1378). Als Inhaber der stärksten Hausmacht 51,
(Böhmen) war ihm daran gelegen, die zentrale deutsche Reichsgewalt 44
bei Wahrung seiner Hausinteressen zu schwächen. Zu diesem Zwecke erließ er das große Reichsgesetz („Goldene Bulle“, 1356), in dem den sieben Kurfürsten (Mainz, Trier, Köln, Böhmen, Pfalz, Sachsen, Brandenburg) das – de facto schon seit etwa 1250 ausgeübte – alleinige Recht auf die Königswahl zugesichert wurde. Gleichzeitig wurde die Reichsstadt Frankfurt am Main zum Ort der Königswahl bestimmt. Karls IV. verstärktes Interesse hingegen galt seinem Hausbesitz Böhmen, das eine große kulturelle Blütezeit erlebte. Gleichzeitig expandiert der Deutsche Orden nach Osten und erlebt seinen politischen und wirtschaftlichen Höhepunkt. Die am weitesten fortgeschrittenen Wirtschafts- und Handelskräfte sind – oftmals von Karl IV., „dem ersten Kaufmann auf dem Kaiserthron“, unterstützt – die Städte, die sich, den Feudalmächten entgegen, zu Städtebünden zusammenschließen. Der wichtigste war die Hanse mit Hauptsitz in Lübeck, die zeitweilig den ganzen Ostseeraum nicht nur wirtschaftlich, sondern auch politisch beherrschte. Auf Dauer setzten sich jedoch die landesherrlichen Dynasten durch, und auch der König war zuerst Landesherr seines Hausbesitzes und dann Oberhaupt des Reiches.

Karl IV. folgten vier unfähige bzw. glücklose Könige: Wenzel von
Luxemburg (1378–1400), Ruprecht III. von der Pfalz (1400–1410), Si- T 70
gismund von Luxemburg (1410–1437), in dessen Regierungszeit der

Stillstand der deutschen Ostkolonisation (Niederlage bei Tannenberg, 1410) sowie die Hussitenkriege in Böhmen (1419–1436) fallen, und schließlich Albrecht II. von Habsburg (1438–1439), der schon bald im Kampf gegen die Türken in Ungarn fiel. Nicht viel erfolgreicher war
Z 30 Friedrich III. von Habsburg (1440–1493), der sich seine Kaiserkrönung in Rom 1452 für Geld und den Verzicht der Errichtung einer deutschen Nationalkirche erkaufte. Sein mangelndes Interesse am Reich einerseits und seine eigensüchtige Hausmachtpolitik andererseits führten dazu, daß ihm von den deutschen Fürsten sein Sohn Maximilian als Mitregent zur Seite gestellt wurde. Dieser sorgte für Ruhe im Innern und beschwor mit seiner Heirat mit der Erbin Burgunds, die dem Reich die Niederlande zurückbrachte, einen Dauerzwist zwischen Deutschland und Frankreich herauf. Als Maximilian I., seit 1493 allein auf dem Thron, leitete er eine neue Kulturepoche ein.

Symbolstätte des spätmittelalterlichen Reiches ist die Wahlkapelle des Frankfurter Doms: hier wurden zwar schon seit Kaiser Friedrich Barbarossa (1152) gewohnheitsrechtmäßig deutsche Könige gewählt, aber erst seit 1356 („Goldene Bulle“) war Frankfurt gesetzliche Wahlstadt. Von nun an wurden in der Frankfurter Wahlkapelle von den drei geistlichen und den vier weltlichen Kurfürsten die deutschen Könige gekürt. Die Schlichtheit der südlich des Domchores gelegenen, um 1425–38 erbauten Kapelle mit vier Kreuzgewölben mag in Anbetracht der hohen Funktion, die sie zu erfüllen hatte, verwundern. Sie dokumentiert aber auf höchst charakteristische Weise den Zustand des Römischen Reiches Deutscher Nation und die Bedeutung der kaiserlichen Zentralgewalt.

Architektonische Denkmäler des späten Mittelalters sind Gedenksäulen, Brunnen, Türme und Tore. Gedenksäulen in der Form der gotischen Spitzsäule stehen heute noch in Wien und Wiener Neustadt. Beide sind frei in der Landschaft stehende Wegedenkmäler an der alten Fernstraße Italien – Kärnten – Wiener Neustadt – Wiener Berg – Wien. In beiden Bildstöcken haben sich wohl weltliche mit geistlichen Darstellungen vermischt, beide sind etwa gleichzeitig, beide tragen sie den durch den Volksmund übertragenen Namen „Spinnerin am Kreuz“.
Z 20, Die Wiener Spitzsäule ist in ihrer ersten Fassung – 1375 nach Entwurf
21 von Meister Michael errichtet – die ältere. Sie wurde jedoch 1451/52 nach Entwurf von Hans Puchspaum neu errichtet und später mehrmals
T 42, überarbeitet. Die Spitzsäule in Wiener Neustadt, die über 20 m hoch ist,

wurde – laut Wappen – im Auftrag von Wolfgang von Schwarzensee, Z 22,
der in Wiener Neustadt Stadtrichter (1382–84) und Bürgermeister 23
(1391–92) war, nach Entwurf von Meister Michael erbaut. Am Fialenturm sind die Reliefbildnisse des Stifterpaares angebracht, was bei dem Wiener Denkmal vielleicht ähnlich war. Ein anderes Denkmal in Form der gotischen Spitzsäule wurde 1385–96 von „Heinrich Beheim parlir", der wahrscheinlich nicht aus der Parler-Familie stammt, aber dem Parler-Stil angehört, auf dem Marktplatz in Nürnberg errichtet: der „Schöne Brunnen". Dieses wohlausgewogen-unaxial an der Nordwest- T 43,
ecke des Platzes aufgestellte Prachtbeispiel von einem Brunnendenk- Z 24
mal hat trotz völliger Erneuerung seine ursprüngliche Form samt Bildprogramm bewahrt. Letzteres erfüllt den Marktplatz der jungen Reichsstadt (seit etwa 1350) mit einer Reichssymbolik, die sowohl den neuen politischen Verhältnissen – mit der „Goldenen Bulle" von 1356 wird Nürnberg Ort des ersten Reichstages eines neugewählten Königs – als auch ihrer Funktion als Mittelpunkt des West-Ost-Handels Rechnung trägt. Daher sind zunächst einmal die sieben Kurfürsten dargestellt und dann erst – ins Mythisch-Moralische der „Tugendhelden" transzendiert, aber ersteren gegenübergestellt – jeweils drei Gestalten des Alten Testaments (David, Joseph, Judas Makkabäus), der Antike (Cäsar, Alexander, Hektor) und des christlichen Mittelalters (Karl der Große, Gottfried von Bouillon, Artus). Über ihnen folgen die Statuen von Moses und den Propheten, dann Philosophen, Versinnbildlichungen der Sieben Freien Künste, die vier Evangelisten und die vier lateinischen Kirchenväter.

Das imposanteste Architekturdenkmal des späten Mittelalters ist – als getreues Spiegelbild ihrer wirtschaftlich-politischen Bedeutung – das Wahrzeichen der wehrhaften Hauptstadt der Hanse: das Holstentor in T 45
Lübeck. Der wuchtige Backsteinbau, eine Mischung aus Wehranlage und Triumphbogen, steht (an der Stelle eines älteren Tores) auf dem Westufer der Trave am Hauptzugang zur Altstadt. Die Doppelturmanlage, bestehend aus klobigen, kegelhelmbedachten Rundtürmen und einem nach außen wehrhaften, nach innen schmuckvollen Zwischentrakt mit Torbogen, folgt dem Vorbild flandrischer Brückentore. Erbaut wurde es in den Jahren 1466–78 nach Plänen des Ratsbaumeisters H. Helmstede und finanziert aus einer Patrizierspende. Zweierlei Funktionen hatte das freistehende Tor zu erfüllen: Einmal den prak-

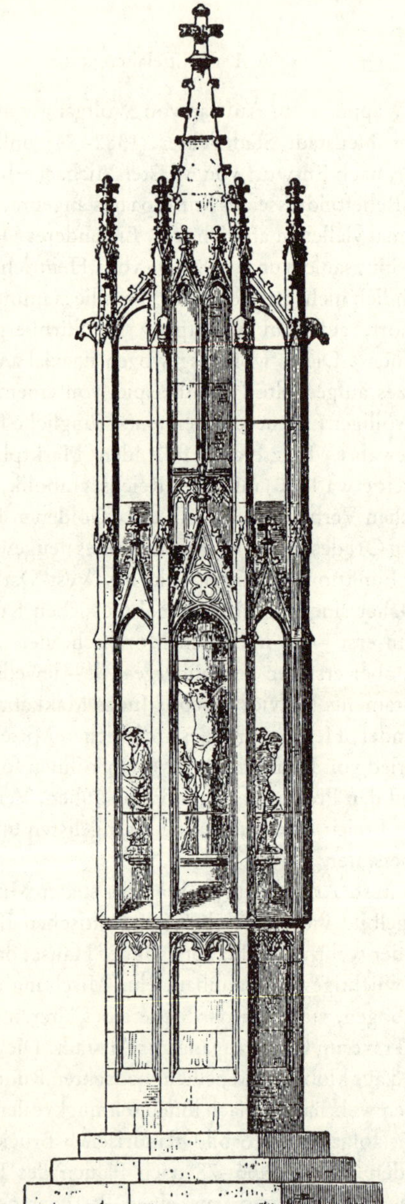

Z 20 Wien, Spinnerin am Kreuz, Wegedenkmal in der gotischen Form der Spitzsäule.

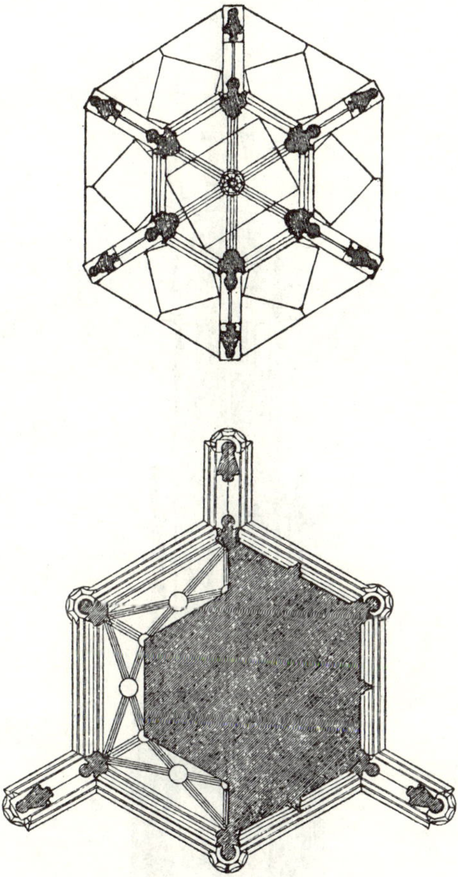

Z 21 Wien, Spinnerin am Kreuz, Grundrisse.

tisch-militärischen eines schwerbewaffneten Brückenkopfbollwerks, das den Traveübergang zu schützen hatte, zum anderen einen ideell-denkmalhaften als „monumentale Demonstration lübischer Rechtsfreiheit gegen den dänischen König Christian I., der durch den Vertrag von Ripen 1460 auch Herr über Schleswig und Holstein geworden war" (Johannes Habich, in: Dehio: Hamburg, Schleswig-Holstein).

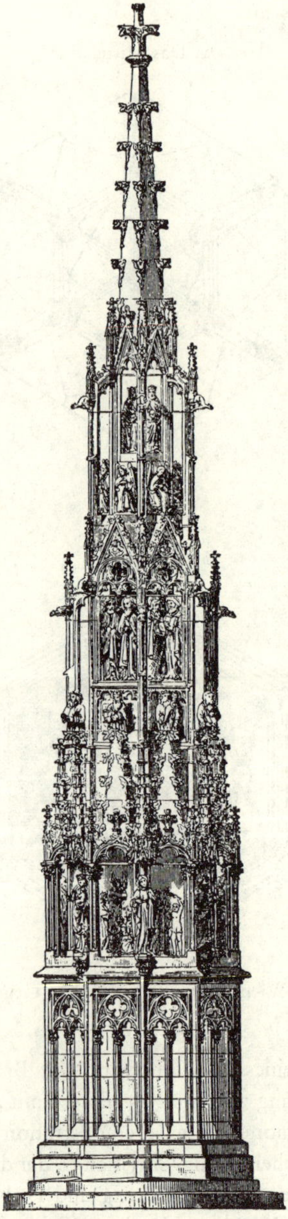

Z 22 Wiener Neustadt,
Spinnerin am Kreuz, Wegedenkmal.

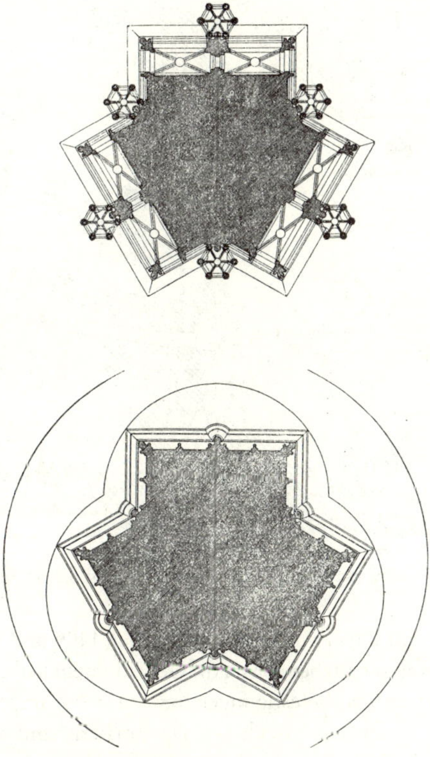

Z 23 Wiener Neustadt, Spinnerin am Kreuz, Grundrisse.

Aus spätmittelalterlicher Zeit ist auch das erste öffentliche Ereignisdenkmal mit weltlich-historischem Inhalt bekannt. Es schildert die Auseinandersetzungen zwischen der alten Grundherrschaft und dem jungen, aufstrebenden Stadtbürgertum, wie sie zu dieser Zeit fast überall in Deutschland sich abspielten: die Kölner Bürger schlagen im Jahre 1268 den Angriff der erzbischöflichen Gefolgschaft zurück. Das Reliefdenkmal (um 1360, Kopie) wurde neben der Ulrepforte in die Kölner Stadtmauer eingelassen. T 46

Eine ganze Serie von Reliefdenkmälern hinterließ Herzog Ludwig

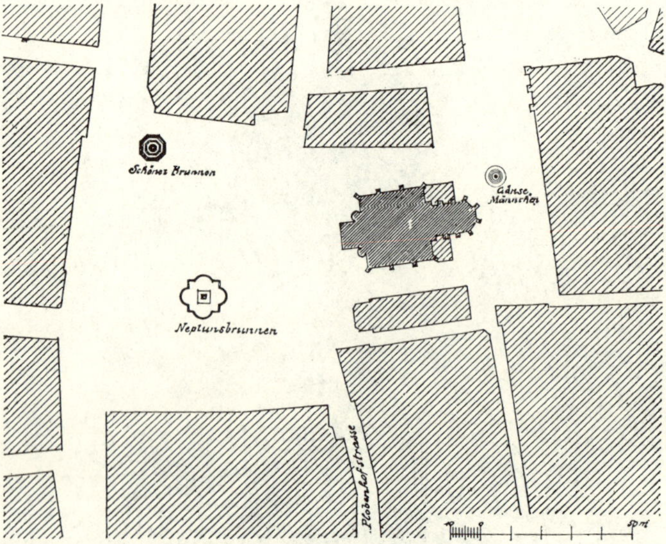

Z 24 Nürnberg, Hauptmarkt, Situationsplan mit Schönem Brunnen.

der Gebartete von Bayern-Ingolstadt zwischen 1409 und 1434 in vielen Orten seines Herrschaftsbereichs. Auf Gedenktafeln ließ er sich dort als Bauherr meist von Stadtbefestigungen bzw. -erweiterungen feiern. Von diesen oftmals heraldisch gestalteten Denkmälern sind acht erhalten:
T 47 Friedberg (Katholische Pfarrkirche, 1409), Lauingen (Jugendherberge, ursprünglich Schloß, 1413), Wasserburg (Stadtpfarrkirche St. Jakob, 1415), Rain am Lech (Spitalkirche Hl. Geist, 1417), Schrobenhausen (Stadtpfarrkirche St. Jakob, Vorhalle, datiert 1419), Aichach (Spitalkirche Hl. Geist, um 1420), Schärding und Ingolstadt (Stadtpfarrkirche zu Unserer Lieben Frau, ursprünglich am Feldkirchner Tor, 1434).

Das ungewöhnlichste Bildnisdenkmal des Mittelalters in Deutsch-
T 48 land ist wohl dasjenige Kaiser Karls IV. und seiner Gemahlin (Datierung: gegen 1370; Material: Stein; Maße: lebensgroß; Standort: Mühlhausen, Thüringen) an der Altanbrüstung des Südportals der Marienkirche. Begleitet von zwei Gefolgsleuten, beugt sich das Kaiserpaar über die Brüstung zum Marktplatz der Reichsstadt, als ob es die Huldigung des Rats und des Volks entgegennehmen wollte. Einzigartig ist die naive

Realitätsnähe einerseits und der schon fast barocke Illusionseffekt der Plastiken andererseits. Die theatralisch repräsentierende Aufstellung der Skulpturengruppe läßt erstmals die Kirche als reine Kulisse weltlicher Vorgänge erscheinen. Ein anderes Beispiel der Darstellung weltlicher Macht im Bildnis am Außenbau eines Gotteshauses sind die vier Statuen in den Dreieckstabernakeln der Strebepfeiler des Südturms des Wiener Stephansdoms. Der ehrgeizig nach der Kaiserkrone strebende Erzherzog Rudolf IV., „der Stifter", der den Grundstein zum gotischen T 50
Neubau des Langschiffs gelegt hatte, setzte sich, seiner Familie und seiner Hausmacht ein prachtvolles Denkmal. Dargestellt sind die Eltern Rudolfs und seiner Gemahlin Katharina von Böhmen: Herzog Albrecht II., der Weise, von Österreich, Johanna von Pfirt, Kaiser Karl IV. und Bianca von Valois (Datierung: um 1365; Material: Sandstein; Maß: ca. 2,20 m hoch; heutiger Standort: Wien, Historisches Museum). Weltliche Stifterbildnisse am Sakralbau sind zwar seit staufischer Zeit üblich, neu jedoch ist die Aufstellung am Turm. Sie wurde wegweisend, verselbständigte sich in Form der bereits genannten profanen Spitzsäulendenkmäler und wurde auch im 19. Jh. noch einmal aufgenommen (Kreuzbergdenkmal, Berlin).

Neuartig ist auch die Ausgestaltung des Triforiums des Prager Veitsdoms unter Karl IV. in der Art einer Königsgalerie. Den bislang der Himmelssymbolik vorbehaltenen Teil der Kathedrale schmückt er mit Porträtbüsten – die meisten entstanden zwischen 1374 und 1379 – seiner Familie und seines Hofes in einer Aufstellung nach sozialem und politischem Rang. Um das Bildnis Karls IV. und seiner Gemahlinnen (Eli- T 51
sabeth von Pommern, Anna von Schweidnitz, Anna von der Pfalz, Bianca von Valois) gruppieren sich die Porträtbüsten seines Vaters Johann von Luxemburg und dessen Gemahlin Elisabeth von Böhmen, seiner Brüder Johann Heinrich von Mähren und Wenzel von Luxemburg, seines Sohnes Wenzel IV. und dessen Gemahlin Johanna von Bayern, seiner Erzbischöfe, Baurektoren und Architekten (Matthias von Arras, Peter Parler). Zweifellos bezweckte der fromme Karl IV. mit T 52
den Triforiumsbüsten keine Verweltlichung des Kirchenraums, vielmehr umgab er diese umgekehrt mit der Aura des Sakralraums. Der Prager Veitsdom war schließlich auf mannigfache Weise mit anderen weltlichen Aspekten verbunden: als „Hofkapelle" inmitten der Prager Burg birgt er die Wenzels-Kapelle, die Kronkammer mit den Krö-

nungsinsignien, die Pŕemyslidengrabmäler und – aus späterer Zeit – das Wladislawsche Oratorium (Königsempore), das königliche Mausoleum und die Königsgruft. War der Prager Dom schon Symbolstätte des böhmischen Königtums, so wurden die Porträtbüsten des Triforiums ein spezielles Denkmal Karls IV. und seiner Umgebung.

Der denkmalfreudige Karl IV. ließ sich und seine Hausmacht auch
T 44 noch andernorts verewigen – so am Altstädter Brückenturm (1376–78) in Prag, einem Spätwerk Peter Parlers, das unter Kaiser Karl IV. begonnen und unter König Wenzel IV. vollendet wurde. Er diente zugleich als Flußbastion und Träger eines kaiserlich-hoheitlichen Bildprogramms. Am obersten Turmgeschoß befinden sich die Standbilder der Heiligen: Adalbert, der erster Bischof in Prag war, und Wenzel, Böhmens Märtyrer. Im Geschoß darunter – durch die architektonische Fassadengliederung hervorgehoben – eine Dreiergruppe: das Standbild des hl. Veit, flankiert von Reichsadler und Böhmenlöwen, auf dem Symbol der Karlsbrücke stehend, daneben die Sitzfiguren der weltlichen Herrscher, Karl IV. (links) und Wenzel IV. (rechts). Unter ihnen, im Geschoß des großen Torbogens, folgt eine Reihe mit Wappen der böhmischen Hausmacht. Wappen im Denkmal des Hausmachtkönigtums werden im späten Mittelalter immer häufiger. Eines der ausgeprägtesten Beispiele ist die Wappenwand an der St. Georgskirche in Wiener Neustadt, der Residenz Kaiser Friedrichs III. An der dem Burghof zugekehrten Kirchenwand ließ der Kaiser um das Jahr 1453 in einer Nische sein Standbild aufstellen, das von einem gotischen Baldachin bekrönt wird. Um das Standbild ließ er 14 Wappen der habsburgischen Länder und außerdem 93 Phantasiewappen, die noch nicht endgültig gedeutet sind, anbringen. Vorlage für diese Wappenwand war vermutlich die „Österreichische Landeschronik" des Wiener Geistlichen Leopold
Z 25 Stainreuter. Noch weiter entwickelt ist der Typus des Wappendenkmals in einem Entwurf (um 1500), der in der Zeit Kaiser Maximilians I. für die Innsbrucker Hofburg geschaffen wurde. Ein sechsgeschossiger, von einem Belvedere bekrönter Torturm trägt – um das relativ kleinformatige Kaiserbildnis gruppiert – insgesamt 66 Wappen des Reiches und der Habsburger Hausmacht.

Ein umfassendes Bildprogramm von profan-politischer Bedeutung
T 49 birgt der Ratssaal des Rathauses von Überlingen, der 1490–94 von Jakob Russ ausgestaltet wurde. Die reich gegliederten Wände bieten den

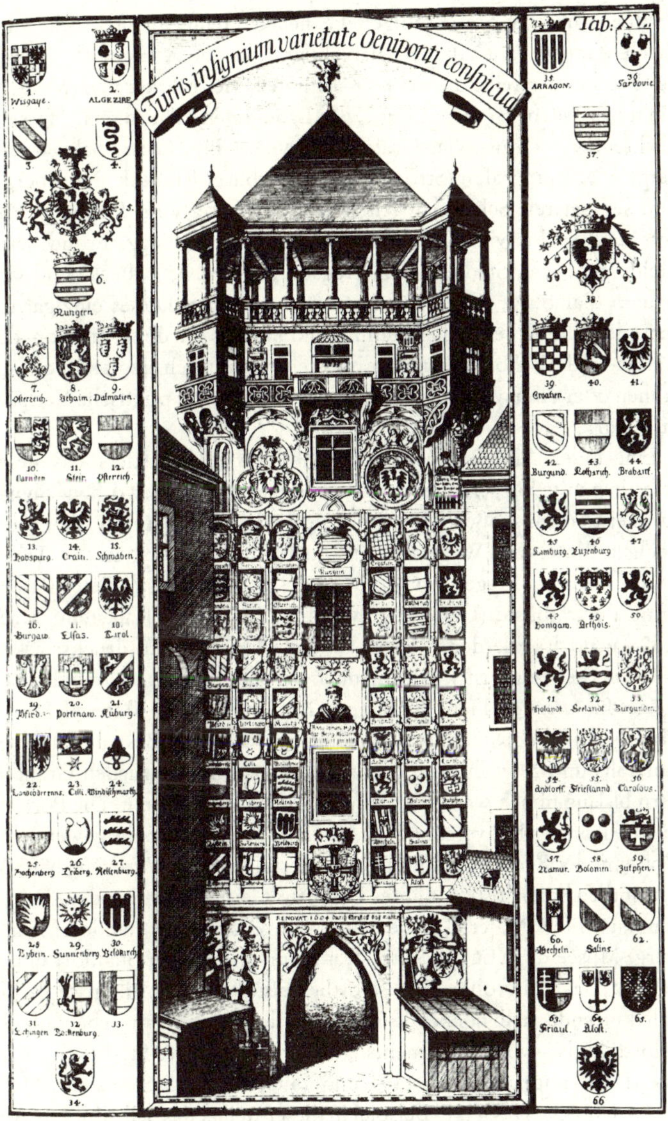

Z 25 Innsbruck, Hofburg, Wappenturm Maximilians I.

Rahmen für eine Statuenfolge, die neben Heiligen und Stadt- und Reichswappen – nach dem Staatsrechtler Peter von Andlau – die Stände des Reiches darstellt: die sieben Kurfürsten, vier Markgrafen (Meißen, Mähren, Baden, Brandenburg), vier Landgrafen (Thüringen, Hessen, Lechtenberg, Elsaß), vier Grafen (Savoyen, Cilly, Cleve, Schwarzenberg), vier Burggrafen (Stromburg, Magdeburg, Rhineck, Nürnberg), fünf semperfreie Schenken (Altenwalden, Wasserburg, Limburg, Ravoir und Tusis), vier Strenge Ritter (Andlau, Randegg, Frondsberg, Meldingen), vier Städte (Metz, Augsburg, Aachen, Lübeck) und vier Bauern (Salzburg, Köln, Konstanz, Regensburg). Dieses einzigartige spätmittelalterliche Reihenbildnisdenkmal, das in der Tradition der Kaiser- und Bischofsreihenbildnisse steht, beruft sich erstmals nicht auf Ahnen oder Amtsvorgänger, sondern stellt aktuelle politische Verhältnisse dar.

Eine andere Bildnisform, das Einzelbildnis des Künstlers, das dieser selbstbewußte bürgerliche Handwerker wie eine bildgewordene Signatur meist einem größeren Werk beifügt, erlebt im Spätmittelalter seine höchste Blüte. Der Weg führt uns noch einmal zurück zu den Trifo-
T 52 riumsbüsten im Prager Veitsdom – zum Dombaumeister Peter Parler. Seine Porträtbüste (Datierung: vor 1380; Material: Kalkstein; Maß: 0,60 cm hoch), die den Meister als einfachen, aber ausdrucksstarken Handwerker zeigt, ist wahrscheinlich ein Selbstbildnis. Die Bildnisbü-
T 53 ste des Baumeisters Hans Stethaimer (Datierung: 1432; Material: Stuck; Maß: 33 cm hoch; Standort: Landshut, St. Martin) ist Bestandteil seines Epitaphs und zeigt ihn – anders als dies bei mittelalterlichen Grabbildern bislang üblich war – als den vom Tode Gezeichneten. Die Porträtbüste eines sensibel-versonnenen Mannes, der den zur Seite gewendeten Kopf mit der Rechten abstützt und in der Linken ein Werkzeug hält, ist
T 54 vermutlich das Selbstbildnis des Nikolaus Gerhaert van Leyden (Datierung: um 1467; Material: Sandstein; Maß: 44 cm hoch; Standort: Straßburg, Musée de l'Œuvre Nôtre-Dame; ursprünglicher Standort unbekannt). Das kraftvollste und selbstbewußteste dieser Bildnisse ist die
T 55 halb knieende, halb hockende Ganzfigur des Adam Kraft – ebenfalls ein Selbstbildnis – vom Sakramentshaus der Nürnberger St.-Lorenz-Kirche (Datierung: zwischen 1493 und 1496; Material: Sandstein; Maß:
T 56 90,5 cm hoch). Das letzte Beispiel in dieser Reihe, das Selbstbildnis Anton Pilgrams am Orgelfuß im Wiener Stephansdom (Datierung: 1513;

Material: Sandstein; Maß: etwa lebensgroß), reicht bereits ins 16. Jh. hinein und zeigt den Baumeister – anders als in den zuvor genannten Beispielen – als Intellektuellen, nicht in Handwerkskleidung und mit Werkzeug, sondern in bürgerlicher Robe mit Winkelmaß, Zirkel und Plan. Jeder einzelne dieser Künstler hat sich ein individuelles Denkmal gesetzt, aus denen als Gesamtheit die soziale Entwicklung dieses Berufsstandes abgelesen werden kann.

Auch das Grabbild erlebt eine kontinuierliche Fortentwicklung und wird in Darstellung und Typus immer vielfältiger. Das Grabmal weltlicher Herrscher reicht von demjenigen Adolfs IV. von Holstein (Datierung: um 1261; Standort: ehemals Kiel, nur noch als Zeichnung erhalten), wo der Verstorbene im oberen Teil lebend als stolzer Heerführer und im unteren Teil tot als demütiger Mönch im Sarg liegend dargestellt wird, über das trostlos-starre Grabbild des ersten deutschen Kaisers nach dem Interregnum, Rudolf von Habsburg (Todesjahr: 1291; Standort: Dom zu Speyer), bis hin zur Grabfigur des bekannten deutschen Minnesängers Herzog Heinrich IV. von Schlesien, Krakau und Sandomir in Ritterrüstung, weitem Mantel und Herzogshut, der in seiner Bewegtheit stellenweise über den Plattenrand hinaustritt (Todesjahr: 1290; Standort: Breslau). Ein anderes Grabbild zeigt den Grafen Günther von Schwarzburg (Datierung: 1352; Standort: Dom zu Frankfurt am Main), der 1349 zum Gegenkönig gegen Karl IV. gewählt worden war, dann aber ein Jahr vor seinem Tod verzichtete. Sein Wunsch, in der Krönungskirche ein Grabmal zu erhalten, wurde vom mittelrheinischen Hochadel erfüllt, deren Wappen einst die Grabplatte umgaben. Die Grabplatte Kaiser Ludwigs des Bayern (Todesjahr: 1347) wurde in ein neueres Hochgrab von 1619–22 integriert, das im südlichen Seitenschiff der Münchner Frauenkirche steht. Auf ihr ist der thronende Kaiser im Ornat mit zwei ihn umrahmenden, teppichhaltenden Engeln dargestellt. Das letzte und zugleich monumentalste Grabbild in dieser Reihe ist dasjenige Kaiser Friedrichs III., das ursprünglich im Dom von Wiener Neustadt aufgestellt werden sollte, dann aber – auf Friedrichs Wunsch – in den Wiener Stephansdom kam, wo dieser 1493 beigesetzt wurde. Das Grabmal wurde bereits vor 1473 durch Nikolaus Gerhaert van Leyden begonnen und erst 1513 durch Michael Tichter vollendet. Die Statue Kaiser Friedrichs III., die in einem baldachinbekrönten Nischenraum steht (bzw. liegt), trägt den liturgischen Krönungsmantel.

Marginal references: Z 26 (Adolf IV.); T 57 (Rudolf von Habsburg); T 58, Z 27 (Heinrich IV.); Z 28 (Günther von Schwarzburg); Z 29 (Ludwig der Bayer); Z 30 (Friedrich III.)

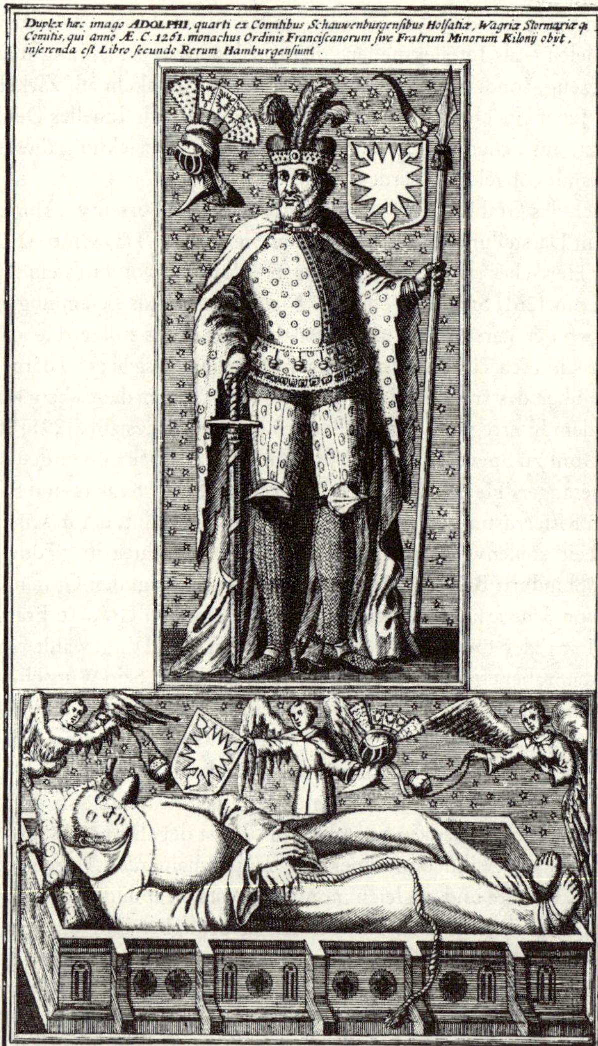
Duplex hæc imago ADOLPHI, quarti ex Comitibus Schauwenburgensibus Holsatiæ, Wagriæ Stormariæ q;
Comitis, qui anno Æ.C. 1261. monachus Ordinis Franciscanorum sive Fratrum Minorum Kiloniï obiït,
inserenda est Libro secundo Rerum Hamburgensium.

Z 26 Kiel, ehem. Grab Adolfs IV. von Holstein.

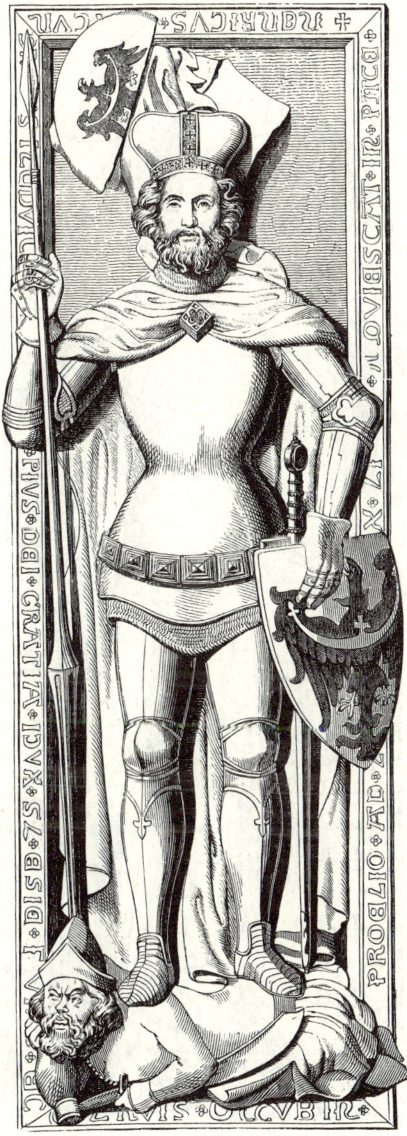

Z 27 Breslau, Grabplatte Herzog Heinrichs IV., Rekonstruktion.

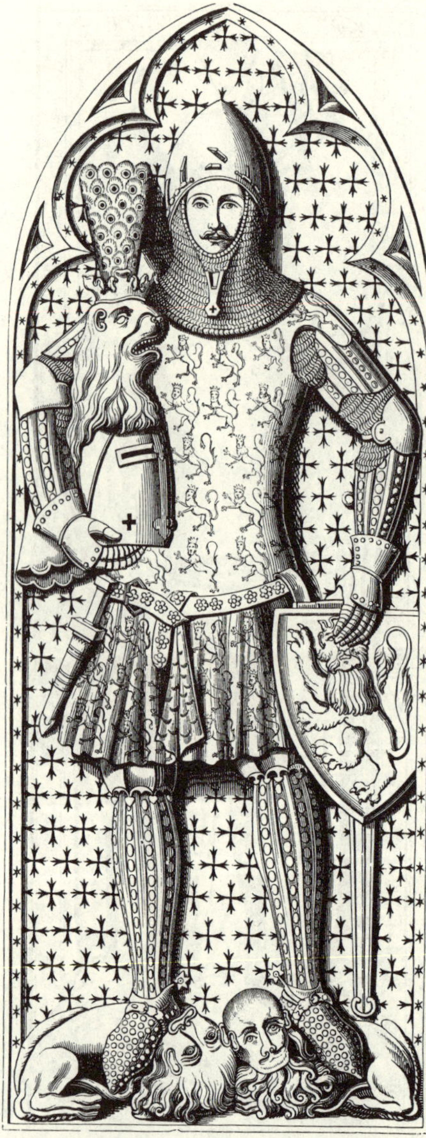

Z 28 Frankfurt, Dom,
Grabplatte Günthers von Schwarzburg.

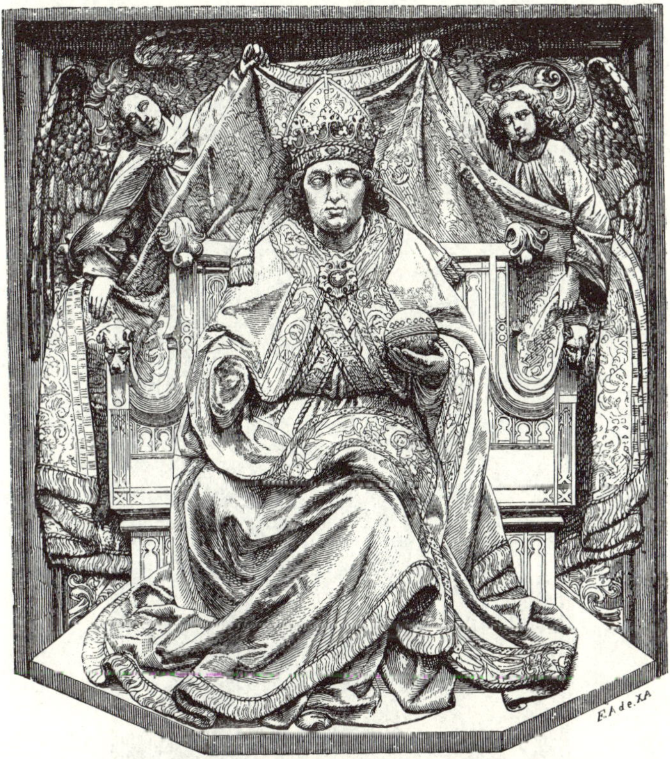

Z 29 München, Frauenkirche, Grabplatte Kaiser Ludwigs des Bayern, Detail.

Er ist umgeben von einem Übermaß an Schmuck, Wappen, Kronen und Helmen in spätgotisch wuchernder und kunsthandwerklich kleinteiliger Ausführung.

Unter den Grabbildern geistlicher Herrscher sticht zunächst dasjenige des Erzbischofs Peter von Aspelt (oder Aichspalt) hervor, der in Mainzer Tradition ein Vierteljahrhundert vor Erlaß der „Goldenen Bulle" erneut profane Herrschaftsansprüche dokumentiert. Er ist auf seinem Grabbild (Todesjahr: 1320; Standort: Dom zu Mainz) dargestellt, wie er gleichzeitig drei Könige krönt: Ludwig den Bayern, Heinrich von Luxemburg und Johann von Böhmen. Im Grabbild des Bischofs

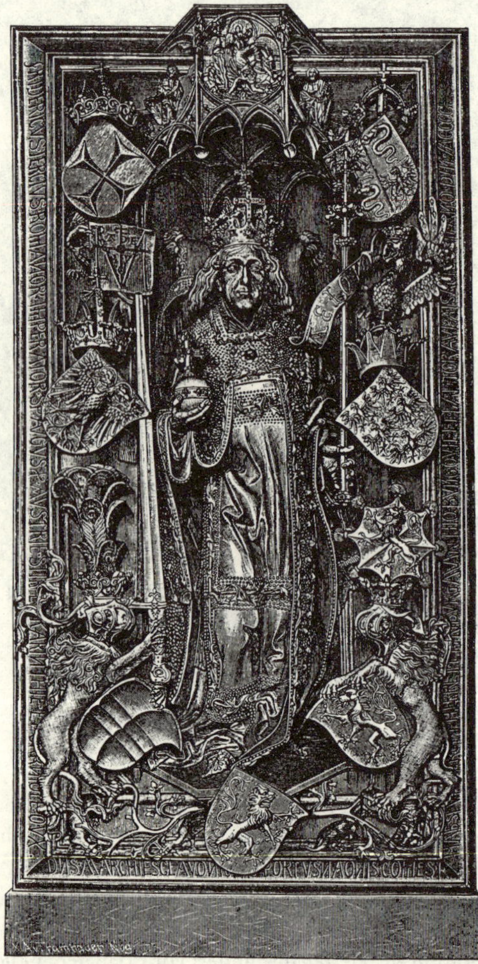

Z 30 Wien, Stephansdom, Grabplatte Kaiser Friedrichs III.

Friedrich von Hohenlohe hingegen kommt eine durch und durch pes- T 59
simistische Weltsicht zum Durchbruch. Das Bild (Datierung: vor 1352;
Material: Stein; Maß: lebensgroß; Standort: Bamberg, Dom St. Peter)
zeigt einen vom Tode gezeichneten Greis, dessen Blick fernab vom poli-
tischen Tagesgeschehen bereits ins Jenseits gerichtet ist. Der Verstor-
bene wird nicht mehr nach mittelalterlicher Tradition in jugendlicher
Kraft, sondern in der körperlichen Verfassung der Todesstunde gezeigt.
Jenseitiger Blick und durchscheinende, greisenhaft-zerbrechliche Kör-
perlichkeit halten sich auch im Grabbild geistlicher Herrscher des
15. Jh., während architektonische Fassung und emblematischer Zierat
das Grabmal immer mehr ins Monumentale steigern: Abt Simon Far-
cher (Todesjahr: um 1411; Standort: Kloster Seeon, Bayern), Erzbi-
schof Johannes von Nassau (Todesjahr: 1419; Standort: Mainzer Dom),
Erzbischof Konrad von Daun (Datierung: gegen 1430; Material: Sand-
stein; Maße: 2,65 m hoch, 1,35 m breit; Standort: Mainzer Dom;
Künstler: Madern Gerthener; Todesjahr: 1434), Bischof Rudolf von T 62
Scherenberg (Todesjahr: 1495; Standort: Würzburger Dom; Künstler:
Tilman Riemenschneider), Domdekan Bernhard von Breidenbach
(Todesjahr: 1497; Standort: Mainzer Dom).

In der Blütezeit des Ritterwesens – etwa von den Kreuzzügen bis zu
Kaiser Maximilian I. – erhielten auch die Verstorbenen dieses wehrhaf-
ten Reichsstandes monumentale Grabbilder. Ihre Kennzeichen sind
Rüstung, Helm, Handschuh, Schild und Schwert. Persönliche Merk-
male sind eigene Wappen und Devisen. Ihre Grabbilder reichen vom
demütig betenden Ulrich von Hus, der seine Waffen abgelegt hat (To- T 60
desjahr: 1344; Standort: Colmar, Unterlindenmuseum), über den gerü-
steten Berengar von Berlichingen (Todesjahr: 1377; Standort: Kloster T 61
Schöntal, Württemberg), den prunkvoll mit Rüstung, Standarte, Tur-
nierhelmen und Wappen ausgestatteten Jörg Truchseß von Waldburg
(Todesjahr: 1467; Material: Bronze; Maße: 2,36 m hoch, 1,66 m breit;
Standort: Waldsee, Stiftskirche), den stolz in voller Kriegsrüstung mit
Helm, Schwert und Streitkolben paradierenden Eberhard von Grum- Z 31
bach (Todesjahr: 1487; Standort: Rimpar, Unterfranken) bis hin zur
hinter der Grabplatte stehenden vollplastischen Ritterfigur des Otto IV.
von Henneberg (Datierung: um 1488; Todesjahr: 1502; Künstler: Peter
Vischer d. Ä.; Material: Bronze; Maß: etwa lebensgroß; Standort: T 68
Römhild, Thüringen, Stadtkirche, Südkapelle).

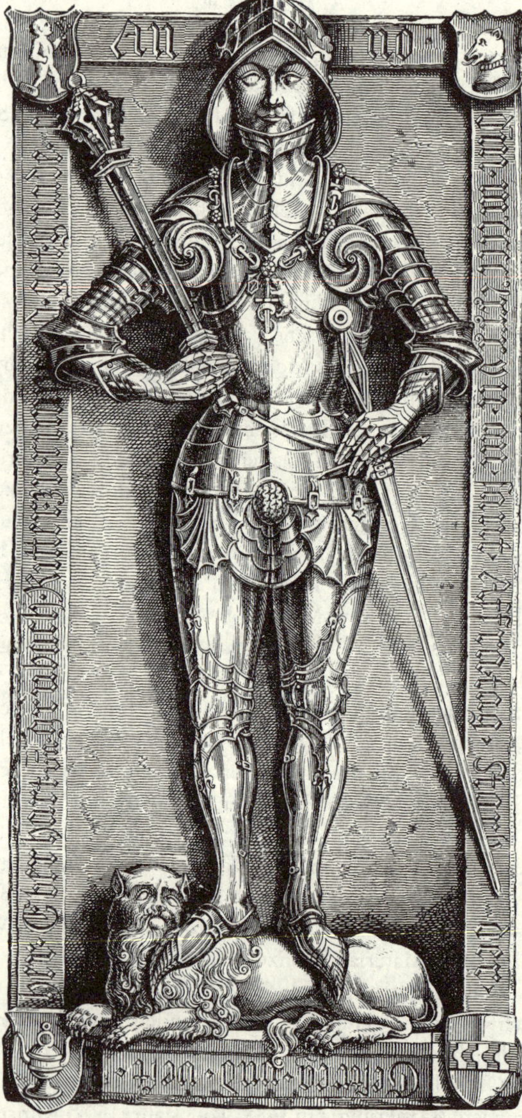

Z 31 Rimpar, Pfarrkirche,
Grabplatte des Ritters Eberhard von Grumbach.

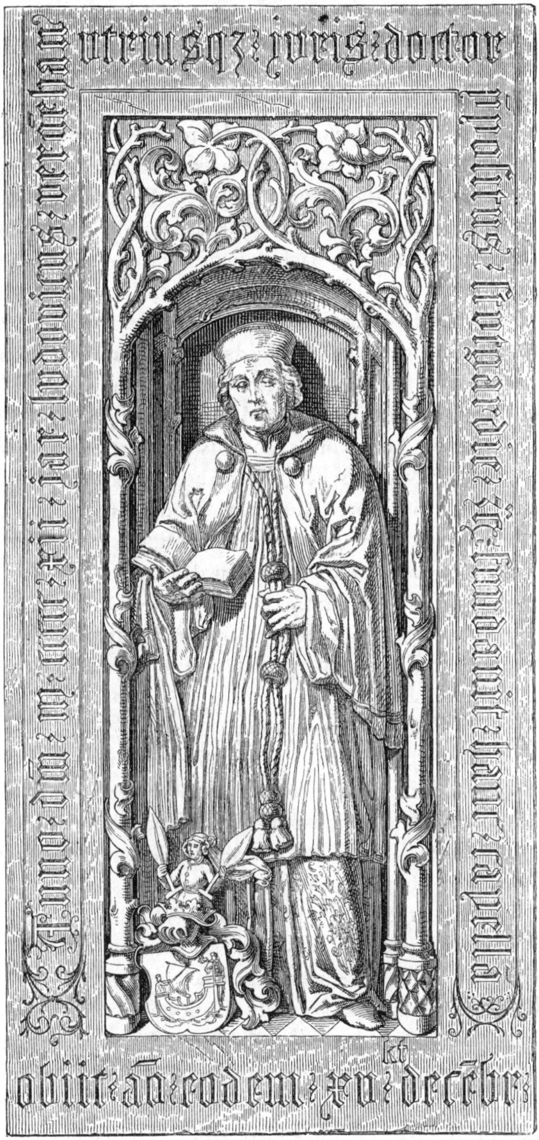

Z 32 Stuttgart, Stiftskirche, Grabplatte des Rechtsgelehrten Dr. Vergenhans.

Seit etwa dem Beginn des 15. Jh. erhalten auch verstorbene Mitglieder des Bürgertums monumentale Grabmäler. Sie sind Zeugen der Entwicklung der Städte, des Handels und der Gelehrsamkeit. Eines der frühesten Bürgerbilder ist das Epitaph des Frankfurter Schultheißen Siegfried zum Paradies (Datierung: um 1420; Todesjahr: 1386; Künstler: Madern Gerthener; Standort: Frankfurt am Main, Nikolaikirche), der mehr als eine Generation nach seinem Tode dargestellt wurde: Vor Wappen und Helm knieend betet er mit Blick zum Himmel, wo sich die von je einem Engel flankierte Halbfigur des Schmerzensmanns befindet. Mit zerfurchtem Gesicht und geschlossenen Augen ist der Bürgermei-
T 64 ster von Straubing, Ulrich Kastenmayr, auf seinem Grabmal (Todesjahr: 1431; Material: Rotmarmor; Maße: 2,25 m hoch, 1,45 m breit; Standort: Straubing, St. Jakob) als bereits Verstorbener abgebildet. In
T 65 einem anderen Epitaph erscheint der Augsburger Arzt Adolf Occo (Todesjahr: 1503; Standort: Augsburg, Dom, Kreuzgang) in einem guckkastenbühnenartigen Gehäuse als Halbfigur, in der Rechten das Buch als Zeichen der Gelehrsamkeit, in der Linken der Rosenkranz, Sinnbild religiöser Gesinnung. Das Grabmal des Dr. Ludwig Vergen-
Z 32 hans (Todesjahr: 1512; Standort: Stuttgart, Stiftskirche) zeigt den Rechtsgelehrten in einer Laubenarchitektur in Talar mit aufgeschlagenem Buch und Familienwappen.

Auch Frauenbildnisse treten im Grabmal in verschiedenen Ausformungen auf. Porträthaftigkeit, Lebensnähe und bürgerliches Weltge-
T 66 fühl halten auch hier Einzug. Das Grabbild der Anna von Hohenberg, Gattin König Rudolfs von Habsburg (Todesjahr: 1281; Standort: Basel, Münster) mit ihrem als Wickelkind verstorbenen Sohn, Prinz Karl, beide in betender Haltung, wirkt starr und leblos. Kielbogenfassung und Wappen unterstreichen die kaiserliche Würde, während der Gesamteindruck die regredierende Rolle des deutschen Kaisertums widerspiegelt. Ganz anders ist das zum Ausdruck kommende Lebensgefühl
T 67 im Grabmal der Cinna von Vargula (Datierung: um 1370; Material: Sandstein; Maße: 2,20 m hoch, 1,10 m breit; Standort: Erfurt, Barfüßerkirche St. Johannes Baptista), der Frau eines Erfurter Patriziers. Daseinsbezogene Lebensfreude strahlen das freudige Lächeln und die betonte Rundung des Bauches der frühverstorbenen Betenden aus. In den Wappen der oberen Ecken der Grabplatte haben sich ihre Familie und die ihres Mannes ein Denkmal gesetzt. Eine realitätsnahe Gestalt von

bürgerlicher Erscheinung ist auch die Rheingräfin Walburg von Kyr- T 68
burg (Todesjahr: 1493; Standort: Diez a. d. Lahn), die, betend, aus ihrer Grabplatte in Schrägstellung hervortritt, flankiert von beiden Familienwappen und bekrönt von einem Baldachin. Ein Frauendoppelgrabbild ist das der Greta von Weilnau (Todesjahr: 1362) mit ihrer kleinen Tochter und der Margarete von Weilnau (Todesjahr: 1364) in der Turmhalle der Ev. Pfarrkirche von Unterreichenbach bei Gelnhausen. Die beiden Figuren treten fast vollplastisch aus der Grabplatte hervor, mit einer Lebendigkeit, als wären sie zum Gottesdienst erschienen.

Der Typus des Ehepaargrabbildes wird ebenfalls fortgesetzt. Im
Grabstein des Grafen Otto von Botenlauben-Henneberg und seiner T 69
Gattin Beatrix von Courtenay (Todesjahre: vermutlich 1244 bzw. 1247; Datierung: um 1270; Standort: Frauenroth in Unterfranken, Klosterkirche), das vermutlich im Auftrag Graf Hermanns I. von Henneberg entstand, versuchte der Künstler mit viel Einfühlungsvermögen, die Psychologie des Mannes und der Frau zu charakterisieren. Ebenfalls mit tiefer seelischer Empfindung wurden die jugendlichen Gestalten des Kuno von Falkenstein und seiner Gemahlin Anna von Nassau (Todesjahre: 1333 bzw. 1329; Datierung: um 1330; Standort: Lich, Hessen, ehem. Stiftskirche St. Maria) gebildet. Der schmucklose Grabstein, die aufgehobene Körperlichkeit, die kraftlose Schönlinigkeit sind Zeichen einer vergeistigten Frömmigkeit. Ein stark verändertes Weltbild spricht
aus dem Ehegrabstein des Ruprecht von der Pfalz und der Elisabeth von T 70
Hohenzollern (Todesjahr: 1410; Standort: Heidelberg, Heiliggeistkirche). In den harmonischen Formen des „Weichen Stils“ präsentiert sich das Herrscherpaar in sanfter, freundlicher Bewegung als Einheit zweier eigenständiger Persönlichkeiten. Von aristokratischem Bewußtsein getragen ist das Grabmal des Gerhard II. von Sayn und seiner Gemahlin (Todesjahr: 1495; Material: Holz; Künstler: Tilmann Beeldensnyder; Standort: Kloster Marienstatt, Westerwald), das mit seinem ausgefeilten ikonographischen Programm einen vorläufigen Schlußpunkt in der Entwicklung vor der Jahrhundertwende setzte.

Weitere Sonderformen des Grabbildes sind diejenigen, auf denen Va-
ter und Sohn dargestellt sind (Landgrafen Heinrich d. Ä., † 1298, und T 71
Heinrich d. J., † 1308, Marburg, Elisabethkirche), Thietmar von Anhalt
und Sohn (um 1350, Nienburg a. d. Saale), oder zwei Brüder (Gottfried, T 72
† 1127, und Otto von Cappenberg, † 1171, um 1330, Cappenberg,

Westfalen) oder aber eine ganze Reihe von Mitgliedern einer Familie
T 73 (Grabbilder der Wettiner, Kopie 16. Jh., Petersberg bei Halle a. d. Saale; Grabmäler der Ritter von Berlichingen, Kloster Schöntal, Kreuzgang; Grabmäler der Grafen von Württemberg, 1578–84, Stuttgart, Stiftskirche).

Das Spätmittelalter kennt eine Fülle verschiedenartiger architektonischer und plastischer Denkmäler, die zusehends ihre sakrale Gebundenheit aufgeben und sich an ein größeres, bürgerliches Publikum wenden. Am anschaulichsten spiegelt sich diese Entwicklung in den
T 48 Brustbildern Karls IV. und seiner Gemahlin wider, die sich von der Altanbrüstung des Südportals der Marienkirche Volk und Rat der thüringischen Reichsstadt Mühlhausen zuneigen. Am weitesten entwickelt im bürgerlichen Sinne ist hingegen das Denkmal und Wahrzeichen von
T 45 Lübeck: das Holstentor.

Formaltypologisch gibt es Denkmäler in der architektonischen Form der Säule, des Brunnens, des Tores und des Turms. Sie stehen vorwiegend auf öffentlichen Plätzen, an Brücken oder Zugängen einer Stadt oder an großen Verkehrswegen. Innerhalb der plastischen Denkmalskunst ist die Stadtmauer (Reliefplatten), die Wand (Standbild, Sitzbild, Wappen) oder der Rathaussaal (Reihenbildnis) Träger oder Gehäuse von Erinnerung oder Herrschaftsanspruch. Der Sakralbau wird am Äußeren denkmalmäßig erschlossen – Turm und Altan tragen Stifterfiguren. Im Inneren wird der „himmlische" Bereich des Kirchenraums dem Denkmal zugänglich gemacht –, im Triforium sind Stifter mit Familie, Hof und Baumeistern zum gemeinsamen Gebet versammelt. Der irdische Bereich ist dem Sepulkraldenkmal vorbehalten, das sich in Form und Aussage differenziert, durch architektonische Rahmung, ikonographisches Beiwerk und betonte Emblematik an Monumentalität gewinnt und den Verstorbenen realitätsnah und individuell darstellt. Es gibt das Einzel-, Doppel- oder Gruppengrabmal aller gesellschaftlich führenden Stände und aller familiären Beziehungen. Es gibt die Figur des Lebenden über oder hinter der Grabplatte, wo ein und dieselbe Person noch einmal als Verstorbener dargestellt ist, es gibt das Epitaph, eine Gedenkplatte, die nicht unbedingt mit der Grabesstätte räumlich verbunden sein muß, und es gibt schließlich das Porträt des Künstlers, das sich als erstes bürgerliches Bildnis aus dem sepulkralen Zusammenhang loslöst.

Die Reichssymbolik, Hauptdarstellungsinhalt des vorangegangenen Mittelalters, zerfällt spätestens seit Erlaß der „Goldenen Bulle“ 1356 in zwei Komponenten. Einmal werden die Reichsstände, insbesondere das „Kurfürstenkolleg“, dargestellt, zum anderen das Hausmachtkönigtum mit der zentralen Herrschergestalt und seinen durch Wappen symbolisierten Besitzungen. Der Kaiser, die einstige politische Zentralgewalt, erscheint im Zusammenhang mit dem Reich meist nur noch in dem Traditionssymbol Karls des Großen, während er im Zusammenhang mit seiner eigenen Hausmacht erst Gestalt annimmt – sei es Karl IV. von Böhmen, Ludwig der Bayer oder Friedrich III. von Habsburg. Neben den traditionellen weltlichen und geistlichen Herrschern erkämpfen sich in der Darstellung im Denkmal zuerst die Ritter, als neuer Stand mit eigener militärischer Ikonographie (Wappen, Panzer, Turnierhelm usw.), dann die Bürger, als Stand des Handels und der Gelehrsamkeit (Bürgermeister, Rechtsgelehrte, Ärzte usw.) ihr Recht. Doppel- und Gruppengrabbilder nehmen persönlichen, privaten, ja familiären Charakter an. Dargestellt werden Ehepaare, Frauen mit Kindern, Vater und Sohn, Brüder oder – wie bei dem kuriosen Beispiel des Gruppengrabes der Wettiner, wo zehn Mitglieder wie in einem überdimensionalen Ehebett nebeneinander ruhen – ganze Familien. Die Vorbilder kommen nun endgültig nicht mehr aus dem geistigen Zentrum des Reiches, Rom, sondern von dort, wo der junge Nationalstaat und der moderne Handel zu blühen beginnen: aus Frankreich und Flandern. Die französische Kathedralgotik wird jedoch sowohl in der Architektur als auch in der Plastik zu durchaus eigenständigen Lösungen verarbeitet.

Neben den traditionellen gesellschaftlichen Kräften werden insbesondere die Patrizier, die Stadträte und Bürgermeister zu Auftraggebern der Denkmalskunst. Die Künstler werden zu wichtigen Mitgliedern der spätmittelalterlichen Gesellschaft – sie werden im wahrsten Sinne des Wortes namhaft: Peter Parler, Hans Stethaimer, Nikolaus Gerhaert van Leyden, Adam Kraft usw. Nicht genug: Sie setzen sich mit ihren Selbstbildnissen eigene Denkmäler.

Abgesehen vom praktischen Zweck, den manches Denkmal noch zusätzlich erfüllt (Holstentor, Lübeck; Altstädter Brückenturm, Prag), repräsentieren spätmittelalterliche Monumente in erster Linie die Macht der Reichsstände und des Hausmachtkönigtums, dann der städtischen Freiheit und des Handelsverkehrs (Wegedenkmäler) und schließlich die künstlerische Urheberschaft und das historische profane Ereignis. Das spätmittelalterliche Denkmal ist somit im Begriff, das menschliche Indiviuum in seinen politischen, wirtschaftlichen und sozialen Bezügen zu erfassen und es in einen historischen Zusammenhang zu stellen.

B. Von der Reformation bis zum Dreissigjährigen Krieg

Das neue Jahrhundert beginnt mit dem Versuch einer Reichsreform. Doch während der Kaiser mit Weltmachtplänen beschäftigt ist und währenddessen die inneren Reichsangelegenheiten zwangsläufig vernachlässigen muß, erlangen die einzelnen Landesfürsten, die einer zentralen oder gar nationalen Monarchie abhold sind, immer mehr an politischem Gewicht. Ihre auf bloßen Landerwerb abzielenden Einzelinteressen wiederum ermöglichen es, daß europäische Konflikte nach Deutschland getragen werden. Gleichzeitig gerät das gesamte Sozialgefüge aus dem Rahmen, was sich in der Form von Glaubenskämpfen artikuliert. Das städtische Bürgertum treibt den Konflikt durch Geldwirtschaft und Erschließung neuer Märkte voran, die Bauern sind betroffen und führen revolutionäre Aktionen durch, der durch moderne Waffen und verändertes Verwaltungssystem zum Untergang verurteilte Ritterstand bäumt sich ein letztes Mal auf, und schließlich spalten sich auch die Reichsstände. Am Ende des europäischen Konflikts steht nicht nur der Niedergang von Kaiser und Reich zur Bedeutungslosigkeit, vielmehr sind Land, Leute und Wirtschaft ausgebrannt und ausgeblutet. In diesem Zustand völliger Entkräftung steigt das Landesfürstentum zu absoluter Souveränität empor, während eine nationalmonarchische Entwicklung – anders als in Frankreich oder England – für Jahrhunderte zurückgeworfen wird.

Z 41, T 82 Kaiser Maximilian I. (1493–1519) versuchte noch mit Hilfe der Fürsten das Reich zu reformieren, indem er den „ewigen Landfrieden“ proklamierte und zu dessen Erhalt das Reichskammergericht einsetzte (Reichstag zu Worms, 1495) und das Reich in zehn Kreise einteilte (Reichstag zu Köln, 1512). In seiner Regierungszeit trat aber auch der religiöse Reformator Martin Luther an die Öffentlichkeit, der mit seinem – zunächst nur gegen den Ablaßhandel gerichteten – Thesenanschlag (1517) auf fruchtbaren Boden stieß und eine ganze Volksbewe-

gung mobilisierte. Maximilians Nachfolger, Kaiser Karl V. (1519–56), erbte die deutsch-habsburgischen, burgundischen und spanisch-italienischen Lande, sah sich als Imperator eines christlichen Weltreiches, in dem die Sonne nicht unterging, und als erster Repräsentant der Habsburgerdynastie, der zwar die Türkengefahr bekämpfte, aber ansonsten seinem Bruder Ferdinand die Verantwortung über das Reich übertrug. Zwischen 1521 und 1556 führte er fünf Kriege gegen Franz I. von Frankreich um Burgund und Italien. Zwar belegte er Luther auf dem Reichstag zu Worms 1520 mit der Reichsacht, sah jedoch dem Kampf der Reichsritter gegen die katholischen Fürsten (Franz von Sickingen), dem Bauernkrieg (Florian Geyer, Thomas Müntzer, Michael Gaismair) sowie der Spaltung der Reichsstände bis etwa um die Jahrhundertmitte mit Abstand zu. Dann schritt er gegen die religiösen Neuerer ein und schlug die Protestanten 1547, die sich im Schmalkaldischen Bund formiert hatten. Durch den Abfall des einflußreichen Moritz von Sachsen mußte der Kaiser jedoch den Protestanten Zugeständnisse machen (Vertrag von Passau, 1552). Der Augsburger Religionsfrieden 1555 gab den Landesfürsten und Freien Städten das „ius reformandi" – das Recht, über die Religion ihrer Untertanen zu bestimmen. Karl V. war es nicht gelungen, die Alleinherrschaft der römischen Kirche in Deutschland wiederherzustellen. Nachdem er im gleichen Jahr auch die Herrschaft über Spanien an seinen Sohn Philipp II. abgeben mußte, dankte er 1556 ab. Nach ihm folgte unter Ferdinand I. (1556–64) und Maximilian II. T 78
(1564–76) eine Zeit des äußeren Friedens, ohne daß jedoch im Inneren die konfessionellen Spannungen hätten abgebaut werden können.

Kaiser Rudolf II. (1576–1612) unterstützte die Jesuiten in ihrer mili- T 83
tanten gegenreformatorischen Agitation. Nachdem Bayern Donauwörth zwangskatholisiert hatte, formierten sich die protestantischen Fürsten in der Union (1608), wohingegen sich die katholischen Fürsten unter Führung Maximilians von Bayern in der Liga (1609) zusammenschlossen. Der jülich-klevische Erbfolgestreit droht sich zum europäischen Konflikt auszuwachsen, da sich Frankreich auf die Seite der Union, Spanien aber auf die Seite der Liga stellt. Unter Kaiser Matthias (1612–1619) wird die Verletzung des „Majestätsbriefes" von 1609, in dem den böhmischen Protestanten Religionsfreiheit zugesichert worden war, die im „Prager Fenstersturz" der Vertreter des Kaisers gipfelte, zum äußeren Anlaß des Dreißigjährigen Krieges. Zwar errang Kaiser

Ferdinand II. (1619–37) gegen die Protestanten partielle Erfolge (Restitutionsedikt 1629), aber das Eingreifen Gustav Adolfs von Schweden (1630–32) machte diese wieder zunichte. Das Eingreifen Schwedens und Frankreichs in den Krieg zögerten dessen Ende hinaus. Völlige Zerstörung und Demoralisierung des Reiches und seiner Bewohner waren die vernichtende Folge. Der Westfälische Frieden, der 1648 unter Kaiser Ferdinand III. (1637–57) geschlossen wurde, markiert zugleich auch das Ende des deutschen Kaisertums als politische Kraft und des Reiches als politische Einheit. Aus den verheerenden Zerstörungen des Krieges steigen die Landesfürsten zu absoluter Souveränität empor, die untereinander bestenfalls in der Form eines lockeren Staatenbundes vereint sind. Der territorialstaatliche Absolutismus verzögert das Entstehen einer deutschen Nation für Jahrhunderte.

1. Sakralarchitektonische Denkmäler

Eines der frühesten Denkmäler des Sakralbaus im 16. Jh. ist bezeichnenderweise ein bürgerliches Monument: die Fuggerkapelle in Augsburg. Sie wurde von jenen Brüdern Jakob und Ulrich Fugger 1509 gestiftet (1518 geweiht, seit 1525 protestantisch), die das bedeutendste Banken- und Handelsunternehmen des Frühkapitalismus zu höchster Blüte brachten, deren politischer und wirtschaftlicher Einfluß bis in die gerade erst entdeckte „Neue Welt" reichte und deren Reichtum so groß war, daß sie die Bankiers der Habsburger und der Päpste wurden und Finanziers von Kriegszügen und Kaiserwahlen. Die zur ehemaligen Karmelitenklosterkirche St. Anna gehörende Fuggerkapelle ist mit einem vorwiegend theologisch ausgerichteten Bildprogramm ausgestattet, darunter auf einem Relief die Sarkophage mit Figuren des Ulrich bzw. des Jakob Fugger, auf einem anderen Wappenreliefs und geharnischte Wappenträger (Verleihung eines Wappens an die Fugger 1473, Nobilitierung 1504).

Kaiser Maximilian I. sorgte schon zu Lebenszeiten dafür, daß sein Andenken nach dem Tode monumental überliefert wurde. Schon 17 Jahre vor seinem Ableben gab er eine Großgrabanlage in Auftrag, die allerdings nicht wie geplant in der Burgkapelle zu Wiener Neustadt eingerichtet werden konnte. Vielmehr ließ sein Enkel Kaiser Ferdinand I.

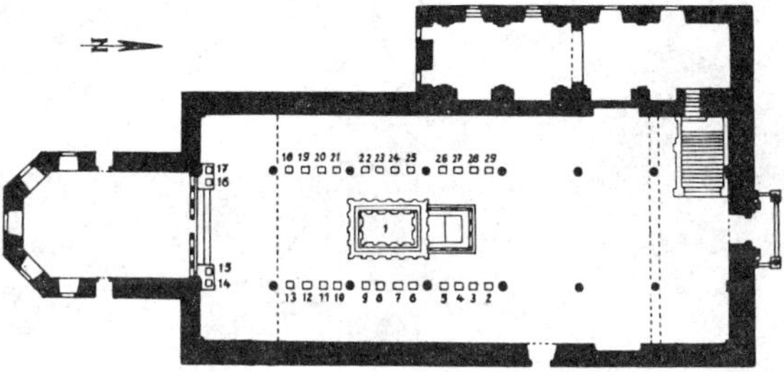

Z 33 Innsbruck, Hofkirche, Maximiliansgrab
(Erläuterungen siehe Reclams Kunstführer Österreich II, 1.–29).

– in Erinnerung an des Großvaters Lieblingsresidenz – eigens zu diesem Zwecke 1553–63 die Hofkirche in Innsbruck erbauen. Die dreischiffige T 74, Hallenkirche mit polygonalem Chor und seitlichem Turm, die nach Z 33 Plänen Andrea Crivellis und unter der Führung Nikolaus Türings d. J. und Marx della Bollas erbaut wurde, diente als sakrale Bauhülle für einen profanen Zweck – der Aufstellung des monumentalen Kenotaphs Maximilians I. in der Raummitte. An der West- und der Ostseite wird dieser flankiert von jeweils einer Reihe monumentaler Bronzestandbilder: Vorgänger und Verwandte des Kaisers. Außerdem wurden, um eine zentrale, auf den Kenotaph ausgerichtete Raumwirkung zu erzielen, im Süden und Norden Emporen eingezogen, die wiederum mit plastischem Schmuck – Statuetten und Büsten habsburgischer Heiliger und römischer Kaiser – versehen wurden.

In der Zeit der schärfsten gegenreformatorischen Agitation der Jesuiten machte der bayerische Herzog Wilhelm V., der „Fromme“, München zum geistigen Zentrum der katholischen Erneuerungsbewegung. Mit dem Bau der Michaelskirche 1583–97 nach Plänen Friedrich Sustris Z 34 nach dem Vorbild der Kirche Il Gesù in Rom baute er der Gegenreformation ein architektonisches und programmatisches Denkmal, das auch künstlerisch wegweisend wurde: als erster barocker Sakralbau Deutschlands und Vorbild für den katholischen Kirchenbau in Süddeutschland. Herzog Wilhelm V. sah als Standort seines Monumentalgrabes die zentrale Stelle unter dem Triumphbogen vor. Dieser Plan wurde jedoch nicht ausgeführt, die bereits gegossenen Teile wurden an anderer Stelle in der Kirche aufgestellt, sein Sarkophag fand in der Fürstengruft unter

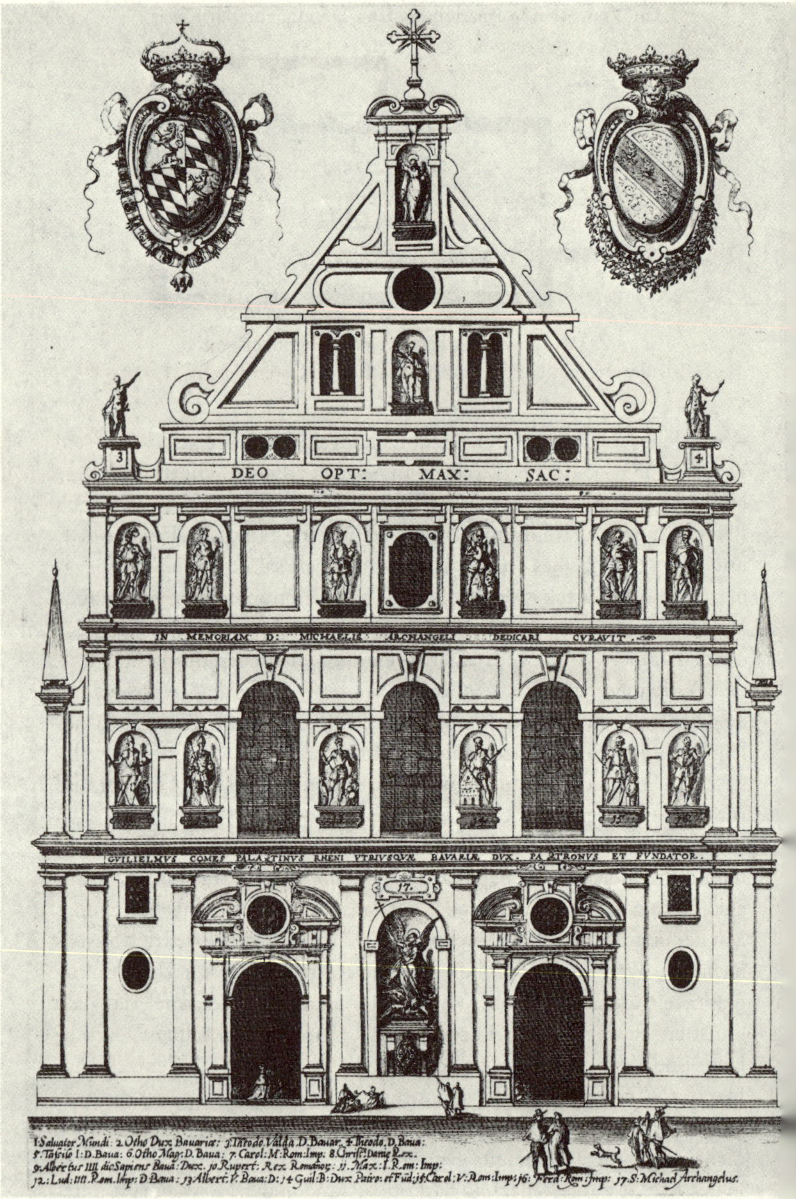

Z 34 München, St. Michael, Fassade (Stich, nach 1584, Münchener Stadtmuseum).

dem Chor Aufstellung, wo ihm 29 weitere Wittelsbacher folgten. Von herausragender Bedeutung ist die politische Programmatik der Kirchenfassade, die als Denkmalwand ausgestaltet ist. Dargestellt sind im Erdgeschoß der Erzengel Michael (Hubert Gerhard, 1592), in den beiden Obergeschossen wittelsbachische Ahnen, darunter Herzog Wilhelm V. als Stifter, Karl der Große, Otto der Große sowie die habsburgischen Kaiser Maximilian I., Karl V. und Ferdinand I., im Giebel Otto von Wittelsbach, der von Kaiser Friedrich Barbarossa 1180 das Herzogtum Bayern erhielt, und zuoberst der „Salvator mundi". Das Fassadenprogramm erweist sich somit als Denkmal gegen die „lutherische Ketzerei": „Die Figuren sollen den Kampf der Kirche um ihre Existenz in der Welt symbolisieren: St. Michael, der den Satan bezwingt, gibt im Erdgeschoß das Kampfmotiv an; in den oberen Reihen stehen Könige, Kaiser und Bayernherzöge, die sich im Krieg, in der Frömmigkeit und in der Religion hervorgetan haben und als Zepterträger des Erdkreises vor den Toren des Himmels Wache halten. Im Giebel erscheint Christus als Erhalter und Erlöser der Welt. Die Entscheidung im Kampf für Christus symbolisiert das goldene Kreuz auf dem Giebel, das in der erwähnten Festschrift (gemeint ist: Trophaea Bavarica Sancto Michaeli Archangelo in Templo et Gymnasio Societatis Jesu dicata, München 1597) als das konstantinische Siegeszeichen aufgefaßt ist" (Wilfried Hansmann, Baukunst des Barock, Köln 1978, S. 28).

Das erste große, monumentale Grabmal eines Reformierten ist das Mausoleum des Fürsten Ernst von Schaumburg-Holstein in der alten Hansestadt und ehemaligen schaumburgischen Hauptstadt Stadthagen. Z 35
Der Zentralbau auf siebeneckigem Grundriß schließt an den Chror der gotischen Martinikirche an. Er wurde nach Plänen des kursächsischen Hofbaumeisters Giovanni Maria Nosseni 1608–1627 ausschließlich als Grabbau der Dynastie Schaumburg-Holstein erbaut. Das Mausoleum in Stadthagen ist orientiert an dem Vorbild des Mediceer-Grabes an San Lorenzo in Florenz ebenso wie am Florentiner Baptisterium. In der von monumental gegliederten Wänden eingefaßten Raummitte erhebt sich das eigentliche Grabmal, das von Adrian de Vries 1618–1620 im spät- T 75
manieristischen Stil geschaffen wurde: Sarkophag, Skulpturenzyklus mit der Auferstehung Christi, Reliefbildnis sowie allegorische Darstellungen, die sich auf Fleiß, Wohlstand und Ruhm des Fürsten beziehen.

Gegenreformatorisches Gegenbeispiel zu Stadthagen ist das Mauso-

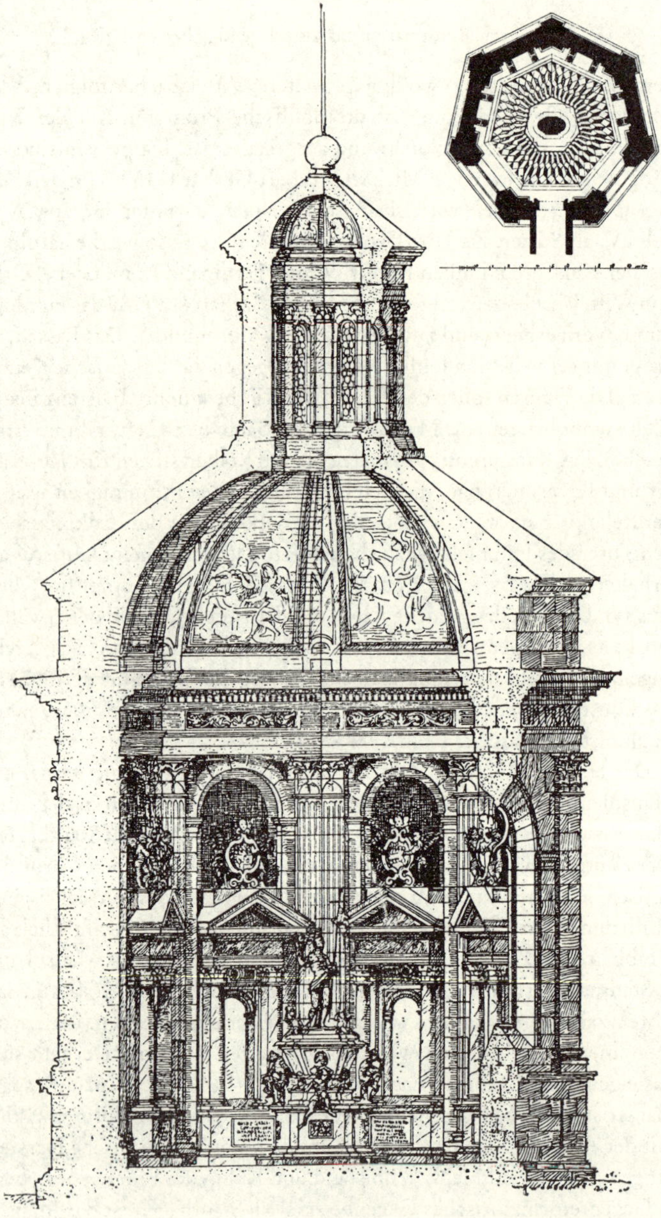

Z 35 Stadthagen, Mausoleum des Fürsten Ernst von Schaumburg, Grundriß und Schnitt.

leum Kaiser Ferdinands II. beim Grazer Dom zum hl. Ägidius, einer traditionsreichen Jesuitenkirche. Der zweigeschossige Zentralbau mit mächtiger, ovaler Kuppel und manieristischer Außenfassade (komponiert aus Portal, Fenster- und Figurennischen, Säulen sowie miteinander konkurrierenden Dreiecks- und Segmentgiebeln) wurde seit 1614 anstelle einer alten Katharinenkapelle nach Entwurf von Giovanni Pietro de Pomis und Peter Valnegro erbaut. Das Innere wurde erst 1687–1699 nach Entwürfen von Johann Bernhard Fischer von Erlach ausgestaltet. Das Grab Kaiser Ferdinands II. steht nicht im Mittelpunkt des Mausoleums, sondern befindet sich in dem von M. Camin ausgeschmückten Gruftraum (1641), lediglich durch zwei schwarze Marmortafeln markiert. T 76

Als Beispiel dafür, daß nicht nur weltliche Herrscher und reiche Großbürger sich Grabkapellen erbauten, sondern auch einzelne wohlhabende und standesbewußte Bauern, sei hier die Annakirche in Traxl bei Ebersberg erwähnt. Der Bauer Martin Dräxl errichtete sie seit 1497, stellte nach aristokratischem Vorbild seinen Grabstein († 1521) in der Mitte des Kirchenschiffes auf und stattete den Sakralraum mehrmals mit seinem Namen und seinem Wappen aus.

2. Profanarchitektonische Denkmäler

Profanarchitektonische Denkmäler des 16. und beginnenden 17. Jh. sind Fassadendenkmäler, Brunnen, Triumphbögen und Gedenksäulen. Am „Goldenen Dachl“ in Innsbruck, das als repräsentativer Prunkerker an sich schon Denkmalcharakter hat, ließ sich Maximilian I. mit seinen Frauen und seinem Hof verewigen. Laut Bauinschrift ließ er diesen einzigen verbliebenen architektonischen Schmuckteil des ehemaligen Neugebäudes – der zweiten Stadtresidenz der Habsburger – im Jahre 1500 errichten. Er diente dem Kaiser, seiner Familie und seinem Hof als Zuschauerloge bei Festlichkeiten auf dem Stadtplatz. Auf tiefplastischen Reliefs an der Erkerbrüstung ist Kaiser Maximilian zusammen mit seinen beiden Gattinnen Maria von Burgund und Bianca Maria Sforza sowie mit seinem Kanzler und seinem Hofnarren zu sehen. Auf Fresken im Innern des Söllers sind Fahnenschwinger und Szenen aus dem Leben der aristokratischen Gesellschaft festgehalten.

Noch immer nicht vollständig geklärt ist die Ikonographie des rei-
T 77 chen Fassadenschmuckes am Ottheinrichsbau des Heidelberger Schlosses. Noch im Jahr seines Regierungsantritts ließ Kurfürst Ottheinrich von der Pfalz den Palast beginnen (1556) und machte ihn durch die Fassadengestaltung zum Denkmal seiner Herrschaft. Neben der monumentalen Pilasterordnung und den zwei mächtigen Giebelbauten (1764 durch Blitzschlag zerstört) ist es vor allem das Figuren- und Bildprogramm, welches dem Bau Denkmalcharakter verleiht. Bildnismedaillon und Wappen des pfälzischen Kurfürsten schmücken das triumphbogenartige Portal. Von ihm ausgehend entwickelt sich das Figurenprogramm, das offensichtlich astrologischen Inhalts ist.

T 78 Die bedeutendsten Brunnendenkmäler der Zeit sind in Reutlingen und Augsburg überliefert. Der Maximiliansbrunnen in Reutlingen ist ein Marktbrunnen, wie wir ihn aus staufischer Zeit kennen, und ist bekrönt mit dem Standbild Kaiser Maximilians II. Eine Inschrift bezeichnete den Brunnen, der jetzt durch einen neuen ersetzt ist, näher: LB 1570, d. h. Leonhard Baumhäuser verfertigte ihn im Jahre 1570. Augsburg besitzt gleich drei hervorragende Monumentalbrunnen. Der
Z 36 Augustusbrunnen (Entwurf: Hubert Gerhard; Guß: Peter Wagner; Datierung: 1589–94) wurde zu Ehren des mutmaßlichen Stadtgründers an-

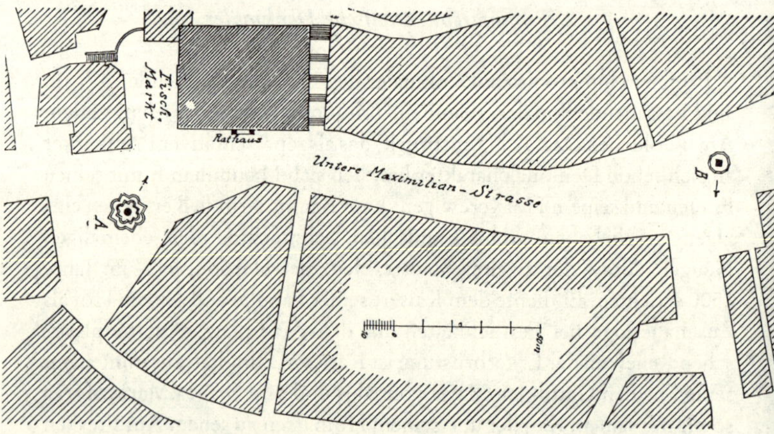

Z 36 Augsburg, Maximiliansstraße, Situationsplan mit Brunnendenkmälern. A. Augustusbrunnen, B. Merkurbrunnen.

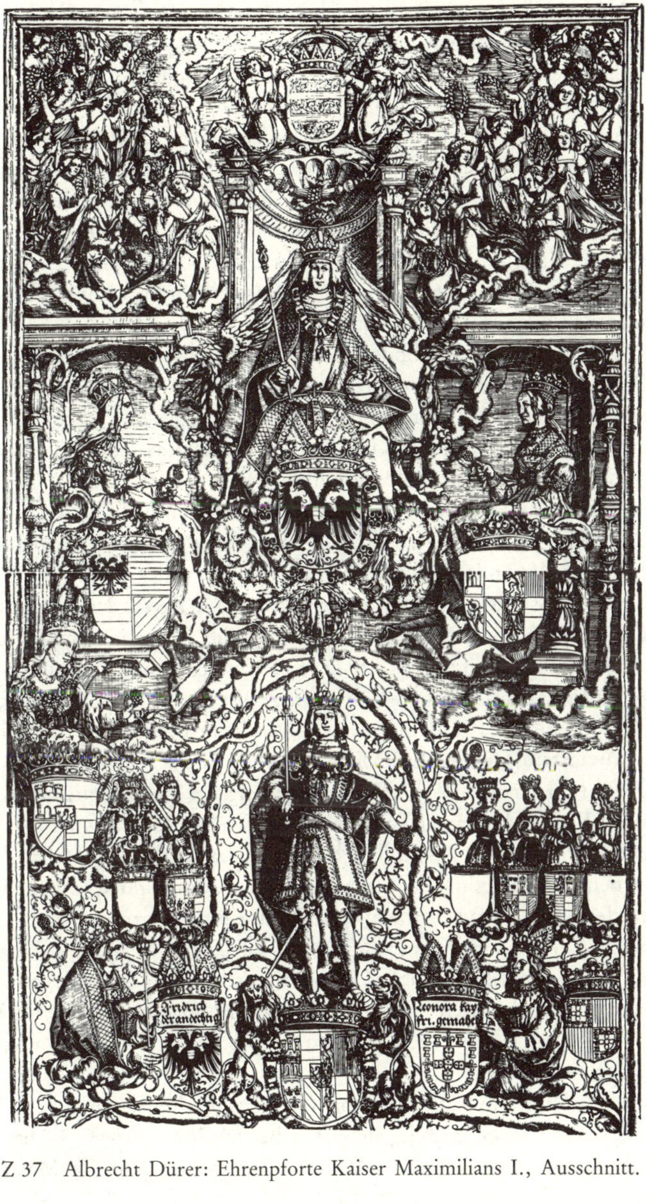

Z 37 Albrecht Dürer: Ehrenpforte Kaiser Maximilians I., Ausschnitt.

läßlich des 1600jährigen Stadtjubiläums errichtet und mit den Allegorien der vier Augsburger Flüsse versehen, die zugleich die verschiedenen Gewerbezweige symbolisieren. Der Merkurbrunnen (Entwurf: Adriaen de Vries; Guß: Neidhardt; Datierung: 1596–99) steht im Augsburger Verkehrsknotenpunkt zwischen Moritzchor und Weberzunfthaus und verherrlicht den Genius des Handels in der Gestalt des Merkur. Der dritte im Bunde, der Herkulesbrunnen (Entwurf: Adriaen de Vries; Guß: Neidhardt; Datierung: 1596–1602) ist mit Reliefs der Augsburger Gründungsgeschichte ausgestattet und verherrlicht die reinigende Kraft des Fortschritts.

Das Motiv des Triumphbogens dürfte wohl im Auftrag Kaiser Maximilians I. durch Albrecht Dürer in Gemeinschaft mit Hans Springinklee, Wolf Traut und Albrecht Altdorfer in die deutsche Denkmalkunst
Z 37 eingeführt worden sein. Die „Ehrenpforte Kaiser Maximilians I." ist ein monumentaler Entwurf eines Triumphbogens, der Elemente der gotischen Wappenwand mitverarbeitet. Er soll jedoch nicht als Ganzheit betrachtet werden, sondern als Holzschnittfolge (die seit 1515 mit verschiedenen Veränderungen mehrmals ediert wurde) Blatt für Blatt. Dargestellt ist der von Viktorien umringte Kaiser, der über dem Stammbaum thront, Mitglieder seiner Familie, Wappen der deutsch-habsburgischen Besitzungen und der Erwerbungen durch die burgundische und die spanische Heirat, 24 wichtige historische Ereignisse aus der Regierungszeit des Kaisers, Szenen aus seinem Leben u. v. m. In der Widmungstafel wird ausdrücklich das antike römische Vorbild betont: „Die Porten der eeren des Allerdurchleuchtigsten grosmechtigsten Kaiser vnd Kunig Maximilian ist in der gestalt wie vor alten zeitenn die Arcus Triumphales den Romischen Kaisern in der stat Rom der etlich zerbrochen sein vnd etlich noch gesehen werden, durch mich Johann Stabius derselben Romischen Kaiserlichen Maiestat hystoriographen vnd Poeten gemacht auffgericht vnd in syben tail getailt wie hie bey gemalet vnd in diser Schrifft klerlichen angetzaigt ist ..." In dem Entwurf zu
Z 38 einem Triumphbogen für König Philipp II. von Spanien, Sohn Karls V., aus dem Jahre 1635 ist dieser Denkmaltypus bereits zu barocker Vollendung fortgeschritten.

T 79 Das bekannteste Säulendenkmal der Zeit, die Mariensäule in München, scheint vordergründig ein geistliches Denkmal zu sein, sie hat jedoch einen durch und durch weltlichen Hintergrund. Kurfürst Maximi-

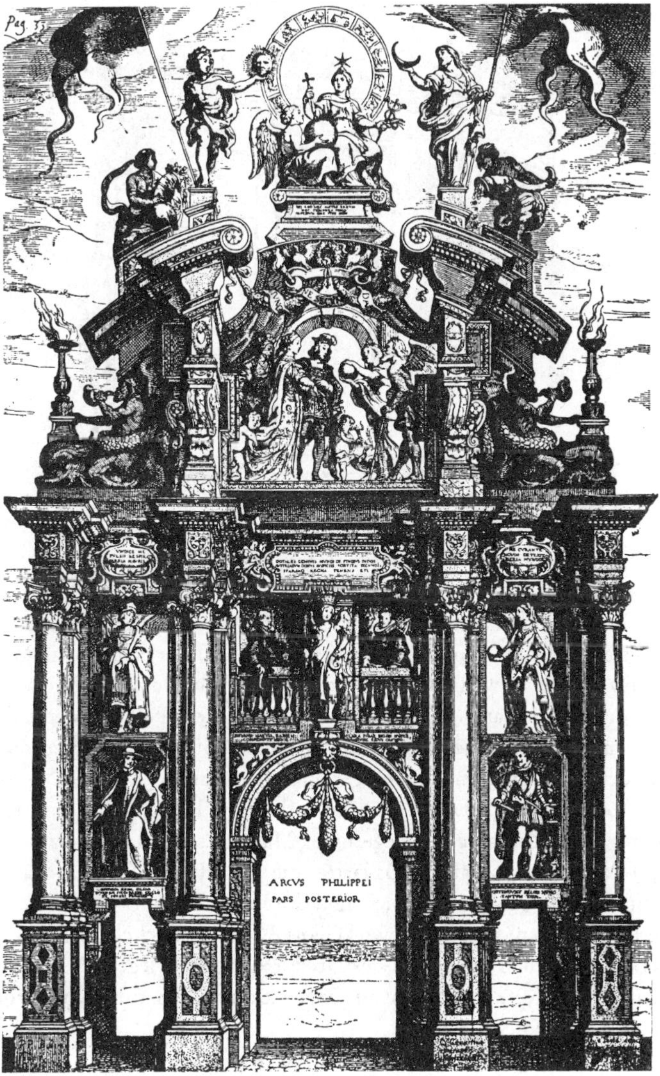

Z 38 Triumphbogen Philipps II., nach Gevaerts, 1635.

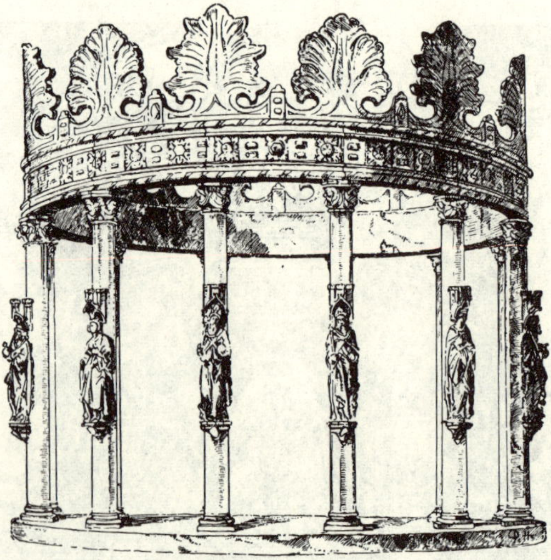

Z 39 Speyer, Dom, Projekt für ein Kaiserdenkmal, Rekonstruktionszeichnung, 1514 ff.

lian I. von Bayern, einer der wichtigsten Führer der Gegenreformation, ließ sie als Dankes- und Erinnerungszeichen dafür errichten, daß München von dem schwedischen Heer verschont blieb. Anläßlich des Jahrestags der Schlacht am Weißen Berg (1620), in der der Feldherr der katholischen Liga, Tilly, die protestantische Union unter dem „Winterkönig" Friedrich V. von Böhmen schlug, wurde das Monument am 8. November 1638 eingesegnet. Auf dem korinthischen Kapitell der über 11 m hohen Monolithsäule aus Tegernseer Marmor steht das Bronzestandbild der Maria als Patrona Bavariae, die von Hubert Gerharts für die Frauenkirche geschaffen wurde und dort von 1618–38 stand. Die vier geflügelten Genien nach Entwurf Georg Petels am Sockel des Denkmals versinnbildlichen die Plagen des Dreißigjährigen Krieges: Pest, Krieg, Hunger und Ketzerei (womit aus bayerischer Sicht natürlich der Protestantismus gemeint war).

Unter den unausgeführten Entwürfen zu architektonischen Denkmälern ragt der von Kaiser Maximilian I. in Auftrag gegebene Entwurf zu
Z 39 einem großen Freimonument zum ehrenden Gedenken der im Speyerer

Dom bestatteten Kaiser hervor. Der Salzburger Bildhauer Hans Valkenauer legte 1514 den Entwurf einer überdimensionalen Krone vor. Diese sollte von Säulen mit den nach außen weisenden Standbildern der betreffenden Herrscher getragen werden.

3. Historische Ereignisdenkmäler

Eines der wenigen Denkmale zur Erinnerung an eine Volksbewegung schuf kein Geringerer als Albrecht Dürer: die Entwurf gebliebene Gedächtnissäule für den Bauernkrieg von 1525, dessen Bedeutung in der Z 40
deutschen Historiographie so oft heruntergespielt wurde. So ging man auch jahrelang davon aus, daß Dürer selbstverständlich gegen die Bauern Stellung nahm, bis W. Fraenger und J. Bialostocki in einleuchtenden Analysen den Gegenbeweis lieferten. Auf einem truhenförmigen Sockel schichten sich mehrere bäuerliche Requisiten (Kessel, Schüssel, Kannen, Garbenbündel mit landwirtschaftlichem Gerät) zur Säule übereinander, an deren Spitze auf einem Hühnerkasten ein erstochener Bauer sitzt. Nichts außer der geradezu karikierten Säulenform entspricht der herrschaftlichen Denkmalform, nicht der Sieger, sondern der Besiegte ist dargestellt, und zwar an der Spitze des Denkmals und nicht, wie das üblich gewesen wäre, irgendwo in den unteren Regionen, wo er zermalmt oder der Hölle zugeführt werden würde.

Historische Ereignisdenkmäler sind jene der Zusammenkunft Kaiser Karls V. und König Ferdinands vor Eröffnung des Augsburger Reichstags von 1530 auf der Brennerstraße (Datierung: nach 1530, 1783 zerstört, durch Kupferstich überliefert; Auftraggeber: König Ferdinand), der Croy-Teppich der Universität Greifswald (Datierung: 1554), der die Reformation der beiden seit 1534 verschwägerten Häuser von Sachsen und von Pommern dokumentiert, oder die Ädikulafiguren an der Brühlschen Terrasse in Dresden (Datierung: kurz nach 1553; Künstler: Hans Walther), welche die Übergabe des Kurschwerts von Kurfürst Moritz von Sachsen an seinen Bruder August zeigt. Neu sind Denkmäler, die wirtschaftliche oder technische Ereignisse und Großtaten feiern, insbesondere Straßenbau und Bergbaudenkmäler. So ließ Herzog Albrecht IV. von Bayern 1492 einen Gedenkstein errichten zur Erinnerung an den Ausbau und die Befestigung der Straße zwischen Kochel-

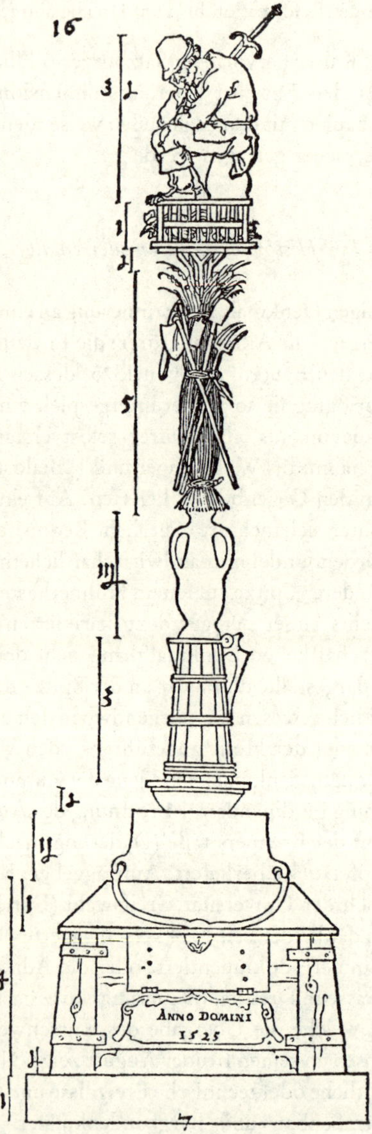

Z 40 Albrecht Dürer:
Gedächtnissäule für den Bauernkrieg, 1525.

und Walchensee, der alten „via regia ad Tyrolenses et Italos“ (Kesselbergstraße). König Ferdinand I. stiftete nach Erneuerung der Fernstraße 1543 eine Bronzetafel (ehemals Paßhöhe, jetzt Innsbruck, Ferdinandeum), auf der er sich selbst gemeinsam mit Kaiser Karl V. darstellen ließ. Erinnerungstafeln für das Anschlagen von Stollen in Salzbergwerken sind aus Berchtesgaden (1517, 1559) und Hall (1563 durch Kaiser Ferdinand I., jetzt Innsbruck, Ferdinandeum) überliefert. Diese Beispiele dokumentieren zugleich, welch hoher gesellschaftlicher Stellenwert wirtschaftlichen Unternehmungen im 16. Jh. beigemessen wurde.

4. Plastische Denkmäler

Die Gattung des denkmalhaften Bildnisses taucht zwischen Reformation und Dreißigjährigem Krieg in der Form des Reiterbildes, des Standbildes, der Halbfigur und des Brustbildes auf, daneben entstehen die Sonderformen des verkleideten Bildnisses und des Freundschaftsbildnisses. Unter den Reiterbildnissen ist kein bedeutendes erhalten. Das wichtigste war wohl jenes Kaiser Maximilians I., das als Freimonument vor der Kirche St. Ulrich in Augsburg stand. Eine Zeichnung
Hans Burgkmairs (Wien, Albertina) zeigt ein geplantes Reiterdenkmal Z 41
Maximilians, das demjenigen in Augsburg als Vorlage gedient haben mag. Der Kaiser mit voller Rüstung, Krone und erhobenem Schwert sitzt auf einem stillstehenden gepanzerten Pferd, zu dessen Füßen Zepter und Reichsapfel liegen. Die Sockelinschrift nennt die Jahreszahl 1503 und den Kaiser als denjenigen, der den Grundstein zum Chor gelegt hat. Ein anderes Augsburger Reiterbild, eine Reliefplatte von Hans Daucher (bezeichnet: 1522; Material: Solnhofener Stein; Maße: 21,2 cm hoch, 15 cm breit; Privatbesitz) zeigt Kaiser Karl V. in „bürgerlicher“ Tracht auf einem sich aufbäumenden Pferd vor einer landschaftlichen Kulisse. Gerahmt wird die Darstellung von einem Triumphbogenmotiv.

Unter den geistlichen Denkmälern in Form des Standbildes ist insbesondere das zu nennen, welches sich Erzbischof Leonhard von Keutschach (1495–1519) an der Außenwand der Georgskirche (1501–02) erbaut) der Festung Hohensalzburg setzen ließ. Das prachtvolle Marmordenkmal, Hauptwerk des Bildhauers Hans Valkenauer (1515), zeigt den von zwei Diakonen begleiteten Bischof (unter ihm fand der spätgo-

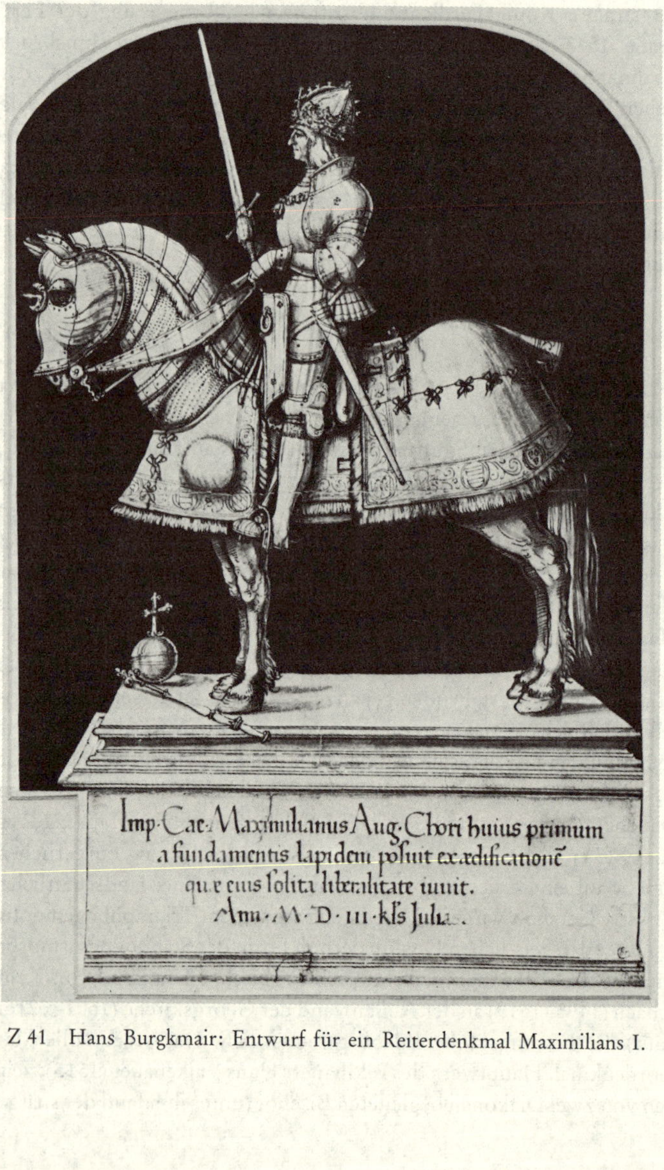

Z 41 Hans Burgkmair: Entwurf für ein Reiterdenkmal Maximilians I.

tische Umbau der Hohensalzburg statt), wie er das Erzbistum Salzburg
segnet. Geradezu bescheiden wirkt dieses geistliche Denkmal jedoch im
Vergleich zu dem profanen Monument Kaiser Maximilians I. in der T 74,
Innsbrucker Hofkirche – dem „großartigsten Kaisermonument der Z 33
deutschen Geschichte“. Neben dem eingangs schon erwähnten archi-
tektonischen Denkmaltypus der Grabeskirche (genauer: Kenotaph-
kirche) und dem später noch zu behandelnden eigentlichen Grabmal
(Kenotaph) des Kaisers spielen auch hier die Standbilder die wichtigste
Rolle. Diese entstanden im Auftrag Kaiser Maximilians I. seit 1502 in
der Werkstatt des Malers Gilg Sesselschreiber und waren ursprünglich
für Wiener Neustadt vorgesehen. Vierzig überlebensgroße Bronzestatuen
von Vorgängern und Verwandten des Kaisers – zeitlich von dem Ostgo-
tenkönig Theoderich (454–526) bis zu Johanna der Wahnsinnigen von
Kastilien (1479–1555) reichend, ein vortreffliches Abbild der paneuro-
päischen Verflechtung des Königshauses – sollten sich zu einem monu-
mentalen Leichenzug formieren. Die Bestimmung weiterer Statuetten
und Büsten (heute auf der Westempore) ist unbekannt. Von dem gesam-
ten Programm wurden 28 Bronzestatuen zwischen 1509 und 1550 in
verschiedenen Gußwerkstätten und nach Entwürfen verschiedener
Künstler hergestellt. An künstlerischer Qualität, Behandlung der Stoffe
und Körper sowie individueller oder porträtmäßiger Gestaltung sind
die ersten elf vor 1519 entstandenen Standbilder am wertvollsten. Unter
den männlichen Statuen sind hervorzuheben die von Peter Vischer d. Ä.
gegossenen Könige Artus und Theoderich (1513), Graf Albrecht von T 80
Habsburg (Hans Leinberger; Modell: 1514; Guß: 1518) und – aus späte-
rer Zeit – Philipp der Gute von Burgund. Die schönsten weiblichen Sta-
tuen sind diejenigen der Maria von Burgund (Gilg Sesselschreiber), der
Zimburgis von Masovien (Veit Stoß; Modell: 1507; Guß: 1516), der
Elisabeth von Ungarn (Gilg Sesselschreiber) sowie der Herzogin Kuni- T 81
gunde von Österreich, der damals noch lebenden Schwester des Kaisers.
Mit diesem Figurenzyklus gipfelt in der Innsbrucker Hofkirche eine
Tradition, die bei den Naumburger Stifterfiguren begann. Während in
Naumburg jedoch die zum gemeinsamen Gebet versammelten Ahnen, T 27
verstärkt durch die Aura eines bedeutenden Gotteshauses, dazu dienen
sollten, Macht und Herrlichkeit des Herrscherhauses monumental zu
versinnbildlichen, steht in Innsbruck die Einzelperson des Herrschers
im Vordergrund, während das Grabmal in Form des Kenotaphs seine

kultische Bedeutung abgelegt hat, der Trauerzug den persönlichen und historischen Rahmen der Verherrlichung des Kaisers abgeben und die eigens zum Zwecke der Aufnahme dieser Objekte erbaute Kirche die architektonische und kultische Kulisse liefert. Wenn man sich schließlich vergegenwärtigt, daß das Grabmal Maximilians – wenn auch nicht in dieser Form – schon lange vor seinem Tod geplant und in Angriff genommen wurde, dann wird klar, daß es bis zur barocken Apotheose nur noch ein kleiner Schritt ist.

Auch Halbfiguren und Büsten sind – ganz im Sinne des Humanismus – auf Erfassung der Persönlichkeit, auf psychologischen Ausdruck und individuelle Eigenart gearbeitet. Idealisierungen finden bestenfalls in der geistig-seelischen Ausstrahlung statt, nicht aber in der Charakteristik des Physiognomischen. Da ist das häßlich-faltige und dennoch
T 82 künstlerisch-sensible Porträt Kaiser Maximilians I. von Jörg Muscat (Datierung: um 1500, Augsburg; Material: Bronze; Typus: Büste; Maß: 34 cm hoch; Standort: Wien, Kunsthistorisches Museum), dann die Bronzebüste des unerbittlich militanten Kaisers der Gegenreformation,
T 83 Rudolf II. (Künstler: Adriaen de Vries; Datierung: 1603, Prag; Maß: 112 cm hoch; Standort: Wien, Kunsthistorisches Museum), deren allegorischer Sockel und starrer Panzer die Errungenschaften der individuellen Porträtkunst nicht mehr rückgängig machen können. Da wird Herzog Philipp der Streitbare (Künstler: Matthes Gebel; Datierung: um 1530, Nürnberg; Material: Lindenholz; Maß: 49 cm hoch; Standort, ehemals: Schloß Neuburg an der Donau; jetzt: München, Bayerisches Nationalmuseum) glatzköpfig mit abstehenden Ohren und sorgenzerfurchtem Gesicht dargestellt, oder Kurfürst Ottheinrich von der Pfalz (Künstler: Dietrich Schro; Datierung: um 1556/58, Mainz; Material: Alabaster; Maß: 36 cm hoch; Standort: Paris, Musée du Louvre) als kränkelnder und unbeholfener Dickleiber.

Vorübergehend gibt sich selbst der Klerus nach außen hin bürgerlich-weltmännisch wie im Falle des Bischofs Philipp von Freising, dessen Bildnis in Form eines Lindenholzreliefs von Friedrich Hagenauer (Datierung: 1525/27, München; Maße: 58,4 cm hoch, 41,3 cm breit; Standort: Berlin-Dahlem, ehem. Staatliche Museen), dann aber wieder betont geistlich mit dem standesspezifischen Ornat: Denkmal des hl. Willibald von Loy Hering (Datierung: 1514; Maß: 200 cm hoch; Standort: Eichstätt, Dom).

Im bürgerlichen Bildnis kommt abwägende Rationalität, wie in der farbig gefaßten Halbfigur aus Ton des Willibald Imhoff d. Ä. von Gregor von der Schardt (Datierung: 1570, Nürnberg; Maß: 81,5 cm hoch; Standort: Berlin-Dahlem, ehem. Staatliche Museen), oder wissenschaftlich ergründende Geistigkeit, wie im Bildnisrelief des Tiedemann Giese (Datierung: um 1520; Maß: 90 cm hoch, 60 cm breit; Standort: ehemals Königsberg, Ostpreußen, Schloß), zum Ausdruck. Das Frauenbildnis wird in den Sepulkralkult zurückgedrängt. T 84

Die Gattung des verkleideten Bildnisses entsteht etwa um 1500 sowohl im profanen als auch im sakralen Bereich. Bedeutung und Würde des Dargestellten werden dadurch betont, daß er unter Beibehaltung des Porträtbildnisses in die Hülle einer – gleichsam vorbildhaft erwählten – religiösen, mythologischen oder historischen Gestalt eingepaßt wird. So wurde Kardinal Albrecht von Brandenburg von Lucas Cranach als hl. Hieronymus und von Mathias Grünewald als hl. Erasmus dargestellt. Ottheinrich von der Pfalz hingegen erscheint auf einem Kalksteinrelief von Hans Daucher innerhalb der „drei guten Helden" als König Artus. Gleichzeitig entsteht die Gattung des Doppelbildnisses (Hans Holbein d. J., Die Gesandten Jean de Dinteville und George de Selve, 1533, London, National Gallery) und etwa ein Jahrhundert später das Freundschaftsbildnis (Peter Paul Rubens, Selbstbildnis im Freundeskreis, um 1604, Hamburg, Kunsthalle).

5. *Grabmal*

Im 16. Jh. entwickelt sich die Grabmalkunst zu höchster Blüte. Es entstehen Monumentalgräber (und Memorienaltäre), die – wenn ihnen nicht eigens Mausoleen, Grabkirchen oder Grabkapellen als architektonische Hülle errichtet werden – an zentraler Stelle einer Kirche (meist im Chor) aufgestellt werden. Zunächst werden sie historischen Herrschergestalten oder Heiligen gewidmet, dann lassen sich zusehends zeitgenössische Persönlichkeiten von hohem gesellschaftlichem Rang noch zu Lebzeiten ihr monumentales Grabdenkmal errichten. Eines der frühesten Monumentalgräber wurde – nahezu ein halbes Jahrtausend nach dessen Tod – dem Sachsenkaiser Heinrich II. und seiner Gemahlin Kunigunde im Bamberger Dom (Künstler: Tilman Riemenschneider; T 92

Datierung: 1499–1513; Material: Solnhofener Stein; Maße: 1,52 m hoch, 1,42 m breit, 2,40 m lang) gesetzt. Die Tumba, die ursprünglich vor dem Ostchor stand (heute in der Mitte des Kirchenschiffes), ist mit einer Deckplatte und seitlichen Reliefplatten geschmückt. Die Deckplatte zeigt das Kaiserpaar unter einem zweiteiligen Baldachin im „Liegestand" als zwei autonome Persönlichkeiten, jede mit Zepter, einander leicht zugewandt. Auf den fünf Reliefwänden der Tumba sind Szenen aus dem Leben der Kunigunde (Auslöhnung von Arbeitern, Tugendprobe) sowie Heinrichs II. (Steinheiligung durch den hl. Benedikt, Traum von der Seelenwägung, Heinrich II. auf dem Totenbett) dargestellt. Im Bamberger Grabmal sind Herrscherbildnis und Historienbild verbunden, die Form der Tumba dient der denkmalhaften Erhöhung.

Ein anderes Monumentalgrab – an der Grenze von der Spätgotik zur Renaissance – ist einem Heiligen geweiht und dient der Aufnahme des-
T 86, sen Reliquienschreines von 1397: Das Grab des hl. Sebaldus in der
87, Nürnberger Kirche St. Sebald (Entwurf: Peter Vischer d. Ä. (?); Guß:
Z 42 Peter Vischer d. Ä.; Datierung: 1507–19; Material: Bronze; Maße: 4,71 m hoch, 2,72 m lang, 1,53 m breit). Die Tumbaplatte mit dem Reliquienschrein ruht auf Schnecken- und Delphinfüßen, sie wird überdacht von drei Baldachinen, die von acht Pfeilern getragen werden. Die Figuren der zwölf Apostel umringen das Grab, des weiteren sind Szenen aus der Sebaldus-Legende, Gestalten der Antike und des Alten Testaments, Tugenden und Propheten dargestellt. Von besonderem Interesse aber sind – vor allem in Hinblick auf die Denkmalhaftigkeit – die Figuren der Schmalseiten: hier stehen sich nämlich der hl. Sebaldus und der Künstler und Erzgießer Peter Vischer in vollplastischer Ausarbeitung gleichwertig gegenüber. Der Künstler hat sich selbst somit durch sein Hauptwerk ebenso ein Denkmal gesetzt wie dem Heiligen.

Die Tochter Kaiser Maximilians I., Margarete von Österreich, führt uns nach Savoyen zu einem Großgrab in der Klosterkirche Brou bei Bourg-en-Bresse. Im Kirchenchor des von ihr zu Beginn des 16. Jh. gestifteten Klosters ließ sie ihrem frühverstorbenen Gatten Philibert II. von Savoyen und dessen Mutter Margarete von Bourbon Grabdenkmä-
T 88 ler errichten – ihr eigenes (Material: Marmor und Alabaster; Maß: etwa 13 m hoch) kam um 1530 hinzu. Alle drei Grabmäler stehen im Chor, abgetrennt vom Kirchenschiff durch einen prachtvollen Lettner: in der Mitte das Philiberts II., rechts das seiner Mutter und links das seiner

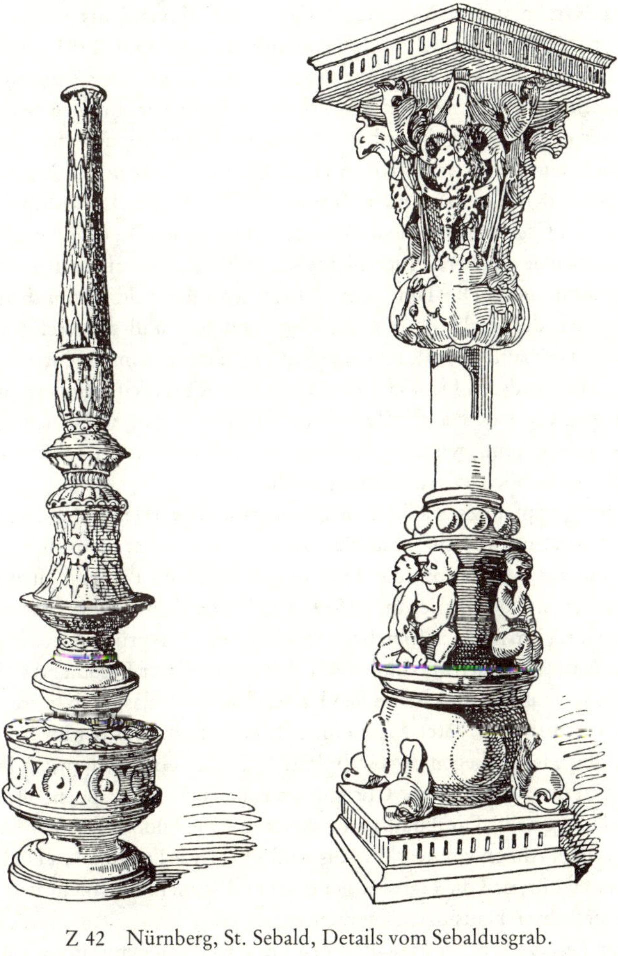

Z 42 Nürnberg, St. Sebald, Details vom Sebaldusgrab.

Gattin. Die Grabmäler des Ehepaares sind von jenem Denkmaltypus, der die Verstorbenen unten im Totengewand darstellt und dieselben Personen darüber als Lebende in ihrem Herrschergewand. Bei aller Porträtähnlichkeit sind die beiden als friedlich entschlafene Jugendliche idealisiert.

T 74, Das Grabmal von Margaretes Vater, das Maximiliansgrab in der
Z 33 Innsbrucker Hofkirche, ist ein Kenotaph, der erst 1561–1583 entstand und im Mittelpunkt jener Statuengruppen und jenes Baues Aufstellung fand, von denen oben schon wiederholt die Rede war. Er wird bekrönt von der knienden Figur des betenden Kaisers, der von den vier Kardinaltugenden umringt ist (Künstler: Alexander Colin). Die Marmorreliefs an den Tumbawänden (Entwurf: Florian Abel; Ausführung: Alexander Colin) zeigen die wichtigsten historischen Begebenheiten aus dem Leben des Kaisers. Auch hier ist die Bildniskunst mit Historienbildern kombiniert. Die Tumba dient dem zentralen Bild Maximilians I. als Sockel, die Begleitfiguren des „Trauerzuges“ und die Architektur der eigens erbauten Hofkirche machen es nicht nur zum prachtvollsten und umfassendsten Denkmal der deutschen Kaiserzeit, sondern auch zum wegweisenden architektonischen Denkmal mit vielschichtigem Figurenprogramm, wie es – allerdings mit säkularisierter Bauhülle – im 19. Jh. seine höchste Ausbildung erfährt.

Vom Schöpfer des Maximilianskenotaphs, Alexander Colin, stammt auch das in Innsbruck hergestellte Monumentalgrab der Habsburger auf dem böhmischen Thron, das 1589 in der Mitte des Prager Veitsdoms aufgestellt wurde (Datierung: 1564–89; Material: Marmor; Maße der Tumba: 1,13 m hoch, 3,16 m breit, 3,52 m lang). Ursprünglich entstand es im Auftrag Kaiser Maximilians II. für seinen Vater Ferdinand I. und dessen Gemahlin Anna, dann ließ Kaiser Rudolf II. das Grab für seinen 1576 verstorbenen Vater Maximilian II. erweitern. Auf der zweistufig erhöhten Tumba liegen die Grabplatten mit den Grabbildern, an ihrer Front ist der auferstandene Christus und an den Seiten wappenhaltende Engel dargestellt. Die Tumbawände zieren Brustbilderreliefs der habsburgischen Ahnen von Karl IV. bis Rudolf II. Das Denkmal ist ein Dokument dafür, daß die Habsburger in jener Zeit mehr und mehr Prag als Residenz ihrer Hausmacht betrachteten.

Der Typus des Memorienaltares ist uns – wenn auch nur in Einzelteilen – durch die Familie Fugger überliefert, die neben der bereits behandelten Fuggerkapelle ein zweites sakralgebundenes Denkmal ihrer Familienherrlichkeit in Auftrag gaben. Der Memorienaltar für den 1579 verstorbenen Christoph Fugger bestand aus zehn Teilen und stand in der Dominikanerkirche St. Magdalena zu Augsburg. Sie wurden nach der Säkularisation 1807 versteigert und tauchten erst vor etwa zwanzig

Jahren in England wieder auf. Wie bei der Fuggerkapelle, aber auch wie beim Mausoleum in Stadthagen oder dem Habsburgergrab in Prag, so steht auch hier (Datierung: 1581–84; Entwurf: Hubert Gerhard; Modell: Carlo Pallago; Guß: Jeremias Reisinger; Material: Messing, gegossen; Maß: 96,5 cm hoch; Standort: London, Victoria and Albert Museum, Inv. Nr. 20–1964) das Motiv des auferstehenden Christus mit der Siegesfahne im Mittelpunkt. Kaum ein anderes Motiv war geeigneter, die Unsterblichkeit eines Irdischen, sei er weltlichen oder geistlichen Standes, sei er Herrscher oder wohlhabender Bürger, zu demonstrieren.

Als letztes und spätestes großes Beispiel eines Monumentalgrabes innerhalb des hier behandelten Zeitabschnittes sei das Grabdenkmal Kaiser Ludwigs des Bayern genannt. Das 1619–22 errichtete Monumental- T 89,
grab der Wittelsbacher Dynastie für ihren herausragendsten Exponen- Z 43
ten (Material: schwarzer Marmor, Bronze; Entwurf: Hans Krumper und Peter Candid; Guß: Dionys Frey) wurde im südlichen Seitenschiff der Münchener Frauenkirche aufgestellt. An den vier Ecken der Tumba stehen Fahnenträger in Ritterrüstung (Datierung: 1595; Künstler: Hubert Gerhard), an den Fronten die Bronzestandbilder der Wittelsbacherherzöge Wilhelm IV. und Albrecht V. Am Fußgestell wurde die (bereits besprochene) ursprüngliche Grabplatte von 1490 eingearbeitet. Darunter befindet sich eine Darstellung der Versöhnung Herzog Albrechts III. mit seinem Vater nach der Hinrichtung der Agnes Bernauer, der heimlichen Gemahlin Albrechts, die der Zauberei beschuldigt worden war. Mit diesem Monumentalgrab sollte also demnach nicht nur Kaiser Ludwig der Bayer oder die wittelsbachische Dynastie geehrt werden, vielmehr setzte sich Bayern hier mit der Verherrlichung der brutalsten Glaubenskämpfer und der Bestrafung der heimlichen Ehe sowie der Hexerei ein bleibendes Denkmal als Vormacht der Gegenreformation.

Von den Einzelgrabdenkmälern dieser Zeit, die im Vergleich zu den Monumentalgräbern an Bedeutung verlieren, seien hier nur wenige Beispiele angeführt. Georg Dux, ein natürlicher Sohn Herzog Wilhelms IV. von Bayern, ließ sich in seinem Grabmal als stolzer Landsknechtsführer und ruhmvoller Kriegsheld verewigen. Sein Ehrenmal (Künstler: Hans Äßlinger (?); Datierung: um 1565; Todesjahr: 1589; Material: roter Marmor; Maß: lebensgroß; Standort: Hofhegnenberg bei Augsburg;

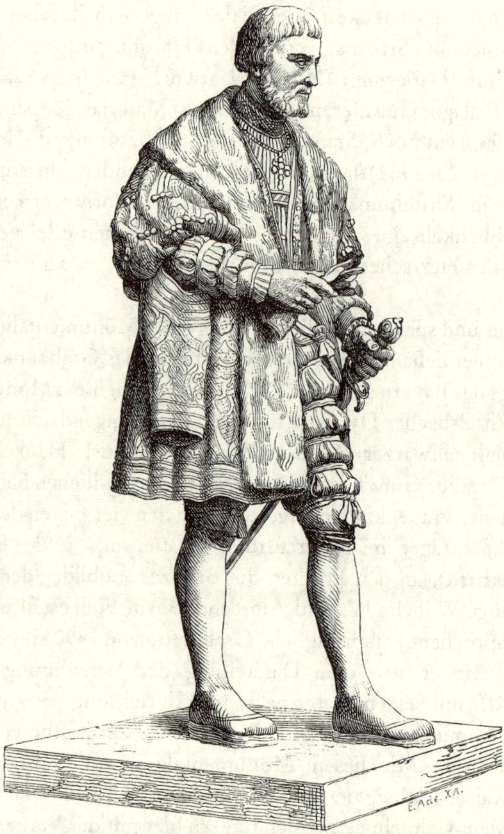

Z 43 München, Frauenkirche, Grabmal Ludwigs des Bayern, Standbild Herzog Wilhelms IV. von Bayern.

Schloßkapelle) stand ursprünglich in der von ihm gestifteten Kapelle der Münchner Franziskanerkirche. Unter den geistlichen Grabmälern steht ein besonders schönes am Übergang von der Gotik zur Renaissance und vom mittelalterlichen Grabstein zum humanistischen Denkmal: das
T 90 Grabmal des Uriel von Gemmingen (Künstler: Hans Backoffen; Datierung: nach 1514 (Todesjahr); Material: Sandstein und Tuff; Maße:

4,75 m hoch, 1,87 m breit; Standort: Mainz, Dom). Im Zentrum des von einem Renaissance-Triumphbogen gerahmten und von einem gotischen Baldachin bekrönten Grabmals steht der gekreuzigte, von Putten umschwebte Christus, ihm zu Füßen die heiligen Bischöfe Martinus und Bonifatius, ganz unten der knieende und betende Erzbischof in der Art einer Stifterfigur. Ganz anders geartet sind die beiden miteinander korrespondierenden Grabmäler der aufeinanderfolgenden Brüder auf dem Kölner Erzbischofsstuhl, Adolf (Datierung: um 1561; Material: T 91
Marmor; Maß: 1,97 m lang; Standort: Köln, Dom) und Anton von Schauenburg (Datierung: um 1561; Material: Marmor; Maß: 1,75 m lang; Standort: Köln, Dom). Beide Liegefiguren stützen den Kopf auf den (linken bzw. rechten) Arm, beide sind im Bischofsornat – nur Anton trägt statt der Mitra das Barett, weil er noch vor der Konsekration und der Priesterweihe starb. Beide von Cornelis Floris de Vriendt geschaffenen Gisants ruhen auf ihrem von Wappen gerahmten Sarkophag, der jeweils von Klugheit und Gerechtigkeit symbolisierenden Karyatiden getragen wird. Oberhalb der Liegefiguren entwickelt sich in Form von Wandverkleidungen ein Programm von Darstellungen der Auferstehung Christi, der Statuen von Mäßigkeit und Stärke, der Wappen der Familie Schauenburg u. a. Von den bürgerlichen Grabmälern gewinnt das Familien- gegenüber dem Einzelgrabmal an Bedeutung. Im Zentrum der Grabplatte der Familie Wigerinck in der Marienkirche zu Lübeck (Künstler: Werkstatt Peter Vischers d. J.; Todesjahr: 1518; Material: Bronze) steht das große Familienwappen, das architektonisch gerahmt, mit einer Umschrift versehen sowie mit figürlichem und emblematischem Schmuck ausgestattet ist. Der Familiengrabstein des Humanisten und Universitätsprofessors Johannes Cuspinian im Wiener T 92
Stephansdom (Todesjahr: 1529; Material: Adneter Marmor) zeigt im oberen Drittel in dreifacher Bogengliederung den Gelehrten, flankiert von seinen beiden Frauen. In der Mitte befindet sich eine ziemlich große Inschriftentafel, darunter eine Szene aus seinem Leben, wohl den Tod seiner Tochter darstellend.

6. *Zusammenfassung*

In der Zeit zwischen Reformation und Dreißigjährigem Krieg entwickelt sich eine facettenreiche Vielfalt von Denkmälern. Unter den architektonischen Denkmälern erhalten diejenigen profanen Charakters immer mehr Bedeutung, während die sakralen zusehends profanisiert werden. Es gibt die idealtypische Denkmalform wie Zentralbau, Ehrenpforte oder Monumentalsäule ebenso wie die zweckgerichtete Denkmalform der Prunkloge, von der sich der Kaiser der städtischen Öffentlichkeit zeigt, das Wanddenkmal, dem die Palast- oder Schloßwand als Bildträger dient, oder der Brunnen, der zum Sockel des öffentlichen Denkmals auf einem städtischen Marktplatz wird. Schließlich gibt es auch schon das Denkmal in der Form einer „architecture parlante", wie das projektierte Kaiserdenkmal für den Speyerer Dom in der Ausgestaltung einer überdimensionalen Krone gezeigt hat. Die architektonischen Denkmäler sakralen Charakters reichen von der freistehenden bäuerlichen Grabkapelle über die finanz- und handelsbürgerliche Grabkapelle, die sich an eine bereits vorhandene Kirche anlehnt, über das Mausoleum eines protestantischen Landesfürsten oder katholischen Kaisers bis hin zur Kirche, die eigens und ausschließlich zur Aufnahme des kaiserlichen Kenotaphs und eines umfassenden Skulpturenprogramms erbaut wird. Dann gibt es die Monumentalkirche, die gleichzeitig dynastische Grablege und Siegesmal der Gegenreformation ist.

Gedenktafel, Bildnis und Grabmal sind die plastischen Denkmalgattungen, von denen sich insbesondere die letzteren beiden vielgestaltig und monumental ausbilden. Das Bildnis erscheint als Reiter-, Stand- und Halbbild sowie als Büste, neu hinzu kommen das verkleidete Bildnis und das Freundschaftsbildnis. Das Bildnis wird zum individuellen und charaktervollen, leicht identifizierbaren Porträt. Das Grabmal entwickelt sich von der an die Wand gebundenen Grabplatte zum – häufig im Kirchenchor – frei stehenden Monumentalgrab, das zwar das Grabbild beibehält und weiterentwickelt, aber mit der Tumba einen sockelartigen Unterbau erhält, der als Träger von Freiplastik und Reliefs zur geistigen Überhöhung des Verstorbenen dient. Die Einzelgestalt der großen Persönlichkeit als Sinnbild der aristokratischen Dynastie oder der bürgerlichen Familie erscheint stehend, sitzend, kniend –

oder als Gisant (Liegefigur). Eine monumentale – ebenfalls profanisierte – Sonderform ist der Memorienaltar.

Dargestellt werden im deutschen Denkmal jener Zeit Vertreter aller politisch relevanten, wirtschaftlich wohlhabenden und geistig-wissenschaftlich arbeitenden Stände: der Bauer und der Bürger (vorwiegend im Grabmal) sowie der Adel (Kaiser, Landesfürst) und der Klerus (Bischöfe, Äbte). Insbesondere die Landesfürsten lassen sich – entsprechend dem Motto „cuius regio, eius religio" – als Glaubenskämpfer darstellen, wobei die Führer der Gegenreformation zu Prototypen der absolutistischen Herrscher in Deutschland werden. Sie beanspruchen das Motiv des „salvator mundi" mit dem Kreuz als Siegeszeichen für sich, die Muttergottes wird zur Landespatronin (patrona bavariae) und der Erzengel Michael zum Sinnbild des gegenreformatorischen Kampfes. Zu den Allegorien der Plagen gehören für sie – neben Pest, Krieg und Hunger – insbesondere die lutherische „Ketzerei". Von allgemeinerer Gültigkeit im gesellschaftlichen Sinne ist das Motiv des auferstehenden Christus, das neben den Statuenprogrammen biblischer und heiliger Gestalten das häufigste sakrale Motiv ist – geeignet, den Verstorbenen denkmalhaft zu überhöhen und mit der Aura der Unsterblichkeit zu umgeben.

Das vom frühbürgerlichen Humanismus evozierte Individual- und Persönlichkeitsverständnis stellt neben der großen Einzelperson deren Ahnen, Familie und Freundschaftsbeziehungen in den Mittelpunkt der Darstellungen. Der Bürger schafft sich – nach dem Vorbild des Adels – sein Familienwappen, seinen Stammbaum und läßt sich und seine Umgebung in Form des Bildnismedaillons oder Szenen aus seiner Vita darstellen. Antike Gestalten und gute Helden dokumentieren seine Geisteshaltung, sein historisches Bewußtsein und seine Moralvorstellung. Verstärkt wird dieses Weltbild – mit dem sich zumindest zeitweilig auch Teile des Adels und der Geistlichkeit identifizieren – durch Tugenden wie Fleiß, Wohlstand, Ruhm, Klugheit, Gerechtigkeit, Mäßigkeit und Stärke, oder aber durch Symbole von Handel, Gewerbe, Verkehr, Wissenschaft und Astrologie. Auch die Darstellung von Natur und Idealarchitektur faßt im Denkmal Fuß. Der sich aus der geistlichen Heilsgeschichte lösende Mensch zwischen Reformation und Dreißigjährigem Krieg beginnt sich als irdisches, historisch-selbständig handelndes Individuum zu begreifen und entdeckt verwundert den Dualismus von Leben und Tod.

Der Stil der frühbürgerlichen Bewegung, des Humanismus und der Reformation ist die letzte Phase der Spätgotik und vor allem die Renaissance (die sich in Deutschland bezeichnenderweise nie voll entwickeln kann), die Gegenreformation und der landesfürstliche Absolutismus neigen – besonders in Süddeutschland – zu Manierismus und dem von den Jesuiten aus Rom importierten Barockstil. Vorbilder der humanistisch-protestantischen Kunst kommen dementsprechend aus der Mediceer-Metropole Florenz oder aus den Wirtschaftszentren der Niederlande, diejenigen der absolutistisch-katholischen aus der Papst- und Universalstadt Rom. Standorte von Denkmälern sind entweder in eigens errichteten Sakralbauten, die wie Grabkirche oder Mausoleum selbst allmählich den Charakter des architektonischen Denkmals annehmen, die städtische Öffentlichkeit des Marktplatzes (Brunnen, Säule), des wichtigen Verkehrsweges (Triumphbogen) oder der nach außen gerichteten Schloß- oder Kirchenfassade, sowie Stätten des Verkehrs (Wegedenkmal) und der Wirtschaft (Bergwerk). Die Gegenreformation macht den Sakralbau ganz gezielt zur Symbolstätte ihres Sieges.

Auftraggeber von Denkmälern der Zeit zwischen Reformation und Dreißigjährigem Krieg sind neben dem Kaiser – insbesondere Maximilian I. – weiterhin und verstärkt die Landesfürsten, wobei auch die kleineren unter ihnen – wie das Mausoleum des Fürsten Ernst von Schaumburg-Holstein gezeigt hat – eine gewichtige Rolle zu spielen beginnen. Unter dem Klerus sind es vor allem die Jesuiten, die mit einem monumental-propagandistischen Bau- und Bildapparat überschwenglich den politischen Sieg der Gegenreformation feiern. Neben diesen erlangen vor allem die Städte sowie vereinzelte wohlhabende Handelsbürger und Bauern Auftraggeberfunktion. Der Künstler baut seine hohe gesellschaftliche Funktion aus und kann es sich leisten – wie Peter Vischer d. Ä. am Sebaldusgrab –, sein eigenes Standbild dem des zu ehrenden Heiligen gleichberechtigt gegenüberzustellen. Die Dienste des Künstlers sind so begehrt, daß er häufig aus dem Ausland (Niederlande, Italien) importiert wird. Seine Arbeit beginnt sich zu spezialisieren, und es ist nicht selten, daß die verschiedenen Arbeitsprozesse wie Entwurf, Modell, Guß und Ausführung in verschiedenen Händen liegen. Die intellektuelle Arbeit des Künstlers – der Entwurf – bekommt erstrangige Bedeutung gegenüber den handwerklichen oder technischen Tätigkeiten. Der wachsende Öffentlichkeitscharakter von Denkmälern läßt auf eine zahlenmäßig ansteigende Zielgruppe von Rezipienten schließen. Die Selbstverständlichkeit der heilsgeschichtlichen Bildinhalte des Mittelalters wird durch eine Vielfalt neuer oder neukomponierter Darstellungen, durch weltlich-historische Ereignisbilder sowie eine wachsende Anzahl kommentierender Inschriften und Widmungen abgelöst. In ihnen kommt nicht nur eine neue Geisteshaltung zum Ausdruck, es zeigt sich vielmehr, daß sich die Denkmäler verstärkt und gezielt an eine gebildete, mit humanistischen Bildinhalten vertraute und meist des Lesens kundige Öffentlichkeit wenden.

Der geistliche Inhalt des Sakraldenkmals tritt zurück oder dient – wie im Falle der gegenreformatorischen Monumente – den weltlichen Zwecken der Machtpolitik. Die sakrale Bauhülle, die das weltliche Herrschergrab birgt, dient ebenso profanen Zwecken wie die Denkmalfassade als Trägerin eines ideologischen Bildprogramms. Neben den plastischen Denkmälern (Reiterbild, Standbild, Büste, Grabbild), die der Erinnerung oder Verherrlichung von Einzelpersonen, Ahnen oder Familienmitgliedern dienen, gewinnt vor allem das historische Ereignisdenkmal (Reformation, Gegenreformation, Bauernkrieg, Zusammentreffen hochgestellter Persönlichkeiten, wirtschaftlich-technische Großtaten) an Bedeutung. Dementsprechend wird auch Zeit und Anlaß der Weihung eines Denkmals nicht mehr nur nach dem Todestag eines Heiligen oder einer verstorbenen Persönlichkeit ausgerichtet, sondern von nun an auch häufig nach dem Jahrestag eines wichtigen historischen Ereignisses (z. B. Schlacht am Weißen Berg). Das Denkmal der Zeit zwischen Reformation und Dreißigjährigem Krieg nähert sich erstmals unserem modernen, durch den säkularisierten Öffentlichkeitsbegriff des 19. Jh. geprägten Denkmalbegriff.

C. Absolutismus, Aufklärung, Napoleonische Fremdherrschaft

Der Westfälische Frieden von 1648 beendete zwar den Dreißigjährigen Krieg, den Niedergang von Kaiser und Reich, die Verwüstung Deutschlands sowie die Verarmung des Bürger- und Bauernstandes konnte er nicht mehr rückgängig machen. Anstelle dieser vereinigenden, nationbildenden Kräfte wurden die partikularstaatlichen Interessen der zahlreichen Landesfürsten begünstigt – sie stiegen zu absolutistischen Souveränen empor und waren doch nur eine Karikatur der Herrscher, die in Spanien oder Frankreich ihr Vorbild waren. Symptomatisch für den Zustand des Reiches zwischen Dreißigjährigem Krieg und Napoleonischer Fremdherrschaft war die Einrichtung des immerwährenden Reichstages in Regensburg (1663–1806), dem 8 Kurfürsten, 61 weltliche und 33 geistliche Fürsten, 51 Reichsstädte sowie 2 Prälaten und 4 Reichsgrafenkurien angehörten. Ihre Aufgabe war die Ausarbeitung einer neuen Verfassung, die allerdings nie zustande kam.

Auf Kaiser Ferdinand III. (1637–57), in dessen Regierungszeit der
T 107 Westfälische Frieden geschlossen wurde, folgte Kaiser Leopold I.
(1658–1705). Während dieser damit beschäftigt war, vor den Pforten seiner Hausmacht die Türkengefahr (1683 Türken vor Wien) abzuwenden, überließ er den Westen des Reiches seinem Schicksal: den Raubzügen Ludwigs XIV. von Frankreich (Eroberung Straßburgs, Verwüstung der Pfalz). Im Frieden zu Rijswyk (1697) muß der Sonnenkönig auf Lothringen, die Pfalz und die anderen rechtsrheinischen Eroberungen verzichten, behält jedoch Straßburg. Im Spanischen Erbfolgekrieg (1700–14) bricht die Macht Ludwigs XIV. endgültig.

Unter Kaiser Joseph I. (1705–11) wird die selbstsüchtige habsburgische Hausmachtpolitik weitergeführt. Eine große Kulturepoche bricht unter Kaiser Karl VI. (1711–40) an, der sich in seinen Spanienträumen als Nachfolger Karls V. und in seinem Weltmachtstreben in Analogie zu Ludwig XIV. sieht. Doch im Frieden von Rastatt und Baden (1714) setzt sich die Gleichgewichtspolitik durch – Großbritannien wird zum „Schiedsrichter Europas". Im Innern des Reiches wird Sachsen durch die Personalunion mit Polen (seit August dem Starken, 1697) in den Nordischen Krieg verwickelt, der die Großmachtstellung Schwedens zugunsten Rußlands bricht. Der Aufstieg des brandenburgisch-preußi-
T 108 schen Staates seit Friedrich Wilhelm I., dem Großen Kurfürsten
(1640–88), trägt weiter zur Auflösung des Reichsverbandes bei. Das
Erlöschen des habsburgischen Mannesstammes mit dem Tod Karls VI.
T 114 1740 führt zum Österreichischen Erbfolgekrieg, den – nach kurzer,
T 116 durch Frankreich unterstützter Regentschaft Kaiser Karls VII.
(1742–45) von Bayern – Maria Theresia von Österreich für sich und

ihren Gemahl Franz von Lothringen entscheiden kann. Im Frieden von Aachen kommt es 1748 zum Kompromiß: Preußen erhält Schlesien, Österreich (kraft der Pragmatischen Sanktion, 1713) erhält die Kaiserkrone.

Unter Kaiser Franz I. (1745–65) findet der Siebenjährige Krieg T 116 (1756–63) zwischen Friedrich II., dem Großen, und Maria Theresia statt, in dem Preußen zur fünften europäischen Großmacht aufsteigt und der den Grundstein legt zum jahrzehntelangen österreichisch-preußischen Dualismus. Kaiser Joseph II. (1765–90), eifriger Vertreter österreichischer Hausmachtpolitik, gerät durch den Plan eines Ländertausches mit Karl Theodor von Pfalz-Bayern mit Friedrich dem Großen in Konflikt, der zum Bayerischen Erbfolgekrieg (1778–79) führt. Um den Erwerb Bayerns durch den Kaiser zu verhindern, gründet Friedrich der Große 1785 den ersten Fürstenbund unter preußischer Führung. Nur kurz regiert Kaiser Leopold II. (1790–92). Vernunftreligion und aufgeklärter Absolutismus gelangen in der zweiten Hälfte des 18. Jh. von England (Locke, Hume) und Frankreich (Voltaire, Enzyklopädisten) nach Deutschland, wo sie vor allem in Preußen (Lessing, Mendelssohn, Friedrich d. Gr.) Fuß fassen. Mit ihnen kommen bürgerliche Ideen zum Tragen, die jedoch an der gesellschaftlich-politischen Realität wenig ändern.

Mit Franz II. (1792–1806) besteigt der letzte Kaiser den Thron des Heiligen Römischen Reiches Deutscher Nation. In gemeinsamer Zielrichtung gegen die Französische Revolution kommt sogar ein Bündnis mit Friedrich Wilhelm II. (1786–97) von Preußen zustande. Doch bald schon söhnt man sich in getrennten Friedensschlüssen mit der Französischen Republik aus: Preußen im Sonderfrieden von Basel (1795), Österreich im Frieden von Campo Formio (1797). Der zweite Koalitionskrieg gegen Frankreich – jetzt gegen Napoleon und ohne Preußen – endet im Frieden von Lunéville (1801) mit dem Verlust der linksrheinischen Gebiete an Frankreich. Mit dem Reichsdeputationshauptschluß (1803) werden auf Grund veränderter Verfassungsverhältnisse die größeren deutschen Fürsten durch Einzug geistlicher Territorien und Auflösung der kleineren weltlichen Reichsstände für ihre linksrheinischen Gebietsverluste entschädigt. Der Frieden von Preßburg (1805) beendet nach der Schlacht bei Austerlitz den dritten Koalitionskrieg Österreichs mit Rußland und England gegen Frankreich unter Napoleon I. Mit

Austritt der süd- und westdeutschen Fürsten aus dem Reich und Gründung des Rheinbundes (1806) werden diese nicht nur zu Napoleonischen Vasallen, sondern bilden zugleich auch eine Front gegen Österreich und Preußen. Damit ist das Ende des Heiligen Römischen Reiches besiegelt. Franz II., seit 1804 als Franz I. Kaiser von Österreich, legt die römische Kaiserkrone nieder.

Nach dem Frieden von Tilsit (1807), in dem Preußen die Hälfte seines Territoriums an Frankreich verliert, gründet Napoleon das Königreich Westfalen. Der Frieden von Wien (1809) beendet Österreichs vierten Koalitionskrieg gegen Frankreich, führt zur Vergrößerung des Rheinbundes und sieht Napoleon auf dem Höhepunkt seiner Macht. Sein gescheiterter Rußland-Feldzug (1812) bringt schließlich die Wende. Die Befreiungskriege (1813–15) mit den herausragenden Entscheidungsschlachten bei Leipzig (1813) und Waterloo (1815) brechen endgültig die Napoleonische Fremdherrschaft in Deutschland und geben der Nationalbewegung starke Impulse. Die Pariser Friedensschlüsse von 1814 und 1815 bringen die Rückgabe der von Frankreich eroberten deutschen Gebiete außer Elsaß und Lothringen. Der Wiener Kongreß (1814–15) hatte die Unterdrückung aller freiheitlichen und nationalen Bewegungen zugunsten der Restauration der alten Herrschaftsverhältnisse zur Folge. Auch die Gründung des „Deutschen Bundes" unter der Führung Österreichs war ein – wenn auch untauglicher – Versuch, die alten Verhältnisse wiederherzustellen.

1. Architektur als absolute Kunstform

Die künstlerische Ausdrucksform des Absolutismus ist die Architektur. Sie ist nach der „Kopernikanischen Wende" am besten geeignet, das verlorengegangene Weltbild in neuer, vernunftorientierter Form zu konstruieren und zu repräsentieren. Plastik und Malerei, Kunsthandwerk und Dekoration arbeiten als Dienerinnen der Baukunst zu. Im Mittelpunkt steht der absolutistische Fürst, der, zum Gott erhoben (Apotheose), die politisch-ikonographischen Grenzen zwischen Sakral- und Profanbaukunst verschwimmen läßt. Hauptaufgabe des Architekten ist die Organisation dieser neuen Welt, er erhält über seinen baukünstlerischen Auftrag hinaus die Funktion des Hofzeremonien-

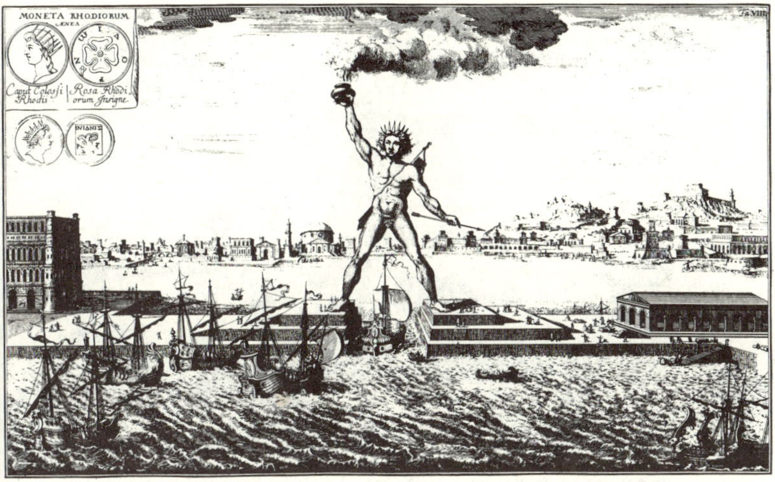

Z 44 Kolossaldenkmal: Der Koloß von Rhodos. In: F. v. E., Entwurf einer historischen Architektur. Erstes Buch, Tafel VII.

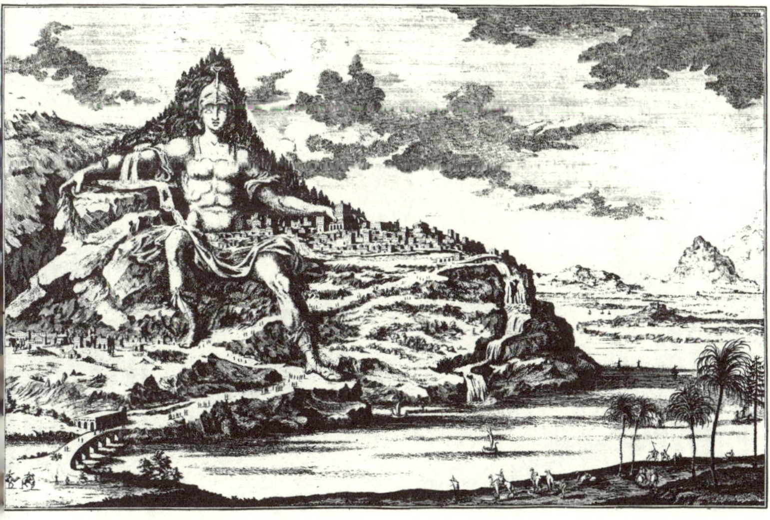

Z 45 Kolossaldenkmal: Der Berg Athos. In: F. v. E., Entwurf einer historischen Architektur. Erstes Buch, Tafel XVIII.

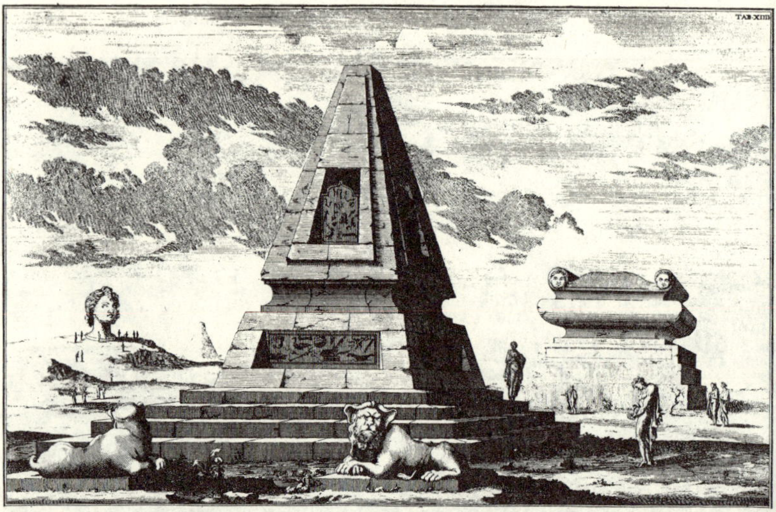

Z 46 Pyramidendenkmal: Heliopel, Ägyptische Grabpyramiden des Königs Sotis. In: F. v. E., Entwurf einer historischen Architektur. Erstes Buch, Tafel XIV.

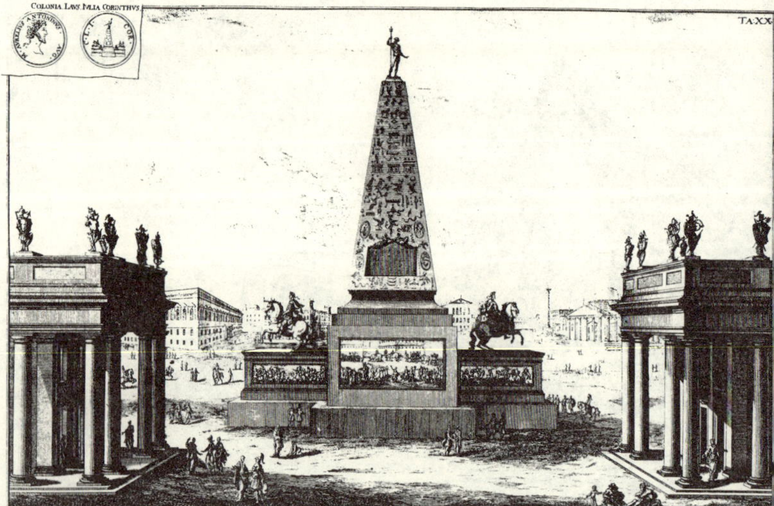

Z 47 Obeliskendenkmal: Obelisk für Marc Aurel und Lucius Verus, Rom. In: F. v. E., Entwurf einer historischen Architektur. Erstes Buch, Tafel XX.

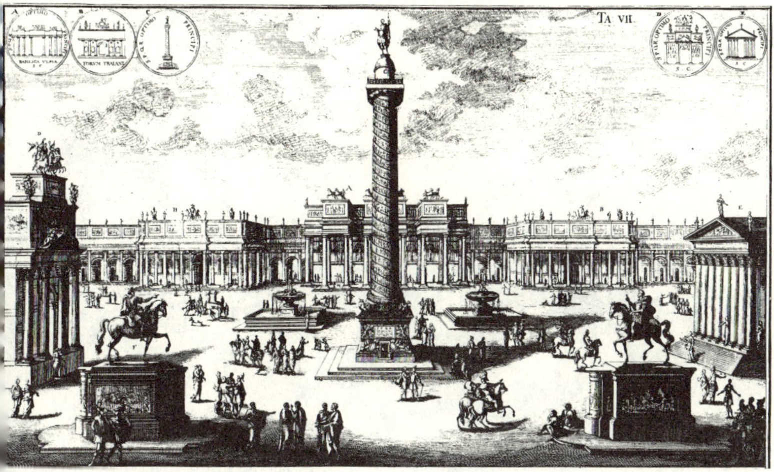

Z 48 Säulendenkmal: Trajanssäule auf dem Trajansforum, Rom. In: F. v. E., Entwurf einer historischen Architektur. Zweites Buch, Tafel VII.

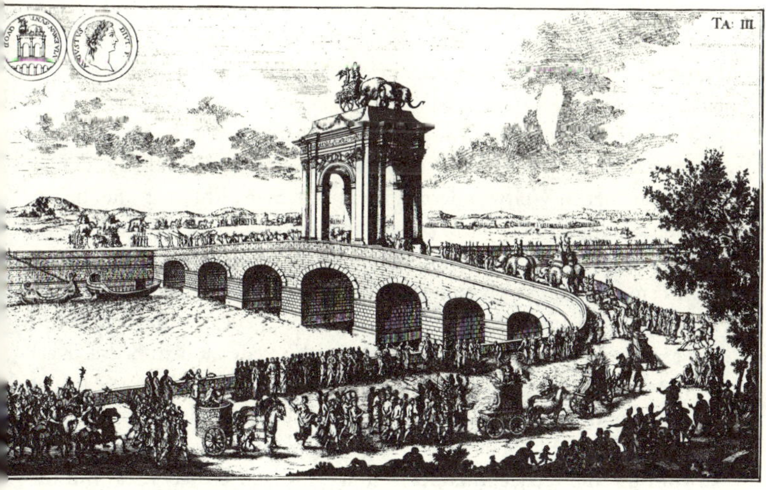

Z 49 Brückendenkmal: Augustusbrücke über den Tiber, Rom. In: F. v. E., Entwurf einer historischen Architektur. Zweites Buch, Tafel III.

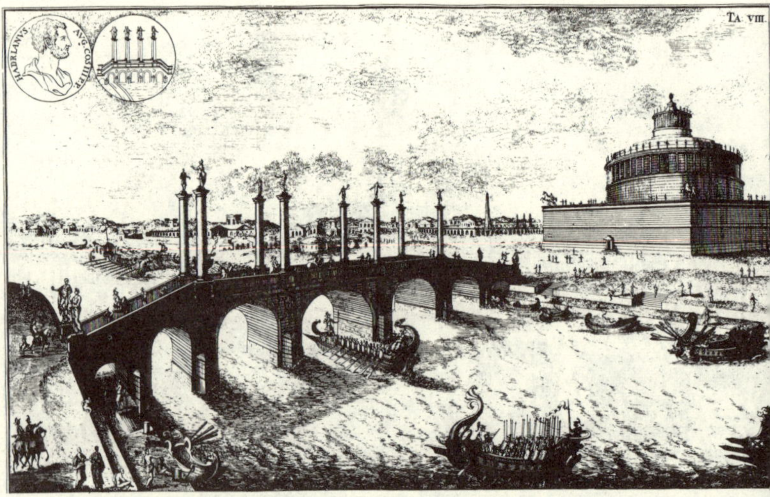

Z 50 Brückendenkmal und Mausoleum: Hadriansbrücke und Engelsburg, Rom. In: F. v. E., Entwurf einer historischen Architektur. Zweites Buch, Tafel VIII.

meisters, des Historiographen und Enzyklopädisten, des Idealplaners von Kloster- und Stadtanlagen, des rationalen Organisators der Natur. Kurzum, der absolutistische Architekt ist der Monumentalbaumeister an sich.

Als erster Baumeister stellt Johann Bernhard Fischer von Erlach sein eigenes Werk in einen bauhistoriographischen Zusammenhang, den er
Z 44 bis zu den Sieben Weltwundern zurückführt. Sein „Entwurf einer histo-
–50, rischen Architektur", der 1721 erstmals veröffentlicht wurde, ist eine
Z 59, universale Weltgeschichte monumentaler Prototypen der Baukunst
61 vom Tempel Salomos bis zum „Sinesische(n) Tempel, nahe bey der Statt Nanking" und Fischer von Erlachs eigenem Werk, das das letzte von insgesamt vier Büchern einnimmt. In der Vorrede zu dem Kaiser Karl VI. gewidmeten Architekturwerk gibt Fischer von Erlach seine Absicht zu erkennen: „nemlich die alles verstörende Zeit und gäntzliche Vernichtung der Denk-Male alter Gebäude abzuhalten, und sich dadurch sowohl um die Gedächtnis der Ruhm-würdigen Urheber, als um die Kunst-begierige Nachwelt verdient zu machen".

Neben dieser Architekturgeschichte gibt es aus dem Zeitalter des Ab-

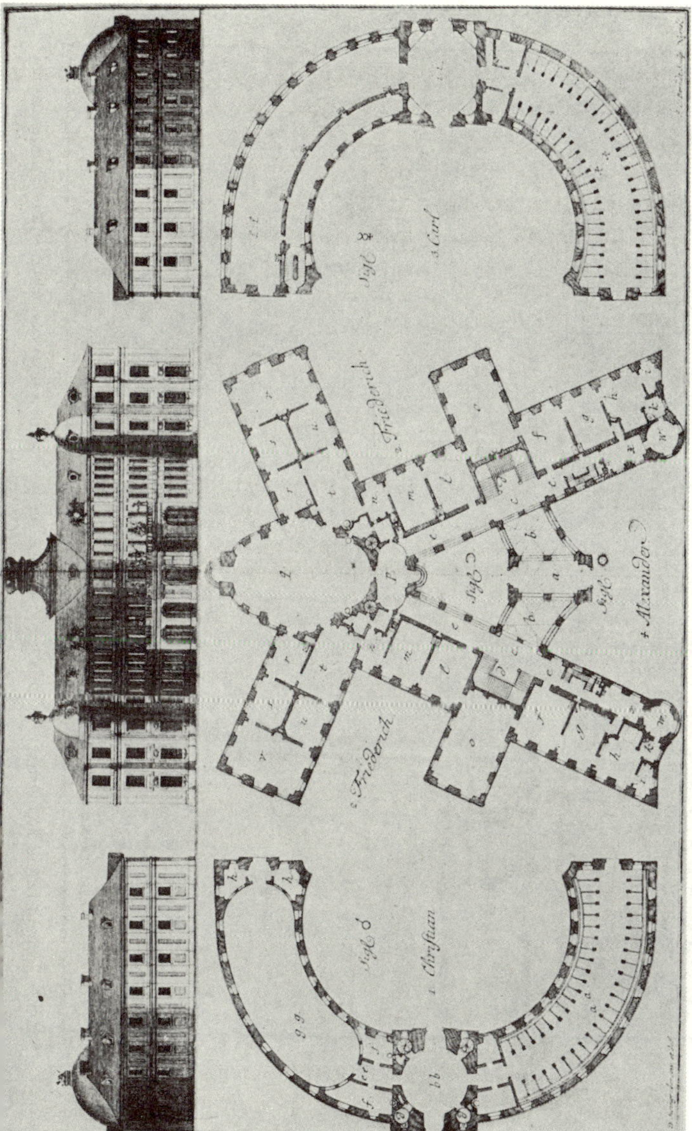

Z 51 Johann David Steingruber: Architektonisches Alphabet. Schloß über den Initialen des Fürstennamens (C)hristian (C)arl (F)riedrich (A)lexander.

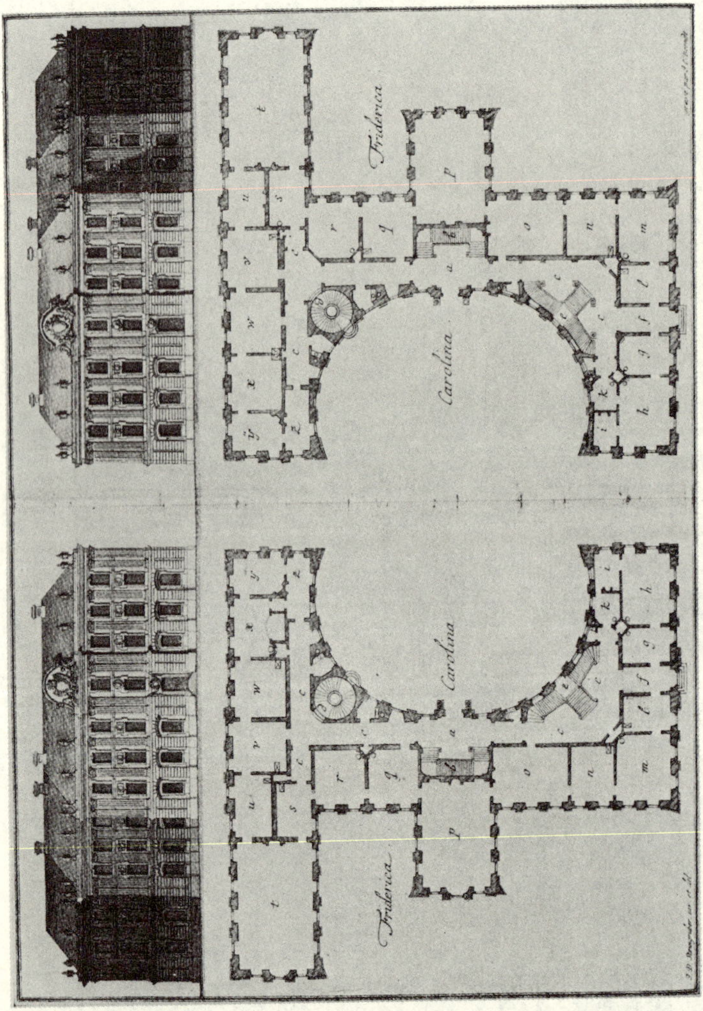

Z 52 Johann David Steingruber: Architektonisches Alphabet. Schloß über den Initialen des Fürstennamens (F)riderica (C)arolina.

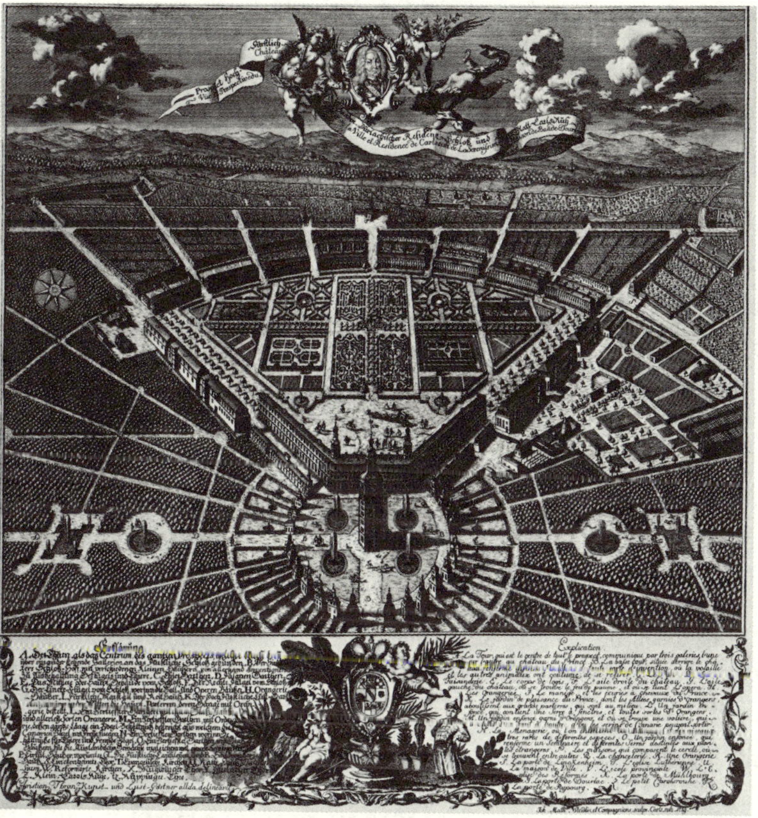

Z 53 Idealplan von Karlsruhe, Stich von Steidlin/Thran, 1739.

solutismus geradezu rührende Versuche, die Baukunst auch enzyklopädisch in Form von Architekturalphabeten mit Gebäuden auf Grundrissen in Buchstabenform zu fassen. Johann David Steingruber – „vieljährig Hochfürstlich Onolzbachischer Bauinspektor" – gab 1773 ein Architektonisches Alphabet heraus. Denkmalcharakter erhält es dadurch, daß es auch Entwürfe von Gebäuden auf den Initialen jener Fürstlichkeiten enthält, denen er dieses Architekturwerk widmete: Z 51,
C(hristian) C(arl) F(riedrich) A(lexander) und F(riederica) C(arolina). 52

Ein ähnliches Beispiel ist aus Frankreich überliefert, wo der Architekt Gobert in einer Huldigungsschrift für Ludwig XIV. auf den Buchstaben LOUIS LE GRAND eine Idealarchitektur entwarf. Auch aus dem Sakralbereich gibt es ein vergleichbares Beispiel: der Entwurf zu einem Jesuitenkollegium des Architekten Anton Glonner aus dem Jahre 1774 mit Grundrissen auf den Buchstaben IHS. Kaum irgendwo anders tritt der Kultus der fürstlichen Person monumentaler in Erscheinung als in diesen Architektonischen Alphabeten, deren enzyklopädisch-rationalistischer Charakter zugleich ein getreues Abbild des aufgeklärten Absolutismus ist.

Ähnlich verhält es sich mit den Idealplanungen des Absolutismus für Städte und Klöster, wobei für die Stadtplanung das Schachbrettmuster oder die Stern- bzw. Fächerform charakteristisch ist und für die Klosterplanung der Escorialtypus mit der zentralaxial angelegten Klosterkirche und den rechtwinklig anschließenden Flügeln der Klostergebäude. Als Stadt auf dem Schachbrettidealplan sei Ludwigsburg genannt, das neben dem 1704 von Herzog Eberhard Ludwig gegründeten gleichnamigen Jagdschloß entstand. Bekanntestes Beispiel für die Fächer- oder Stern-
Z 53 form ist Karlsruhe, das sich vom Jagdschloß (1715 erbaut) des Markgrafen Karl Wilhelm von Baden-Durlach ausgehend entwickelte. Neben der Namengebung der Städte, mit denen sich ihre Gründer verewigten, liegt auch insofern Denkmalcharakter vor, als die idealisch organisierte Form, die sich um den Herrschaftssitz entwickelt, ganz bewußt das Weltbild des absolutistischen Fürsten repräsentiert. Dies gilt auch für die
Z 54 idealen Klosteranlagen von Einsiedeln, Weingarten, Melk, Göttweig, Klosterneuburg u. a., die alle dem Vorbild des Escorial folgen, den Philipp II. von Spanien, Sohn Karls V., als ideales Abbild seiner Vorstellung von königlicher Ordnung (der Fürst im Mittelpunkt von Staat und Kirche) erbauen ließ.

Die absolute Organisation der Welt machte auch vor der Natur nicht halt. Die Gartenanlagen des Absolutismus spiegeln in ihrer geometrischen Organisation, in vom Herrschersitz ausgehender Axialität und Symmetrie die höfische Ordnung monumental wider. Hinzu kommt,
Z 55, daß diese Gartenanlagen mit allerlei Einzeldenkmälern (Mausoleen,
56, Götter- oder Freundschaftstempel, Amor-Tempel, Tempel der Bota-
57 nik, der Baukunst oder der Dichtkunst, Ritterdenkmäler u. v. a.) ausgestattet wurden. Eines der frühesten, sicherlich aber das monumentalste

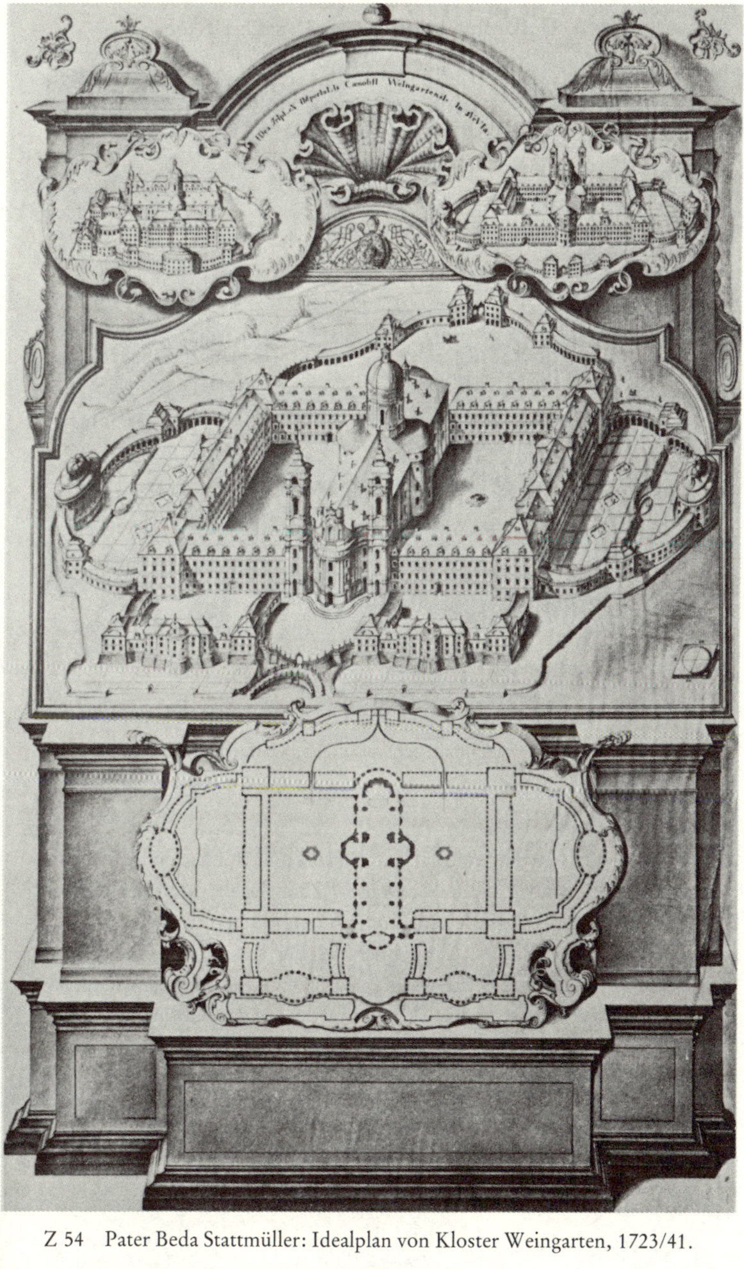

Z 54 Pater Beda Stattmüller: Idealplan von Kloster Weingarten, 1723/41.

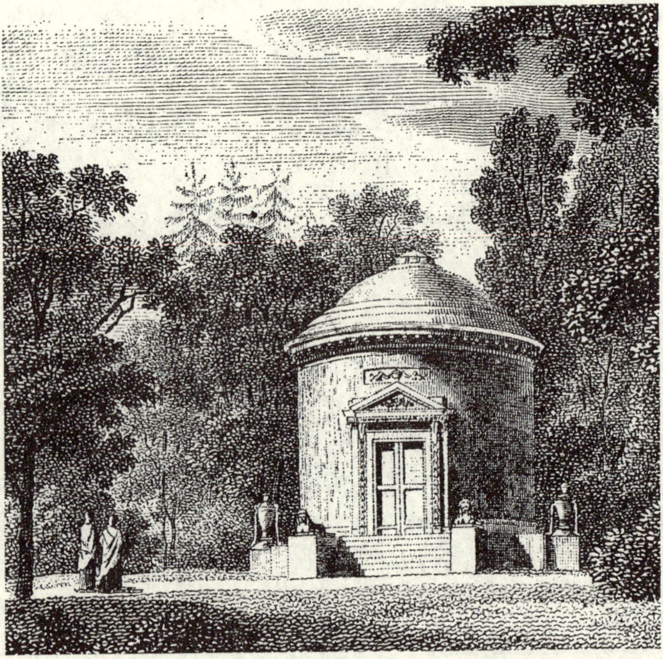

Z 55 Gartendenkmal: Schwetzingen, Tempel der Botanik.

T 93, Beispiel für ein Gartendenkmal ist der Herkules (Künstler: Johann Jack
Z 58 Anthoni; Datierung: 1713–17; Maß: 9,20 m hoch; Material: Kupfer; Vorbild: Herkules Farnese) auf einem 63 m hohen oktogonalen Unterbau im Park von Schloß Wilhelmshöhe bei Kassel (Gartenarchitekt: Giovanni Francesco Guerniero), der durch eine endlose Kaskadenfolge, von der etwa ein Drittel verwirklicht wurde, auf das Schloß ausgerichtet ist. Das Bild von Kraft und Stärke des absolutistischen Fürsten ist hier in Form einer Gigantomachie dargestellt: „Im Kampf mit dem Riesen Encelades hat Herkules seinen Gegner mit einem Felsblock niedergeworfen, der Riese, von dem nur der Kopf im oberen Wasserplateau sichtbar ist, speit nach dem Sieger, aus dem Strahl entwickelt sich die Kaskade" (Magnus Backes, in: Dehio, Hessen, S. 462).

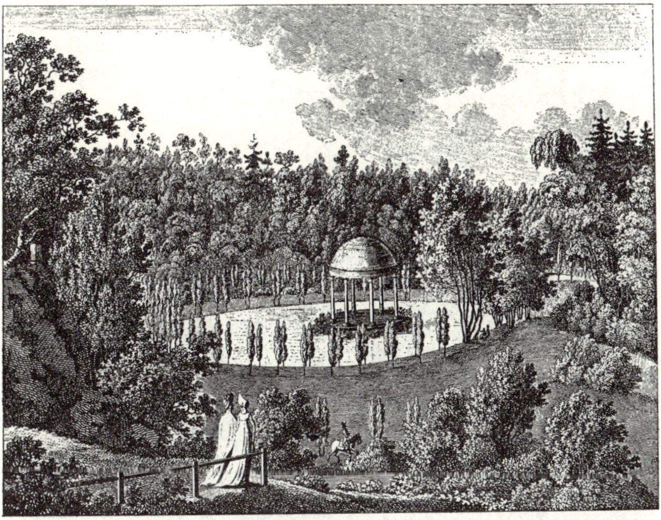

Z 56 Gartendenkmal: Wlaschim, Tempel Amors.

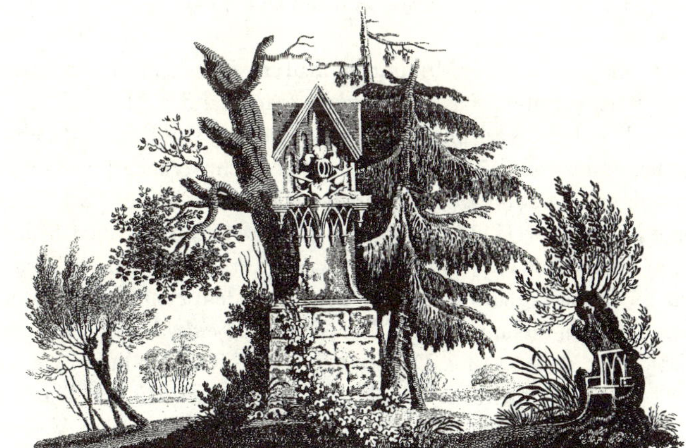

Z 57 Gartendenkmal: Köstritz, Ritterdenkmal.

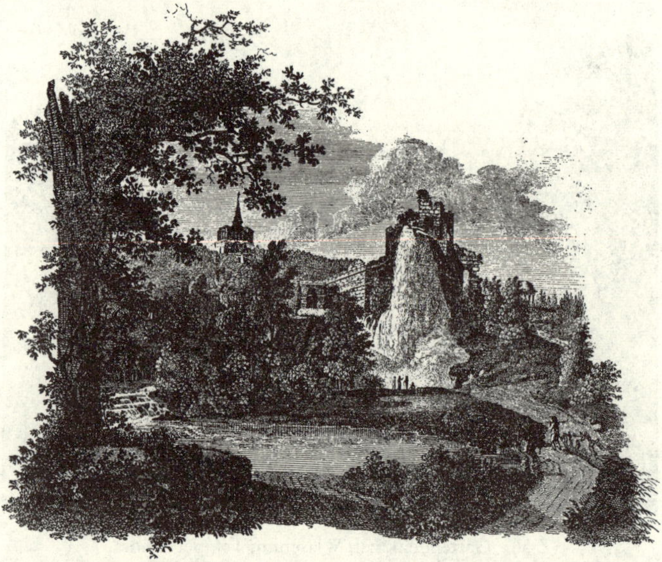

Z 58 Gartendenkmal: Kassel-Wilhelmshöhe, Herkules und Aquädukt.

2. *Architektonische Denkmäler*

Vor allem ein sakraler Monumentalbau erweist sich mit seiner universalen Reichssymbolik als einzigartiges Denkmal des Absolutismus in
T 98 Deutschland: die Karlskirche in Wien, begonnen von Johann Bernhard Fischer von Erlach (1716–22), fortgeführt, leicht verändert und vollendet von seinem Sohn Joseph Emanuel (1724–39). Kaiser Karl VI. gelobte im Pestjahr 1713, eine Kirche zu Ehren seines Namensheiligen Carlo Borromeo (1538–84, Pestheiliger) zu erbauen – sie wurde zu einem Gotteshaus, das ihn über die Bezüge zu dem Heiligen und Wohltäter hinaus in die universalpolitische Tradition eines Karl V. und eines Karl d. Gr. stellen sollte. Die Fassade – ein „Kompendium barocken Bau- und Symboldenkens" (Sedlmayr) – macht dies deutlich. Das Programm, an dem der Philosoph und Staatsmann Gottfried Wilhelm Leibniz (1646–1716; „Monadologie") entscheidend mitwirkte, setzt sich aus mehreren dreieckigen Beziehungsfeldern (Dreifaltigkeitslehre)

zusammen. Die Fassade, die aus fast allen gängigen Monumentalbautypen (Tempelportikus, Säulen, Tore, Zentralbau, Kuppel, Türme) komponiert ist, läßt diese Dreiheit einmal als eine barocke (gegenwärtige) erscheinen – Turm–Kuppel–Turm –, ein anderes Mal (in die erste verschränkt) als eine antike: Säule – Portikus – Säule. Schließlich erweist sich die Karlskirche, in der – dank der universalen bauhistorischen Kenntnisse Fischer von Erlachs („Entwurf einer historischen Architektur") – auch asiatische (Glockenturm) und orientalische Elemente (Säule – Minarett) mitschwingen, als Symbol des Salomonischen Tempels in Jerusalem (Ursprung des Glaubens), der Peterskirche in Rom (Zentrum des Universalismus) und der Karlskirche in Wien (Zentrum der kaiserlichen Macht) in einer vereinten Dreiheit. Die der Fassade vorgestellten Triumphsäulen (Reliefs von Mader, Straub und Schletterer, 1724–30) machen den monumentalen Anspruch, den der Kaiser mit diesem Bauwerk verfolgte, vollends deutlich. Karl VI. verewigte mit ihnen seine Devise „constantia et fortitudine" einerseits und seinen an Spanien geknüpften Weltherrschaftstraum (Säulen des Herkules, Karl V.) andererseits.

Analoges Profanmonument zur Karlskirche ist Schloß Schönbrunn T 94,
bei Wien – insbesondere der erste Entwurf aus dem Jahre 1688 von Jo- Z 59
hann Bernhard Fischer von Erlach für den späteren Kaiser Joseph I. Dieses nicht ausgeführte Riesenprojekt sah eine weitausladende Schloß-
anlage auf dem Schönbrunner Berg vor (dort wo heute die Gloriette T 95
steht), in einer Lage, die es dem Kaiser ermöglichen sollte, sein Reich bis an die Grenzen zu überschauen. Auch hier – zu Seiten des Eingangs – sah Fischer von Erlach das Motiv der doppelten Triumphsäule vor. Der anvisierte Triumph hat eine römisch-universale Wurzel (Darstellung des Sieges des römischen über die anderen Weltreiche) und eine aktuell-politisch-konkurrierende Zielrichtung nach Frankreich und den „Sonnenkönig" Ludwig XIV. (Darstellung der Herkules- und Apollo-Taten). Er gipfelt in der Quadriga mit Joseph I. als Sonnengott, der den Mittelteil des Schlosses bekrönen sollte, einen Mittelteil, für den wiederum die Fassade der Peterskirche in Rom vorgesehen war. Wie die Karlskirche das absolute Gotteshaus weltlicher Herrschaft, so sollte Schönbrunn die absolute – sakral überhöhte – Residenz werden.

Einen Ahnensaal ließ sich Johann Michael II. Graf Althann bei sei- T 96,
nem Schloß Frain in Mähren auf einem 76 m hohen Felsen über dem 97

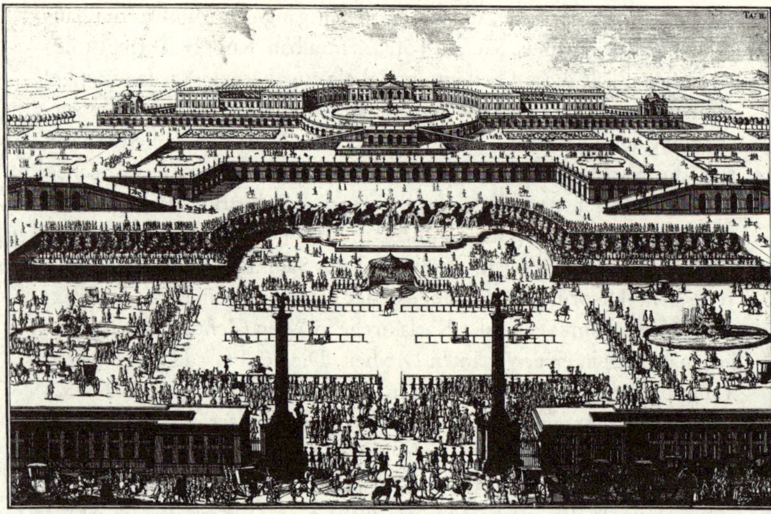

Z 59 Erster Entwurf für Schloß Schönbrunn. In: F. v. E., Entwurf einer historischen Architektur. Viertes Buch, Tafel II.

Thaytal erbauen. Wiederum war es Johann Bernhard Fischer von Erlach, der dieses an römische Nymphäen erinnernde Denkmal errichtete. In den Jahren um 1688–95 schuf er einen Raum auf längsovalem Grundriß (Maß: 26 m lang) mit einer riesigen tambourlosen Kuppel. In den Wandnischen wurden die Porträtstatuen des Auftraggebers und seiner Vorfahren (Künstler: Lorenzo Mattielli) aufgestellt, mit ihren Wappen sowie Reliefdarstellungen ihrer Taten ausgestattet und mit darüber befindlichen allegorischen Darstellungen ihrer Tugenden überhöht. „Darüber wird der letzte Sinn dieser Tugenden dargestellt, verkörpert durch den Genius des Geschlechts, den Tugendhelden auf dem Sonnenwagen, umgeben von den Symbolen von Macht, Frieden und Überfluß, während vier posaunende Gestalten der Fama den Ruhm des Hauses Althann in alle Windrichtungen verkünden" (Johann Bernhard Fischer von Erlach, Ausstellung, Graz – Wien – Salzburg, 1956/1957, S. 49). Dieses Denkmal des Ruhmes des Hauses Althann vereinigt in einem profanen Monument auf einzigartige Weise den antiken moles-Gedanken mit realpolitischen Ansprüchen in einer romantischen Land-

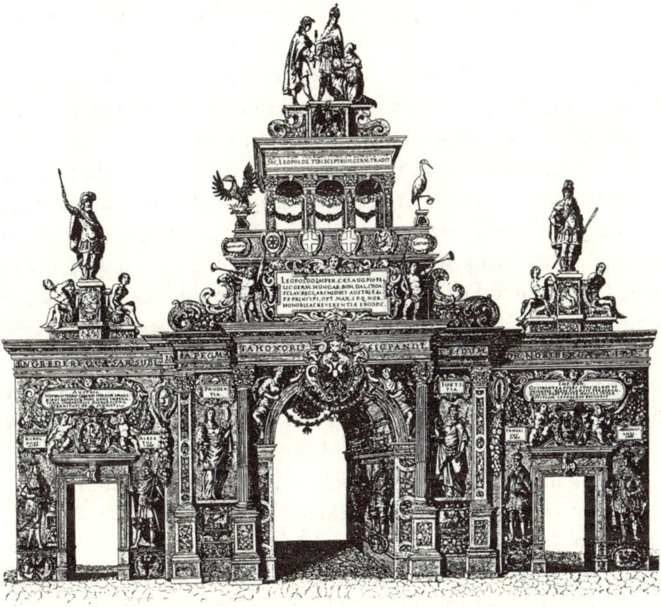

Z 60 Nürnberg, Triumphbogen für Kaiser Leopold I., 1658.

schaft. Sieht man einmal von den Kriterien der Öffentlichkeit ab, so handelt es sich beim Ahnensaal in Frain um die erste eigenständige, rein weltliche Ruhmeshalle im modernen Sinn.

Einer der häufigsten architektonischen Denkmaltypen des Absolutismus ist die Ehrenpforte, der Triumphbogen – das Tor. Häufig wurde es anläßlich von Empfängen, Hochzeiten, Beerdigungen oder zur Erinnerung an Schlachten zunächst einmal provisorisch aus Holz errichtet, um später wieder problemlos abgeschlagen zu werden. Manchmal wurde es aber auch dauerhaft in Stein nachgebildet. Eines der frühen Beispiele ist ein dreiteiliger, reich mit Skulpturen, Inschriften, Wappen
und anderer Emblematik ausgestatteter Ehrenbogen, den die Stadt Z 60
Nürnberg anläßlich des Regierungsantritts Kaiser Leopolds I. im Jahre 1658 errichten ließ. – Als Joseph I. mit seiner Gemahlin nach der Krönung zum Römischen König in Frankfurt (1690) nach Anlegen des Schiffes im Triumphzug durch Wien geführt wurde, zog er durch drei

Ehrenpforten: die Ehrenpforte der Niederleger (Künstler: Johann Bernhard Fischer von Erlach; Standort: Wollzeile), die Ehrenpforte des Magistrats der Stadt Wien (Künstler: ders.; Standort: Stock im Eisen) und die Ehrenpforte der kaiserlichen Hofbefreiten (Künstler: Peter Strudel; Standort: Kohlmarkt). Fischer von Erlach schuf mit der Ehrenpforte der Niederleger (d. i. fremde Kaufleute) aus dreibogigem Triumphbogen mit zwei vorgestellten Triumphalsäulen eine bis dahin unbekannte Kombination aus zwei antiken Bautypen. In diesem Denkmal wird gleichzeitig die Regentschaft Kaiser Leopolds I., der mit seiner Gemahlin auf der Weltkugel thront, und die des jugendlichen Königs Joseph I., der als Sonnengott dargestellt ist, verherrlicht. Neun Jahre später – diesmal war die Vermählung Josephs I. mit Wilhelmine Amalie von Braunschweig-Lüneburg der Anlaß – wurden erneut drei Ehrenpforten an gleicher Stelle errichtet. Die Ehrenpforte der Niederleger des Jahres 1699 schuf erneut Johann Bernhard Fischer von Erlach:
Z 61 ein von Atlanten getragenes einbogiges Tor, das von einem Baldachin mit Reiterstandbild des Kaisers bekrönt war.

Auch in Innsbruck wurde eine Ehrenpforte (Standort: zwischen Maria-Theresien- und Leopoldstraße) geschaffen. Wieder gab es einen familiär-dynastischen Anlaß: die Hochzeit des späteren Kaisers Leopold II. mit Maria Ludovica im Jahre 1765. Begrüßt und geehrt wurde mit dem Tor das einziehende Kaiserpaar Maria Theresia und Franz I. Ihren rein familiär-dynastischen Charakter verloren die Triumphbogen des Absolutismus erstmals in Preußen im Zeitalter der Aufklärung. Das von Carl von Gontard und Georg Christian Unger 1770 erbaute Brandenburger Tor in Potsdam erinnert an das entscheidende historische Ereignis der Epoche: den Siebenjährigen Krieg. Während das Tor, welches gleichzeitig auch Verwaltungszwecken diente, bereits stadtbürgerlich-öffentlichen Charakter aufweist, ist das österreichische Pendant dazu – die Gloriette im Park von Schönbrunn – noch ganz der höfisch-reprä-
T 108 sentativen Tradition verpflichtet. Auch die Gloriette erinnert an den Siebenjährigen Krieg, speziell an die von den Österreichern gewonnene Schlacht bei Kolin (1757). Doch bald wurde das Denkmal, das der Architekt Ferdinand von Hohenberg im Jahre 1775 schuf, nurmehr noch als Gartenmonument empfunden und für höfische Festivitäten benutzt. Ein Zwischending zwischen dem Potsdamer und dem Wiener Tor ist das 1773–81 von Nicolas de Pigage am Ostausgang Heidelbergs im

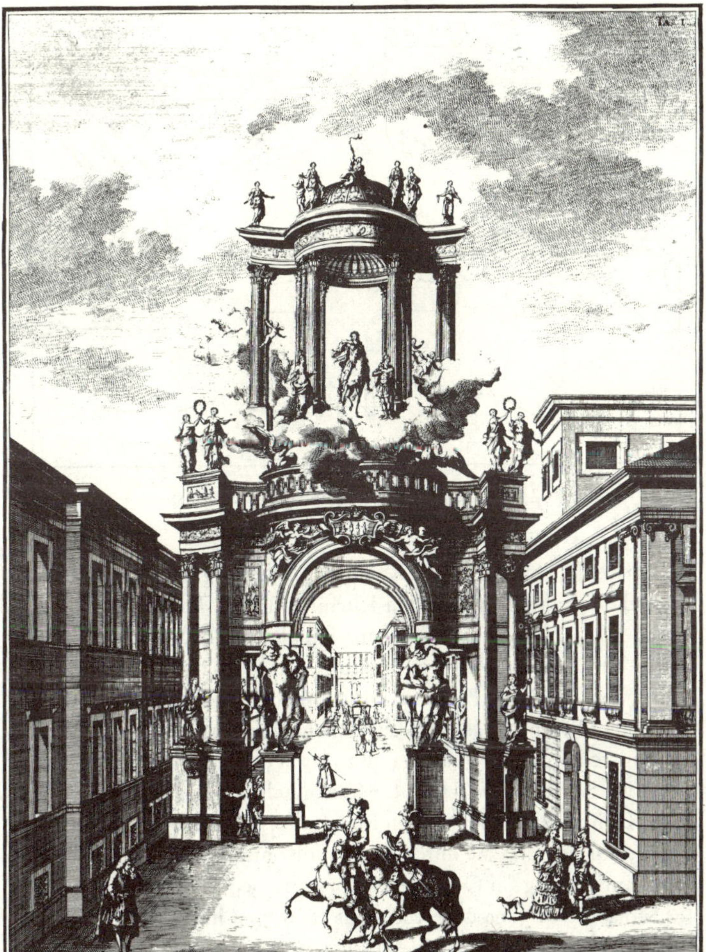

Z 61 Wien, Triumphpforte der Niederleger, 1699. In: F. v. E., Entwurf einer historischen Architektur. Viertes Buch, Tafel I.

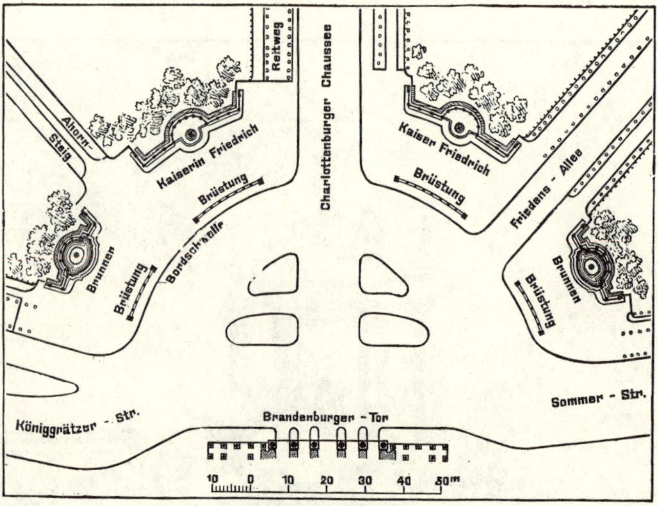

Z 62 Berlin, Brandenburger Tor. Situationsplan.

T 99 klassizistischen Stil errichtete Karlstor. Es diente gleichzeitig als Stadttor und Triumphpforte für den Kurfürsten Karl Theodor.

T 100, Das 1788–91 von Karl Gotthard Langhans erbaute Brandenburger
Z 62 Tor in Berlin ist ebenfalls ein Stadttor, symbolisiert zugleich aber den politischen Aufstieg Preußens. Eigentlichen Denkmalcharakter mit modernem Erinnerungs- und Öffentlichkeitscharakter erhielt es durch die Aufstellung der Quadriga mit der Viktoria/Borussia (Künstler: Gottfried Schadow) im Jahre 1794 anläßlich der Sieges Friedrich Wilhelms II. über die französischen Revolutionsarmeen bei Pirmasens und Kaiserslautern. Erst die durch die Napoleonische Okkupation ermöglichte Entführung der Quadriga des preußischen Tores nach Paris (nach der Schlacht von Jena und Auerstedt 1806) und ihre Zurückeroberung durch Marschall Blücher (1814) machten sie zum Symbol der siegreich bestandenen Befreiungskriege und gaben ihr eine erweiterte, auf ganz Deutschland bezogene Bedeutung. Aber auch Napoleon hatte in den ehemals besetzten Gebieten und in den Rheinbundstaaten (v. a. in Wür-
Z 63 temberg, z. B. bei Göppingen), Triumphbogen seiner Fremdherrschaft hinterlassen.

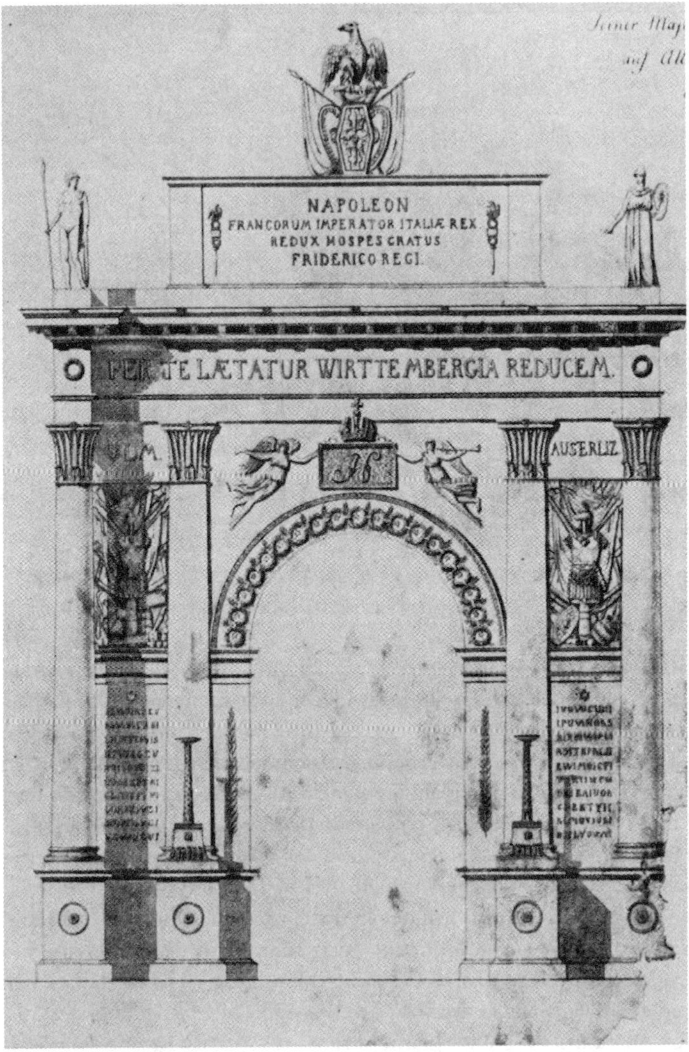
NAPOLEON
FRANCORUM IMPERATOR ITALIÆ REX
REDUX HOSPES GRATUS
FRIDERICO REGI
TE LÆTATUR WIRTTEMBERGIA REDUCEM
AUSERLIZ

Z 63 Göppingen, Triumphbogen Napoleons I.

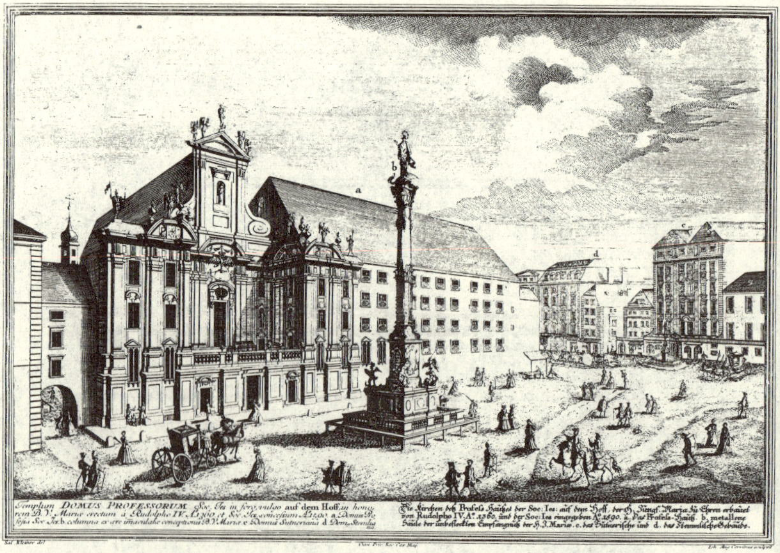

Z 64 Wien, Mariensäule. In: Salomon Kleiner, Das florierende Wien. Vedutenwerk in vier Teilen, 1724–37.

Auch die Säule ist als Bautypus des absolutistischen Denkmals häufig vertreten. Für die erfolgreich bestandenen Belagerungen im Dreißigjährigen Krieg ließ der Bamberger Fürstbischof Melchior Otto 1654 in
Z 64 Kronach eine Ehrensäule errichten. Auch die Mariensäule Am Hof in
Z 48 Wien, deren Entstehung ein Gelübde Kaiser Ferdinands III. aus dem Jahre 1644 zugrunde liegt, erinnert an den Dreißigjährigen Krieg. Das Denkmal, welches nach dem Vorbild der Münchener Mariensäule geschaffen wurde, erstand erstmals 1646 in Marmor (Künstler: Johann Jakob Pock; später nach Schloß Wernstein in Oberösterreich versetzt) und wurde 1664–67 in Bronze neu ausgeführt (Künstler: Carlo Martino Carlone und Carlo Canevale [Sockel]),Balthasar Herold (Statue). Ein
T 101 anderes Wiener Säulendenkmal – die Pestsäule oder Dreifaltigkeitssäule (1. Ausführung, Holz, Joseph Frühwirt; 2. Ausführung 1682–92, Stein, Programm: Menegatti; Entwurf: Johann Bernhard Fischer von Erlach, Lodovico Ottavio Burnacini; ausführende Künstler: Matthias Rauchmiller, Paul Strudel, Ignaz Bendel u. a.) im Graben – wurde an-

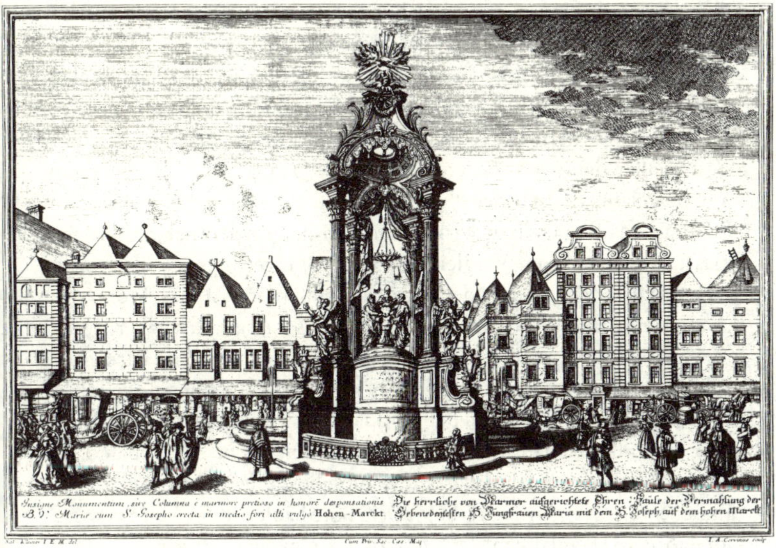

Z 65 Wien, Hoher Markt, Josephssäule oder Vermählungsbrunnen. Stich von Salomon Kleiner, 1724–37.

läßlich der 1679 in Wien grassierenden Pestepidemie von Kaiser Leopold I. gestiftet. Die Säule in Form von sich übereinandertürmenden Wolken, an denen die neun Engelschöre dargestellt sind, wird bekrönt von der bronzenen Dreifaltigkeitsgruppe. Am Sockel sind neben Reliefs mit biblischen Szenen der kniende Kaiser als Stifter und der die Pest überwindende Glaube dargestellt. Das dritte Wiener Säulendenkmal – Josephssäule oder Vermählungsbrunnen (1. Ausführung 1706, Holz, Z 65
Johann Bernhard Fischer von Erlach; 2. Ausführung 1729–32, Stein, Joseph Emanuel Fischer von Erlach) – ist eine formale Synthese aus Säule, Baldachin und Brunnen. Ihre Entstehung verdankt die Josephsäule einem Gelübde Kaiser Leopolds I. aus dem Jahre 1702, als dessen Sohn Joseph I. bei der Belagerung Landaus eingeschlossen war. In einem schlanken, von Säulen getragenen Baldachin (Künstler: Johann Duval) auf reliefgeschmücktem Sockel befindet sich die Hauptgruppe – die Vermählung Marias und Josephs durch den Hohenpriester (Künstler: Antonio Corradini). Joseph erscheint in diesem Denkmal nicht nur als

Namens- und Schutzpatron des glücklich erretteten Thronfolgers, sondern – gemeinsam mit Maria – als die Patroni Austriae.

Ein stark gewandeltes Form- und Weltgefühl tritt in dem Säulendenkmal für den Dichter, Universitätslehrer und Moralisten Christian Fürchtegott Gellert (1715–69), den Friedrich der Große „den vernünftigsten aller deutschen Gelehrten" nannte, zutage. Der Säulenstumpf mit Kugelaufsatz und den drei Grazien der Dichtkunst sowie einem Porträtmedaillon Gellerts wirkt denn auch außerordentlich rational und klassizistisch kühl im Vergleich zu den vorangegangenen österreichischen Säulendenkmälern des Barock. Außerdem ist das Monument (Datierung: 1769; Entwurf: Adam Friedrich Oeser; Bildhauer: Friedrich Samuel Schlegel; Material: Marmor; Standort: Leipzig, Park an der Schillerstraße) weder einem Dynasten noch einem Feldherrn gewidmet, sondern einer Geistesgröße der Aufklärungszeit. Auch die Napoleonische Fremdherrschaft hinterließ Säulendenkmäler in Deutschland. Eines der bekanntesten davon ist die Napoleonssäule in Steinweiler in der Pfalz: eine von einer Porträtbüste bekrönte Säule auf Sockel. Sie wurde im Jahre 1811 anläßlich der Geburt des einzigen Sohnes Napoleons (Napoleon II., „König von Rom", ab 1817 Herzog von Reichstadt, Todesjahr: 1832) errichtet.

Denkmäler in Form des Obelisken stehen auf auskragenden Kanzeln der Karlsbrücke in Nürnberg. Die 1728 entstandenen Monumente – zugleich auch Brückendenkmäler – sind mit Kriegsadler bzw. Friedenstaube, mit Widmungsinschrift an Kaiser Karl VI. und Wappen der Volckamer geschmückt. Ein anderes Obeliskendenkmal entstand 1753–55 nach Entwurf von Georg Wenzeslaus von Knobelsdorff auf dem Alten Markt in Potsdam. Es war ausgestattet mit Rundbildern brandenburgisch-preußischer Herrscher (Großer Kurfürst, Friedrich I., Friedrich Wilhelm I., Friedrich d. Gr.) im Habitus römischer Feldherrn. Sie wurden 1979 durch die Bildnismedaillons der vier größten Potsdamer Architekten (Knobelsdorff, Gontard, Schinkel und Persius) ersetzt. Einen Brunnenobelisken – verziert mit Wasserspeiern, Festons und Medaillons – errichtete die Bonner Bürgerschaft 1777 auf dem Markt und widmete ihn dem Kurfürsten Max Friedrich. Im Rheinsberger Park ließ Prinz Heinrich 1791 einen Obelisken zur Erinnerung an Prinz August Wilhelm von Preußen erbauen, der sich gegen seinen älteren Bruder Friedrich d. Gr. aufgelehnt hatte.

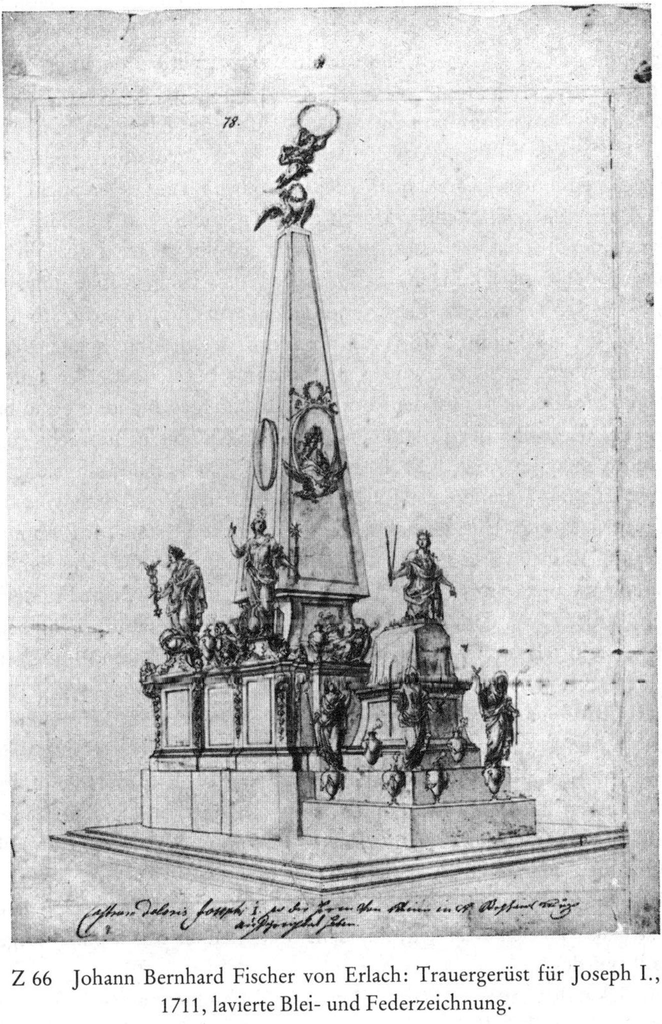

Z 66 Johann Bernhard Fischer von Erlach: Trauergerüst für Joseph I., 1711, lavierte Blei- und Federzeichnung.

Die Pyramidenform für ein Denkmal ist beispielsweise in einem Ent-
Z 66, wurf des Johann Bernhard Fischer von Erlach für ein Castrum Doloris
46 (Trauergerüst) der Stadt Wien, das anläßlich des Todes von Kaiser
Joseph I. am 17. 4. 1711 im Stephansdom aufgestellt wurde, überliefert.
Formal ein Zwischending aus Obelisk und Pyramide, erweist es sich in-
haltlich als Ruhmesmonument: „Der Katafalk mit Klagefrauen ist von
der Pyramide mit dem Porträt Josefs I. abgesetzt, die der Genius der
Ewigkeit auf dem kaiserlichen Adler bekrönt, und auf deren Sockel die
Herrschertugenden stehen. Durch diese Trennung von Katafalk und
Pyramide, die dem nachwirkenden Ruhm geweiht ist, wird das Trauer-
gerüst noch mehr zum Denkmal" (Fischer von Erlach, Ausstellungska-
T 102 talog, S. 153). Auch das Bronzemonument von Gabriel Grupello, das
Kurfürst Carl Philipp 1738 von Düsseldorf auf den Mannheimer Para-
deplatz übertragen ließ, wurde als Pyramide bezeichnet. Der Volks-
mund nannte die pyramidenförmig aufeinandergeschichtete Fülle ba-
rocker Allegorien der fürstlichen Tugenden, die bis heute nicht voll-
ständig gedeutet sind, einfach „Statua". Im Zeitalter des aufgeklärten
Absolutismus nahmen die Pyramidendenkmäler – getragen von der
Ägypten-Mode – ihre tatsächliche geometrische Gestalt an: Pyramide
für Graf Wilhelm von Schaumburg-Lippe (Todesjahr: 1777) bei Schloß
Baum nahe Bückeburg (Datierung: 1786), Pyramide für Prinz Friedrich
von Hessen (Todesjahr: 1784) in Wilhelmsbad bei Hanau, Pyramide für
Prinz Heinrich von Preußen (Todesjahr: 1802) im Park von Rheinsberg
u. v. a.

Als Brunnendenkmäler sind vor allem der – bereits behandelte –
Z 65 Vermählungsbrunnen auf dem Hohen Markt in Wien und der Vier-
Elemente-Brunnen (1. Fassung: Datierung: 1719; Künstler: Peter und
Johann Matthäus van den Branden; Material: Sandstein; Standort: Hei-
delberg, Schloßgarten), der nach Umgestaltung zur Allegorie der auf-
blühenden Handelsstadt zwischen Rhein und Neckar (2. Fassung:
Datierung: 1769–71; Entwurf: Nicolas de Pigage; Künstler: Johann
Matthäus van den Branden) auf dem Mannheimer Marktplatz aufge-
stellt wurde.

Z 49, Brückendenkmäler sind die – bereits im Zusammenhang mit dem Ty-
50 pus des Obeliskendenkmals erwähnte – Karlsbrücke in Nürnberg, die
1728 Kaiser Karl VI. gewidmet wurde, oder die Alte Brücke in Heidel-
berg, die 1788 von dem Architekten Friedrich Konrad Linck erbaut

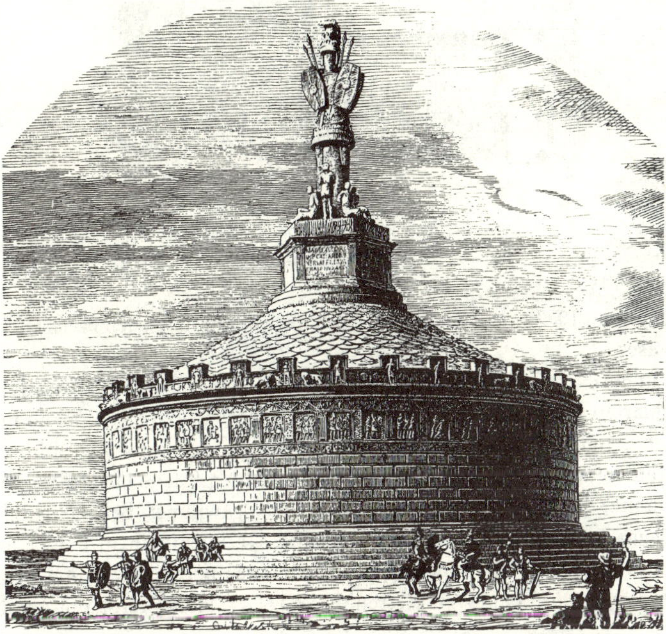

Z 67 Adamklissi, Dobrudscha, Trajanisches Trophäum, Rekonstruktion nach Benndorf und Niemann, um 1900.

wurde und an Kurfürst Karl Theodor erinnert. Daneben gibt es den Denkmaltypus des Trophäum, wie er im Hessendenkmal in Frankfurt Z 67,
am Main (Datierung: 1793; Entwurf: Heinrich Christoph Jussow; T 103
Bildhauer: Johann Christian Ruhl; Standort: Friedberger Tor), gestiftet durch König Friedrich Wilhelm II. von Preußen für die am 2. Dezember 1792 bei Erstürmung des Friedberger Tores gefallenen Hessen, vertreten ist. Auch das Mausoleum entwickelt sich als Denkmaltypus weiter und wird durch Loslösung vom Sakralbau zum selbständigen Monument. Das bekannteste ist das Mausoleum im Park von Schloß Z 68,
Charlottenburg, das König Friedrich Wilhelm III. von Preußen in den 69
Jahren 1810–12 nach Entwürfen von Heinrich Gentz für seine Gemahlin Luise erbauen ließ. Das Grabmonument in Form eines Antentempels mit viersäuligem Portikus wurde nach verschiedenen An- und Um-

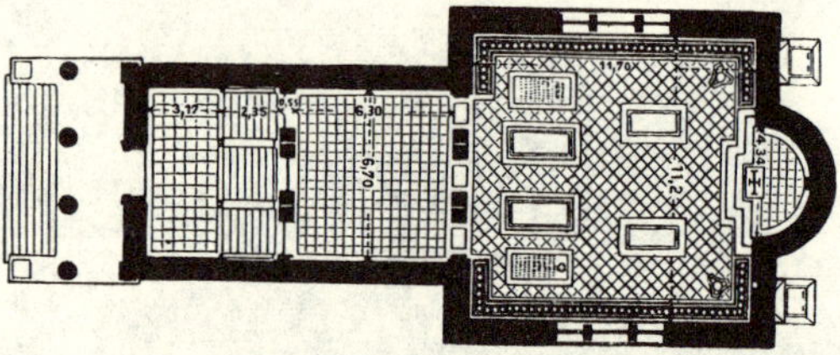

Z 68 Berlin, Park von Schloß Charlottenburg, Mausoleum, Grundriß.

bauten im 19. Jh. zur wichtigsten Grablege des preußischen Herrscherhauses.

In der Form antiker Tempel werden auch andere Denkmäler des aufgeklärten Absolutismus erbaut. Während vergleichbare Tempelmonumente im frühen und mittleren 18. Jh. Heiligen geweiht waren (Ehren-
Z 70 monumente des hl. Nepomuk in Wien), werden solche Denkmäler im Zeitalter der Vernunftreligion Geistesgrößen gewidmet. Beispielhaft ist der im Auftrag des Hofrats Ramberg 1787–1790 auf einem Hügel am
T 104 Waterlooplatz in Hannover erbaute Leibniztempel (seit 1934 im Georgengarten von Hannover-Herrenhausen). Der Monopteros mit zwölf

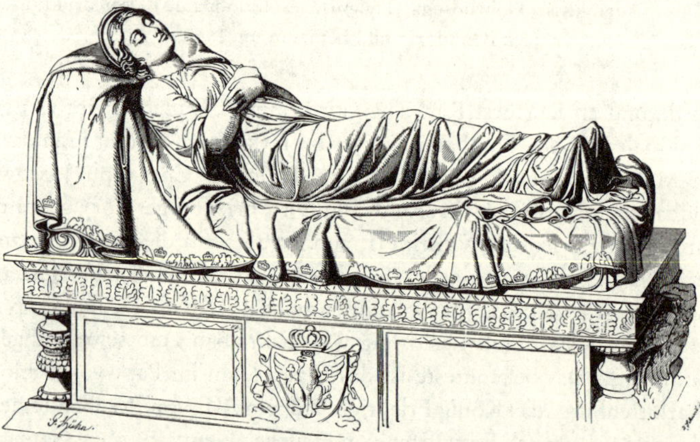

Z 69 Christian Daniel Rauch: Grabmal der Königin Luise, Berlin, Park von Schloß Charlottenburg, Mausoleum.

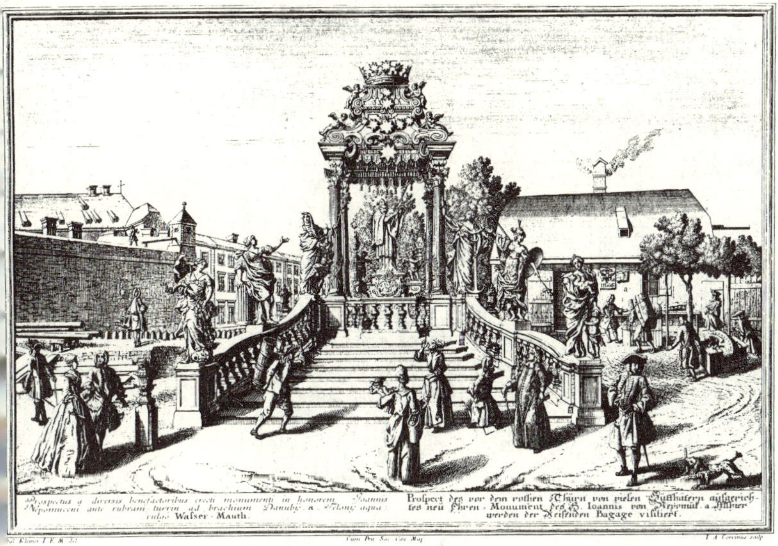
Prospectus a diversis benefactoribus erecti monumenti in honorem Ioannis Nepomuceni ante rubram turrim ad brachium Danubii
vulgo Wasser - Mauth.
Prospect des vor dem rothen Thurn von vielen Gutthätern aufgerichtes neu Ehren - Monument des H. Ioannis von Nepomuk.
werden der Reisenden Bagage visitiert.

Z 70 Wien, Ehrenmonument des Hl. Nepomuk. Stich von Salomon Kleiner, 1724–37.

jonischen Säulen und flacher Rundkuppel birgt eine Kolossalbüste des Philosophen (Datierung: 1790; Künstler: Christopher Hewetson; Material: Carraramarmor). In verwandter Tradition steht der Entwurf Leo von Klenzes zu einem Lutherdenkmal aus dem Jahre 1805: ein geschlossener Rundtempel mit versenkter Pantheonkuppel. Das Innere sollte ein zentrales Standbild des Reformators aufnehmen, den – in der Art der späteren Walhalla – eine Versammlung weiterer Kirchenerneuerer und Philosophen umgeben sollte. Eine Gruft unter dem Rundbau war den Gebeinen Luthers vorbehalten. Andere Entwürfe zu einem Lutherdenkmal, die der Wettbewerb der „Königlich preußischen vaterländisch-literarischen Gesellschaft der Grafschaft Mansfeld" von 1805 ergab, sahen fast alle gängigen Architektur- und Bildformen in fast allen möglichen Stilarten vor. Der Entwurfswettbewerb, an dem sich neben fast allen bekannten Architekten und Bildhauern (Schinkel, Klenze, Z 72, Gentz, Schadow, Weinbrenner u. a.) auch lutherbegeisterte Laien aller 73

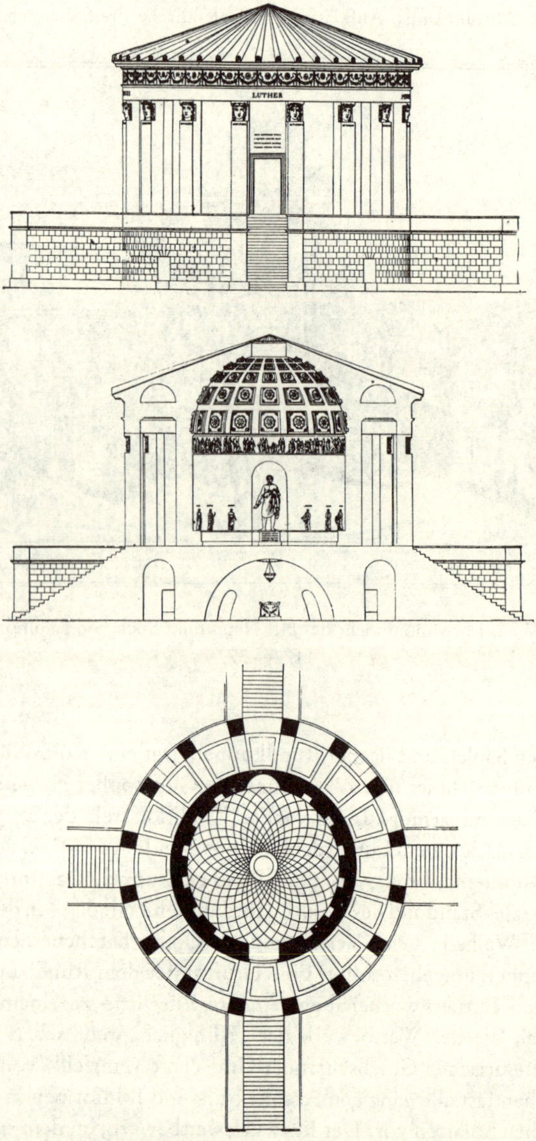

Z 71 Leo von Klenze: Entwurf zu einem Denkmal für Martin Luther im Mansfeldischen, 1817. Ansicht, Schnitt, Grundriß.

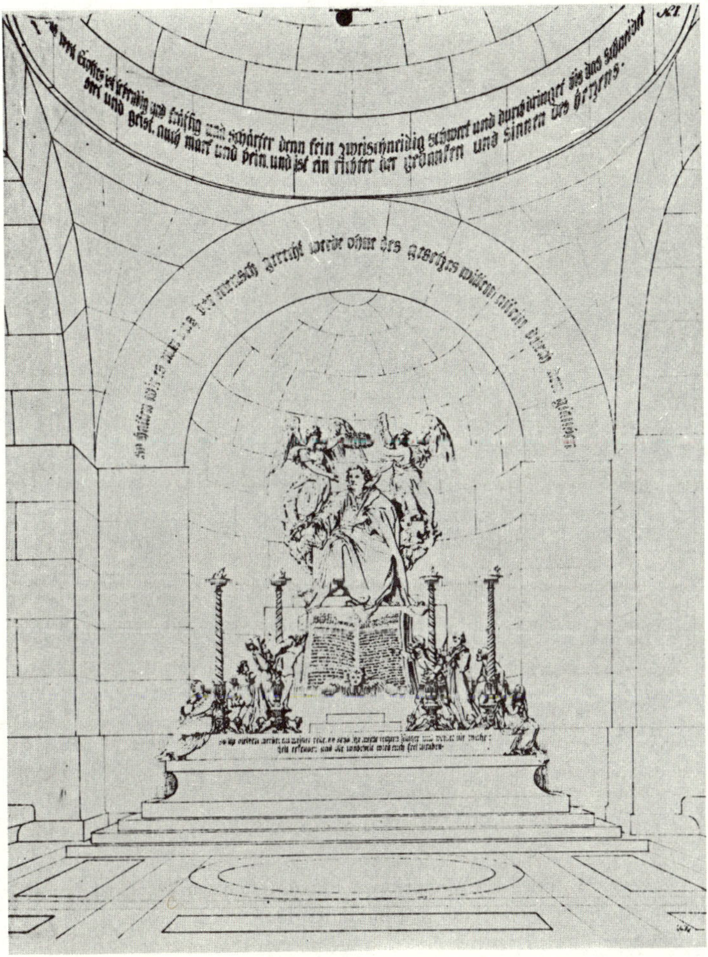

Z 72 Karl Friedrich Schinkel: Entwurf zu einem Denkmal für Martin Luther, Federzeichnung, 1817.

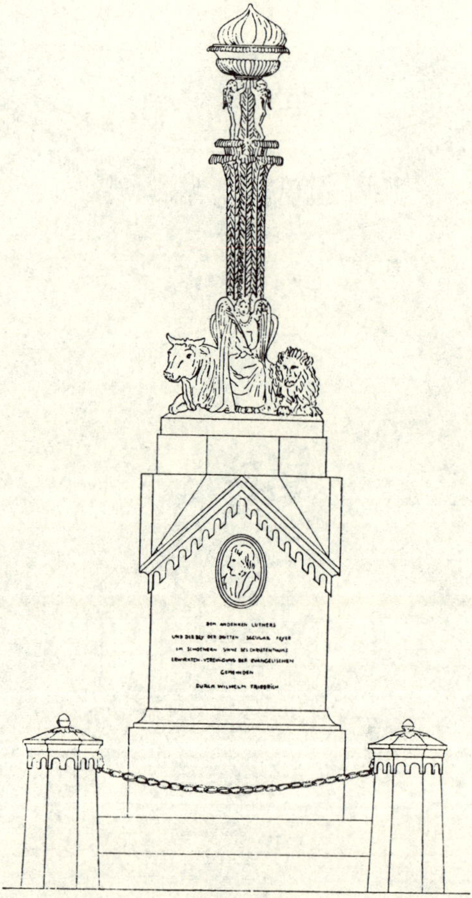

Z 73 Friedrich Weinbrenner: Entwurf zu einem Denkmal für Martin Luther, 1817.

Z 74 Konfessionen (Heine) beteiligten, erhielt erstmals die Ausmaße einer Volksbewegung.

Ähnlichen Volkscharakter erhielten die Wettbewerbsausschreibungen für ein Denkmal Friedrichs des Großen, die die Preußenkönige Friedrich Wilhelm II. und Friedrich Wilhelm III. in den Jahren 1791,

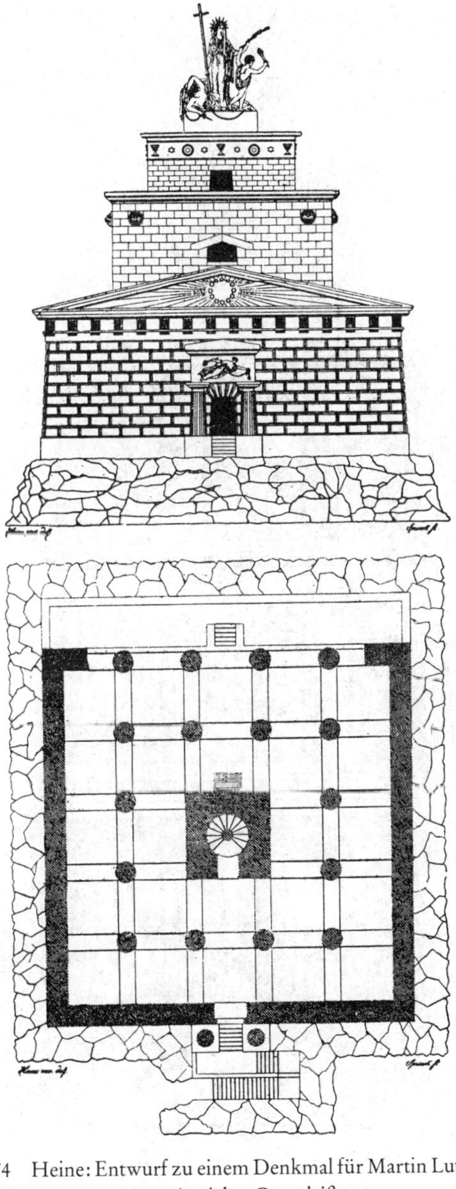

Z 74 Heine: Entwurf zu einem Denkmal für Martin Luther, 1817. Ansicht, Grundriß.

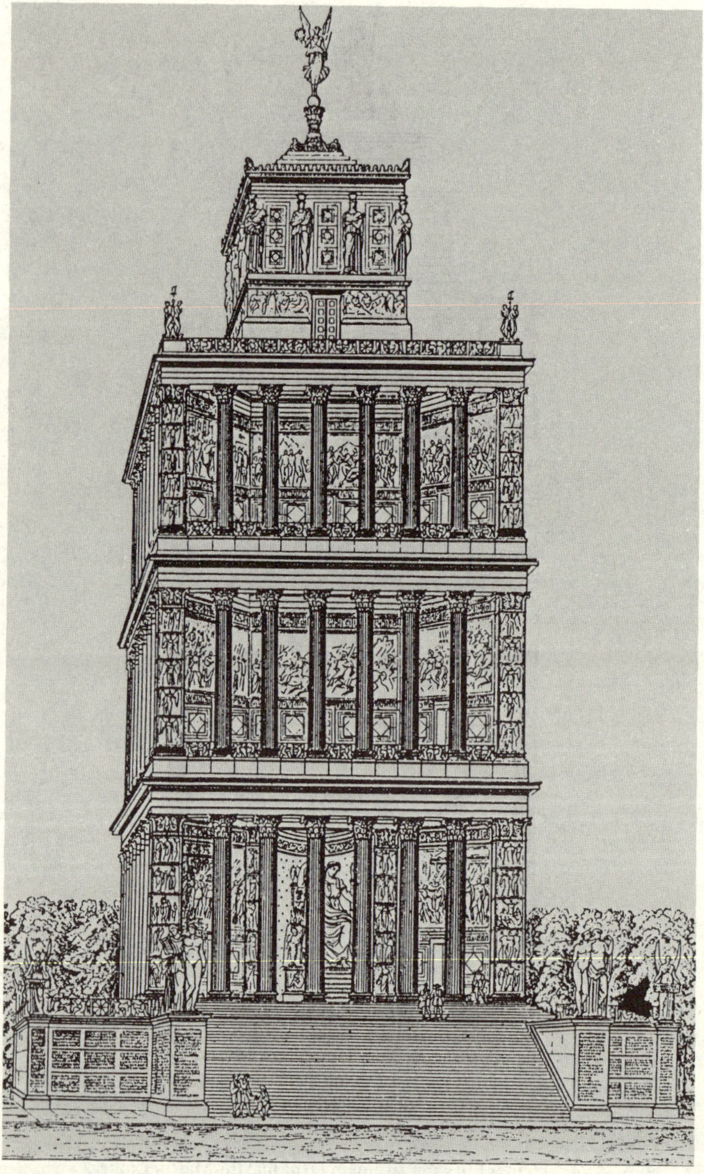

Z 75 Karl Friedrich Schinkel: Entwurf für ein Denkmal Friedrichs des Großen, nach einer Federzeichnung von 1833.

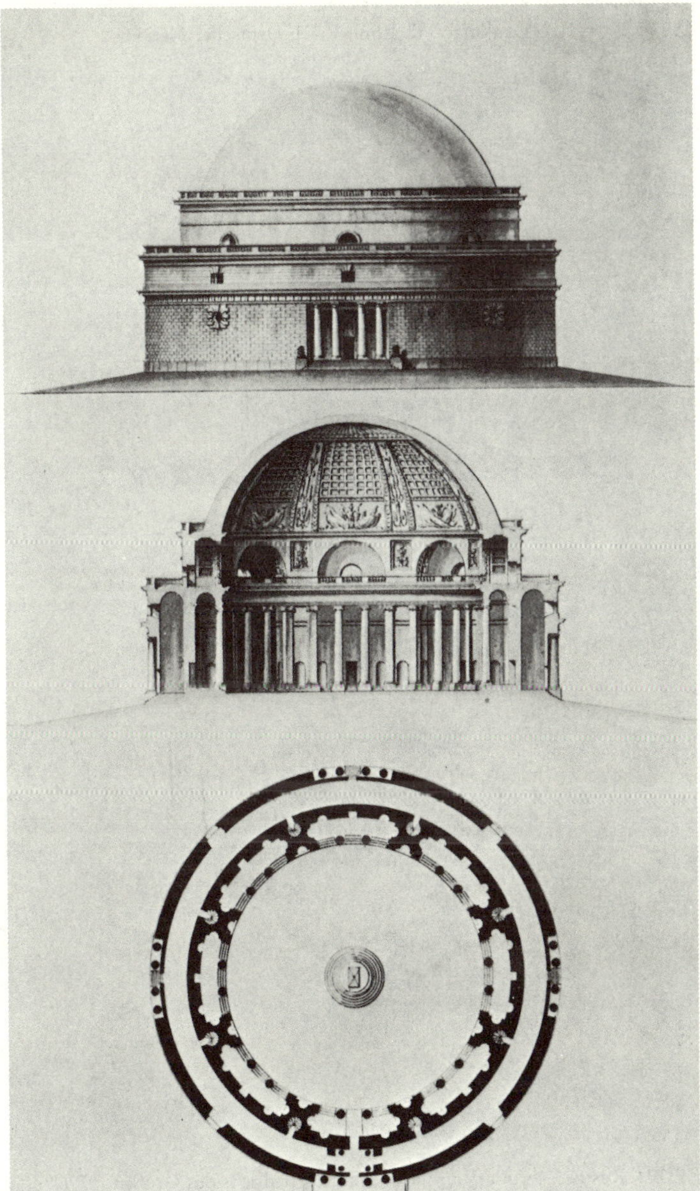

Z 76 Rustadt: Entwurf für ein Denkmal Friedrichs des Großen, aquarellierte Zeichnung von 1791. Ansicht, Schnitt, Grundriß.

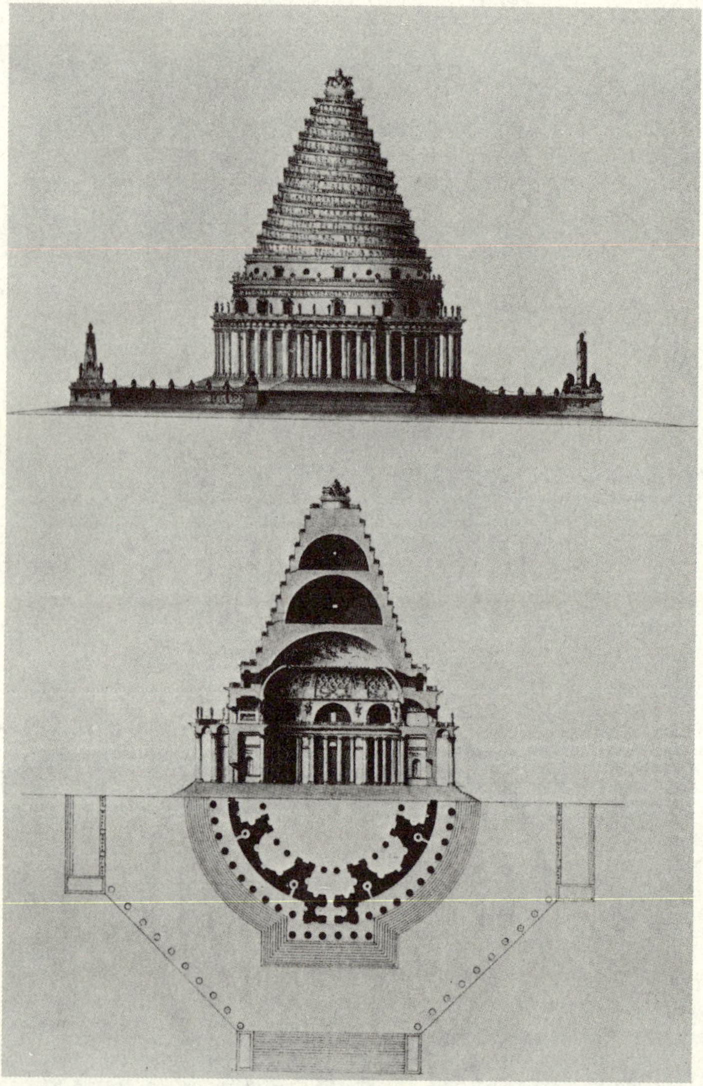

Z 77 Rustadt: Entwurf für ein Denkmal Friedrichs des Großen, 1796/97, aquarellierte Zeichnung.

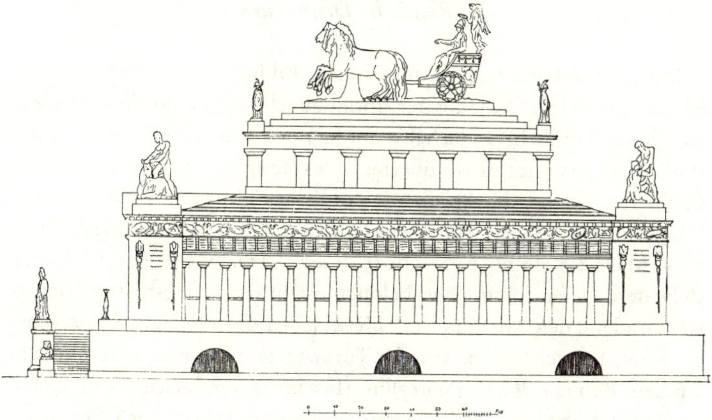

Z 78 Friedrich Weinbrenner: Entwurf für ein Denkmal Napoleons I. in Paris.

1797 und 1806 veranstalteten. Wiederum beteiligten sich fast alle bedeu-
tenden Künstler der Zeit: Schadow, Langhans, Gentz, Gilly, Wein- T 105
brenner, Schinkel u. v. a. Sie brachten insbesondere auf dem Gebiet des Z 75
architektonischen Denkmals unausführbar utopische Entwürfe zu-
wege – Riesentempel in Kombination mit allen erdenklichen monu-
mentalen Architekturformen (Gilly), Monumentalarchitektur aller Art
in Kombination mit riesigen Quadrigen oder Reiterstandbildern
(Schinkel), Mischformen aus Pantheon, Trajanssäule und Babyloni-
schem Turmbau im Stil der französischen Revolutionsarchitektur (Ru-
stadt). Erstmals wurde mit diesen Entwürfen das reine Fürsten- und Ge- Z 76,
niusdenkmal überwunden zugunsten der monumental formulierten 77
Sehnsucht nach der geeinten Nation. Diese Sehnsucht war allerdings
genauso utopisch wie die Denkmalentwürfe selbst. Zumal der etwa
gleichzeitige Entwurf Weinbrenners zu einem Mausoleum mit Qua- Z 78
driga für Napoleon, das in Paris an der Stelle der abgetragenen alten
Magdalenenkirche enrrichtet werden sollte, zeigt, daß hinter diesen
Monumentalentwürfen oftmals die Profilierungssucht der Architekten
größer war als die politische Entscheidung.

3. *Plastische Denkmäler*

Das für den Barock charakteristischste Bildnis des absoluten Fürsten ist die Apotheose. Diese aus der Antike abgeleitete Vergöttlichung eines weltlichen Herrschers erscheint am häufigsten in der Malerei. In der Bildhauerkunst gibt es ein überragendes Beispiel, das allerdings einen
T 106 Feldherrn betrifft: die Apotheose des Prinzen Eugen als Türkensieger (Datierung: 1718–21; Künstler: Balthasar Permoser; Material: Marmor; Maß: 2,30 m hoch; Standort: Wien, Barockmuseum im Unteren Belvedere). Der ruhmreiche Feldherr ist in der Kriegsrüstung dargestellt und mit den Attributen des Herkules – Löwenfell und Keule – ausgestattet. Er, der Europa von der Türkengefahr befreite, wird mit dem antiken Befreier Roms Marcellus (Inschrift) verglichen. Sein Ruhm wird mehrfach verkündet: von vorn durch einen geflügelten Genius, der die Sonne des Ruhmes emporhält, von hinten durch eine Fama, die den Ruhm ausposaunt. Die Apotheose entspricht der politischen Realität, denn Prinz Eugen von Savoyen (1663–1736) hatte es tatsächlich verstanden, seinen Kriegsruhm in politische Macht umzusetzen. Als Präsident des Hofkriegsrates und Vorsitzender der Geheimen Staatskonferenz bestimmte er maßgeblich die Politik Österreichs. Im Schloß Belvedere zu Wien, das einer Kaiserresidenz in nichts nachsteht, spiegelt sich vortrefflich der Ruhm des populären Feldherrn.

Nach der Apotheose entspricht das Reiterbild am besten den Ansprüchen des absoluten Fürsten an ein plastisches Denkmal. Eines der frühesten reicht noch in die Zeit des Dreißigjährigen Krieges zurück: Die Reiterstatue des Erzherzogs Leopold V. von Tirol auf dem Leopoldsbrunnen in Innsbruck (Datierung: 1622–32, in der heutigen Form erst 1893 aufgestellt; Entwurf: Christoph Gumpp; Modell: Kaspar Gras; Guß: Heinr. und Fr. Reinhardt). Als triumphierender Türkensieger über ei-
T 107 nem gestürzten türkischen Bogenschützen wurde Kaiser Leopold I. in einem Miniatur-Reiterbild (Künstler: Matthias Steinl; Datierung: um 1693; Material: Elfenbein; Maß: 50 cm hoch; Standort: Wien, Kunsthistorisches Museum, Sammlung für Plastik und Kunstgewerbe, Inv. Nr. 4662) dargestellt. Es bildete ein allegorisches Denkmalensemble mit einer Elfenbeinstatuette Kaiser Josephs I. (1693) und einer zwanzig Jahre später entstandenen Statuette Kaiser Karls VI.

Das künstlerisch herausragendste Reiterstandbild des Absolutismus

erhielt jener Herrscher, der das preußische Königtum begründete:
Friedrich Wilhelm, der Große Kurfürst (1620–88). Ursprünglicher T 108
Standort des Monumentes war die Lange Brücke, wo es räumlich mit
dem Portal des Königlichen Schlosses korrespondierte. Das Denkmal,
welches erst unter Kurfürst Friedrich III. (seit 1701 König Friedrich I.)
zur Ausführung kam (Datierung: 1697–1700; Material: Bronze; Maße:
2,90 m hohes Reiterbild, 2,70 m hoher Sockel), ist das Hauptwerk Andreas Schlüters und steht heute im Ehrenhof von Schloß Charlottenburg
in Berlin. Das heroisch-pathetische Reiterbild des Großen Kurfürsten
auf einem von vier Sklaven umringten Sockel hat sein Vorbild in Girardons Reiterstandbild für Ludwig XIV., das unter Beschäftigung mit
dem Werk Berninis und Michelangelos frei verarbeitet wurde. T 109

Andere Reiterstandbilder des Absolutismus – zum Teil dem Berliner
Vorbild folgend – befinden sich in Bayreuth (Brunnen mit Reiterstand- T 110
bild des Markgrafen Christian Ernst; Datierung: 1699; Entwurf: Leonhard Dientzenhofer; Bildhauer: Elias Räntz), in Erlangen (Kopie des
Berliner Denkmals, unvollendet; Datierung: 1703; Standort: Hofgarten), in Düsseldorf (Jan-Wellem-Denkmal, Reiterstandbild des Kurfürsten Johann Wilhelm; Datierung: 1703–11; Künstler: Gabriel de Gru- T 111
pello; Standort: Marktplatz), in Dresden (Reiterstandbild Augusts des
Starken; Datierung: 1714–36; Bildhauer: Ludwig Wiedemann; Standort: Neustädter Markt). Eines der letzten großen absolutistischen Reiterstandbilder, das Denkmal Kaiser Josephs II. (Datierung: 1795–1806; T 112
Künstler: Franz Anton Zauner; Maß: überlebensgroß; Material:
Bronze und Stein; Standort: Wien, Josephsplatz), zeigt den Herrscher
als römischen Imperator und wohltätig das Volk segnenden Patriarchen. Die Sockelreliefs stellen neben der traditionellen posaunenden
Fama Joseph II. als Förderer des Handels und als für das Volk Reisender dar.

Der absolutistische Herrscher wurde aber nicht nur im Reiterbild,
sondern auch – wenn auch seltener – im Standbild dargestellt. So erhielt
der erste König in Preußen und Nachfolger des Großen Kurfürsten,
Friedrich I., ein Standbild in Königsberg (Datierung: 1697–98; Künstler: Andreas Schlüter), das allerdings zum Zeitpunkt seiner Vollendung
nicht mehr aufgestellt werden konnte, da der mit den Insignien des Kurfürsten ausgestattete Friedrich bereits zum König avanciert war. König
Friedrich Wilhelm I. von Preußen erhielt 1724 auf dem Marktplatz in

Köslin ein Standbild als Dankes- und Erinnerungszeichen für seine Hilfe nach dem Stadtbrand von 1718. Dem Großen Kurfürsten wurde 1736–38 in Rathenow (Modell: Barth. Damart; Ausführung: J. G. Glume) ein Standbild errichtet, dem Landgrafen Karl 1768 in Kassel (Datierung: 1686; Künstler: Bartholomäus Eggers), dem Kurfürsten Karl Theodor 1788 auf der Alten Brücke in Heidelberg (Künstler: Fr. Konr. Linck) u. v. a. In kniender Adorationshaltung und höfischer
T 113 Kleidung wurde Kurprinz Maximilian Joseph von Bayern dargestellt. Das Denkmal (Datierung: 1737; Künstler: Guillielmus de Grof; Material: Silber; Maß: 94 cm hoch; Standort: Altötting, Heilige Kapelle) ist eine Votivgabe der kurfürstlichen Familie anläßlich der Genesung Maximilian Josephs von schwerer Krankheit. Die Standbilder der Feldherrn Friedrichs des Großen zierten den ehemaligen Wilhelmsplatz in Berlin: Kurt Christoph Graf von Schwerin, 1684–1757 (Datierung: 1769; Künstler: Fr. F. B. Adam, Sigisbert Michel), Hans Karl von Winterfeldt, 1707–57 (Datierung: 1773–76; Künstler: Joh. Dav. und Lorenz Wilhelm Räntz), Friedrich Wilhelm von Seydlitz, 1721–73 (Datierung: 1781; Künstler: J. P. A. Tassaert), George Graf Keith, 1693–1778 (Datierung: 1786; Künstler: J. P. A. Tassaert), und Hans Joachim von Ziethen, 1699–1786 (Datierung: 1794; Künstler: Gottfried Schadow).

Standbilder für Frauen sind im Zeitalter des Absolutismus vereinzelt – sie gelten nur den politisch bedeutendsten unter ihnen. Das Standbild der Herzogin Charlotte von Liegnitz, Brieg und Wohlau (Datierung: 1676–78; Künstler: Matthias Rauchmiller; Material: Alabaster; Standort: Liegnitz, Fürstengruft der Piasten) gehört zur Raumausstattung des Familienmausoleums der Piasten und ist – neben drei weiteren Fürstenfiguren – dennoch ein eigenständiges Denkmal. Schwere höfische Kleidung, typisierte persönliche Individualität, starke körperliche Bewegtheit und die theatralische Funktion als Totenklägerin zeichnen die Frauengestalt aus. Die politisch überragende Frauengestalt der Epoche
T 114 war jedoch Kaiserin Maria Theresia von Österreich. Ihr Standbild (Datierung: 1766; Künstler: Franz Xaver Messerschmidt; Material: Blei; Maß: 2,02 m hoch; Standort: Wien, Barockmuseum im Unteren Belvedere) zeigt die Kaiserin im wallenden Krönungsornat mit Krone und Zepter. Dreißig Jahre später entstand das Doppelstandbild der Prinzes-
T 115 sinnen Luise und Friederike von Mecklenburg-Strelitz (Datierung: 1796–97; Künstler: Johann Gottfried Schadow; Material: Marmor;

Maß: 1,72 m hoch; Standort: Berlin, Staatliche Museen, Nationalgalerie). Anlaß war ihre Heirat mit dem preußischen Kronprinzen Friedrich Wilhelm und dessen jüngerem Bruder Louis sowie das Verlangen der Berliner Gesellschaft nach Bildnissen der populären Prinzessinnen. Deutlich und bewußt ist hier die starre Etikette des höfischen Barock zugunsten eines ausdrucksstarken, individuell charakterisierenden, noch nicht erkalteten Klassizismus zurückgetreten: „Schadow ist es gelungen, der Gruppe der innig miteinander verbundenen Schwestern eine antikisierende Idealität von großer Anmut und ohne jede klassizistische Kälte zu verleihen und gleichzeitig die unterschiedlichen Charaktere lebendig zu erfassen" (Peter Volk, Propyläen Kunstgeschichte, Bd. 18. Jh.).

Porträtbüsten und Halbbilder des Zeitalters des Absolutismus präsentieren den kleinen wie den großen weltlichen Herrscher, den geistlichen Fürsten in seiner Doppelfunktion als geistlichen und weltlichen Machthaber, den triumphierenden Feldherrn, den jubilierenden Künstler und – am Ende der Epoche mit stark gewandeltem Lebensgefühl – den sachlich-strengen Philosophen, Dichter oder Baumeister. Einen der kleinen weltlichen Herrscher stellte Andreas Schlüter im gesteigerten pathetisch würdevollen Habitus eines Sonnenkönigs dar: Landgraf Friedrich II. von Hessen-Homburg (Datierung: um 1700; Material: Bronze; Standort: Schloß Homburg vor der Höhe). An absolutistischem Anspruch steht er in nichts dem Bildnis Kaiser Franz I. nach, wie T 116
es Mathäus Donner 1750 in Bronze modelliert hat. Geradezu ins Silenenhafte gesteigert ist die heroisch-triumphale Porzellanbüste Augusts III. (Datierung: um 1753–55; Künstler: Johann Joachim Kändler; Maß: 75 cm hoch; Standort: Meißen, Staatliche Porzellanmanufaktur), der gleichzeitig König von Polen und Kurfürst von Sachsen war. Der Kopf gehörte zu einem fast 10 m hoch projektierten Reiterdenkmal aus Porzellan, das allerdings nie ausgeführt wurde. Das Bildnis des geistlichen Fürsten ist vielleicht am schönsten vertreten in der Büste des Fürstbischofs von Köln, Clemens August (Datierung: 3. Viertel T 117
18. Jh.; Künstler: Brillie), im Treppenhaus seines Schlosses Augustusburg zu Brühl. Als Beispiel für einen Feldherrn sei das etwa gleichzeitige Halbbild des Feldmarschalls Joseph Wenzel Fürst zu Liechtenstein von Balthasar Ferdinand Moll (Material: Bronze, vergoldet; Maß: 90 cm hoch; Standort: Wien, Barockmuseum) angeführt. Sie alle entsprechen

dem zeitbedingten höfisch-absolutistischen Führerbild und unterscheiden sich häufig nur durch äußere Zeichen wie Bischofskreuz oder Orden vom Goldenen Vlies.

Von spielerischer Leichtigkeit sind dagegen die Selbstbildnisse und Porträts der Künstler um die Mitte des 18. Jh., vertreten vor allem
T 118 durch das Bildnis des Cosmas Damian Asam (Datierung: um 1718–22; Künstler: Egid Quirin Asam; Material: Stuck, farbig gefaßt; Standort: Weltenburg, Benediktinerabteikirche), der – wie durch eine Momentaufnahme festgehalten – keck und spontan über den Rand der Kuppelschale herabblickt, oder durch die beiden lebhaften Selbstbildnisse Johann Christian Wenzingers, das eine Teil einer ehemaligen Ölberggruppe (Datierung: 1745; Material: Terrakotta, farbig gefaßt; Maß: 47 cm hoch; Standort: Frankfurt am Main, Liebieghaus), das andere vom ehemaligen Wohnhaus Wenzingers am Münsterplatz in Freiburg (Datierung: 1762; Material: Blei, vergoldet; Maß: 41 cm hoch; Standort: Freiburg, Augustinermuseum). Doch Ende des 18. Jh. haben sich die strengen antikischen Formen auch im Künstlerselbstbildnis durchgesetzt, z. B. in demjenigen Gottfried Schadows (Datierung: 1794; Material: Ton; Maß: 42 cm hoch; Standort: Berlin, Staatliche Museen, Nationalgalerie). Dieser Typus ist auch in den immer noch wenigen Bildnissen für die Geistesgrößen vertreten: in der Goethebüste Gottlieb Martin Klauers (Datierung: um 1790; Material: Ton; Maß: 52 cm hoch; Standort: Berlin, Nationalgalerie), die den Dichter in seiner klassischen Zeit zeigt, in der geradezu spartanischen Büste des Philosophen Immanuel Kant von Emanuel Bardou (Datierung: 1798; Material: Marmor; Maß: 46 cm hoch; Standort: Berlin-Dahlem, ehem. Staatliche Museen) sowie in der vergeistigten und jugendlich idealisierten Büste des Bau-
T 119 meisters Friedrich Gilly von Gottfried Schadow (Datierung: 1801; Material: Marmor; Maß: 65 cm hoch; Standort: Berlin, Nationalgalerie).

4. Grabmal

In der Barockzeit löst sich das Grabbild von der Platte und wird zum eigenständigen Monument, dem der Sarkophag häufig nur noch als Sockel dient. Die Grabfiguren erlangen eine nie zuvor gekannte, von inbrünstigem Pathos erfüllte Bewegtheit. Das an den Sakralraum gebundene Grabmal entsteht als Freimonument oder Wanddenkmal für geistliche und weltliche Herrscher, für Feldherrn und für hochgestellte weibliche Persönlichkeiten. Zu den besten Barockgrabmälern geistlicher Fürsten in Deutschland zählt das Grabmal des Weihbischofs Karl von Metternich (Todesjahr: 1636; Datierung: um 1680; Künstler: Johann Wolfgang Frölicher; Material: schwarzer und weißer Marmor; Maß: etwas überlebensgroß; Standort: Trier, Liebfrauenkirche). Es zeigt den Domherrn in gelöster, halb liegender und halb sitzender Haltung, wie er in einem Buch liest – zu seinen Füßen ein Putto. Stark bewegt ist das Grabmal eines anderen Geistlichen – des letzten Erzbischofs von Mainz, Friedrich Karl von Erthal (Todesjahr: 1802; Datierung: 1810–18; Künstler: Heinrich Philipp Sommer; Material: Marmor und Alabaster; Maß: überlebensgroß; Standort: Aschaffenburg, Stiftskirche). Dargestellt ist der zusammengesunkene, sterbende Bischof, den die Genien der Religion und der Unsterblichkeit begleiten. T 120 T 121

Unter den Grabmälern weltlicher Fürsten ist dasjenige Kaiser Leopolds II. zu nennen (Todesjahr: 1792; Datierung: 1793–95; Künstler: Franz Anton Zauner; Material: Marmor; Standort: Wien, Augustinerkirche, Georgskapelle), ein Freimonument mit reichem Figurenschmuck. Ein Kindergrab im antikisierenden Stil ist das von Gottfried Schadow für die Dorotheenstädtische Kirche in Berlin geschaffene Grabmal des im Alter von acht Jahren verstorbenen Grafen von der Mark (Datierung: 1790; Material: Marmor; Maße: 80 cm breit, 36 cm hoch; Standort: Berlin, Nationalgalerie). Die Feldherrngrabmäler der Epoche des Absolutismus sind besonders prachtvoll und aufwendig: sie spiegeln die gesteigerte Bedeutung des Militärs im Zeitalter der Erbfolgekriege wider. Ein theatralisch inszenierter Grabgang vor dem Hintergrund eines Wandobelisken, dem Symbol der Unsterblichkeit, spielt sich im Grabmal des Marschalls von Sachsen ab (Todesjahr: 1750; Datierung: 1753–76; Material: Marmor; Maß: Figuren überlebensgroß; Standort: Straßburg, St. Thomas). Der Feldherr Graf Moritz von Sachsen, ein natürlicher Sohn Augusts des Starken, war Generalfeldmarschall aller französischen Heere. Keineswegs ungewöhnlich, sondern geradezu symptomatisch für den fern jeglichen nationalen Gedankens stehenden Absolutismus ist die Tatsache, daß hier ein deutschstämmiger Fürst protestantischer Konfession im Mittelpunkt eines ausschließlich französischen Triumphalmonuments steht. Ein vergleichbares T 122 Z 79

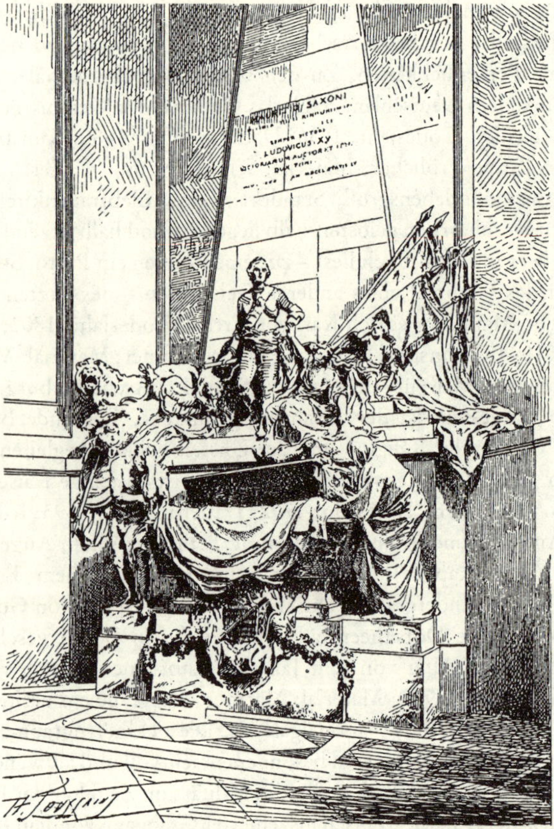

Z 79 Straßburg, Thomaskirche, Grabdenkmal des Marschalls Moritz von Sachsen († 1753), von J. B. Pigalle.

deutsches Feldherrngrabmal ist das Epitaph des österreichischen Generals von Rodt (Todesjahr: 1743; Datierung: 1797; Material: Sandstein; Standort: Freiburg i. Br., Münster, Südwand des Chores) von Christian Wenzinger. Auch hier steht der Feldherr vor einem Wandobelisken, begleitet von allegorischen Gestalten.

Schönstes Grabmal einer weiblichen Person ist das klassizistische Se-
T 123 pulkralmonument der Maria Christine in Form einer Wandpyramide

(Datierung: 1798–1805; Künstler: Antonio Canova; Material: Marmor; Standort: Wien, Augustinerkirche). Dieses Hauptwerk des „sentimentalen Klassizismus“ entwickelt folgendes Programm: „In das geöffnete Tor schreitet, von 2 Mädchen mit Totenfackeln begleitet, die Tugend mit der Urne; ihr folgt die Wohltätigkeit, einen blinden Greis am Arme führend. Rechts ein geflügelter Genius neben dem trauernden Löwen mit dem sächsischen Wappen. Oben trägt der Genius der Glückseligkeit das Medaillon der Toten“ (Reclams Kunstführer Österreich, Band I, S. 528). Maria Christine war die Tochter Maria Theresias und die Gemahlin Herzog Alberts von Sachsen-Teschen. Mit der Pyramide ihres Grabmonumentes und den Wandobelisken der oben genannten Feldherrngrabmäler bemächtigen sich Bauformen – ganz im Sinne des architekturbesessenen Absolutismus – sogar der plastischen Sepulkralkunst.

5. *Zusammenfassung*

Die Kunst des Absolutismus ist Denkmalskunst an sich: So wie das gesellschaftliche Leben durch die höfische Etikette überhöht wird, so wird die Kunst in Form eines rational durchkonstruierten Gesamtkunstwerks monumentalisiert. So wie alle Mitglieder der höfischen Gesellschaft ihre fest zugewiesene Rolle spielen, so dient die absolutistische Monumentalkunst, die alle Lebensbereiche erfassen will, als Kulisse einer einzigen riesigen, theatralischen Inszenierung. Architekturgeschichtswerk und Architekturalphabet, Idealpläne für Städte und Klöster, am Reißbrett entstandene Gartenanlagen, künstlerisch-symbolisch und philosophisch-ideologisch durchkonstruierte absolute Gotteshäuser und absolute Schlösser sind ihre Zeugen. Architektonische Denkmäler entstehen aber auch als Ahnensaal für einen kleinen Fürsten und seine Familie, als Triumphbogen – einmal als Ehrenpforte für die dynastische Familienfeier, dann als stadtbürgerlich-öffentliches Stadttor mit Erinnerungschrakter –, als Triumphsäule, Obelisk, Pyramide, Brunnen, Brücke, Trophäum, Mausoleum oder antikisierender Tempel. Nicht genug: Vor Entstehung des Klassizismus werden die Archetypen der Baukunst bisweilen aufgelöst – die Säule in eine Wolkenanhäufung oder die Pyramide in einen Berg fürstlicher Tugenden. Darüber hinaus werden im Denkmal jegliche Architekturformen miteinander kombiniert – die Säule mit Baldachin und Brunnen oder das Tor mit Tempel und Reiterstandbild.

Das plastische Denkmal kennt den Typus der Apotheose, des Reiterbildes und des Standbildes, die vorwiegend Herrschern und in wachsendem Maße Feldherrn gewidmet sind. Halbbilder und Büsten entstehen für geistliche wie weltliche Fürsten sowie für Feldherrn, Künstler (Bildnisse und Selbstbildnisse) und Geistesgrößen (Philosophen, Glaubensmänner, Dichter, Architekten usw.). Das Grabmal kommt als Freimonument oder Wanddenkmal vor und ist meist mit den Genien der Religion und der Unsterblichkeit ausgestattet. Mit Wandobelisk und Wandpyramide erhält auch das plastische Sepulkralmonument einen architektonischen Hintergrund.

Das wichtigste darstellerische Anliegen, das über allen anderen steht, ist die Versinnbildlichung der absolutistischen Ordnung mit dem Fürsten im Mittelpunkt. Eine Reichssymbolik wird aus Namens- (Carlo Borromeo – Karl der Große – Karl V. – Karl VI.) und Bautypenanalogien (Tempel Salomos – Peterskirche in Rom – Schloß von Versailles) konstruiert. Herkules als Inbegriff der Kraft und Apoll als Sinnbild des Sonnengottes verkörpern den absoluten Fürsten, der sich am Ende des 18. Jh. zum wohltätigen, an Handel und Wissenschaft interessierten Patriarchen wandelt. Wappen, Darstellungen seiner Taten, Genien und Tugenden sowie Ruhmessymbole (posaunende Fama, Sonnenzeichen) kennzeichnen die Größe seiner Herrschaft. Die „Dreifaltigkeit" (Leibniz verteidigt die christliche Dreieinigkeitslehre 1669) kennzeichnet die religionsphilosophische, der „gestürzte Türke" die politisch-historische Auseinandersetzung der Zeit (Türken vor Wien 1683). Auch nationale Aspekte tauchen in den Darstellungen der Denkmäler in der Spätzeit schon vereinzelt auf: In Österreich werden Maria und Joseph als Landespatrone betrachtet, in Preußen ist die Viktoria der Quadriga auf dem Brandenburger Tor in Berlin zugleich eine Borussia. Die Darstellungen von Geistesgrößen könnte man als Vorläufer der Kulturnation, die Szenen, in denen der aufblühende Handel eine Rolle spielt, als Vorboten einer Staatsnation betrachten.

Stil und Vorbilder der Denkmalskunst des Absolutismus weisen in die römische Antike sowie zum italienischen und französischen Barock. Dort, wo es – wie im Falle der Karlskirche Kaiser Karls VI. – um die Darstellung von Weltmachtansprüchen geht, sind auch spanische oder asiatische und orientalische Einflüsse zu registrieren. Der Tempel Salomos in Jerusalem wird zum Sinnbild des Ursprungs des Glaubens, die Peterskirche in Rom zum Kennzeichen des Mittelpunkts universaler Reichsherrschaft, das Schloß von Versailles zum Symbol aktuell-politischer Rivalität. Der Klassizismus wird zum Stil des aufgeklärten Absolutismus und zum Vorläufer einer neuen Epoche.

Standorte von Denkmälern des Absolutismus sind vor allem in Wien, der Residenz der deutschen Kaiser und der stärksten Hausmacht, dann zunehmend in Berlin, der Haupt- und Residenzstadt des aufstrebenden Preußen, sowie in den zahlreichen anderen Territorialstaaten (Kurpfalz, Sachsen, Hannover usw.). Es gibt Denkmäler, die ganz in den höfischen Rahmen der Residenz, die aus dem mittelalterlichen Stadtkern nach außen verlegt wird, eingespannt sind, solche, die die städtische Öffentlichkeit von Plätzen, Straßen oder Brücken nutzen und vereinzelt auch schon solche, die in der freien Natur stehen. Die Landschaft dient als überhöhender Sockel absolutistischer Selbstdarstellung.

Der absolutistische Fürst – sei er deutscher Kaiser oder ein kleiner Landespotentat – ist der wichtigste Auftraggeber der Denkmalskunst. Sein Hofarchitekt, der im gesellschaftlichen Rang über allen anderen Künstlern steht, ist zugleich Hofzeremonienmeister – künstlerisch-politischer Organisator der höfischen Gesellschaft. Ihm steht bisweilen, wie im Falle der Karlskirche in Wien, der Philosoph zur Seite. Der Fürstbischof, die geistliche Variante des rein weltlichen Herrschers, von dem er sich aber nach außen hin kaum mehr unterscheidet, ist ebenfalls ein wichtiger Auftraggeber der Monumentalkunst. Daneben werden städtische Denkmäler vom Magistrat, der Stadtverwaltung, von der Bürgerschaft und von Wirtschaftsleuten errichtet. In der Zeit der französischen Fremdherrschaft entstehen in Deutschland auch napoleonische Denkmäler.

Denkmäler des Absolutismus dienen neben der Selbstdarstellung des Fürsten und der ideologischen Unterweisung des Volkes dem Aufbau einer strahlenden Überwelt, die jenseits aller gesellschaftlichen und politischen Differenzen den weltlichen Herrscher vergöttert (Apotheose) und ihn mit dem Staat identifiziert („l'état c'est moi!"). Dabei verschwimmen die Grenzen zwischen profaner und sakraler Monumentalkunst. Das Denkmal des Absolutismus dient dynastischen Familienfeiern (Hochzeit, Krönung, Grablegung) als Staffage. Nur langsam setzen sich Denkmäler mit Erinnerungscharakter (politische Ereignisse, Schlachten) durch. Sie beschleunigen den Aufstieg des ruhmreichen Feldherrn auf den Denkmalssockel. In der Zeit des aufgeklärten Absolutismus erhalten auch der Fürst und die Geistesgröße nationalintegrativen Charakter. Die größten Denkmalprojekte des ausgehenden 18. Jh. sind diejenigen für Friedrich den Großen und Martin Luther.

IV. DENKMAL: NATIONALBEWEGUNG UND NATIONALSTAAT – BLÜTE UND NIEDERGANG DES STAATSDENKMALS

A. Der Deutsche Bund und die Genese des kleindeutsch-preussischen Nationalstaats

Der Wiener Kongreß brachte eine europäische Friedensordnung, die von den Prinzipien der Heiligen Allianz zwischen Rußland, Österreich und Preußen – Legitimität, Restauration und Solidarität – bestimmt war, die sich nach außen für etwa 50 Jahre bewährte, allerdings auf Kosten der inneren sozialen und wirtschaftlichen Entwicklung und auf Kosten der freiheitlichen und nationalen Bewegungen. Am Ende entlud sich dieser Entwicklungsstau in der Revolution von 1848/49.

Zunächst wurde in den mittleren Staaten Deutschlands versucht, die Ordnung durch Verleihung von Verfassungen herzustellen: Sachsen-Weimar 1816, Baden und Bayern 1818, Württemberg 1819. Währenddessen sahen die Großstaaten Österreich und Preußen, die ohnehin nur zum Teil dem Deutschen Bund angehörten, von Anfang an keinen Grund zu einer konstitutionellen Maßnahme. So nahm die von Metternich angeführte Reaktion das von den damals noch fortschrittlich gesinnten Burschenschaften gefeierte Wartburgfest (1817) und erst recht die Ermordung des russischen Staatsrates August von Kotzebue durch den republikanisch gesinnten Burschenschafter Ludwig Sand (1819) zum Anlaß der Durchführung der Karlsbader Beschlüsse. Diese unterdrückten nun jegliche politische und geistige Freiheit und initiierten eine Demagogenverfolgung, die von der Zentraluntersuchungskommission in Mainz überwacht wurde. Der Deutsche Bund empfand sich nach der Wiener Schlußakte vom 8. Juli 1820 in erster Linie als „Völkerrechtlicher Verein zur Erhaltung innerer und äußerer Ruhe".

Die französische Julirevolution (1830) entfachte erneut den revolutionären Geist im deutschen Volk. Zu Umwälzungen kam es jedoch nicht, sieht man einmal von der Einführung weiterer konstitutioneller

Verfassungen ab (Sachsen, Kurhessen 1831, Braunschweig 1832, Hannover 1833). Das Hambacher Fest von 1832, die erste demokratisch gesinnte Massenversammlung der Neuzeit, und der Frankfurter Wachensturm von 1833, der als Fanal für eine deutsche Revolution geplant war, zogen weitere Schritte der Reaktion (Beschlüsse der Wiener Ministerkonferenzen von 1834), die insbesondere auf die Presse- und Versammlungsfreiheit abzielten, nach sich.

Während das freiheitlich und national gesinnte Bürgertum keine Chance hatte, Vorstellungen und Forderungen politisch durchzusetzen, gab es gleichzeitig immerhin Fortschritte auf wirtschaftlichem Gebiet. 1833 gründete Preußen – unter Ausschluß Österreichs – den Deutschen Zollverein, dem der Süddeutsche Zoll- und der Mitteldeutsche Handelsverein beitraten. Sein Ziel galt der Erleichterung des Warenverkehrs in der durch Zollschranken zerstückelten damaligen Wirtschaftsnation. Der Weberaufstand in Schlesien 1844 dokumentiert, daß die Durchlöcherung der Zollschranken nicht Hand in Hand mit dem sozialen Fortschritt ging. Die Februarrevolution in Paris griff im März 1848 nach Deutschland und Österreich über, wo die Forderung nach einer demokratischen Verfassung erhoben wurde. Die Karlsbader Beschlüsse mußten aufgehoben werden, Metternich floh nach England. Die erste Deutsche Nationalversammlung tagte in der Frankfurter Paulskirche mit namhaften Männern wie Ernst Moritz Arndt, Robert Blum, Heinrich von Gagern, Jacob Grimm, Emmanuel von Ketteler u. a., um eine gesamtdeutsche Verfassung auszuarbeiten. Das Parlament scheiterte am Widerstand der deutschen Großstaaten Österreich und Preußen, der besonders an der schleswig-holsteinischen Frage evident wurde, an der Zerstrittenheit untereinander und letztlich an der deutschen Frage überhaupt. Als die kleindeutsche Mehrheit dem preußischen König Friedrich Wilhelm IV. die deutsche Kaiserkrone anbot und dieser ablehnte, war der Versuch der nationalen Revolution in Deutschland bereits gescheitert. Verfassungskämpfe erstreckten sich bis ins Jahr 1849 hinein (Dresden, Pfalz, Baden), wurden jedoch allesamt von regulären Truppen niedergeschlagen. Der Restauration war erneut Tür und Tor geöffnet, ohne daß irgendeines der anstehenden Probleme gelöst worden wäre.

1. Denkmäler des Vormärz

Der entscheidende Sieg der vereinten europäischen Mächte über Na-
poleon I. im Jahre 1813 bei Leipzig bestimmte Inhalt und Standort eines
Denkmalvorhabens, welches das ganze 19. Jh. beherrschte, aber erst
zum hundertsten Jahrestag der Völkerschlacht verwirklicht wurde: das
Völkerschlachtdenkmal bei Leipzig. Eine große Reihe von Denkmal-
entwürfen zu diesem historischen Ereignis, darunter auch Entwürfe
von Leo von Klenze zu einem paneuropäischen Denkmal des Weltfrie- T 124
dens („Projet de monument à la pacification de l'Europe" 1814, Peripte-
raltempel) sowie zu einem Denkmal auf den Sieg bei Leipzig (1814,
Säule mit Kandelaber) wurden bereits anläßlich des Wiener Kongresses
1814 publiziert. Daneben entstanden die frühesten Denkmalentwürfe
für die Befreiungskriege und die Leipziger Völkerschlacht in den Jahren
1812–14 durch Caspar David Friedrich (Entwurf für das Grabmal
Theodor Körners, 1813), Friedrich Weinbrenner („Ideen zu einem teut- Z 80
schen Nationaldenkmal des entscheidenden Sieges bey Leipzig...",
1813), Johann Heinrich Dannecker (Herkulessäule, 1814), August von
Kotzebue (Monolithsäule, 1814), Ernst Moritz Arndt (Kreuzzeichen
auf Erdhügel, 1814), Freygang, Stieglitz und Aster (Gotische Kapelle
auf Monarchenhügel), einen „preußischen Patrioten" (Scharnhorst-
Denkmal), Schreiber (deutscher Tempel) u. v. a. Sosehr die Schöpfer
dieser Entwürfe und Vorschläge auch oftmals bemüht waren, den kon-
servativen Vorstellungen der „legitimen" Herrscher entgegenzukom-
men, die für die national-deutsche Bewegung deprimierenden Ergeb-
nisse des Wiener Kongresses erstickten diese bereits im Keime.

Bevor das reaktionär-restaurative antiliberale System Metternichs
einsetzte, war lediglich im Österreich der freiheitlicheren Ära der Erz-
herzöge Karl und Johann ein – wenn auch privat initiiertes – Denkmal
errichtet worden, das von einem Sieg über Napoleon zeugt. Der „Hu- T 125
sarentempel" nahe Mödling bei Wien wurde in den Jahren 1812–13 von
Josef Kornhäusel für Fürst Johann I. von Liechtenstein auf einer ro-
mantischen Bergkuppe innerhalb dessen Landbesitzes für sieben in der
Schlacht bei Aspern (1809) gefallene österreichische Soldaten als Gruft
und staatspatriotisches Denkmal errichtet und „den ausgezeichneten Voel-
kern der oesterreichischen Monarchie gewidmet" (Architravinschrift).

Denkmäler für Befreiungskriege und Völkerschlacht wurden zuerst

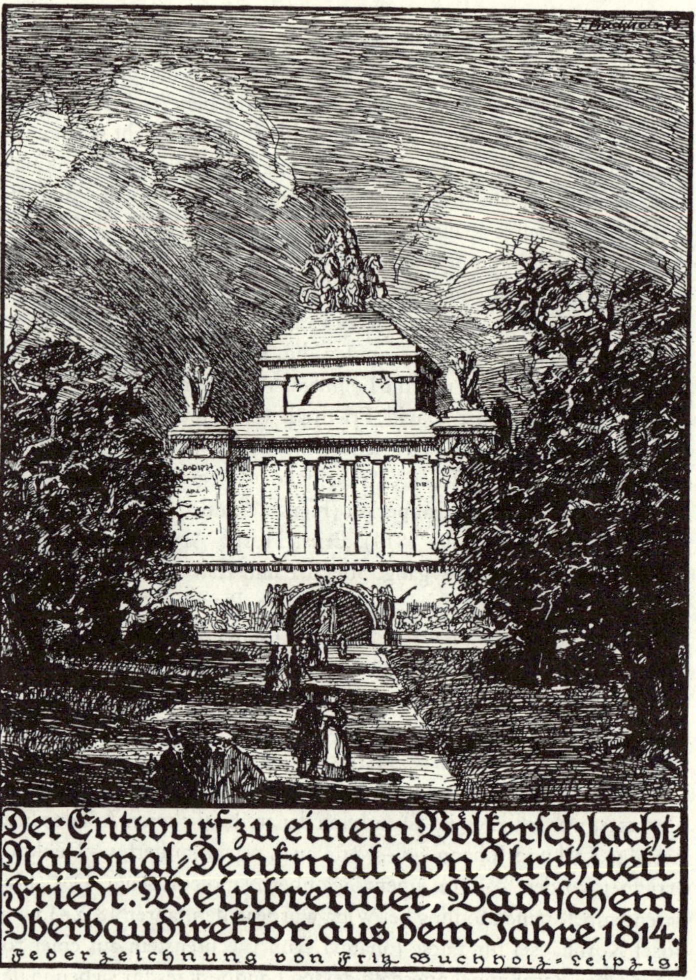

Z 80 Friedrich Weinbrenner: Entwurf zu einem Völkerschlachtendenkmal in Leipzig, 1814. Federzeichnung von Fritz Buchholz, um 1913.

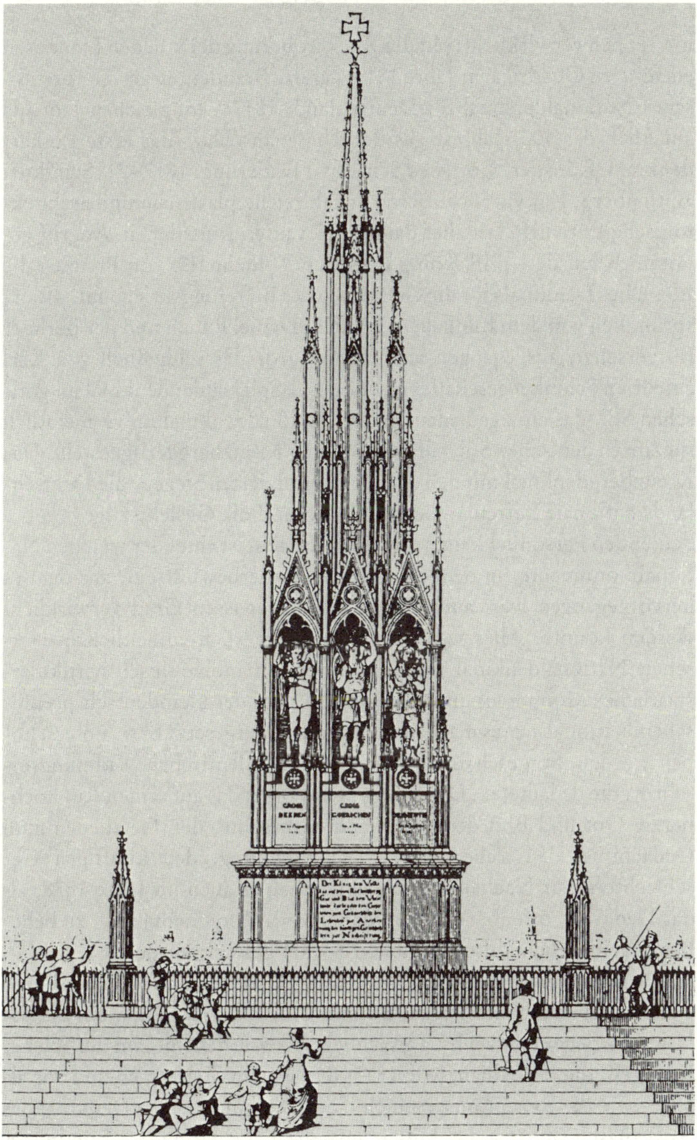

Z 81 Karl Friedrich Schinkel: Entwurf zum Kreuzbergdenkmal, Berlin, 1818.

in Preußen verwirklicht: seit der Rückeroberung der von den Franzosen
T 100, entführten Quadriga im Jahre 1814 war das Brandenburger Tor preußi-
Z 62 sches Nationaldenkmal für Deutschland. 1817 – im gleichen Jahr, da
Z 71 anläßlich des 300. Jahrestages des Thesenanschlags das erste Luther-
–74, denkmal (Künstler: Gottfried Schadow; Datierung: 1817–21; Standort:
T 151 Wittenberg; Entwurfswettbewerb: zahlreiche plastische und architek-
tonische Entwürfe fast aller damals relevanten Künstler) in Angriff ge-
nommen wurde – griff König Friedrich Wilhelm III. von Preußen die
Idee eines Denkmals für die Gefallenen der Befreiungskriege auf, die ur-
sprünglich von dem Bildhauer Christian Daniel Rauch und der Berliner
Bürgerschaft ausgegangen war. 1821 wurde das schließlich von Karl
Z 81 Friedrich Schinkel geschaffene gußeiserne Spitzsäulendenkmal im goti-
schen Stil, das einzige bedeutendere Nationaldenkmal im vermeintlich spezifisch deutschen Stil, auf dem Berliner Kreuzberg fertiggestellt. Das Kreuzbergdenkmal mit den darin personifizierten Siegen, die Deutschlands nationale Befreiung herbeiführten und die Gesichtszüge von bedeutenden Persönlichkeiten dieser Ära tragen, ist eines der wenigen Nationalmonumente, in dem das liberale Bürgerbewußtsein, aus dem es hervorgegangen war, auch bis zu einem gewissen Grad verwirklicht werden konnte. Alles was aus diesem bürgerlich-einheitlichen deutschen Nationaldenkmal trotzdem noch ein monarchisch-partikularstaatliches Monument und später ein Symbol des kleindeutsch-preußischen Nationalstaates machen sollte, mußte aufgesetzt bzw. unterschoben werden. So geschah es mit der zeitlich identischen Widmungsinschrift, die da lautete: „Der König dem Volke; das auf seinen Ruf hochherzig Gut und Blut dem Vaterland darbrachte, den Gefallenen zum Gedächtnis, den Lebenden zur Anerkennung, den künftigen Geschlechtern zur Nacheiferung.“ So geschah es auch im Jahre 1878, als das Denkmal, offenbar um den Mangel an „Monumentalität“ zu beheben, nachträglich auf einen hohen Sockel gesetzt wurde.

In Österreich wurde auch das 1821–24 von Peter von Nobile und
T 126 Luigi Cagnola erbaute Wiener Burgtor offiziell als Denkmal auf die Be-
freiungskriege eingeweiht. Tatsächlich aber wurden mit ihm der Wiener Kongreß, die Hl. Allianz von 1815, das System Metternich und vor allem – wie die Rezeptionsgeschichte des Denkmals zeigt (Denkmal des Austrofaschismus) – das Militär und die Erneuerung des Bündnisses von „Thron und Altar“ gefeiert.

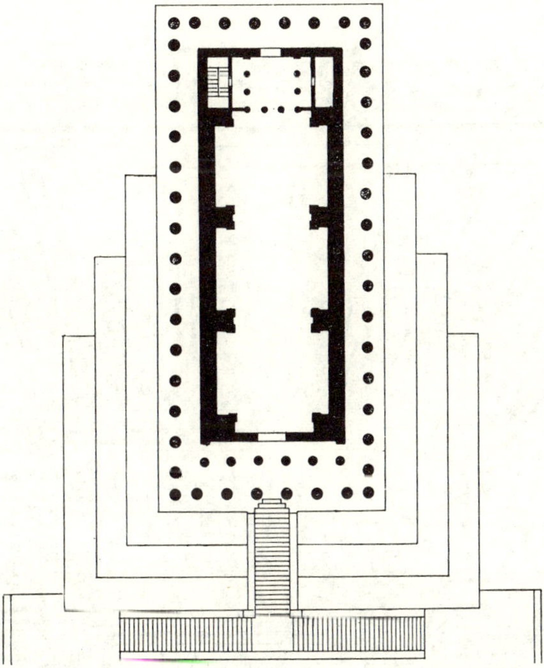

Z 82 Leo von Klenze: Walhalla bei Regensburg. Grundriß.

In Bayern, dem Königreich von Napoleons Gnaden, das spät, aber noch rechtzeitig vor der Leipziger Schlacht zu den Alliierten übergegangen war, förderte die Triasidee, die aus dem preußisch-österreichischen Dualismus resultierende Politik der dritten Macht, die Denkmalproduktion in besonderer Weise. Hier entstanden die an Größe und ideologischem Programm bedeutendsten architektonischen Denkmäler der Ära. König Ludwig I. war die treibende Kraft zum Bau der großdeutsch konzipierten Walhalla (Datierung: 1830–42; Architekt: Leo T 127
von Klenze), die nach außen dem Vorbild des Parthenon auf der Akro- –129,
polis von Athen folgt und im Innern ein ausgedehntes, auf Zuwachs be- Z 82,
rechnetes Büstenprogramm „rühmlich ausgezeichneter Teutscher" 83
präsentiert. Metternichs Einwände verhinderten, daß der Bau in der bayerischen Haupt- und Residenzstadt errichtet wurde, statt dessen

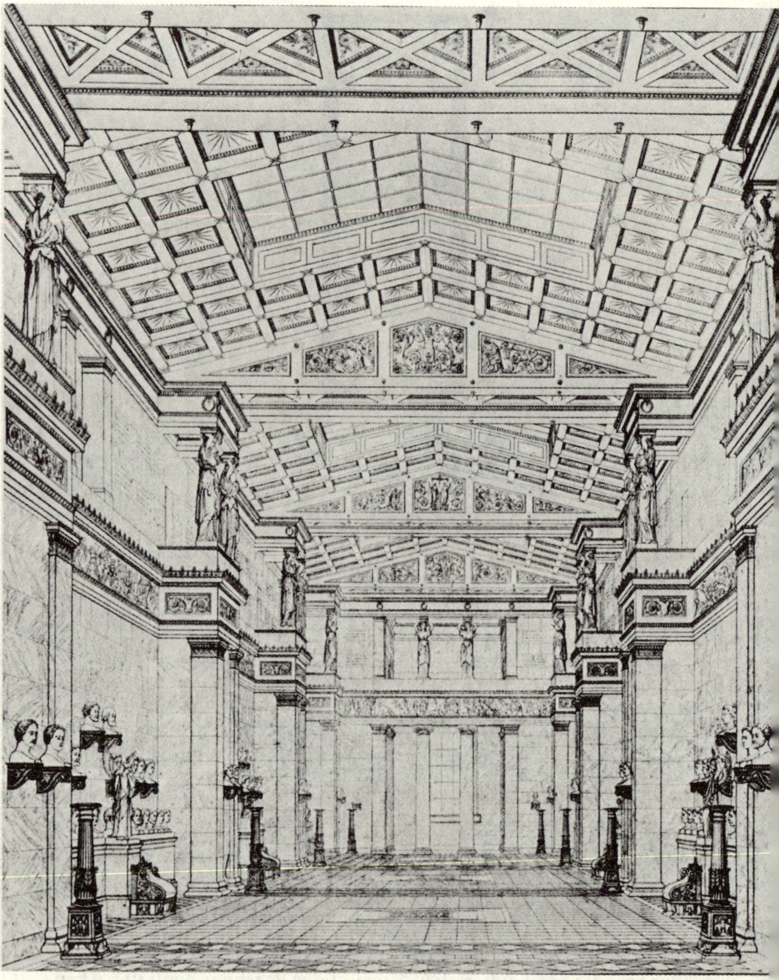

Z 83 Leo von Klenze: Walhalla, Ansicht des Innenraums, Federzeichnung von Leo von Klenze.

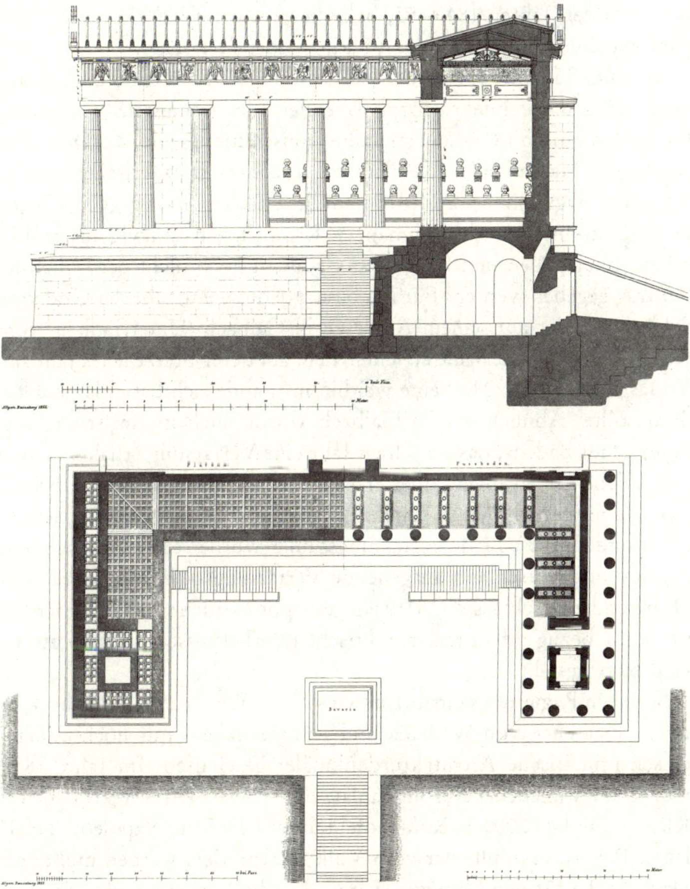

Z 84 Leo von Klenze: Ruhmeshalle in München, Grundriß und Schnitt.

wurde er in die Donauidylle (Donaustauf) nahe Regensburg, das als ehemaliger Sitz des perpetuierlichen Reichstages an die Unzulänglichkeit des alten Reiches erinnert, verbannt. In München aber wurde – entsprechend den realen politischen Verhältnissen im Deutschen Bund – das partikularstaatliche Pendant, die bayerische Ruhmeshalle mit der T 130,
Bavaria erbaut. Diese, erbaut von Leo von Klenze in der Form eines Z 84

Altars in den Jahren 1843–53, beherbergt nur Bayern (in einem sehr weit gefaßten Sinn) und keine Politiker oder Herrscher.

Bis zum Jahre 1848 wurden sechs weitere bedeutende bayerische Denkmäler in Architekturform vollendet oder wenigstens begonnen.
T 131 Die in den Jahren 1819–28 errichtete Konstitutionssäule, das Denkmal für die von Maximilian I. Joseph (1756–1825; erster bayerischer König, Vater Ludwigs I.) im Jahre 1818 dem bayerischen Staat gegebene Verfassung, konnte von dem damaligen Kronprinzen Ludwig aus politischen, finanziellen und familiären Gründen noch nicht persönlich in Auftrag gegeben werden. Für ihn besorgte diese Aufgabe der Graf von Schönborn, der auf seinem Anwesen in Gaibach (Unterfranken) von Klenze eine dorische Säule errichten ließ, auf deren Spitze jedes Jahr am Verfassungstag (26. Mai) eine weithin im Lande sichtbare Flamme lodern sollte. Ähnlich wie in Gaibach wurde auch in Karlsruhe, der Hauptstadt Badens, das im selben Jahr eine Verfassung erhalten hatte, eine solche Säule geplant, aber erst 1833 ausgeführt (Architekt: Friedrich Weinbrenner; Typus: Obelisk, flankiert von zwei Greifen; Standort: Rondellplatz). Beide Verfassungssäulen wurden erst lange nachdem die von Süddeutschland ausgehende Verfassungsbewegung durch die „Karlsbader Beschlüsse" (1819) jäh gestoppt worden war, als Anachronismus in bezug auf die realen politischen Verhältnisse in ganz Deutschland fertiggestellt.

Seit dem Regierungsantritt Ludwigs I. im Jahre 1825 wurden in Bayern – abgesehen von Walhalla und Ruhmeshalle – nur noch monarchisch-militärische Architekturdenkmäler geschaffen: Im Jahre 1833
T 132 wurde am Münchener Karolinenplatz der Obelisk (Architekt: Leo von Klenze) für die 30000 im Rußlandfeldzug auf der Seite Napoleons gefallenen Bayern enthüllt, der vom Volk interpretiert werden mußte als Dankesgabe für den blutigen Tribut, den die Verleihung der Königswürde gefordert hatte. Diesem Denkmal folgte im Jahre 1841 die
T 133, Grundsteinlegung zur 1843 vollendeten Feldherrnhalle (Architekt:
Z 85 Friedrich Gärtner, Ausstattung: Standbilder der Feldherren Tilly und Wrede; Standort: München, Ludwigstraße, stadteinwärtsweisendes Ende), dem Denkmal für bayerische Feldherrn. Ein Jahr später wurde –
T134, gleichzeitig mit der Eröffnung der Walhalla – der Bau der Befreiungs-
135, halle (Datierung: 1842–63; Architekten: Gärtner, Klenze; Typus:
Z 86, Rundtempel mit versenkter Kuppel; Ausstattung: Figurenreigen im In-

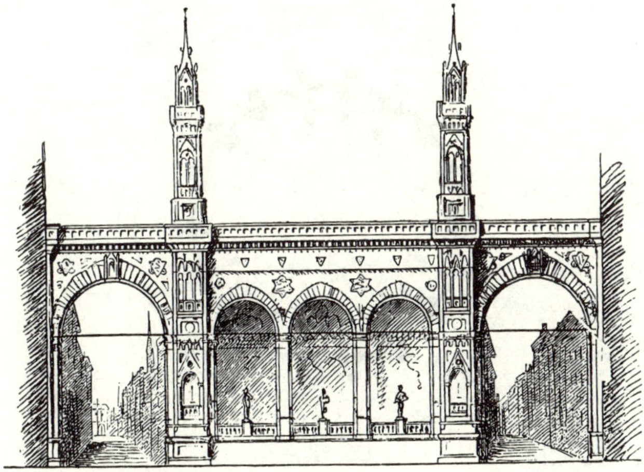

Z 85 Johann Georg Müller: Ideenskizze für die Gestaltung des Südendes der Ludwigstraße mit der Feldherrnhalle, München.

nern und am Außenbau, die deutschen Stämme symbolisierend; Standort: Kelheim), dem Denkmal für die Befreiung Deutschlands von der Napoleonischen Fremdherrschaft, begonnen, in dem ausschließlich die militärische Leistung Deutschlands und vor allem Bayerns gewürdigt wurde und die Rolle der übrigen alliierten europäischen Mächte völlig unerwähnt blieb. Wiederum ein Jahr später – gleichzeitig mit dem Baubeginn der Ruhmeshalle wurde der Grundstein zum Siegestor (Architekt: Gärtner; Datierung: 1843–50/52; Vorbild: Konstantinsbogen, Rom; Standort: München, Ludwigstraße, stadtauswärtsweisendes Ende), dem Denkmal für das bayerische Heer, gelegt. Im Jahre 1846 schließlich wurde das letzte ludovizianische Architekturdenkmal, die Propyläen (Architekt: Klenze; Datierung: 1846–60) am Königsplatz in München in Angriff genommen. Es sollte in Anlehnung an die Propyläen der Akropolis von Athen ein Denkmal werden für die Befreiung Griechenlands von der türkischen Fremdherrschaft in den Jahren 1821–29 und der Erhebung des wittelsbachischen Prinzen Otto (1815–67; zweiter Sohn Ludwigs I.) zum König von Griechenland im Jahre 1832. Die Hälfte der Denkmäler Ludwigs I. von Bayern blieben durch die 48er Revolution und die Abdankung des bayerischen Königs

Z 87, 88
T 136
Z 137, Z 89

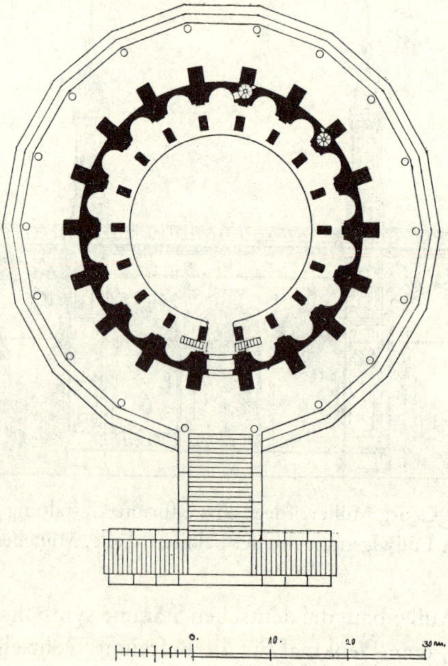

Z 86 Leo von Klenze: Befreiungshalle bei Kelheim.
Grundriß.

(„Lola-Montez-Affäre") ohne große Hoffnung auf Vollendung stehen. Die schnelle Niederschlagung der Revolution und die wiederauflebende Reaktion ermöglichten jedoch eine baldige Wiederaufnahme der Bauten und ihre schließliche Vollendung.

Ein anderes, ähnlich wie die Walhalla großdeutsch konzipiertes, in seiner Aussagekraft aber wesentlich allgemeiner gehaltenes und außerhalb Bayerns sowie der beiden deutschen Großmächte errichtetes Mo-
T 138 nument, das Hermannsdenkmal bei Detmold im Teutoburger Wald, wurde ebenfalls durch die Revolution zum baulichen Stillstand gebracht. Der Architekt und Bildhauer Ernst v. Bandel versuchte mit seinem initiatorischen, organisatorischen und künstlerischen Lebenswerk, zu dem er Spenden aus ganz Deutschland, anfangs vor allem aus Österreich, erhielt, eine für ganz Deutschland gültige Gestalt, den histo-

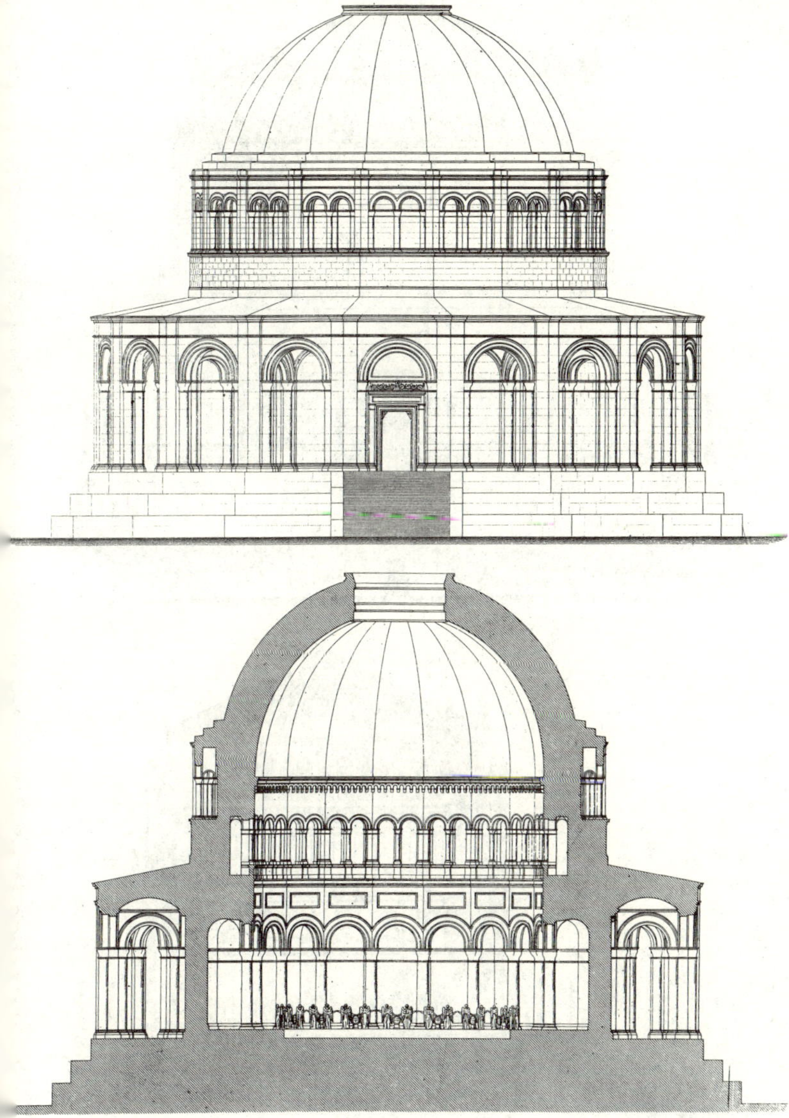

Z 87 Friedrich von Gärtner: Nicht ausgeführter Entwurf für die Befreiungshalle in Kelheim. Ansicht, Schnitt.

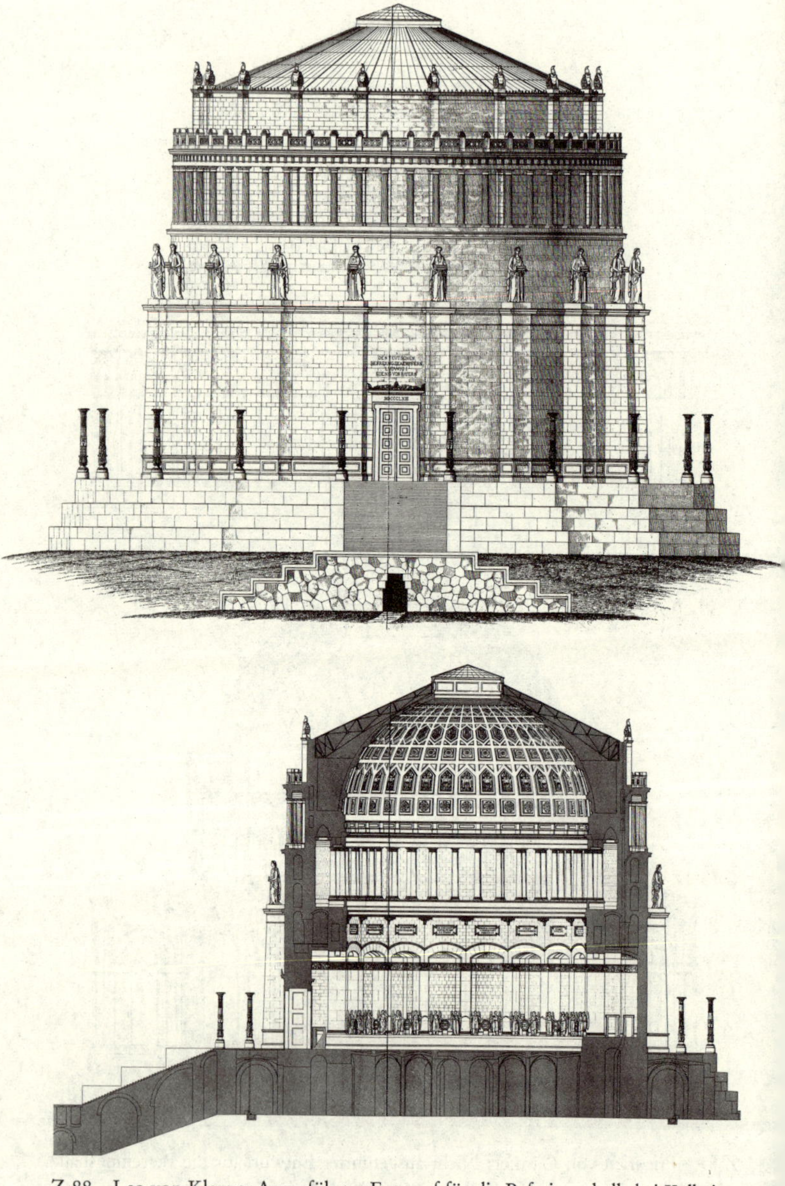

Z 88 Leo von Klenze: Ausgeführter Entwurf für die Befreiungshalle bei Kelheim. Ansicht, Schnitt.

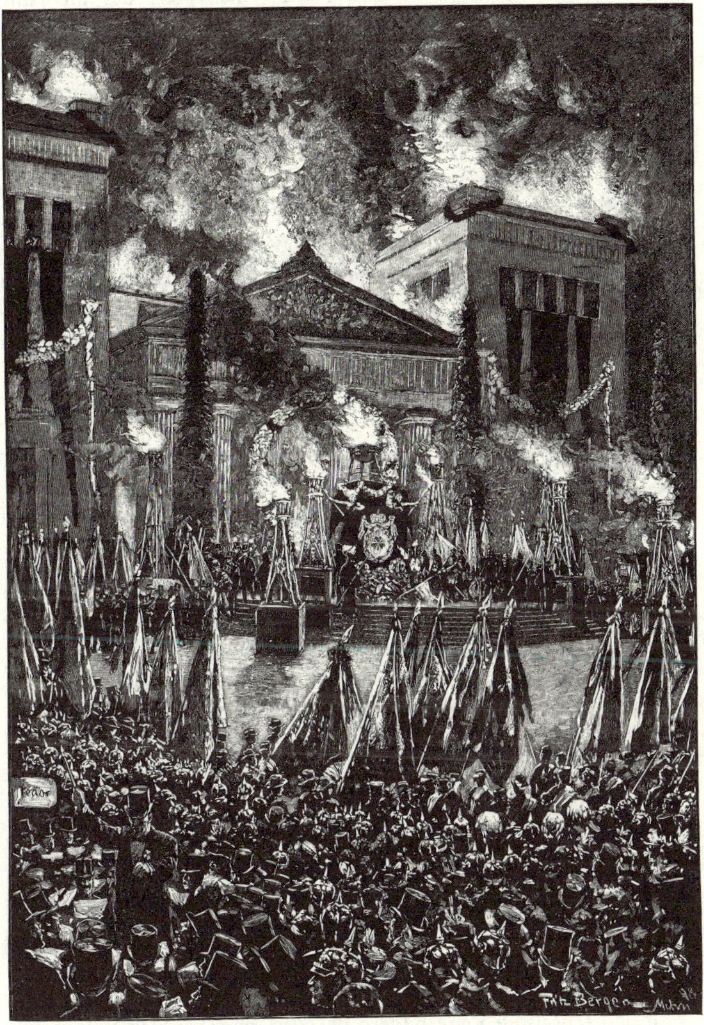

Z 89 München, Königsplatz, Trauerfeier für den Reichskanzler Otto von Bismarck vor den Propyläen, 1898.

risch-mythenumwobenen Hermann den Cherusker, der im Jahre 9 n. Chr. im Teutoburger Wald die Legionen des Publius Quinctilius Varus besiegt hatte, zu monumentalisieren und seinen Sockelbau in einem spezifisch deutschen romanisierend-gotisierenden Stil zu errichten. Im Jahre 1848, als der Denkmalbau für über ein Jahrzehnt stillgelegt werden mußte, war gerade erst dieser Sockel vollendet.

Andere architektonische Denkmäler außerhalb Bayerns und auch außerhalb der beiden Großmächte Österreich und Preußen entstanden meist in Form der Säule, des Obelisken oder der Pyramide. In Hannover wurde 1832 zur Erinnerung an die Entscheidungsschlacht gegen Napoleon die Waterloo-Säule errichtet. In Darmstadt erinnert ein Säulendenkmal von 1844 an Großherzog Ludwig I. und in Stuttgart die Jubiläumssäule von 1846 an König Wilhelm I. Obeliskendenkmäler gibt es in Sasbach bei Baden-Baden (1829 zu Ehren des 1675 gefallenen französischen Marschalls Turenne errichtet), Pyramidendenkmäler in Karlsruhe (1823 an der Stelle der ehem. Konkordienkirche) und anderswo.

Der Gedanke eines deutschen Pantheon, einer deutschen Walhalla oder – wie es später hieß – einer norddeutschen Walhalla kam erst im Eröffnungsjahr der Walhalla Ludwigs I. von Bayern 1842 mit Anton Hallmanns Vorschlag zum Bau einer „National-Geschichtshalle“ sowie seinem Programmentwurf zu einem neuen Berliner Dom mit einer mittleren Gedächtnishalle nach Preußen. Beide Vorschläge blieben unverwirklicht, wurden jedoch im Jahre der Gründung des kleindeutsch-preußischen Nationalstaates 1871, vor allem als Alternative zur dynastisch-militärischen Siegesallee, wiederaufgegriffen und am 25. Jahrestag der Reichsgründung im Jahre 1896 von Hermann Grimm variiert wiederholt, der den Tempel von Olympia als kulturelle norddeutsche Walhalla bei Berlin errichten lassen wollte. Keines dieser idealistischen, auf die Bildungsreligion der Klassik und die Synthese von Griechentum und Nation zurückgreifenden Projekte wurde verwirklicht. Keines hatte eine Chance, gegen die Realpolitik der Hohenzollern und ihre monarchisch-militärischen Staatssymbole zu bestehen.

Zu den schönsten Reiterbildern der Zeit zwischen den Befreiungskriegen und der Revolution von 1848/49 zählt dasjenige des Kurfürsten
T 139 Maximilian I. auf dem Wittelsbacher Platz in München. Das bronzene Reiterbild auf hohem Sockel, eine Gemeinschaftsarbeit des Bildhauers

Thorwaldsen mit dem Architekten Klenze, entstand in den Jahren 1830–39. Ebenfalls in München steht eines der formvollendetsten Denkmäler mit einer Sitzfigur: das Denkmal des ersten bayerischen Königs Max I. Joseph. Christian Daniel Rauch und Leo von Klenze schufen 1824 gemeinsam das Bild des thronenden Monarchen, am Denkmalsockel bewacht von den königlich-bayerischen Löwen, ausgestattet mit Reliefs der Regierungstaten. Das Denkmal steht auf dem Max-Joseph-Platz und ist umgeben von den klassizistischen Monumentalbauten der Residenz, des Nationaltheaters und der Hauptpost.

Als Standbild-Denkmäler entstanden zunächst zögernd nur das be-
reits erwähnte Luther-Denkmal in Wittenberg von Gottfried Schadow
(1817–21) und das vom selben Bildhauer geschaffene, von den meck-
lenburgischen Ständen in Auftrag gegebene Blücher-Denkmal in T 140
Rostock (1815–19). Luther war der erste „Zivilist“, der in einem Ein-
zeldenkmal geehrt wurde, nachdem diese Ehre zuvor ausschließlich
Herrschern oder Feldherrn zuteil wurde. Seit den dreißiger Jahren des
19. Jh. wurde das einzelne Standbild-Denkmal für Künstler, Schriftstel-
ler, Musiker und Erfinder bis hin zum sozialen Wohltäter immer
häufiger: 1837 Dürer in Nürnberg (Chr. D. Rauch), Gutenberg in T 141,
Mainz (B. Thorwaldsen), 1839 Schiller in Stuttgart (B. Thorwaldsen), 142,
1841 Mozart in Salzburg (L. Schwanthaler), 1844 Goethe in Frankfurt Z 90
(L. Schwanthaler), 1845 Beethoven in Bonn (E. Hähnel). Dem Waisen-
haus-Stifter August Hermann Francke wurde bereits im Jahre 1826 in
Halle ein Denkmal errichtet.

Für die Sepulkraldenkmäler mag hier die Erwähnung der beiden
wichtigsten – das eine architektonisch, das andere plastisch – genügen.
Zum einen handelt es sich um das Mausoleum im Berggarten von Han-
nover-Herrenhausen – ein Zwischending von Gartenmonument und
Welfen-Grablege. Es wurde als point de vue am Ende einer Lindenallee
von Georg Ludwig Friedrich Laves in den Jahren 1842–47 im klassizi-
stischen Stil erbaut. Der Zentralbau aus hellem Sandstein mit einer Ka-
lottenkuppel, einem vorgelagerten Portikus mit vier dorischen Säulen
und einer Apsis birgt die Marmorsarkophage (Künstler: Christian T 143
Rauch) von König Ernst August (Todesjahr: 1851) und seiner Gemahlin
Friederike von Mecklenburg-Strelitz (Todesjahr: 1841). Das zweite ist
ein Feldherrndenkmal: das Grabmonument des Generals Gerhard von
Scharnhorst (Todesjahr: 1813) auf dem Invalidenfriedhof in Berlin. Der Z 91

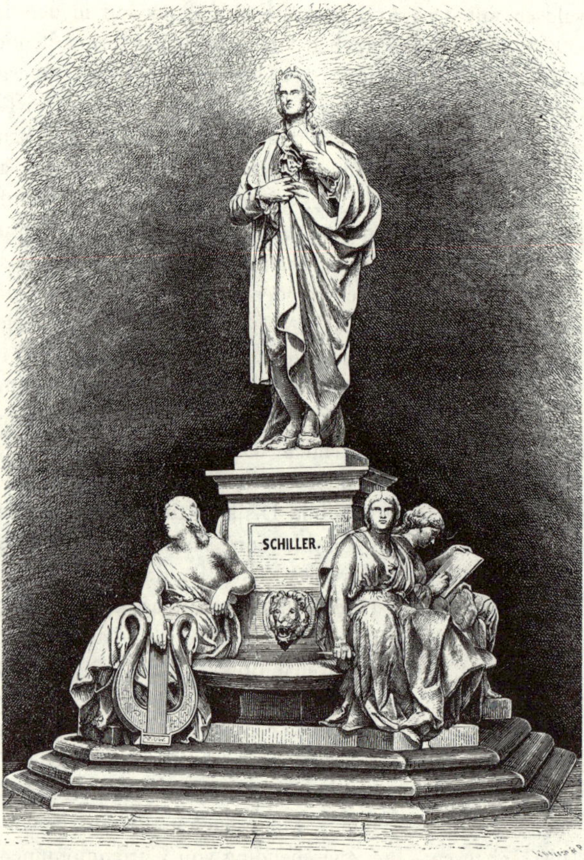

Z 90 Berthel Thorvaldsen: Schiller-Denkmal in Stuttgart.

Gesamtentwurf des 1824 entstandenen Denkmals stammt von Friedrich von Schinkel. Es besteht aus einem Marmorsarkophag mit Reliefbildern aus dem Leben des Feldherrn (Künstler: Friedrich Tieck), der auf zwei schweren Sockeln ruht. Es ist bekrönt von einem monumentalen, schlafenden Löwen, womit erstmals einem Feldherrn die Ehre zuteil wird, mit den Attributen des königlichen Wappentiers verewigt zu werden.

Zusammenfassend kann gesagt werden, daß in der Zeit zwischen den

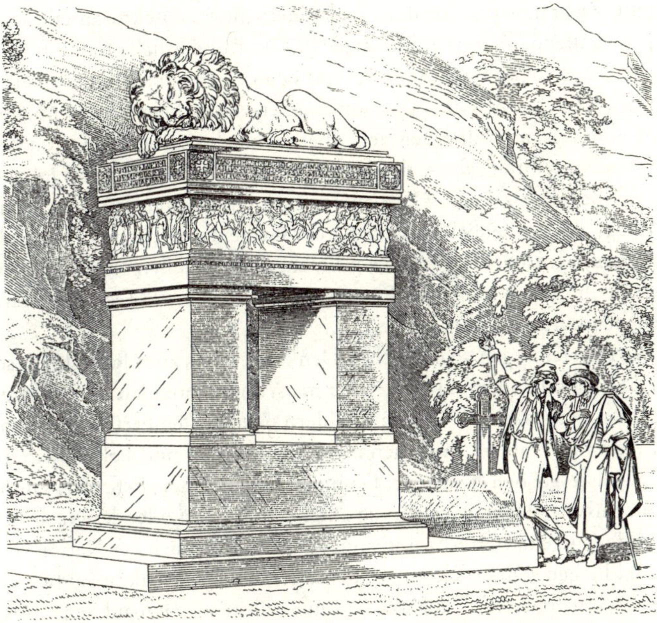

Z 91 Karl Friedrich Schinkel: Scharnhorst-Grabmal, Berlin, Invalidenfriedhof, 1824.

Befreiungskriegen und der Revolution von 1848/49 typologisch vor allem die Architekturformen des dorischen Tempels, des Zentralbaus (Pantheontypus), des Tores, der Pyramide, der Säule und des Obelisken vorherrschen. Dabei befindet sich die bayerische Ruhmeshalle mit der T 130
Bavaria in einem Zwischenstadium der Formentwicklung des deutschen Denkmals. War die Darstellung einer staatlichen oder nationalen Einheit bzw. eines diesbezüglich entscheidenden historischen Ereignisses vom Kreuzbergdenkmal bis zur Walhalla stets nur als Architekturform denkbar, so tritt mit der Bavaria der Ruhmeshalle die monumentale Großplastik in den Vordergrund und der fast nur noch als Rahmen dienende Baukörper zurück. In Hinsicht auf die Wertigkeit von Architektur- bzw. Plastikanteilen ist die Ruhmeshalle dem – ebenfalls über die Zeitgrenze des Jahres 1848 hinausreichenden – Hermannsdenkmal ver- T 138

wandt. Zwar haben bei beiden Denkmälern die Architekturanteile noch eine bedeutende Aufgabe, indem sie bei der Ruhmeshalle Raum für die Büsten der großen Bayern bieten und beim Hermannsdenkmal, neben der des Sockels, auch die Funktion einer eigenständigen überkuppelten Versammlungshalle übernehmen, aber dennoch werden beide von den allegorisch-symbolischen, die Nation repräsentierenden Einzelgestalten der Bavaria bzw. des Hermann optisch und auch bedeutungsmäßig überragt, so daß bei beiden weniger der Gemeinschaft symbolisierende Innenraum entscheidend ist, als vielmehr die von außen zu betrachtende, mit ihrer menschlichen Physiognomie allgemeine Geltung beanspruchende Ideal-Individualgestalt.

Die Darstellungen an deutschen Denkmälern bis zum Jahre 1848, sei es als Einzelbild oder im Rahmen der meist dominierenden Architektur, bestehen hauptsächlich aus Standbildern oder Büsten berühmter Männer (seltener Frauen), zu denen neben Herrschern und Feldherrn nun auch Geistesgrößen (Künstler, Komponisten, Dichter, Erfinder, Philosophen usw.) gezählt werden, die unter dem Einfluß oder der Nachwirkung des aufgeklärten Absolutismus die geistige Einheit der Nation versinnbildlichen. Dieser Gedanke, der unter den Denkmälern Ludwigs I.
T 128, von Bayern neben Walhalla und Ruhmeshalle, eingeengt auf den militä-
129, rischen Bereich, auch der bayerischen Feldherrnhalle zugrunde lag,
Z 83, wurde in Deutschland während der ersten Hälfte des 19. Jh. in ver-
84 schiedenen Variationen und Bezügen immer wieder angewandt: in den Entwürfen zu einem Denkmal für Friedrich den Großen, in den frühen
Z 81 Entwürfen für Denkmäler der Freiheitskriege und der Völkerschlacht, im Kreuzbergdenkmal und schließlich in Hallmanns Plänen für ein Deutsches Pantheon.

Neben diesen Versammlungen historischer Repräsentanten der Nation wurden allegorisch, mythologisch oder mythisch-historisch umschriebene Herrschergestalten dargestellt. Diese dominierten – wie bei der Ruhmeshalle – die Mitglieder des Pantheons oder sie standen für sich alleine. Die Persönlichkeit Friedrichs des Großen wäre in dieser Zeit vielleicht die einzige historische Herrschergestalt gewesen, die die Nation in authentischer Darstellung hätte repräsentieren können. Doch keiner der zahllosen, aus mehreren Entwurfswettbewerben hervorgegangenen Entwürfe vieler bekannter und weniger bekannter Architekten und Bildhauer der Zeit vor 1848 wurde ausgeführt.

Allegorische Gestalten als Symbole des die Nation repräsentierenden
Herrschers, die traditionellen Austria, Borussia, Bavaria kommen in
Verbindung mit einem Denkmal von größerer nationaler Bedeutung
schon vor den Befreiungskriegen vor. So ist die Quadrigalenkerin des
Brandenburger Tores, die in der einen Hand den Siegesstab mit dem
preußischen Adler hielt, als Borussia zu deuten. Sicherlich war auch die
verschollene Minerva-Bellona-Statue des Mödlinger „Husarentempels" T 125
gleichzeitig als Austria gedacht. Die Bavaria der Ruhmeshalle war somit T 130
ein später Nachkömmling, der in diesen Zusammenhang einzuordnen
ist und mit der Tellus Bavarica im Münchner Hofgarten einen frühen
allgemein-monumentalen Vorfahren hat. In den frühen Entwürfen zu
Denkmälern der Freiheitskriege und der Völkerschlacht tritt uns gerade
in bezug auf diese national-repräsentativen Einzelgestalten die Halb-
herzigkeit plastisch vor Augen, die nicht zuletzt auch beim Bürgertum
vorherrschte, als die historische Situation zur Gründung einer Staatsna-
tion gegeben zu sein schien: Weinbrenner wollte – wenn auch mit der
Hoffnung auf Restauration des alten Kaiserreiches – seinen „Ideen zu
einem teutschen Nationaldenkmal des entscheidenden Sieges bey Leip- Z 80
zig" zufolge nicht nur 19 Bildsäulen der gegen Napoleon verbündeten
europäischen Herrscher und Helden aufstellen (was nirgends sonst in
einem deutschen Nationaldenkmal, außer in Klenzes ebenfalls unver-
wirklichtem Entwurf zu einem Denkmal des Weltfriedens jemals ge
plant oder gar ausgeführt wurde). Er wollte darüber hinaus zum ersten
Mal die Gestalt der Germania, also eine einheitliche Allegorie für die
partikularstaatlichen Borussia, Austria, Bavaria usw., im Zentrum die-
ses Monumentes errichten. Zur gleichen Zeit gab es solch traditionelle,
ganz allgemein auf Kraft und Stärke des legitimen Herrschers als allge-
meinem und absolutem Repräsentanten der Nation anspielende Ent-
würfe, wie sie Johann Heinrich Dannecker im Juli 1814 Metternich
überreichte. Dieser Entwurf einer Herkulesgestalt, die in ihrer allge-
meinen Symbolhaftigkeit keine zeitlichen Grenzen zu kennen scheint,
zumal sie die Darstellung von Historischem überragt, ist ein vorwegge-
nommenes Sinnbild des Herrschergedankens der 1815 gegründeten Hl.
Allianz zwischen Österreich, Preußen und Rußland: an ihrer Spitze der
allgemeine und zeitlose Gedanke der legitimen Herrschaft durch Kraft
und Stärke, darunter die Bildnisse der historischen Repräsentanten die-
ser Idee sowie die „glücklich" von ihr Betroffenen, repräsentiert durch

die beiden Figuren der „Staatsgewalt" und der „allgemeinen Glückseligkeit der Länder".

T 138 Die Gestalt Hermanns des Cheruskers, die allerdings erst nach 1848/49 auf den Sockel des Bandelschen Denkmals gehoben wurde, sollte ein allgemeingültiges Symbol für ein einheitliches Deutschland sein, das von all den Aspekten, die im Voraufgegangenen getrennt dargestellt wurden, einen Teil in sich vereinigte: von Friedrich dem Großen die historische – wenn auch mythisch verunklärte – Authentizität, von der Germania den weit über die partikularstaatliche Zersplitterung zurückreichenden, urgeschichtlich begründeten, einheitlich-nationalen Aspekt und von Herkules Macht und Stärke der monarchischen Herrschaft, die, symbolisch umgesetzt, hier in der „Schwerterhebung" zum Ausdruck kam.

Auch Walhalla und Ruhmeshalle Ludwigs I. von Bayern beinhalten in teilweise abgewandelter Form diese allegorischen, mythisch-historischen und mythologischen nationalen Gestalten, aus deren Verteilung und darstellerischer Wertigkeit auf die beiden Denkmäler erneut die bereits oben ausführlich analysierte Entwicklung von Monument mit national-deutschen Gedankenresten zum betont monarchisch-dynastischen Denkmal hervorgeht: Die zeitlich frühere Walhalla beherbergt in ihren beiden Giebelgruppen in vergleichsweise bescheidenem Ausmaß die nationale Allegorie der Germania/Teutonia sowie die mythisch-historische Hermannsgestalt, während die Ruhmeshalle dominiert wird von der Kolossalgestalt der Bavaria, die nur in ihren Ausmaßen an dem
Z 44 antiken Koloß von Rhodos orientiert ist, inhaltlich aber eine freie Umgestaltung im nationalbayerischen Sinne solch monumentaler monar-
T 93 chisch-dynastischer Herkulesgestalten darstellt, wie sie in Kassel beispielsweise erhalten ist.

Stilistisch zeichnet sich bei den Denkmälern der Zeit zwischen den Befreiungskriegen und der Revolution von 1848/49 eine Rivalität zwischen gotischem und klassizistischem Stil ab, wobei der den neoabsolutistischen Herrschaftsansprüchen der kleinen und großen deutschen Dynasten gemäßere idealistisch-antikische Stil vorherrschend ist. Seine Ausformung war nirgends so rein und perfekt wie im romantischen
T 127 Klassizismus Bayerns unter Ludwig I., wo mehr als in anderen deutschen Staaten die Denkmalskunst zur Herrschaftsideologie des autokratischen Monarchismus wurde. Das einzige architektonische Denkmal

Ludwigs I. dieser Zeit, das nicht am griechischen oder römischen Stil orientiert war, die von Gärtner erbaute Feldherrnhalle in München, T 133 demonstrierte mit ihrem Stil der italienischen Gotik nicht etwa konstitutionellen Monarchismus oder gar bürgerlich-liberalen Republikanismus, sondern ihm lag der katholisch-ultramontane Dogmatismus zugrunde, der in der bayerischen Politik (Kabinett Abel) der Zeit vor der Revolution sukzessive Raum griff.

In Österreich, vor allem aber in Wien, herrschte in dieser Zeit ein von Italien beeinflußter barocker manieristischer Klassizismus vor, der, wie im Falle des Burgtores, an den veronesischen Stadttoren orientiert ist T 126 und nicht nur die geographisch-politischen Herrschaftsinteressen, sondern auch die konservativ-absolutistische Politik in der Tradition der Gegenreformation widerspiegelt. Im Vergleich dazu stellt der Mödlinger „Husarentempel" eine relativ freie und undogmatische, wenn auch künst- T 125 lerisch nicht so bedeutende Variation des antiken Tempelschemas dar.

In Preußen, das so überragende Vertreter des architektonischen Klassizismus wie Langhans, Gilly und Schinkel hervorbrachte, dokumentiert die Blütezeit dieses Stils die Epoche nach dem aufgeklärten Absolutismus als geistig-ideelle Symbiose zwischen dem Monarchen und dem gehobenen Bürgertum. Im freigeistig-großstädtischen Klima Berlins geriet auch der sonst dualistisch interpretierte Gegensatz von Klassik und Gotik zumindest zeitweilig zu einem Ineinander bzw. Nebeneinander – versinnbildlicht am Beispiel des Architekten Schinkel, der nicht Z 75 nur klassizistische Entwürfe zu einem Denkmal für Friedrich den Großen schuf, sondern auch, und zwar fast gleichzeitig, die gotische Spitz- Z 81 säule des Kreuzbergdenkmals erbaute.

Es ist, wie die obigen Beispiele zeigen, schwierig, den gotischen Stil eindeutig als Ausdrucksform des Bürgertums und den klassizistischen eindeutig als diejenige des Adels bzw. des Monarchen zu bezeichnen. Betrachtet man die deutschen Denkmäler jedoch unter dem nationalen Aspekt, so wird deutlich, daß der klassizistische Stil dort am häufigsten und dogmatischsten herrscht, wo Universalismus und konservativer Reichsgedanke identisch sind mit der Vorstellung von der Lösung der nationalen Frage und daß dementgegen der gotische Stil vor allem dort eine Chance auf Verwirklichung hat, wo – wenn auch noch unausgesprochen – sich die Gründung eines Nationalstaates auf der ökonomischen Basis einer Handelsunion bereits abzuzeichnen beginnt.

Die soziale Frage innerhalb der deutschen Nation, die mit den Befreiungskriegen in keiner Weise gelöst war, sondern hinter die die gesellschaftliche Integration präjudizierende nationale Frage gerückt wurde, kam in der Folgezeit stilistisch immer weniger als Gegensatz von Klassik und Gotik und immer mehr in dem Versuch, einen einheitlichen und gemeinsamen deutschen Stil zu schaffen, zutage. Bandels stilistische
T 138 Versuche am Hermannsdenkmal sind symptomatisch für den Versuch, ein deutsches Denkmal auch mit einem die Klassenfrage ausschließenden nationalen Stil auszustatten.

Das Gravierendste bei der Frage des Vorbildes deutscher Denkmäler vor 1848/49 ist die Ehrfurcht vor dem Original und die damit verbundene relativ große Detailtreue. Der Parthenon von Athen und das römi-
Z 92 sche Pantheon stehen im Mittelpunkt der Überlegungen. Daneben spielen die antiken Tore, vor allem die Propyläen in Athen und die römischen Triumphbogen, eine erhebliche Rolle als Vorbild. Die meisten Vorbilder, die nicht aus der griechischen oder römischen Antike stammen, weisen auf Gotik, Manierismus und Barock Italiens hin. All diesen Denkmälern, welchen Stiles sie auch seien, liegt ein einheitliches Kunstverständnis zugrunde, das den Wunsch nach der einheitlichen Nation, sei sie monarchisch-neoabsolutistisch oder bürgerlich-liberal, sei sie am konservativen Reichsgedanken oder am modernen Nationalstaat orientiert, widerspiegelt. Dieser Einheitsidealismus, der einmal vom Adel und ein anderes Mal vom Bürgertum ausgeht, zerbricht spätestens mit der Revolution von 1848/49 endgültig. Nach 1848 gehört bezüglich des
T 138 Vorbildes denjenigen Gedanken die Zukunft, die bereits im Hermannsdenkmal vor 1848 angelegt sind: Dem Verzicht auf universale Einheitlichkeit folgt die Addition von Einzelelementen, die sich lediglich nach außen als Einheit darstellt – das, was wir im deutschen Denkmal abbildhaft vor Augen haben, entspricht der historischen Entwicklung der deutschen Nation, die zumindest bewußtseinsmäßig bis 1848 vom Volk und von den Herrschern, wenn auch in verschiedener politischer und gesellschaftlicher Ausprägung, als Notwendigkeit betrachtet wurde, bis hin zur Gründung des kleindeutsch-preußischen Nationalstaates, der ein Kompromiß in Form der Addition mehrerer gemeinsamer Einzelinteressen war, die sich äußerlich als Einheit präsentierten.

Bei der Standortfrage für deutsche Denkmäler vor 1848/49 zeigt sich ein Dualismus von Stadt und Natur. Wie wir bereits im vorangegange-

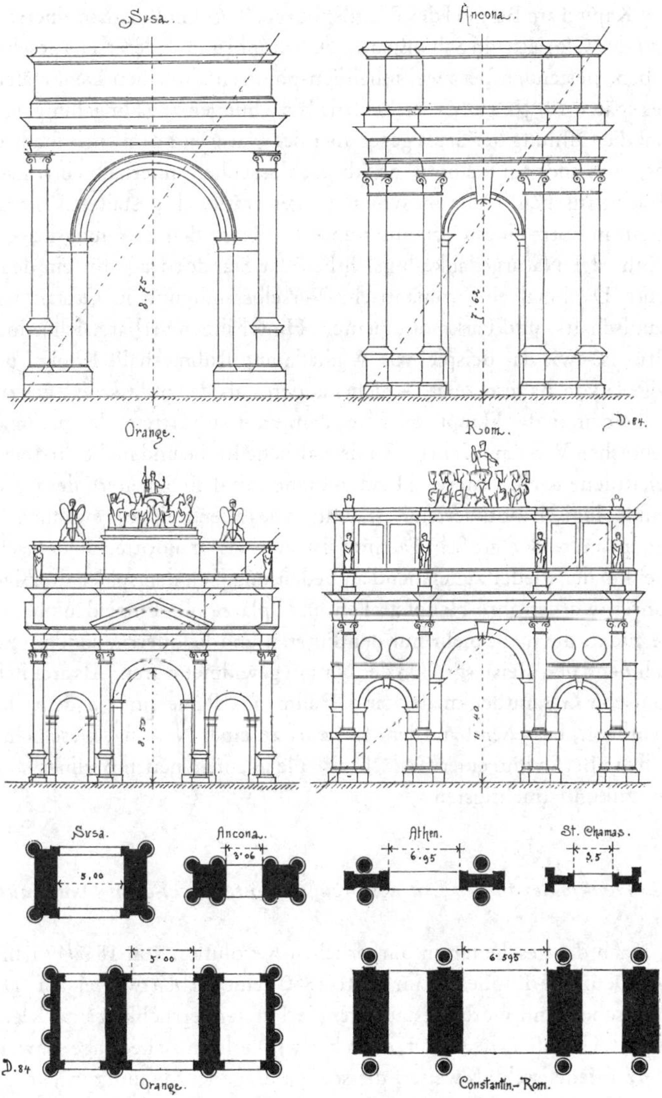

Z 92 Römische Triumphbogen, Aufrisse, Grundrisse.

nen Kapitel am Beispiel des Brandenburger Tores in Potsdam einerseits und der Gloriette im Schloßpark von Schönbrunn andererseits gesehen haben, bestanden bei zwei inhaltlich-politisch ähnlichen Denkmälern des späten 18. Jh. ganz verschiedene Beziehungen zur Umgebung: einmal die Öffnung der Stadt gegenüber der Natur in Form eines Stadttores, zum anderen die höfische Abgeschlossenheit innerhalb einer nach absolutistischen Ordnungsvorstellungen rational gestalteten Landschaft in Form eines Gartenmonumentes. Nach den Befreiungskriegen erfuhr der Naturgedanke hinsichtlich der Standortfrage für ein deutsches Denkmal eine romantische Verselbständigung in Gestalt von Landschafts- und Parkmonumenten. Hinter ihnen verbarg sich jedoch T 127, 130 oftmals – wie das Beispiel von Walhalla und Ruhmeshalle König Ludwigs I. von Bayern zeigte – nichts anderes als der politische Rückzug von einem in der Haupt- oder Residenzstadt zu vertretenden nationaldeutschen Verständnis in die landschaftliche Idylle und in die fürstherrschaftliche Kleinstaaterei. Hand in Hand mit dem Scheitern der nationalideologisch motivierten Restauration des alten Reiches gewannen die Hauptstädte der großen Territorialstaaten als Standorte für deutsche Denkmäler wieder zunehmend an Bedeutung. Seit den späten dreißiger Jahren wurden ihre Hauptstraßen und -plätze mit Einzeldenkmälern bestückt, die nicht mehr nur den Fürsten und Feldherrn, sondern zunehmend den Geistesgrößen der Nation gewidmet waren. Als architektonische Gesamtdenkmäler sind Hallmanns Pläne für ein deutsches Pantheon, bestehend aus dem Entwurf zu einer National-Geschichtshalle in Berlin und einer Gedächtnishalle in einem neuen Berliner Dom am zukunftsträchtigsten.

2. *Denkmäler in der Zeit des preußisch-österreichischen Dualismus*

Nach der gescheiterten bürgerlichen Revolution von 1848/49 nahm der Deutsche Bundestag im Jahre 1850 seine Arbeit wieder auf. Der Deutsche Bund wurde restauriert, die Fürstenherrlichkeit und Kleinstaaterei blühten wieder auf, die schleswig-holsteinische Frage schwelte trotz Friedensschluß weiter, die soziale Frage wurde unterdrückt, der preußisch-österreichische Dualismus entflammte erneut. Nachdem sich der Deutsche Bund länger als ein Jahrzehnt erneut als untaugliches Instrument der Politik erwiesen hatte, rief der österreichische Kaiser Franz Joseph zur Teilnahme am Frankfurter Fürstentag im August 1863 auf, der eine Reform des Bundes, jedoch unter Beibehaltung der österreichischen Hegemonialstellung und des staatenbündischen Prinzips, bezwecken sollte. Es kamen 25 deutsche Fürsten und fünf Bürgermeister der Freien Städte, nicht aber der preußische Repräsentant König Wilhelm I. Damit war der letzte Versuch, den Deutschen Bund zu retten, gescheitert. Ein Jahr später kam es zum Deutsch-Dänischen Krieg um Schleswig-Holstein (1864), woraus sich unmittelbar der Preußisch-Deutsche Krieg und das Ende des Deutschen Bundes (1866) entwickelten.

Der Sieg Preußens war der wichtigste Schritt zu seiner Vormachtstellung in Deutschland und zur Lösung der nationalen Frage im kleindeutschen Sinn. Österreich schied mit der Gründung der Doppelmonarchie Österreich-Ungarn 1867 aus dem Reichsverband aus. Preußen, das seit 1850 eine Verfassung mit Dreiklassenwahlrecht hatte, brachte unter seinem Ministerpräsidenten Bismarck (seit 1862), der seit 1851 als preußischer Gesandter beim Bundestag die deutsche Politik beeinflußt hatte, die meisten deutschen Staaten – zum Teil mit militärisch-repressiven Methoden – auf seine Seite (Norddeutscher Bund 1867). Ihm stand als monarchischer Repräsentant der preußische König Wilhelm I., der seinen geisteskranken Bruder Friedrich Wilhelm IV. seit 1857 sukzessive ablöste (stellvertretend, seit 1858 Prinzregent, seit 1861 König), zur Seite. Bayern, der führende Mittelstaat, der unter König Maximilian II. Joseph noch entschieden die Trias-Politik vertreten hatte, geriet mit dem Regierungsantritt König Ludwigs II. (1864), insbesondere nach dem Preußisch-Deutschen Krieg, in dem mit Bayern noch die meisten Mittelstaaten auf österreichischer Seite gekämpft hatten, durch Geldmangel und politische Unfähigkeit in den Sog Preußens.

Die gescheiterte Revolution von 1848/49 spaltete auch das bürgerlich-proletarische, unter der Devise „Freiheit und Einheit" zusammengehaltene Bündnis, das von nun an getrennt einen sozialistischen und einen liberalen politischen Weg beschritt. Trotz des vom Deutschen Bundestag 1854 erlassenen allgemeinen Koalitionsverbots gründete Ferdinand Lassalle 1863 den „Allgemeinen deutschen Arbeiterverein" in Leipzig, in dem er ein Instrument zur Erlangung des allgemeinen, gleichen und direkten Wahlrechts sowie zum Aufbau von Produktivgenossenschaften sah. Ein Jahr später fiel er im Duell. Am revolutionären und marxistischen Internationalismus orientierten sich die Gründer der „Sozialdemokratischen Arbeiterpartei" 1869 in Eisenach („Eisenacher Programm") unter August Bebel und Wilhelm Liebknecht.

Der Liberalismus, dem es nach 1848/49 in erster Linie um die bestmögliche Durchsetzung seiner Wirtschaftsinteressen geht, ist schon bald in zwei Lager geteilt: eines, das die Einigung auf kleindeutsch-preußischem Wege will, wird vertreten durch den 1859 gegründeten Nationalverein, das andere, vereinigt im 1862 gegründeten Reformverein, will die Reform des Deutschen Bundes unter österreichischer Führung (Frankfurter Fürstentag 1863). Die von Bismarck betriebene Abspaltung der „Nationalliberalen" von der ehemals linksliberal-oppositionellen „Fortschritts-Partei" bringt den Liberalismus zusehends in reaktionäres Fahrwasser.

Im Zustand innerer und äußerer Zerrissenheit kommt Bismarck der Streit zwischen Frankreich und Preußen um die spanische Thronfolge gelegen, um sich durch einen Krieg gegen den „Erbfeind" zu profilieren, zumal es ihm gelingt, durch Umformulierung der „Emser Depesche" die Kriegserklärung Frankreichs zu provozieren. Die legendäre Schlacht bei Sedan bringt eine rasche Vorentscheidung und den Anschluß der süddeutschen Staaten an den Norddeutschen Bund. Der Frieden von Frankfurt am Main (Rückgewinnung von Elsaß-Lothringen, frz. Reparationsleistungen) beendet 1871 den Deutsch-Französischen Krieg. Mit der überaus publikumswirksamen Proklamation Wilhelms I. zum Deutschen Kaiser im Schloß von Versailles beginnt die Geschichte des Zweiten Deutschen Kaiserreiches und des kleindeutsch-preußischen Nationalstaats.

Das erste große Denkmal nach 1848/49 galt nicht der Erinnerung an die revolutionären Ereignisse oder die Deutsche Nationalversammlung
Z 93 in Frankfurt am Main, sondern ihrem Scheitern. Das „Nationalkriegerdenkmal" im Berliner Invaliden-Park, ein vom Preußenadler bekröntes Säulenmonument im Zentrum einer Gräberanlage, wurde 1850 von Berthold Brunckow im Auftrag des „Unterstützungsvereins von Berg und Mark" errichtet „zum Gedächtnis der in den Jahren 1848 und 1849 treu ihrer Pflicht für König und Vaterland, Gesetz und Ordnung gefallenen Brüder und Waffengenossen" (Sockelinschrift). Dagegen wurden

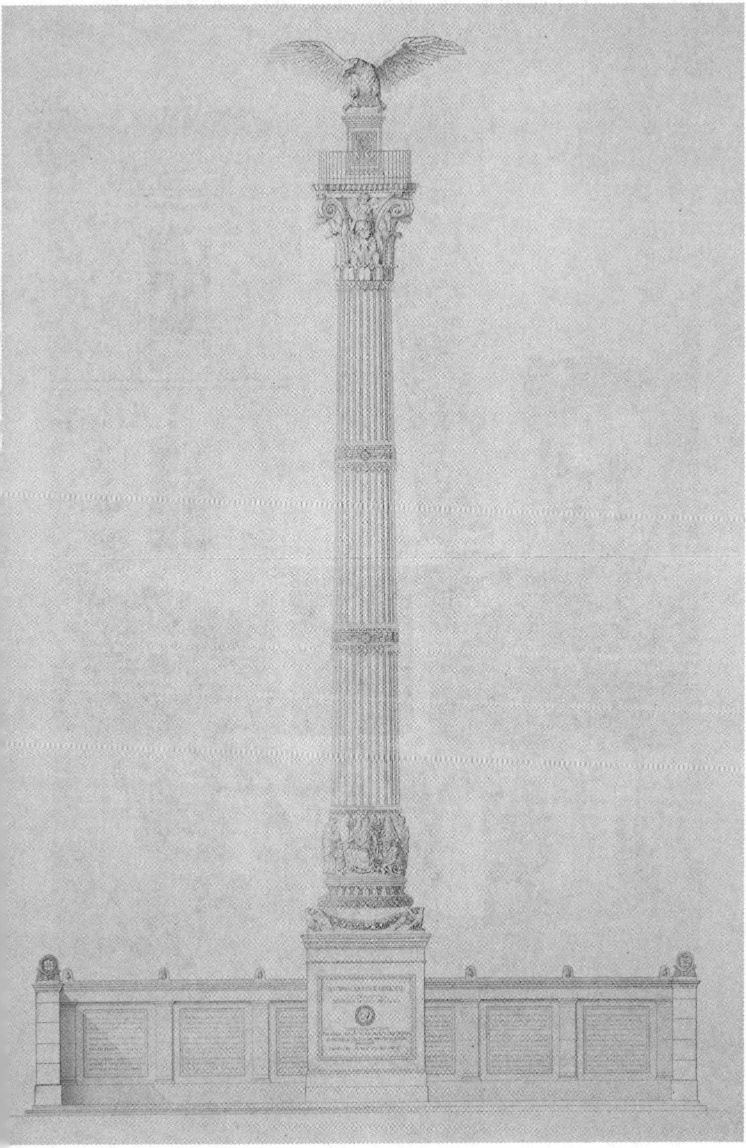

Z 93 Berthold Brunckow: Nationalkriegerdenkmal, Berlin, Invalidenfriedhof.

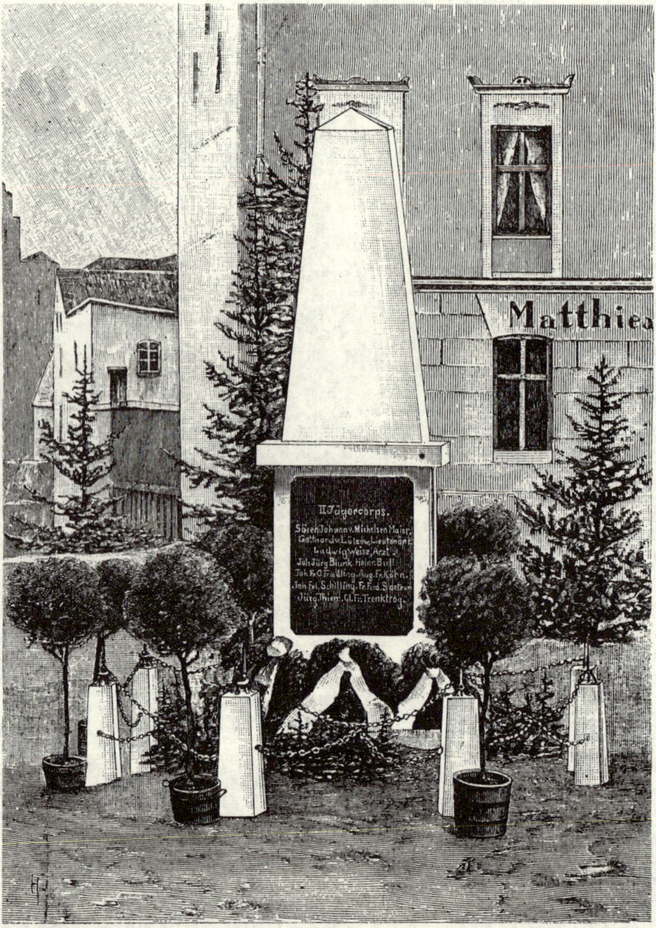

Z 94 Flensburg, Denkmal zur Erinnerung an das Jahr 1848.

profreiheitliche 48er-Denkmäler nur vereinzelt in der Provinz (Flens- Z 94
burg, Kirchheimbolanden, Mannheim) geschaffen.

Mit dem wiederaufbrechenden preußisch-österreichischen Dualismus nach Neugründung des Deutschen Bundes sah König Ludwig I. von Bayern auch als abgedankter König eine Chance, wenn auch nur mit den Mitteln der Kunst, seine Triasidee wiederholt und intensiviert zum Ausdruck zu bringen. Unbeirrt und unbeeindruckt von den historischen Ereignissen und der politischen Realität vollendete er in der Zeit der größten Zerrissenheit der deutschen Nation seine regionalen und
überregionalen Nationaldenkmäler: Siegestor (1850), Ruhmeshalle T 136,
(1853), Propyläen (1860), Befreiungshalle (1863). Diese Monumente 130,
waren in der nachrevolutionären Zeit der Reaktion und Restauration bis 137,
ca. 1859/60 und in der Zeit der sich anbahnenden Lösung der nationalen 134
Frage im kleindeutsch-preußischen Sinn bis 1870/71 keine aktuell-politischen Symbole mit gültiger, in die Zukunft weisender Aussagekraft für das ganze Deutschland. Sie waren vielmehr Abbilder der regressiven Wunschträume eines gescheiterten Regionaldynasten von einer nationalen Politik im neoabsolutistischen Gewande und von einem mächtigen Mittelstaat, einer dritten deutschen Großmacht, einem von Monarchen und der Kunst repräsentierten Bayern zwischen den rivalisierenden Militärgiganten Preußen und Österreich.

In Österreich entstand nach der Revolution nur eine große Monumentalanlage, für die der Anspruch erhoben wurde, nationale Inhalte
zu repräsentieren. Der Heldenberg bei Kleinwetzdorf (Niederöster- T 144
reich), die „österreichische Walhalla", erbaut aus privater Initiative des Unternehmers und Heereslieferanten Josef Pargfrieder (1782–1863), eines Emporkömmlings und Kriegsgewinnlers, wurde jedoch zur bloßen Huldigung der österreichischen Monarchie und Armee sowie Feldmarschall Radetzkys mit der Absicht – wie sich später herausstellte –, durch Schenkung an den Kaiser öffentlichen Ruhm und finanzielle Entschädigung zu erhalten. Das Denkmalensemble aus Invalidenhaus, Gruft, Denkmalpark, Denkmalstraße und Denkmalplatz sowie weiteren Einzeldenkmälern verherrlichte vor allem die Niederschlagung der nationalen Befreiungsbewegungen von 1848/49 im Interessengebiet des Vielvölkerstaates, insbesondere in Italien und Ungarn. Mit der Beisetzung der Leiche Radetzkys am 19. Januar 1858 in der Radetzky-Gruft war die Bestimmung des Heldenberges erfüllt. Der Erbauer aber, der in

den antinationalen Feldzügen offensichtlich in erster Linie seinen kommerziellen Profit sah, setzte sich und der politischen Haltung des unternehmenden Bürgertums nach der Revolution ein beispielloses und in seiner Eindeutigkeit kaum zu übertreffendes Denkmal.

Erst zehn Jahre nach der Revolution entschloß sich das offizielle Österreich zum Bau eines bedeutenden, wenn auch in bescheidenen Ausmaßen gehaltenen Denkmals, das ein Symbol österreichischen Nationalbewußtseins werden sollte. Offensichtlich veranlaßt durch die Folgen des Krimkrieges der Jahre 1854–56 (Schwächung der österreichischen Stellung in Europa, Ende der seit 1815 bestehenden Allianz mit Rußland, orientalische Frage wird zur Dauerkrise), besann man sich auf ein glanzvolles historisches Ereignis, das an die militärische Einheit Österreichs im Kampf gegen den gemeinsamen europäischen Feind gemahnte: die Schlacht bei Aspern im Jahre 1809. Zur Erinnerung an diese siegreiche Schlacht des österreichischen Heeres gegen Napoleon I. war, abgesehen vom Husarentempel bei Mödling, kein größeres offizielles Denkmal errichtet worden. Erst im Jahre 1858, also fast ein halbes Jahrhundert nach dem zu verherrlichenden Ereignis, wurde in Aspern (heute XXII. Bezirk von Wien) der von Anton von Fernkorn model-
T 145 lierte „Löwe von Aspern" aufgestellt. Die kleine, stille, vor der Dorfkirche gelegene Gedenkstätte mit der Skulptur des gefallenen Löwen und den napoleonischen Emblemen erinnert an die nationale Bedeutung der Schlacht nur allgemein-symbolisch. Die Sockelinschrift: „Dem Andenken der am 21. und 22. May 1809 ruhmvoll gefallenen österreichischen Krieger" macht es zum Vorläufer der Gefallenendenkmäler für die Jahre 1870/71 und der Denkmäler des Heldenkultes für die Soldaten des Ersten Weltkrieges.

Fünfzehn Jahre nach der Revolution und ganz unter dem Eindruck des italienischen Einigungskrieges von 1859 (territorial verlustreiche militärische Auseinandersetzungen in Oberitalien mit Napoleon III. von Frankreich, Schwächung der innerdeutschen Stellung Österreichs) begann das offizielle Österreich mit einem Denkmalprojekt, in dem zum ersten Mal versucht wurde, in größerem Maßstab die spezifisch österreichische nationale Frage in Form politisch-historischer Statuen- und Bildprogramme definitiv darzustellen. Im Jahre 1863 wurde auf Be-
Z 95, schluß Kaiser Franz Josephs von Österreich damit begonnen, verschie-
96 dene Räume des im Wiener Arsenal untergebrachten Waffenmuseums

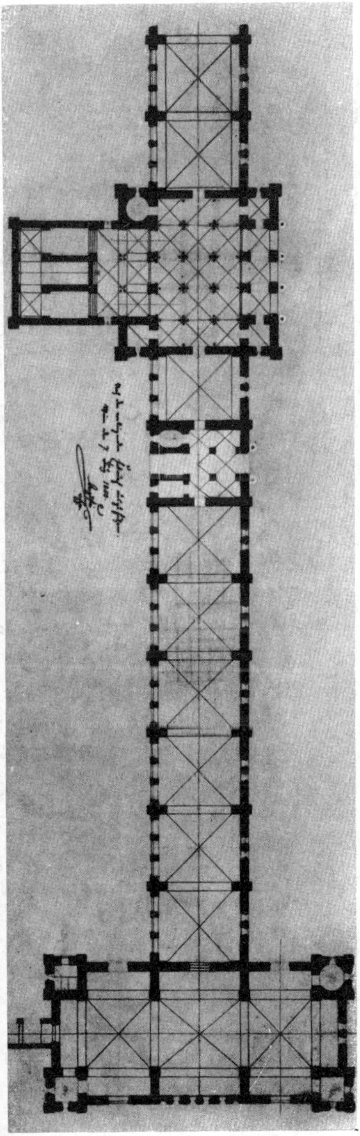

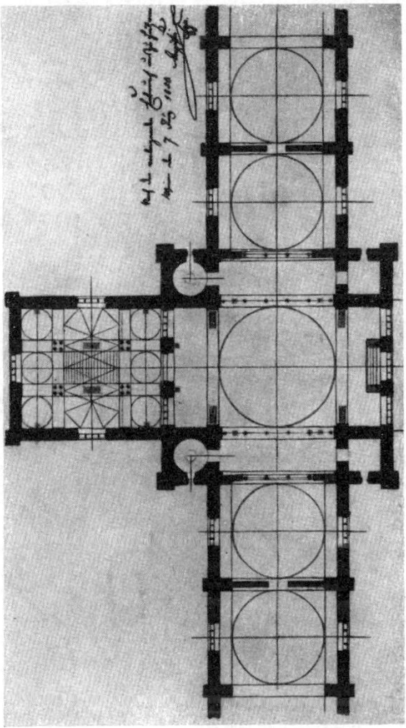

Z 95 Theophil Hansen: Feldherrnhalle im Armeemuseum, Wien, Grundrisse.

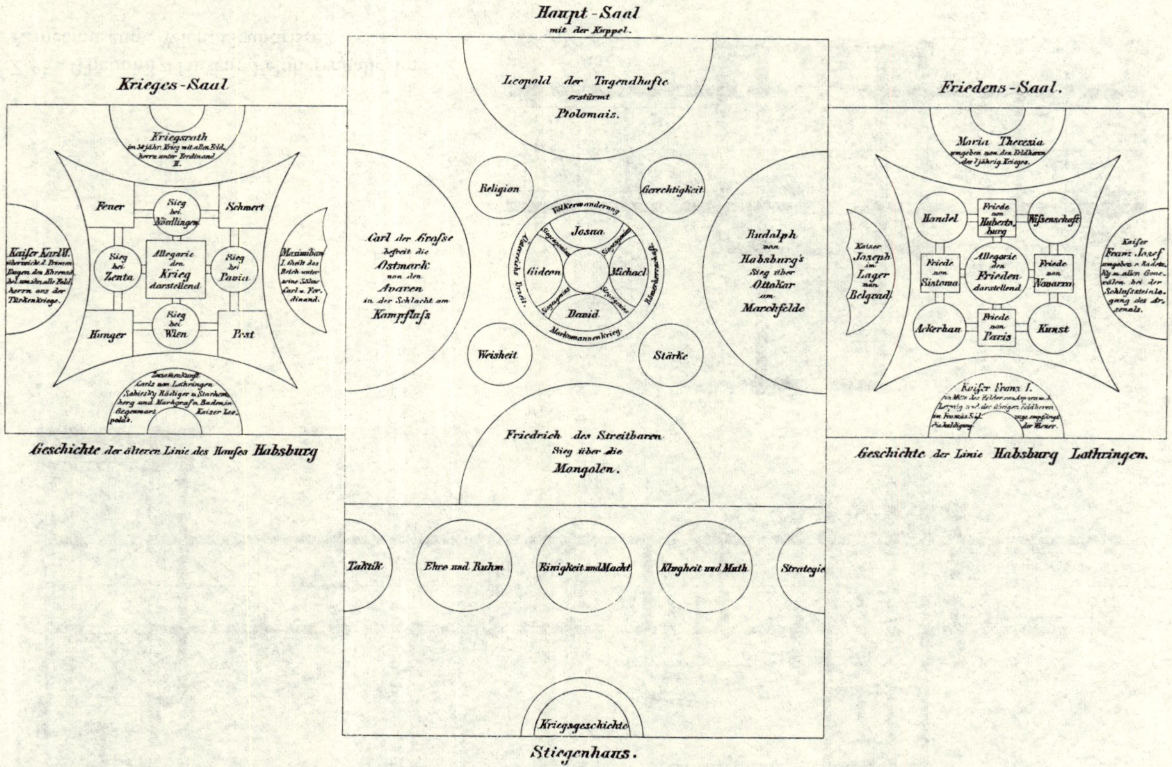

Z 91 Carl Rahl: Ruhmeshalle im Armeemuseum, Wien. Bildprogramm

zur österreichischen Feldherrn- und Ruhmeshalle auszugestalten. Ihre plastische und bildnerische Ausstattung mit Feldherrnstatuen und Historienmalerei stellt Persönlichkeiten und Ereignisse aus der österreichischen Nationalgeschichte seit dem 10. Jh. bis in die Revolutionsjahre 1848/49 dar.

In der Folgezeit, vor allem aber nach dem Preußisch-Deutschen Krieg im Jahre 1866 sowie der daraus resultierenden Auflösung des Deutschen Bundes sowie den Gründungen der Doppelmonarchie Österreich-Ungarn auf der einen und des Norddeutschen Bundes auf der anderen Seite, entstand eine lange Reihe von Plänen zu einem österreichischen Pantheon, von denen aber kein einziger verwirklicht wurde. Theophil Hansen schlug in dem Konkurrenzausschreiben für den Wiener Museumsbau im Jahre 1867 vor, zugleich mit dem Museum auf einem erhöhten Plateau eine Ruhmeshalle zu errichten. Die in den Jahren 1856–79 erbaute Votivkirche in Wien sollte nach 1867 zu einem Panthe- T 146
on, zu einer Ruhmeshalle für Heroen der deutsch-österreichischen Kultur und Geschichte werden. Auch dieses Projekt wurde, abgesehen von der Aufstellung eines einzigen Denkmals (Grabmal des Grafen Niklas Salm, 1459–1530, Verteidiger Wiens während der ersten Türkenbelagerung 1529), nicht verwirklicht. Nach der Reichsgründung von 1871 setzte schließlich eine national-österreichische Bewegung ein, die auf dem Gebiet des Denkmalbaues, angeregt von dem Kulturhistoriker Richard Kralik, Projekte zur Gestaltung des Leopoldsberges vorantrieb. Sie stellte den von der preußischen Reichshistoriographie als Wurzel der nationalen Einheit usurpierten Befreiungskriegen von 1813–15 mit der Monumentalisierung der reichsgeschichtlich mindestens ebenso bedeutsamen Befreiung Wiens von der Türkenbelagerung im Jahre 1683 einen spezifisch österreichischen Befreiungskampf entgegen.

Im übrigen Deutschland wurden zwischen Revolution und Reichsgründung keine architektonischen Großdenkmäler von überragender nationaler Bedeutung vollendet. Allerdings wurden zwei große Denkmalprojekte wieder in Angriff genommen: der Bau des Hermanns- T 138
denkmals und die Planung des Völkerschlachtdenkmals. Das in seinen Z 97
Anfängen von Österreich mit den meisten Spenden bedachte Hermannsdenkmal wandelte sich seit der Wiederaufnahme des Baues im Jahre 1861 parallel zum Verlauf der Geschichte zum preußisch-deutschen Einheitsdenkmal. Der preußische König und spätere Kaiser

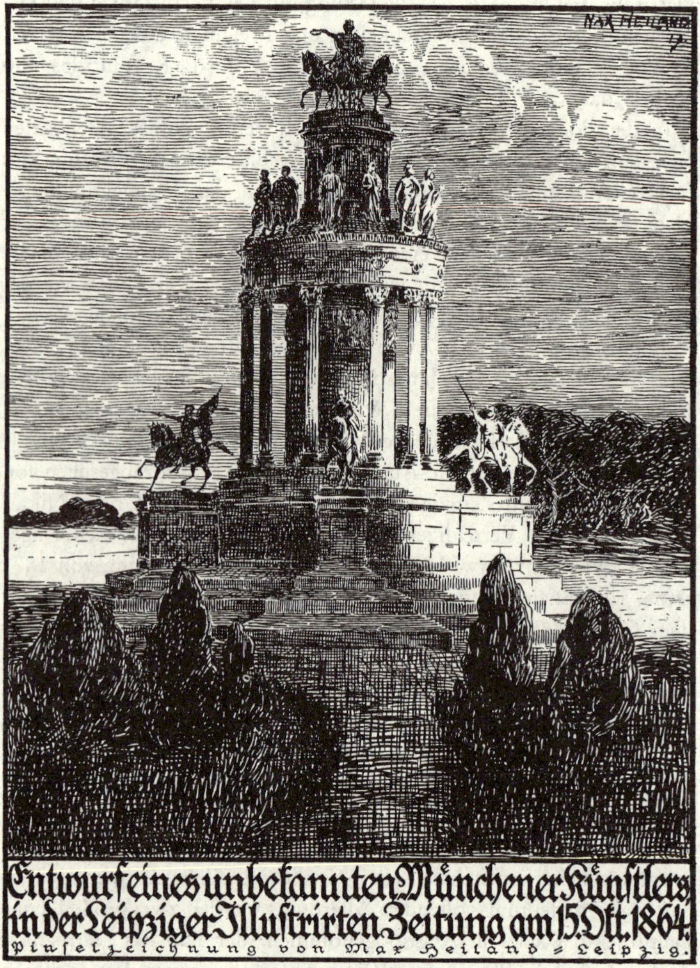
MAX HEILAND 13
Entwurf eines unbekannten Münchener Künstlers, in der Leipziger Illustrirten Zeitung am 15. Okt. 1864.
Pinselzeichnung von Max Heiland = Leipzig.

Z 97 Entwurf zum Völkerschlachtdenkmal in Leipzig, 1864.
Pinselzeichnung von Max Heiland, um 1913.

Wilhelm I. bekundete mit seinem Besuch am 14. Juni 1869 sein Interesse an diesem Nationaldenkmal, das nach 1871 offizielle finanzielle Unterstützung von Kaiser und Bundesrat erhielt. Das Denkmal wurde schließlich am 16. August 1875 eingeweiht, nachdem im selben Jahr bereits die feierliche „Schwerterhebung“ stattgefunden hatte. Demgegenüber war die Entwicklung des Projektes eines Denkmals für die Leipziger Völkerschlacht von bescheidenen Ausmaßen. Zwar wurde durch den 50. Jahrestag der Schlacht im Jahre 1863 eine zweite Planungsphase evoziert, und es fand sogar eine symbolische Grundsteinlegung in Leipzig statt, der Elan dieses Jubiläumsjahres wurde jedoch rasch durch den bald darauf folgenden Preußisch-Deutschen Krieg gedämpft.

In Berlin markiert die Baugeschichte der Siegessäule, dem einzigen politisch bedeutenden Denkmalprojekt dieser Epoche, die Entwicklungsetappen der Geschichte der deutschen Nation bis hin zur Gründung des kleindeutsch-preußischen Nationalstaates. Im Jahre 1865 als Denkmal zur Erinnerung an den Deutsch-Dänischen Krieg (1864) begonnen, wurde der Bau bereits im folgenden Jahr durch den Deutsch-Österreichischen Krieg (1866) unterbrochen. Umkonzipiert im Sinne der gewandelten historischen und politischen Verhältnisse, wurde der Bau im Jahre 1869 wiederaufgenommen, mußte jedoch ein Jahr darauf wegen des Deutsch-Französischen Krieges (1870/71) abermals gestoppt werden. Schließlich wurde das von dem Architekten Heinrich Strack geschaffene preußisch-monarchische Militärdenkmal im Jahre 1873 enthüllt und entwickelte sich in der Folgezeit zum Mittelpunkt städtebaulicher Planung am Berliner Königsplatz. Die ehemals drei Trommeln der mit einer Viktoria/Borussia bekrönten Siegessäule versinnbildlichen die drei militärischen Etappen, die zur Gründung des Zweiten Deutschen Kaiserreiches unter der Vorherrschaft Preußens führten. T 147 Z 98, 99

Neben diesen großen, vorwiegend architektonischen Nationaldenkmälern entstehen in ganz Deutschland auch plastische Monumente: Reiterbilder und Standbilder. Ihr Anspruch ist ebenfalls auf nationale Identifikation ausgerichtet – jetzt übernimmt eine Einzelperson diese Aufgabe. Als erstes Reiterdenkmal entsteht nach fast hundertjähriger Planung das Denkmal Friedrichs des Großen in Berlin (Datierung: 1840–51; Künstler: Christian Daniel Rauch; Standort: Unter den Linden, vor dem Palais Kaiser Wilhelms I.). Das Einweihungsfest des im Vergleich zu den Riesenprojekten der Planungszeit bescheidenen T 148, Z 100

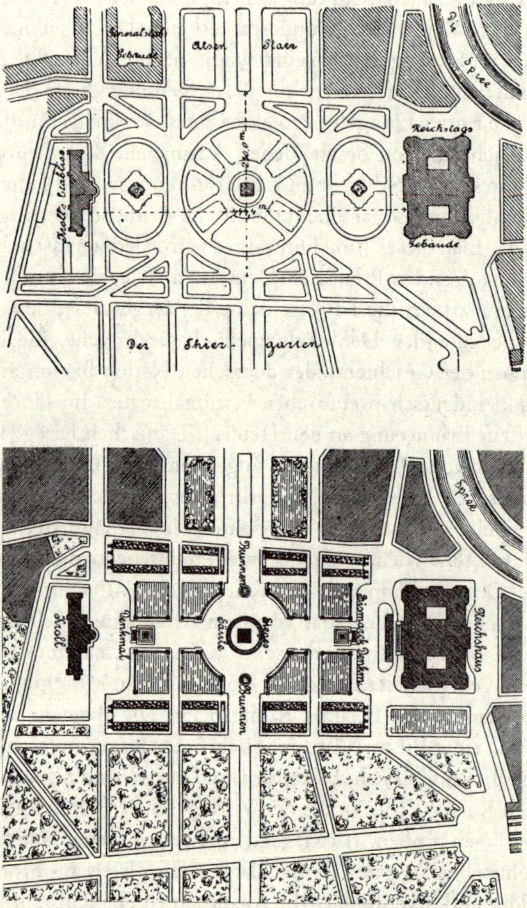

Z 98 Berlin, Königsplatz, ursprünglicher Zustand und Veränderung nach Paul Wallots Entwurf. Situationsplan mit Reichstagsgebäude, Bismarck-Nationaldenkmal, Siegessäule und Kroll-Oper.

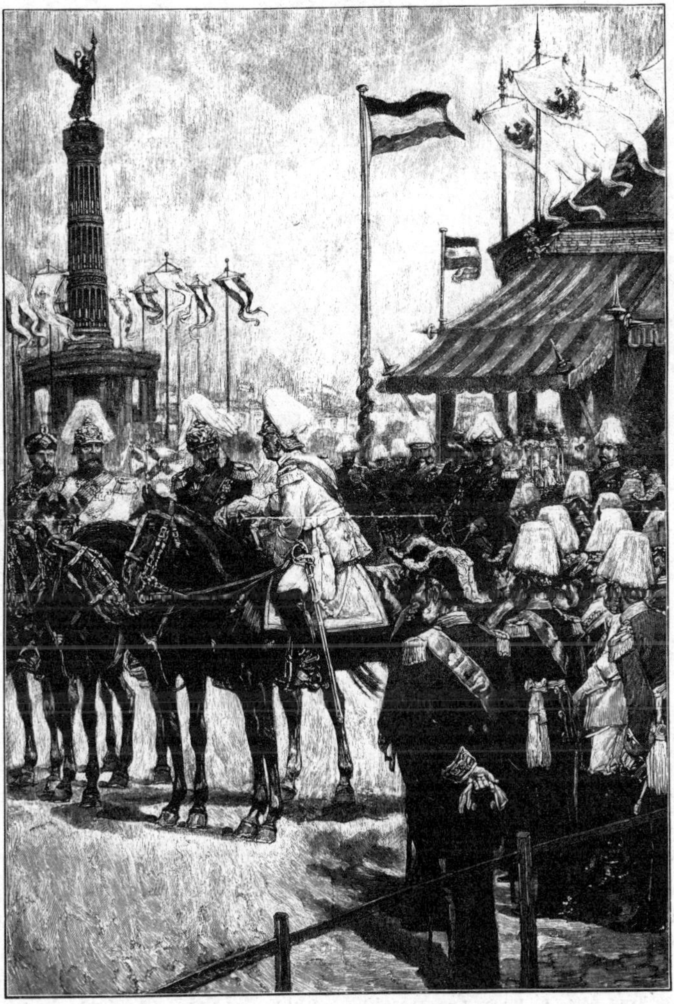

Z 99 Berlin, Siegessäule. Kaiser Wilhelm I. begrüßt den Fürsten Bismarck bei Einweihung der Siegessäule am 2. September 1873.

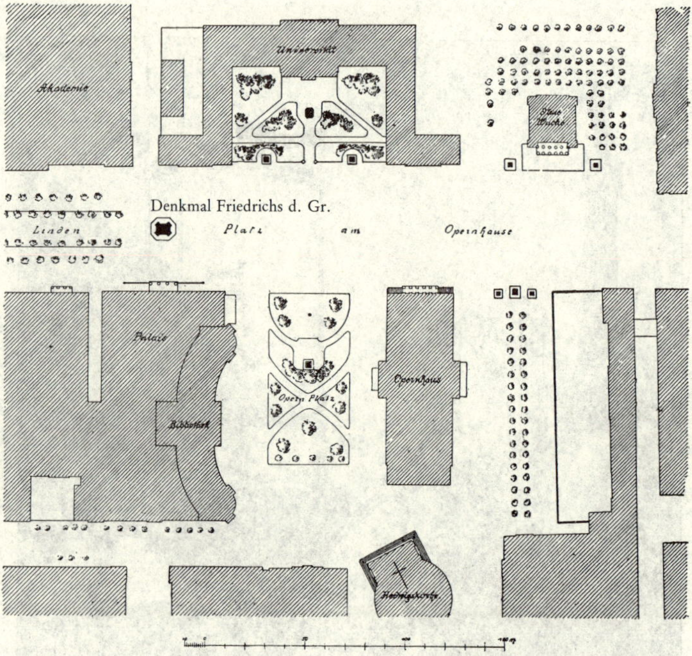

Z 100 Berlin, Unter den Linden/Platz am Opernhaus, Situationsplan mit Denkmal Friedrichs des Großen und Neuer Wache.

Denkmals wurde am 31. Mai 1851 zur Siegesfeier der Restauration nach der Revolution von 1848/49. Das Reiterstandbild zeigt Friedrich den Großen als biedermeierlich-leutseligen „Alten Fritz“ in zeitgenössischer Tracht mit Dreispitz und Krückstock auf hohem, vorwiegend mit militärischen Personendarstellungen ausgestatteten Sockel. Ein weiteres Reiterdenkmal entstand zehn Jahre später in Hannover: das Denk-
T 149 mal König Ernst-Augusts (Todesjahr: 1851; Datierung: 1861; Künstler: Albert Wolff; Material: Bronze; Standort: Ernst-August-Platz, vor dem Hauptbahnhof). Das Reiterstandbild des in Husarenuniform dargestellten Königs steht ebenfalls dem Volke weit entrückt auf hohem Sockel. Die wichtigsten Standbilder der Zeit zwischen 1848/49 und 1870 wurden für Geistesgrößen geschaffen – ein Ausdruck dafür, daß die po-

litische Forderung nach Einheit und Freiheit nach der Revolution in den
Bereich der Kultur zurückgedrängt wurde: Goethe-Schiller-Denkmal T 150
in Weimar (Datierung: 1852–57; Künstler: Ernst Rietschel; Material:
Bronze; Maß: überlebensgroß; Standort: Theaterplatz), Händel-
Denkmal in Halle (Datierung: 1857–59; Künstler: H. Heidel), Luther-
Denkmal in Worms (Datierung: 1858 ff.; Künstler: Ernst Rietschel) T 151
und Schinkel-Denkmal (Datierung: um 1860; Modell: 1838; Künstler: T 152
Friedrich Drake; Standort: Berlin, Nationalgalerie, ehem. vor der
Bauakademie).

Im Suchen nach einem Denkmaltypus, der die nationale Einheit
versinnbildlicht, treten die verschiedensten Varianten auf, die von der
Rotunde der bayerischen Befreiungshalle bei Kelheim bis zu den ver- T 135
schiedenen Einzelstandbildern der Geistesgrößen reichen. Mit der
Denkmälervielfalt des Heldenberges wird versucht, die Einheit von T 144
österreichischer Monarchie und österreichischem Heer durch ein „Ge-
samtkunstwerk" zu suggerieren. Ganz anders wird mit dem Löwen von T 145
Aspern die Einheit der österreichischen Nation mit einer einzelnen
Löwenfigur ausgedrückt. In der österreichischen Feldherrn- und Ruh-
meshalle sowie in den Plänen zu einem österreichischen Pantheon wird
die Nationsidee im kultisch-kulturellen Bereich (Museumsprojekte,
Votivkirche) versinnbildlicht. In dem Freundschaftsdenkmal für Goe- T 146
the und Schiller in Weimar tritt zugleich die Vorstellung einer – de facto T 150
nicht mehr vorhandenen – bürgerlichen Einheit zutage. Demgegenüber
entspricht die Berliner Siegessäule, in der mit der dreifachen Horizon- T 147
talgliederung die drei für die Gründung des kleindeutsch-preußischen
Nationalstaates entscheidenden Siege angedeutet werden, in ihrer Ein-
engung auf den militärischen Bereich der aktuell-politischen Lage der
Nation: der Herbeiführung einer Lösung der nationalen Frage von oben
und durch das Heer.

Während in der Kelheimer Befreiungshalle die nationale Einheit T 134,
durch den Reigen der deutschen Stämme, die am Befreiungskrieg betei- 135
ligt waren, symbolisiert wird, wird der nationale Befreiungskampf ge-
gen Napoleon im Löwen von Aspern nur durch eine einzelne Tierfigur T 145
dargestellt. Ist der Darstellungsinhalt der Schlacht von Aspern bereits
eine gewisse national-österreichische Spezifizierung des nationalen Be-
freiungsgedankens, so wird mit der zunehmenden Propagierung der
Türkenkriege als proeuropäisch-prochristlichem Befreiungskampf ge-

gen die drohende Gefahr aus dem Orient und durch den Islam eine
österreichische Alternative geschaffen. Er findet in Feldherrn- und
Ruhmeshalle des Wiener Arsenals bildnerische Verwirklichung und
liegt auch den Projekten zur monumentalen Gestaltung des Leopolds-
T 144 berges als Hauptgedanke zugrunde. Der Heldenberg in Österreich
ebenso wie die Siegessäule in Berlin sind beide rein monarchisch-militä-
rische Denkmäler, die beide in krassem Gegensatz zum national-deut-
schen Befreiungsgedanken des frühen 19. Jh. stehen. Auf dem Helden-
berg, dessen Büstenauswahl sich von derjenigen der bayerischen Wal-
halla durch Beschränkung auf österreichische Regenten und Feldherrn
unterscheidet, werden Feldzüge zur Unterdrückung nationaler Befrei-
T 147 ungsbewegungen (Italien, Ungarn) verherrlicht. In der Berliner Sieges-
säule wird die Gründung des Nationalstaates von oben und unter preu-
ßischer Hegemonie gefeiert, die durch den auf der Spitze der Säule
befindlichen Siegesengel, der eigentlich eine Borussia ist, personifiziert
wird. In der Epoche zwischen 1848/49 und 1870/71 genügte es, daß
Preußen gegen Ende mit einem einzelnen Säulendenkmal, in dem ledig-
lich die drei gegenwärtigen Siege (Reliefdarstellungen) im Deutsch-
Dänischen (1864), im Preußisch-Österreichischen (1866) und im
Deutsch-Französischen Krieg (1870/71) dargestellt waren, seine natio-
nale Sendung monumentalisierte. Dieses Sendungsbewußtsein hatte
Z 93 sich bereits 1850 im „Nationalkriegerdenkmal“ im Berliner Invaliden-
Park, einer monarchisch-konservativen Abrechnung mit den nationalen
und liberalen Kräften der Revolution, sowie dem Reiterstandbild Fried-
richs des Großen angekündigt. Der kurzgefaßten nationalpreußischen
Z 96 Symbolik steht in der österreichischen Feldherrn- und Ruhmeshalle
eine lange und weit zurückreichende Reihe national-legitimierender
Kriege des österreichischen Anspruches auf die deutsche Vorherrschaft
gegenüber: der Dreißigjährige Krieg (1618–48), die Türkenkriege
(1664–97), der Spanische Erbfolgekrieg (1701–14), der Österreichische
Erbfolgekrieg (1741–48), der Siebenjährige Krieg (1756–63), der Tür-
kenkrieg (1788–90), der Erste Koalitionskrieg (1792–97), der Dritte
Koalitionskrieg (1800), die Befreiungskriege (1809–15) und schließlich
die Feldzüge von 1848/49, mit denen dann allerdings auch die Möglich-
keiten österreichischer nationalideologischer und militärischer Selbst-
darstellung erschöpft sind.

In keinem der angeführten Denkmäler ist mehr eine stilistische Ein-

heitlichkeit oder wenigstens die Dominanz eines einzelnen Stils festzu-
stellen. Die Kelheimer Befreiungshalle vereinigt in sich römisch-antike, T 134,
frühchristlich-byzantinische und mittelalterlich-italienische Stilele- 135
mente. Bei den Propyläen am Münchener Königsplatz werden jonische, T 137
dorische und ägyptisierende Formen miteinander vermischt. Auf dem
Heldenberg wird in dilettantischer Art der romantische Klassizismus T 144
der bayerischen Walhalla kopiert. In der österreichischen Feldherrn-
und Ruhmeshalle wird byzantinisierende Architektur mit naturalisti-
scher Historienmalerei versehen. Der Löwe von Aspern vereinigt die T 145
naturalistisch-klassizistische Denkmalfigur mit gotischer Sockelin-
schrift. Die Siegessäule in Berlin enthält stilistische Motive aus der römi- T 147
schen Antike und dem französischen Empire ebenso wie toskanische
Säulen und naturalistische Reliefdarstellungen. Alles dies weist darauf
hin, wie sehr das Bemühen des frühen 19. Jh. um einen einheitlichen
Nationalstil in Analogie zur politischen Zerrissenheit der deutschen
Nation in stilistische Unsicherheit und vielfältigen Eklektizismus ein-
mündet. Ihm kann auch das zukunftsträchtigste Monument, die Berli-
ner Siegessäule, nicht entrinnen.

Hinsichtlich der Vorbilder greifen die Denkmäler dieser Epoche pri-
mär nicht wie die Monumente des frühen 19. Jh. mit der Absicht einer
Neubelebung auf die klassische Antike zurück, sondern stellen vorwie-
gend eine additive Retrospektive der vor der 48er Revolution erbauten
Denkmäler dar. Heldenberg und alle Pläne zu einem österreichischen
Pantheon dieser Zeit sind, nicht zuletzt als Resultat der politischen Ver-
bundenheit Österreichs mit Bayern, an Walhalla und Ruhmeshalle
orientiert und werden explizit als „österreichische Walhalla" bezeich-
net. Die österreichische Feldherrn- und Ruhmeshalle trägt sogar
offiziell den Namen der bayerischen Vorbilder. Auch für die Berliner
Siegessäule ließe sich mit der Konstitutionssäule in Gaibach ein bayeri-
sches Vorbild finden, das populäre Urmotiv der römischen Trajans- Z 48
bzw. Marc-Aurel-Säule hat jedoch auch in Frankreich und Preußen
selbst häufige Nachahmung erfahren. In Frankreich taucht das Säulen-
motiv bereits in Entwürfen für ein Denkmal der konstituierenden Na- Z 101
tionalversammlung von 1789 in Versailles auf. Die „Colonne de la
grande Armée" (1806–10), die Napoleon zur Erinnerung an den Sieg bei
Austerlitz aus eroberten russischen und österreichischen Kanonen gie-
ßen und auf dem Place Vendôme in Paris errichten ließ, ist strenger als

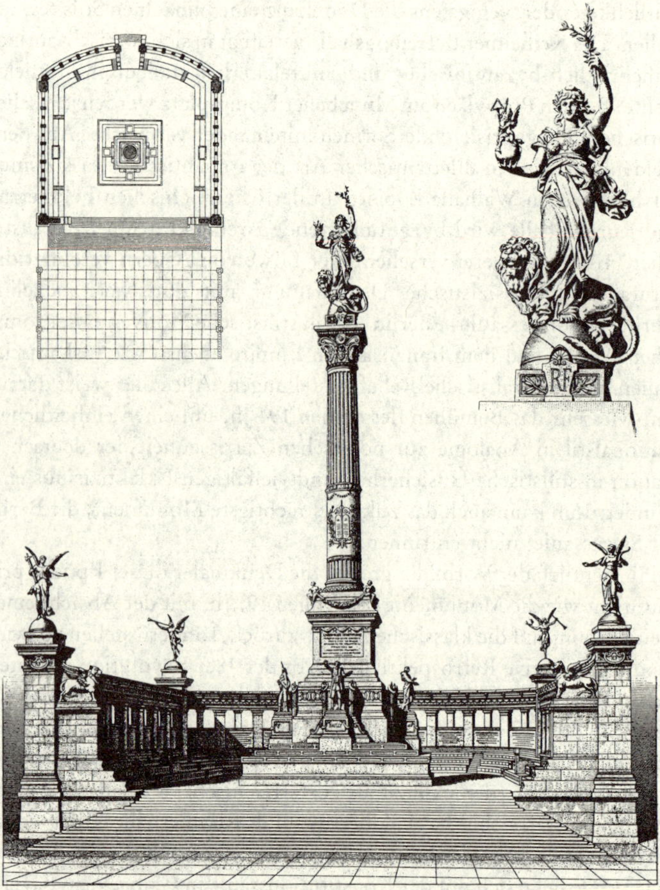

Z 101 Formigé Coutan: Entwurf für das Denkmal der konstituierenden Nationalversammlung zu Versailles 1789. Ansicht, Grundriß, Detail.

die Berliner Siegessäule, der sie in Ergänzung zum konstitutionellen Aspekt der erstgenannten Beispiele den militärischen Aspekt liefert, an dem antiken Vorbild orientiert. Die Säule des „Nationalkriegerdenkmals" als Vorbild in Preußen selbst ist schließlich die monarchisch-dynastische und antiliberal-antinationale Wurzel der Berliner Siegessäule.

Die Standortwahl polarisiert sich, entsprechend der Entwicklung von national-preußischen Denkmälern einerseits und national-österreichischen Monumenten andererseits, in den Haupt- und Residenzstädten Wien und Berlin. Bayern als dritte Macht bleibt seinem Dualismus – Denkmäler für Deutschland in der Landschaft, Denkmäler für Bayern in München – treu. Unter den größeren Denkmalprojekten des restlichen Deutschland dieser Epoche wurden lediglich für den Heldenberg, das Hermannsdenkmal und das Völkerschlachtdenkmal Standorte in der Landschaft gewählt. Die Gründe für diese Wahl liegen beim Hel- T 144
denberg in der Tatsache, daß sein privater Stifter und Erbauer seinen eigenen Landsitz für dieses Projekt benutzte, beim Hermannsdenkmal darin, daß es in der ersten Hälfte des 19. Jh. als gesamtdeutsches Denkmal begonnen worden war, und schließlich beim Völkerschlachtdenkmal in der einfachen Tatsache, daß es als historisches Ereignisdenkmal an der Stelle der Schlacht errichtet werden sollte. Alle übrigen behandelten großen Denkmäler wurden in den Hauptstädten der beiden deutschen Großmächte Wien und Berlin gebaut. Lediglich einige der Reiterdenkmäler und Standbilder wurden auch in kleineren Städten errichtet. Zu beobachten ist, daß sich die Standorte der österreichischen Großmonumente entweder am Stadtrand (Aspern, Leopoldsberg) oder aber im kultisch-kulturellen Bereich (Votivkirche, Kunst-, Armeemu- T 146
seum) befinden, die Berliner Siegessäule hingegen an einem städtebau- T 147
lich wie politisch exponierten und zentralgelegenen Platz, der zum Forum des Zweiten Deutschen Kaiserreiches werden sollte.

B. Die Zeit des kleindeutsch-preussischen Kaiserreiches

Nach dem Deutsch-Französischen Krieg (1870/71) und der Neugründung des Reiches (18. Januar 1871) kam der Denkmalbau in Deutschland gemäß der dynamisch in die Zukunft orientierten historischen Situation erst zögernd in Gang. Die nationale Einheitseuphorie wurde im selben Maße wie die Diskussion um den politischen Liberalismus in den allerersten Jahren des kleindeutsch-preußischen Nationalstaates von einem auf den französischen Reparationszahlungen ebenso wie auf der allgemeinen Entwicklung des Kapitalismus basierenden deutschen „Gründerfieber" überrollt. In einer allgemein verbreiteten

„Wir-sind-wieder-wer"-Mentalität, die zu einer boomartigen Börsen- und Bauspekulation und zu wildwuchernden Gründungen von Banken und Aktiengesellschaften führte, wurde die Wirtschaft in dem jungen Staat derart überhitzt, daß bereits im Jahre 1873 eine Rezession eintrat. Diese wirtschaftliche Rezession, die die Klassenunterschiede erstmalig wieder drastisch vor Augen treten ließ, sowie der Kulturkampf gegen den politischen Katholizismus in den Jahren 1872–75, der Ausdruck der Schwierigkeit Bismarcks war, die Liberalen ideologisch auf sein System festzulegen, führte zu einer Wendung in der Innenpolitik vom liberalen zum dezidierten Konservativismus. Bismarck brachte die Interessenorganisationen von Großgrundbesitz und Schwerindustrie auf den gemeinsamen Kurs eines konservativen Preußen, der Abwehr von Liberalismus und Parlamentarismus sowie der repressiven Lösung der sozialen Frage. Vor allem traf diese Wendung das Proletariat, das in den ersten Jahren des Zweiten Deutschen Kaiserreiches von der nationalen Einheitseuphorie, oder anders formuliert von dem Sieg über Frankreich (historische Analogie zu 1813) und der Reichsgründung (historische Kontinuität zu 1806) als sentimentbestimmten nationalen Integrationsfaktoren nicht ganz unberührt blieb, und seine klassenmäßige Organisation, die aus dem „Allgemeinen Deutschen Arbeiterverein" (Lassalle) und der „Internationalen Arbeiterassoziation" (Marx) hervorgegangene, marxistisch orientierte, 1875 gegründete „Sozialistische Arbeiterpartei Deutschlands". Genau in die Zeit zwischen der Gründung dieser Partei und ihrer Unterdrückung durch Sozialistengesetze (1878), die die endgültige Entfremdung der Arbeiterbewegung vom preußisch-kleindeutschen Obrigkeitsstaat zur Folge haben, die auch von der konstruktiveren Sozialgesetzgebung der 80er Jahre (Kranken-, Unfall-, Invaliden-, Altersversicherung) nicht mehr rückgängig gemacht werden konnte, genau in die Zeit zwischen wirtschaftlicher Rezession und Kulturkampf sowie der Entscheidung Bismarcks für eine repressiv-konservative Innenpolitik wurden die ersten, nach nationaler Integration heischenden Herrschaftszeichen in Form von Nationaldenkmälern gesetzt, die jedoch in dieser ersten Phase des kleindeutsch-preußischen Nationalstaates (bis 1890 = Bismarck-Ära) anzahl- und umfangmäßig noch beschränkt blieben. In dieser Zeit ragen lediglich zwei Denkmäler über das übliche Maß hinaus: die Ruhmeshalle im Zeughaus zu Berlin (1877–81) und das Niederwalddenkmal bei Rüdesheim (1877–83). Dementgegen kommt das seit 1889 vieldiskutierte, allerdings in Frankreich und Belgien wurzelnde Denkmal der Arbeit nicht zur Ausführung.

1. Denkmäler der Gründerzeit

Die Ruhmeshalle im Zeughaus zu Berlin und das Niederwalddenkmal bei Rüdesheim am Rhein werden beide im Jahre 1877 begonnen, was kein Zufall ist, sondern ein demonstrativer Hinweis auf den Dualismus des neuen Reiches, bestehend aus der Hegemonialmacht Preußen und der Gesamtheit Deutschlands, ebenso wie auf die Doppelfunktion Wilhelms I. als preußischer König und Deutscher Kaiser. Was bei Ludwig I. von Bayern noch nationalstaatliche Utopie war, erwächst hier in ähnlicher Weise auf dem Boden der politischen Realität: Analog zur bayerischen Ruhmeshalle und der großdeutschen Walhalla entstehen jetzt die preußische Ruhmeshalle und die kleindeutsche Germania. War Ludwig I. jedoch als Privatmann Bauherr der bayerischen Nationaldenkmäler, so zeichnete Wilhelm I. lediglich für die preußische Ruhmeshalle verantwortlich, wohingegen das Niederwalddenkmal – was charakteristisch ist für die Epoche von 1870 bis 1918 – von zwei Denkmalkomitees erbaut wird, von denen sich das eine aus regionalen, das andere aus Berliner liberalkonservativen Honoratioren zusammensetzt. Diese organisieren die Finanzierung des Denkmals, indem sie Sammlungen an Gesang-, Turn- und Kriegervereine sowie an Schüler und Studenten delegierten und um Spenden der Fürsten und um Zuschüsse des Reiches nachsuchten. Neben der regional- bzw. nationalstaatlichen Analogie zwischen den Denkmälern Ludwigs I. von Bayern und diesen beiden ersten umfassenderen Monumenten des kleindeutsch-preußischen Nationalstaates, die sich im übrigen auch in der Standortwahl zwischen Hauptstadt (München – Berlin) und Hauptstrom (Donau – Rhein) niederschlägt, besteht bezüglich der Bautypen und der Darstellungsprogramme nur geringe Ähnlichkeit. Vor allem die idealistische Wahl der Darstellung berühmter Männer (und Frauen), die sich bei der Walhalla auf eine fiktive Sprachnation und bei der bayerischen Ruhmeshalle auf eine ebensowenig existente regionale Kunst- und Kulturnation beziehen, weicht in der preußischen Ruhmeshalle und dem Niederwalddenkmal einem realistischeren Abbild der Herr-

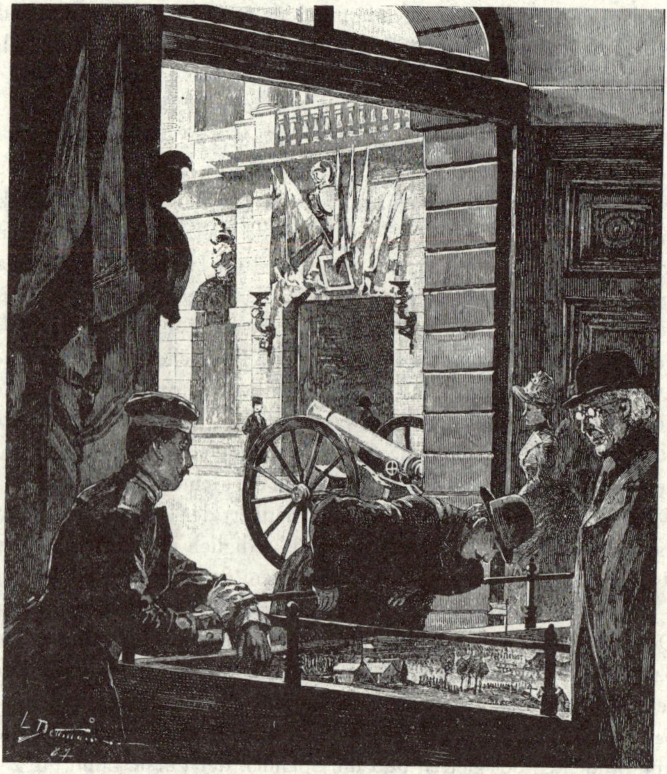

Z 102 Berlin, Kgl. Zeughaus, Armeemuseum.

schaft, die fast ausschließlich repräsentiert wird durch deutsche (preußische) Fürsten und ihr Militär. Die von dem Architekten Friedrich Hitzig – ähnlich der Wiener Feldherrn- und Ruhmeshalle im Arsenal – in
Z 102 das ehemalige königliche Zeughaus (heute: Museum für Deutsche Geschichte der DDR) eingebaute preußische Ruhmeshalle bestand aus einem über eine Freitreppe vom Lichthof her erreichbaren dreiräumigen Gebäudetrakt, der gegliedert war in eine mittlere Herrscherhalle mit Bronzestandbildern von acht brandenburgisch-preußischen Herrschern (Friedrich Wilhelm, der Große Kurfürst (1620–1688), bis Kaiser Wilhelm I. (1797–1888)) sowie Bronzebüsten von vier Staatsmännern

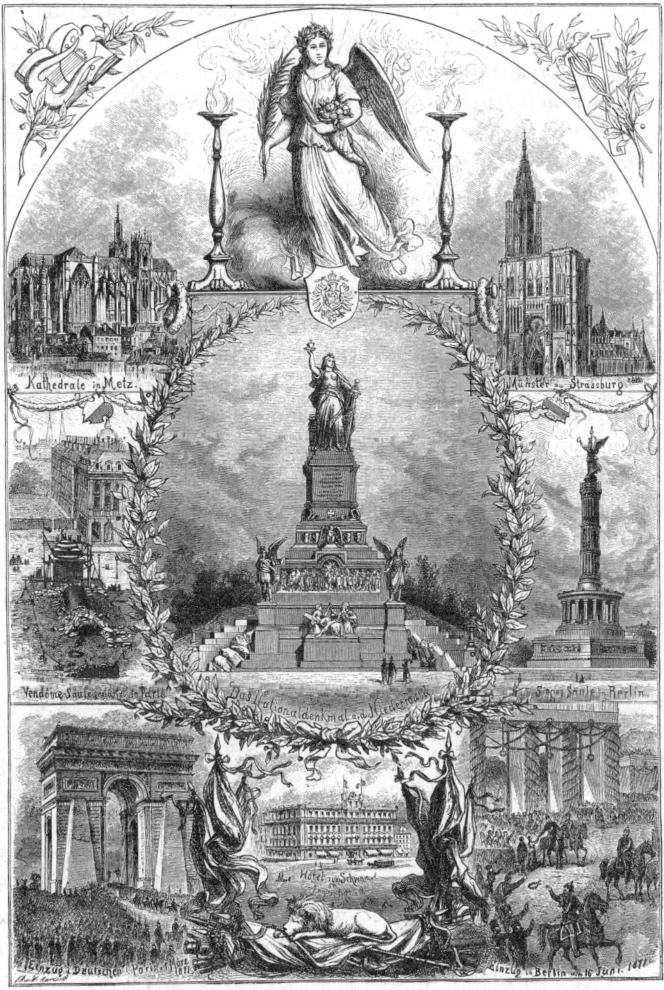

Z 103 Rüdesheim, Niederwalddenkmal, Gedenkblatt zur Erinnerung an den 10. Mai 1871. Nach einer Zeichnung von H. Heubner.

und Feldherren der Befreiungskriege und des Deutsch-Französischen Krieges (Freiherr vom Stein, Scharnhorst, Bismarck und Roon) und zwei flankierenden Feldherrnhallen mit zweimal 16 preußischen Feldherren. In Ergänzung zu dieser Demonstration des rein preußischen dynastisch-militärischen Aspekts des Kaiserreiches mußte es Aufgabe
T 153, des Niederwalddenkmals sein, dessen nationalstaatliche Seite zu reprä-
154, sentieren. Die Germania wurde, versehen mit den Attributen von
Z 103 Krone und Schwert, von dem Bildhauer Johannes Schilling als Allegorie auf den kleindeutschen Nationalstaat geschaffen. Ohne den extensiven Sockelbau des Architekten Karl Weisbach und den damit verbundenen Reliefdarstellungen, plastischen Allegorien und Inschriften ist die Germania in ihrer oben genannten Bestimmung nicht zu erkennen. Während die militärisch monarchischen Reichsattribute der Germania lediglich über den politischen Anspruch und die Herrschaftsform etwas aussagen, gibt das zentrale Sockelrelief und die Flußallegorien Auskunft über die nationalstaatliche Zusammensetzung des Kaiserreiches: In dem Sockelrelief zeigt sich Wilhelm I. hoch zu Roß, Bismarck zur Seite und Ludwig II. von Bayern in unmittelbarer Nachbarschaft, im Mittelpunkt derjenigen deutschen Fürsten, die dem kleindeutsch-preußischen Nationalstaat beigetreten waren. Die Flußallegorie „Begegnung des alten Vater Rhein mit der jungen Tochter Mosel“ symbolisiert die alte (vor den Befreiungskriegen bzw. vor dem Deutsch-Französischen Krieg) und die neue Grenzlinie zu Frankreich, sie symbolisiert aber zugleich die Genese des Rheins zum ersten deutschen Hauptstrom durch den ungehinderten Zufluß der Mosel, ohne daß der andere deutsche Hauptstrom, die Donau, noch Erwähnung fände. In der Rezeptionsgeschichte des deutschen Denkmalbaues hat das Niederwalddenkmal gegenüber der – in direktem Zusammenhang mit ihm zu sehenden – preußischen Ruhmeshalle nicht nur deswegen bewußtseinsmäßig überlebt, weil die eine erhalten ist und in der Bundesrepublik Deutschland steht, die andere hingegen im Krieg zerstört wurde und von der DDR, auf deren Boden sie sich heute befände, im Sinne ihres propagierten Sozialismus und Antimilitarismus nicht restauriert wurde, sondern auch weil die gegenüber dem blanken preußischen Monarchismus und Militarismus der preußischen Ruhmeshalle weit effektvolleren nationalen Integrationsfaktoren, die sich in den Schlagworten „Germania“, „Reich“, „Sedan“, „Bismarck“ und „Vater Rhein“ zusammenfassen lassen, nicht nur zu

Entstehungszeit des Niederwalddenkmals ein politisch größeres Spektrum des deutschen Volkes ansprechen konnten, sondern auch bis in unsere Tage fortwirken. Der versuchte Dynamitanschlag auf den Kaiser bei der Einweihungsfeier am 28. 9. 1883 in Anwesenheit aller deutschen Fürsten konnte – jedenfalls damals – den oben genannten Sachverhalt, auch bei einem Teil der durch die Sozialistengesetze eingeschüchterten Arbeiterbewegung, nur verstärken.

Ein anderer, anzahlmäßig stets zunehmender Teil der deutschen Arbeiterbewegung entwickelte jedoch in den 70er und 80er Jahren des vorigen Jahrhunderts ein soziales, von der internationalen Solidarität getragenes Selbstbewußtsein, aus dem ein völlig neuer Denkmaltypus resultierte: das Denkmal der Arbeit. In ihm sollte die Nation nicht durch ihre Herrscher und Feldherren repräsentiert werden, sondern durch die existentielle Voraussetzung aller entwickelten Industrie- und Kulturnationen: die menschliche Arbeit, getragen von der internationalen Arbeiterklasse. Unter dem Gesichtspunkt der Internationalität ist es unmaßgebend, daß die ersten Entwürfe und Projekte zu einem solchen Denkmal der Arbeit aus dem Ausland kommen. In Frankreich plante der in der Tradition der Pariser Kommune stehende Bildhauer Jules Dalou seit 1889 unter strenger Geheimhaltung ein „Denkmal zum Ruhme der Arbeit", von dem drei Entwürfe überliefert sind, die jedoch alle nicht zur Ausführung gelangen konnten. Unter dem Einfluß dieses Pioniers stand wenige Jahre später der Belgier Constantin Meunier, als er begann, seine Studien aus der Borinage zu einem programmatischen Denkmal der Arbeit zusammenzufügen. Der seit 1893 als Privatunternehmer und Künstler vier Reliefs („Industrie", „Bergbau", „Hafenarbeit", „Ackerbau") und fünf Figuren („Säemann", „Ahne", „Hammermeister", "Bergmann", „Mutterschaft") zu diesem Denkmal schaffende Meunier bot dies der belgischen Regierung zur öffentlichen Aufstellung an, die jedoch das Angebot ablehnte, weil sie in dem Werk eine Verherrlichung der Arbeiterpartei vermutete und fürchtete, daß es zum Mittelpunkt aller künftigen Arbeiterdemonstrationen werden würde. Dennoch machten sich die offiziellen Staatsorgane den einmal publizierten Denkmalgedanken zunutze. Im Sinne der Klassenharmonie wird er zuerst von dem französischen Kunstkritiker und Kunstbeamten Armand Dayot adaptiert, der anläßlich der Pariser Weltausstellung im Jahre 1900 bei dem Bildhauer Anatole Guillot einen allegoristi-

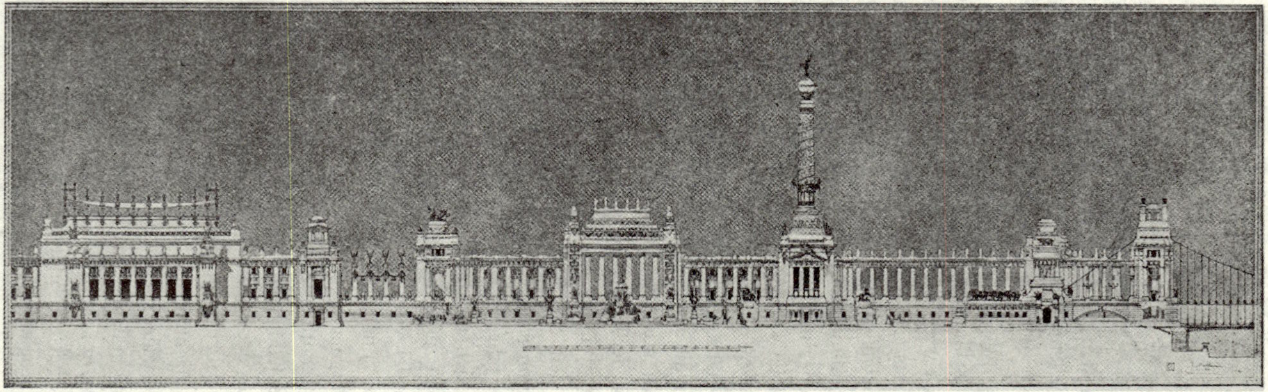

Z 104 Josef Hoffmann: Entwurf für ein Denkmal menschlicher Arbeit, um 1900.

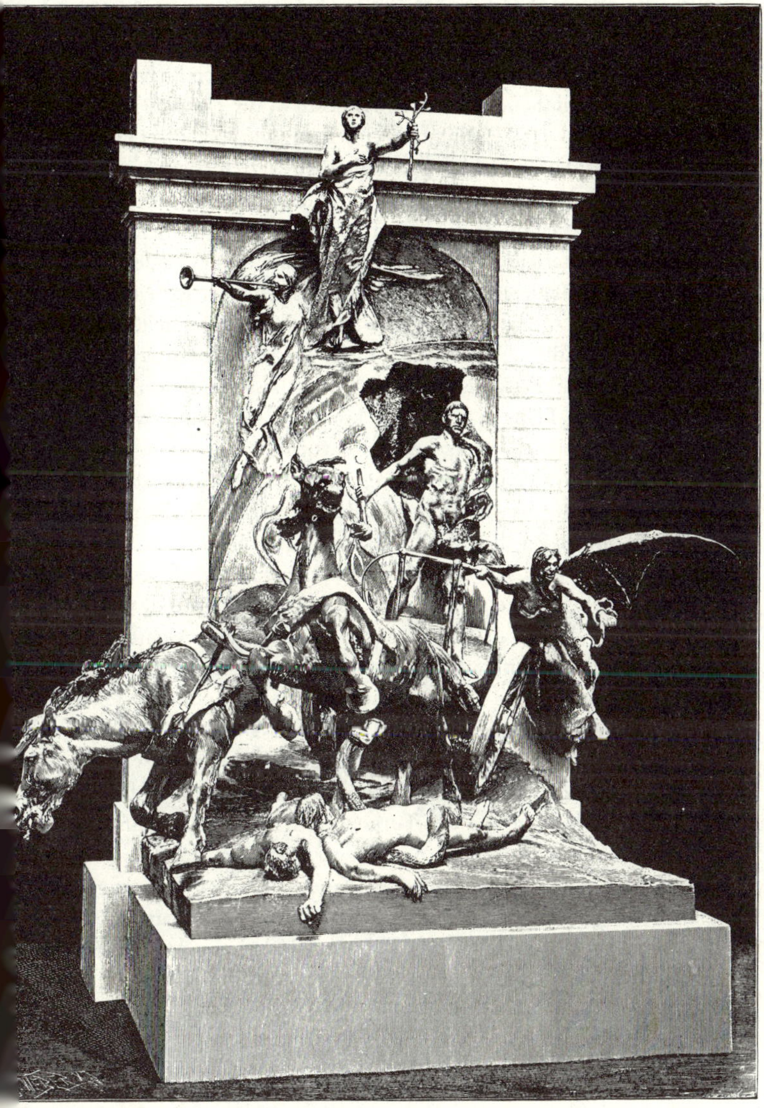

Z 105 Rudolf Maison: Entwurf für ein Friedensdenkmal, um 1900.

schen „Fries der Arbeit" für das monumentale Eingangstor des Ausstellungsgeländes in Auftrag gibt. Bis zum Jahre 1918 blieb dieser Fries das einzige ausgeführte Denkmal der Arbeit, obwohl sich arriviertere und bedeutendere Bildhauer, wie z. B. Auguste Rodin (1898/99) oder Wilhelm Lehmbruck (1907/08) und Architekten, wie z. B. Josef Hoffmann (vor 1900) für diesen Denkmalgedanken einsetzten. Letzterer entwarf in diesem Zusammenhang das kolossalste und utopischste Projekt: Der Wiener Architekt und Schüler Otto Wagners schuf auf seinen Plänen eine auf einer internationalen Insel gelegene Baugruppe in der Art eines
Z 104 Völker-Kongreßpalastes, ein „Denkmal menschlicher Arbeit" zur Verherrlichung der sozialen Errungenschaften der Menschheit. Auch der aufsehenerregende, aber ebenfalls nicht ausgeführte Entwurf Rudolf
Z 105 Maisons zu einem Friedensdenkmal steht in dieser Tradition. So sozialintegrativ diese Pläne hätten sein können, für die Verwirklichung solcher Sozialutopien waren bei den europäischen Nationen und insbesondere beim kleindeutsch-preußischen Nationalstaat der Sozialistengesetze weder das herrschende Bewußtsein noch die politischen Voraussetzungen gegeben. Im Deutschen Reich blieben der Kaiser, die Fürsten und das Militär Abbild der politischen Herrschaft sowie der nationalen Ideologie, wie sie sich im Nationaldenkmalbau der Zeit Wilhelms I. und Bismarcks bereits widerspiegelten und nach deren Tod (1888) bzw. Rücktritt (1890) intensiviert darstellen. Den Übergang zu einer neuen politischen Ära markiert das Dreikaiserjahr 1888, monumental dokumentiert durch Joseph Kaffsacks Zweikaiserdenkmal am Giebichenstein bei Halle a. d. Saale aus dem gleichen Jahr. In Österreich-Ungarn blieb man bis zu diesem Zeitpunkt beim altbewährten Thema der Befreiung von der Türkengefahr: Edmund Hellmer schuf anläßlich des 200. Jahrestages der Belagerung Wiens durch die Türken 1883 (1945 zerstört) ein neubarockes Wanddenkmal mit Reiterfigur und reichem allegorischem Schmuck für den Wiener Stephansdom – das
T 155 „Denkmal zur Erinnerung an die Befreiung Wiens von der Türkenbelagerung 1683".

2. Denkmäler des imperialistischen Zeitalters

Was die dominierenden politischen „Gründer“gestalten der ersten Ära des kleindeutsch-preußischen Nationalstaates, Wilhelm I. und Bismarck, ihren Nachkommen hinterließen, war denn auch nicht der innere soziale Frieden, sondern vielmehr eine Reihe von außenpolitischen Verträgen, die geeignet schienen, den europäischen Frieden auf Jahre hinaus zu sichern: 1873 Dreikaiserabkommen zwischen Deutschem Reich, Österreich-Ungarn und Rußland; 1878 Versuch der Regelung der Balkanfrage auf dem Berliner Kongreß; 1879 Zweibund zwischen Deutschem Reich und Österreich-Ungarn; 1882 Dreibund zwischen Deutschem Reich, Österreich-Ungarn und Italien; 1887 Rückversicherungsvertrag mit Rußland. Dennoch war im Rücktrittsjahr Bismarcks (1890) die außenpolitische Situation des Deutschen Reiches keineswegs gesichert, sie markiert vielmehr den Beginn des offenen imperialistischen Wettrennens um Absatzmärkte, das begleitet wird von permanent eskalierender Rüstung. So war im Augenblick von Bismarcks Rücktritt trotz aller Verträge die außenpolitische Situation des Deutschen Reiches ebensowenig gesichert wie die innenpolitische: Das Verhältnis zu Frankreich war durch die Elsaß-Lothringen-Frage gespannt, die Beziehungen zu Großbritannien litten unter dem Marinismus-Kolonialismus-Konflikt, die Verständigung mit Rußland wurde durch Zollstreitigkeiten und die ungelöste Balkanfrage erschwert. Dennoch war die Zeit der „Gründer“gestalten Wilhelm I. und Bismarck eine Ära, die das Bild relativer politischer Stabilität bot, insbesondere aber, wenn man sie mit den nachfolgenden Jahren des cäsaristisch-halbabsolutistischen Herrschaftsregimes, des „persönlichen Regiments“ Kaiser Wilhelms II. vergleicht. Im Innern verschärften sich die Klassengegensätze zwischen agrarischem Großgrundbesitz und dem modernen Industrie- und Finanzkapitalismus einerseits und der Arbeiterschaft andererseits. Schließlich wurden Ökonomie und Technologie zu den entscheidenden und tragenden Faktoren des Staates – durch einen einzigartigen Monopolisierungsprozeß wurde die Wirtschaft zur eigentlichen Macht im Staat –, während die Parlamentarisierungs- und Demokratisierungstendenzen nach dem gescheiterten Versuch Caprivis, einen sozialpolitischen Versöhnungskurs einzuschlagen, abgeblockt wurden. So hielt der Hegemonialstaat Preußen bis zum Ersten Weltkrieg am

Dreiklassenwahlrecht fest. Der Bau der strategischen Hochseeflotte sollte auf die Wirtschaft konjunkturstabilisierend und auf die Gesamtheit des deutschen Volkes nationalintegrierend wirken, tatsächlich verschärfte er jedoch die außenpolitische Situation des Deutschen Reiches. Dieser Flottenbau beschwor ausgerechnet in dem letzten verbliebenen potentiellen Bündnispartner England eine wirtschaftliche Rivalität herauf, die das Deutsche Reich vergebens mit dem ungleichen Helgoland-Sansibar-Vertrag (1890) abzuwenden versuchte. Im Zeichen des Kolonialismus und unter dem Druck handels- und finanzpolitischer Interessen, die den Anspruch gegenüber England auf Gleichberechtigung als überseeische Weltmacht begründeten, gab die deutsche Außenpolitik, dem national-ideologisch verbrämten Ruf nach dem „Platz an der Sonne" (Bülow) folgend, endgültig die kontinentaleuropäische Orientierung der Bismarck-Ära im letzten Jahrzehnt des 19. Jh. auf. Dieser für das Deutsche Reich von vornherein verlorene Wettlauf um überseeische Absatzmärkte konnte jedoch vor allem wegen des späten Erwerbs der Kolonien (bis 1900) nur noch zur Prestigefrage werden, die geringen Gewinn und große politische und wirtschaftliche Belastung brachte. Das bündnispolitisch isolierte Deutsche Reich konzentrierte seine Einflußnahme schließlich auf die südosteuropäische Sphäre (seit 1899 Bau der Bagdadbahn), wo sich die Balkanfrage zur dauerhaften Krise auswuchs, die sich in den Balkankriegen (1912/13) zum bewaffneten Konflikt steigerte und nach dem Mord von Sarajewo (1914) schließlich zum Ausbruch des Ersten Weltkrieges führte.

In dieser Situation der sich über mehr als zwei Jahrzehnte hin permanent verschärfenden inneren und äußeren Konflikte des Deutschen Reiches besann sich der kleindeutsch-preußische Nationalstaat bei seinem Denkmalbau auf seine im Nachhinein stabiler und solider wirkenden Wurzeln, die im wesentlichen auf ein historisches Ereignis und zwei historische Gestalten zur Demonstration und Repräsentation der nationalen Einheit nach innen und außen reduziert wurden. So griff man zum einen zurück auf die konstitutionelle und die dynastische „Gründer"gestalt Bismarcks und Wilhelms I., zum andern auf den Deutsch-Französischen Krieg als Voraussetzung der Gründung des Zweiten Deutschen Kaiserreiches. In weit mehr als hundertfacher Monumentalisierung wurden diese beiden „Gründer"gestalten in einem ganz spezifischen national-politischen Sinn zu Herrschafts- und Hoheitszeichen des kleindeutsch-preußischen Nationalstaates, die nicht nur in Preußen und den unumstrittenen Territorien des Deutschen Reiches errichtet wurden, sondern auch auf den als Folge des Deutsch-Dänischen sowie des Deutsch-Französischen Krieges annektierten Gebieten und ebenso in den deutschen Kolonien (wo sie zum Teil auch heute noch stehen). Gerade in den Kolonien wird deutlich, wie sehr diese monumentalisierten „Gründer"gestalten zur sinnentleerten bloßen Machtdemonstration des Deutschen Reiches nach 1890 wurden, weil ihr Standort in keiner Weise mit ihrer ideellen und realen Politik korrespondierte. Bei der Monumentalisierung des Deutsch-Französischen Krieges hingegen wird versucht, über die enge Begrenzung der Jahre 1870/71 hinauszugehen, historische Kontinuität zu 1813 und 1848/49 (!) aufzunehmen und auf die militärische Expansion der Zukunft (1914–18) vorzubereiten. Im folgenden werden die quantitativ unüberschaubaren Denkmälermassen des kleindeutsch-preußischen Kaiserreiches exemplarisch nach drei Gruppen behandelt: Kaiser-Wilhelm-Denkmäler, Bismarck-Denkmäler und Kriegerdenkmäler.

a) Kaiser-Wilhelm-Denkmäler

Anlaß zum Bau der großen Kaiser-Wilhelm-Denkmäler war der 100. Geburtstag Kaiser Wilhelms I. im Jahre 1897. Sie werden heute – sofern sie erhalten sind – nach ihrem Standort benannt: Kaiser-Wilhelm-Denkmal an der „Porta Westfalica", auf dem „Kyffhäuser", am „Deutschen Eck" und auf der „Hohensyburg". Hinzu kommt das kriegszerstörte „Kaiser-Wilhelm-Nationaldenkmal" in Berlin. Von diesen wurde die „Porta Westfalica", d.i. das Kaiser-Wilhelm-Denkmal der T 156,
Provinz Westfalen, als erstes in den Jahren 1892–96 durch den westfäli- Z 106
schen Provinziallandtag als Bauherrn verwirklicht, der dem Architekten Bruno Schmitz und dem Bildhauer von Zumbusch den Auftrag zur Ausführung des Denkmals erteilte. Bruno Schmitz war als Architekt auch für zwei andere, nahezu gleichzeitig entstehende Kaiser-Wilhelm-Denkmäler verantwortlich: er erbaute das Denkmal auf dem Kyffhäuser in den Jahren 1892–97 nach einem öffentlichen Wettbewerb T 157,
des „Verbandes der deutschen Kriegervereine" zusammen mit den Z 107
Bildhauern Nicolaus Geiger, Emil Hundrieser, August Vogel u. a., und

T 158, er vollendete im gleichen Jahr (1897) das Denkmal am Deutschen Eck in
Z 108 Koblenz, ebenfalls zusammen mit dem Bildhauer Hundrieser im Auf-
trag des Landtages der Rheinprovinz. Neben diesen entstand auf der
Z 109 Hohensyburg bei Dortmund ein Kaiser-Wilhelm-Denkmal nach Plä-
nen von Hubert Stier, das im Jahre 1902 eingeweiht wurde. Das zentrale
Z 110 und offizielle „Kaiser-Wilhelm-Nationaldenkmal“ wurde in der
Reichshauptstadt erbaut. Bei diesem gleichfalls im Jahre 1897 fertiggestellten Denkmal, das von dem Bildhauer Reinhold Begas geschaffen wurde, zeichnete de iure der Deutsche Reichstag als Bauherr, de facto war aber die Einflußnahme des Deutschen Kaisers (Wilhelm II.) bei der Entstehung dieses gegenüber dem Kgl. Schloß auf einer eigens zu diesem Zweck in die Spree hineingebauten Halbinsel errichteten Monumentes so groß, daß er als der eigentliche Urheber gilt.

Diese großen Kaiser-Wilhelm-Denkmäler lösten schließlich einen regelrechten Denkmalbauboom aus. Jede größere oder kleinere Stadt und auch manches Dorf erhielt sein Kaiser-Wilhelm-Reiterdenkmal oder -standbild. Schließlich folgte eine lange Reihe von Kaiser-Wilhelm-
Z 111 Türmen (Hohe Acht, Gadernheim im Odenwald u. v. a.), die militärische Wehrhaftigkeit und Wachsamkeit präsentierten und zugleich beliebte Ausflugsziele waren.

Kaiser Wilhelm II., Hauptinitiator des Kaiser-Wilhelm-Kultes, war der erste deutsche Herrscher, der eine bereits vorhandene und als „Nationalstaat“ bezeichnete politische Einheit im Nachhinein als Nation monumental zu legitimieren hatte. Er tut dies allein mit der monarchischen Gestalt Wilhelms I., der als „Sieger von Sedan“ und „Reichsgründer“ zum Typus nationaler Integration allerersten Ranges geworden war. Hinter ihm treten alle anderen Darstellungen an Denkmälern als Beiwerk in den Hintergrund.

Der Bautypus dieser Denkmäler weicht von dem Charakter des In-sich-Versammelns der Hallenarchitektur der Walhalla oder des Sockels des Hermannsdenkmals ab und nähert sich am ehesten noch der Frontalität bzw. Rundplastizität einer Bavaria oder eines Hermann (Figur), die allerdings die Gestalt des Herrschers vordergründig nicht erscheinen lassen, sondern parabelhafte Umschreibungen sind. In den Kaiser-Wilhelm-Denkmälern fällt schließlich der aus Kunst und Kultur gewebte Schleier und läßt den Herrschaftsanspruch ganz unmittelbar durch die historisch identifizierbare Individualgestalt Wilhelms I., der sich als

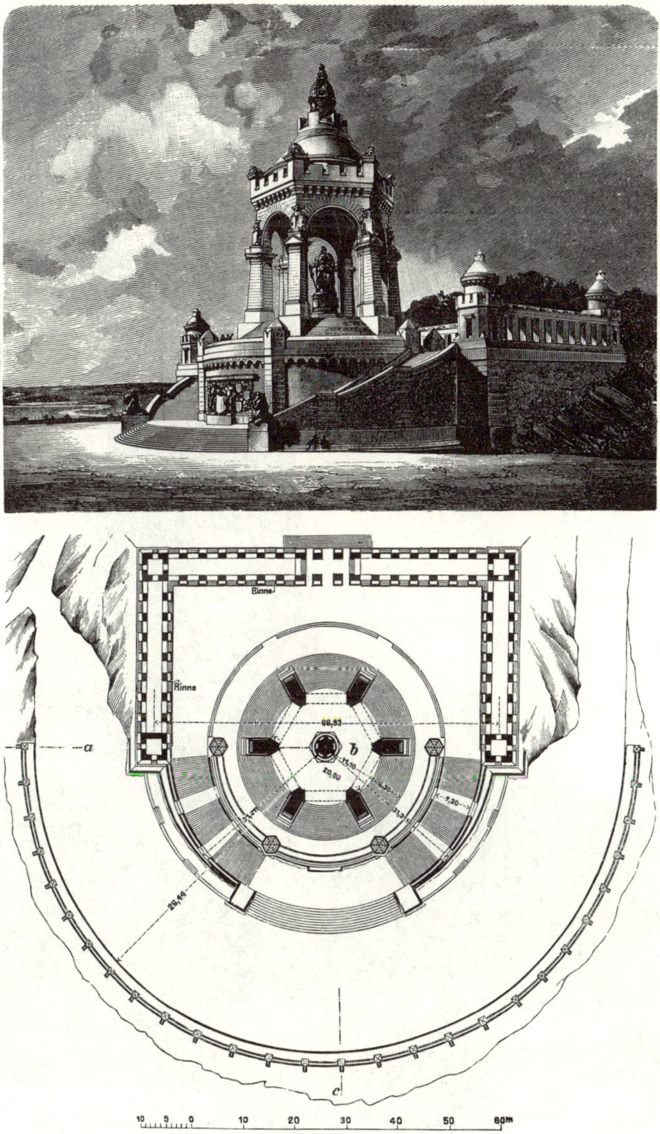

Z 106 Bruno Schmitz: Kaiser-Wilhelm-Denkmal für die Provinz Westfalen, Porta Westfalica. Ansicht, Grundriß.

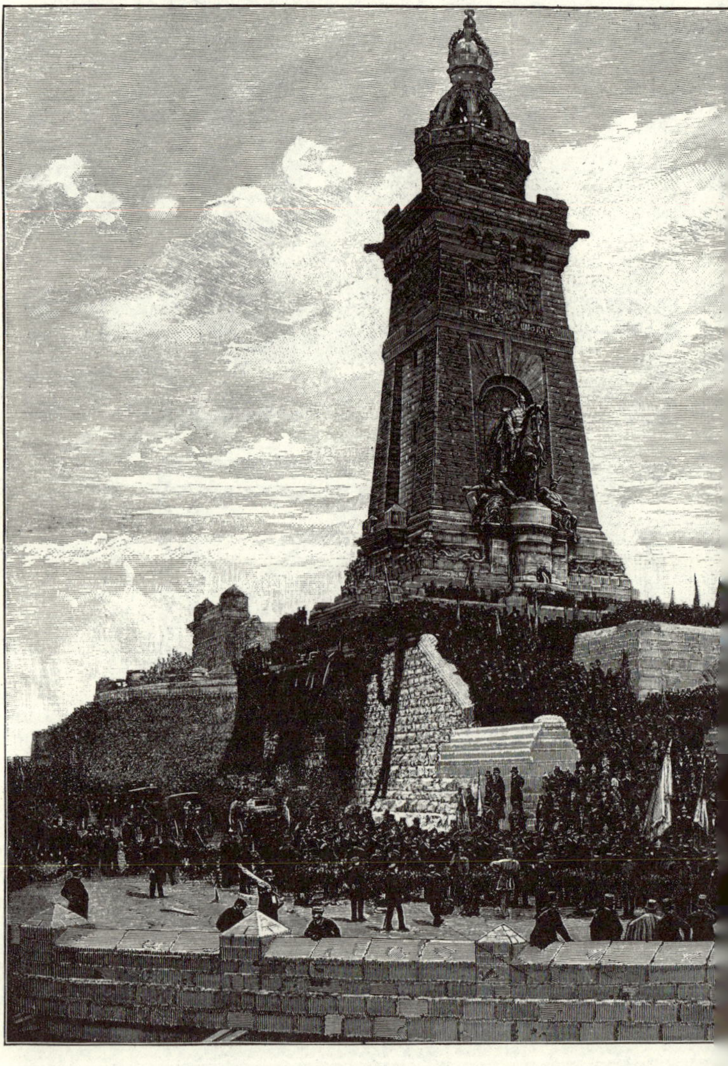

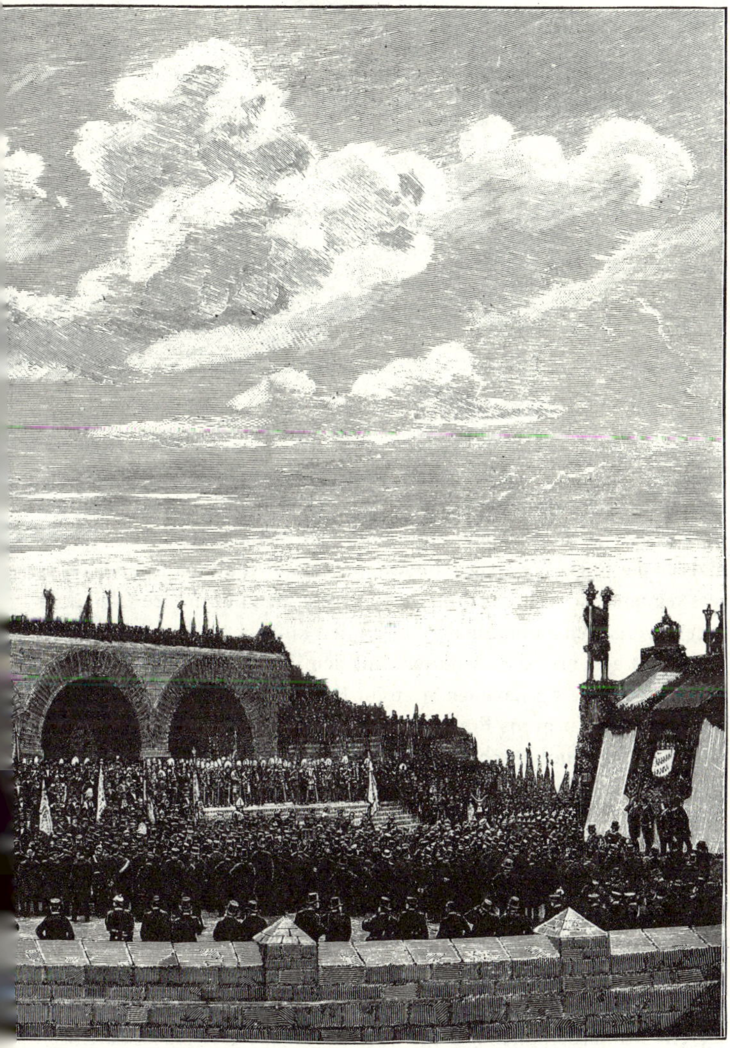

Z 107 Bruno Schmitz: Kyffhäuser-Denkmal, Einweihungsfeier, Vorbeimarsch der Kriegervereine.

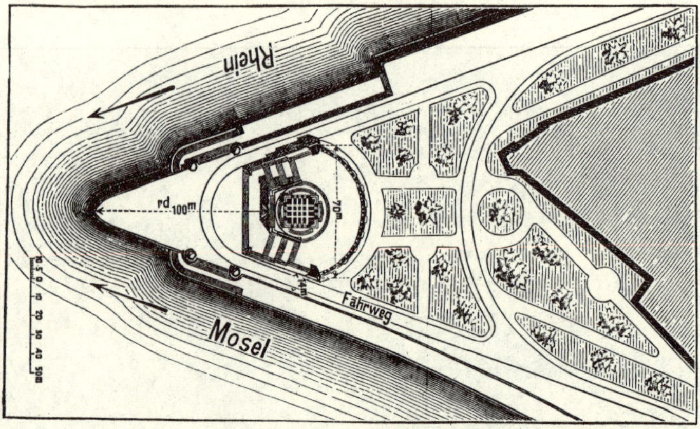

Z 108 Bruno Schmitz: Kaiser-Wilhelm-Denkmal für die Rheinprovinz, Koblenz, Deutsches Eck. Lageplan.

preußischer König zum Kaiser des Deutschen Reiches emporge-
schwungen hat, in Erscheinung treten. Der Baldachintypus des Denk-
T 156, mals an der Porta Westfalica, in dessen Zentrum die Standfigur des Kai-
Z 106 sers segnend die rechte Hand erhebt, ersetzt den kulturellen Charakter
(der bayerischen Ruhmeshalle) durch den kultischen. Der pyramiden-
T 157, stumpfartige Turm des Denkmals auf dem Kyffhäuser mit der „orga-
Z 107 nisch“ in den Fels gehauenen Sitzfigur Kaiser Barbarossas und der über
ihm aus dem Turm ins Freie tretenden Reiterfigur Kaiser Wilhelms I. wird durch mythologische Darstellung an die staufische Reichsidee angeknüpft, so wie es auch in der Grundsteinurkunde steht: „Auf dem Kyffhäuser, in welchem nach der Sage Kaiser Friedrich der Rotbart der Erneuerung des Reiches harrte, soll Kaiser Wilhelm der Weißbart er-
T 158, stehen, der die Sage erfüllt hat.“ Das Denkmal am Deutschen Eck mit der
Z 108 Darstellung des von einem Siegesgenius begleitenden Reiterstandbildes des Kaisers auf wuchtigem Sockelbau, das halbseitig von gedrungenen Kolonnaden umgeben ist, demonstriert die militärische Stärke Preußen-Deutschlands, gegen dessen absolutistisch-unitaristischen Charakter ein Militärdenkmal wie die Befreiungshalle fast partikularistisch
Z 109 wirkt. Beim Denkmal auf der Hohensyburg, wo dem Reiterdenkmal Kaiser Wilhelms der Staatsmann Bismarck und der Feldherr Moltke zur

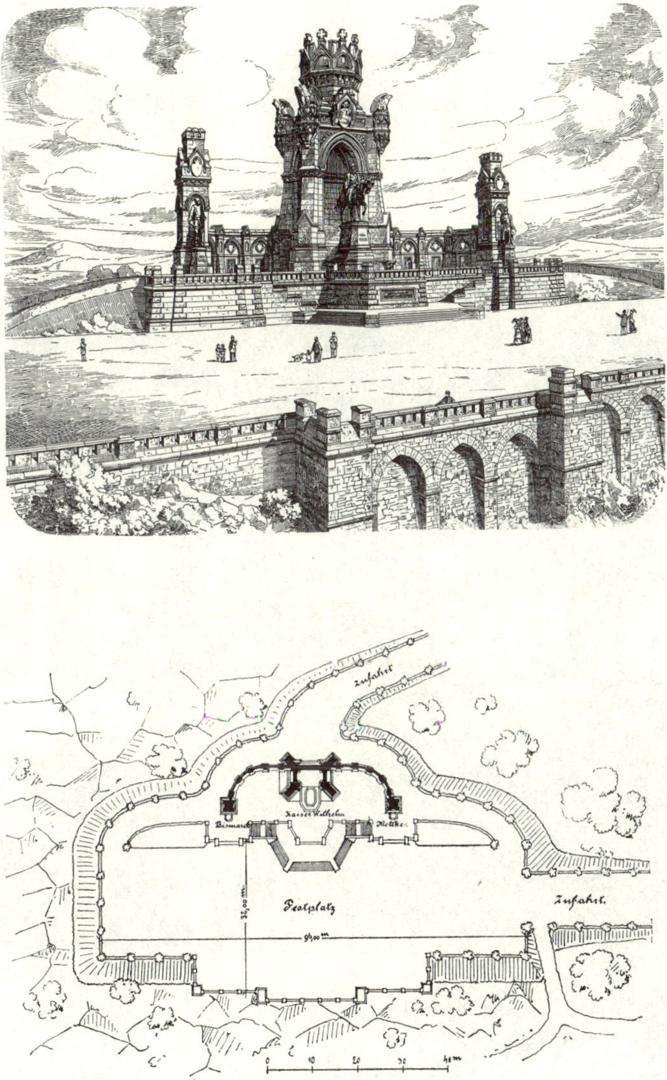

Z 109 Hubert Stier: Kaiser-Wilhelm-Denkmal auf der Hohensyburg. Ansicht, Lageplan.

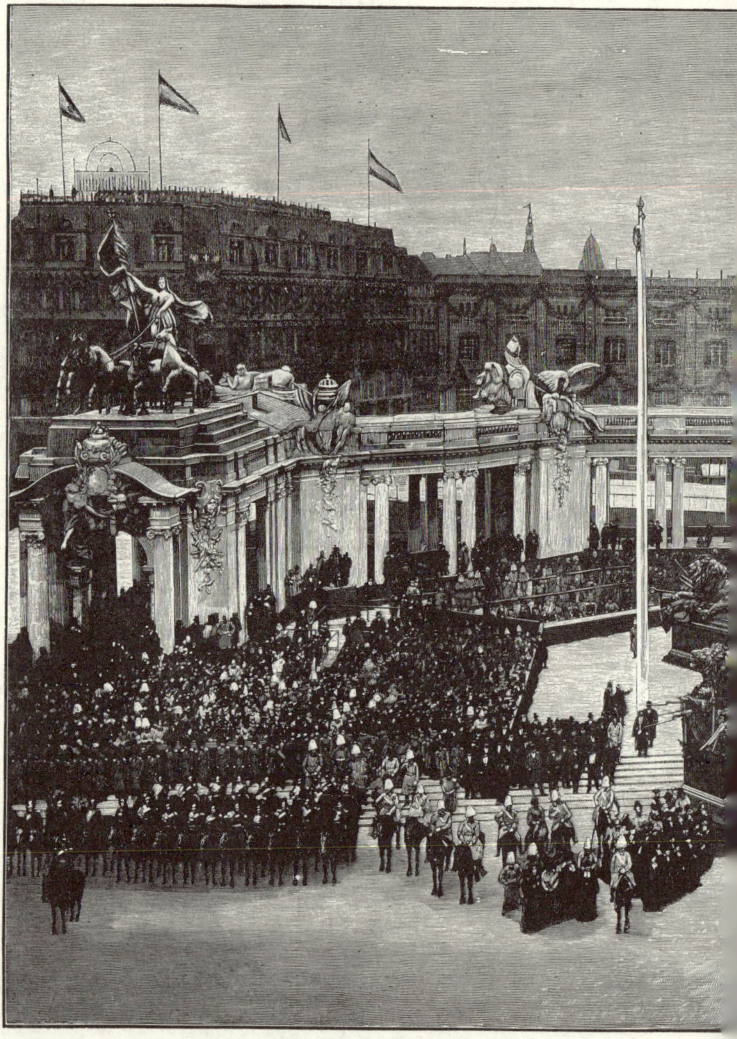

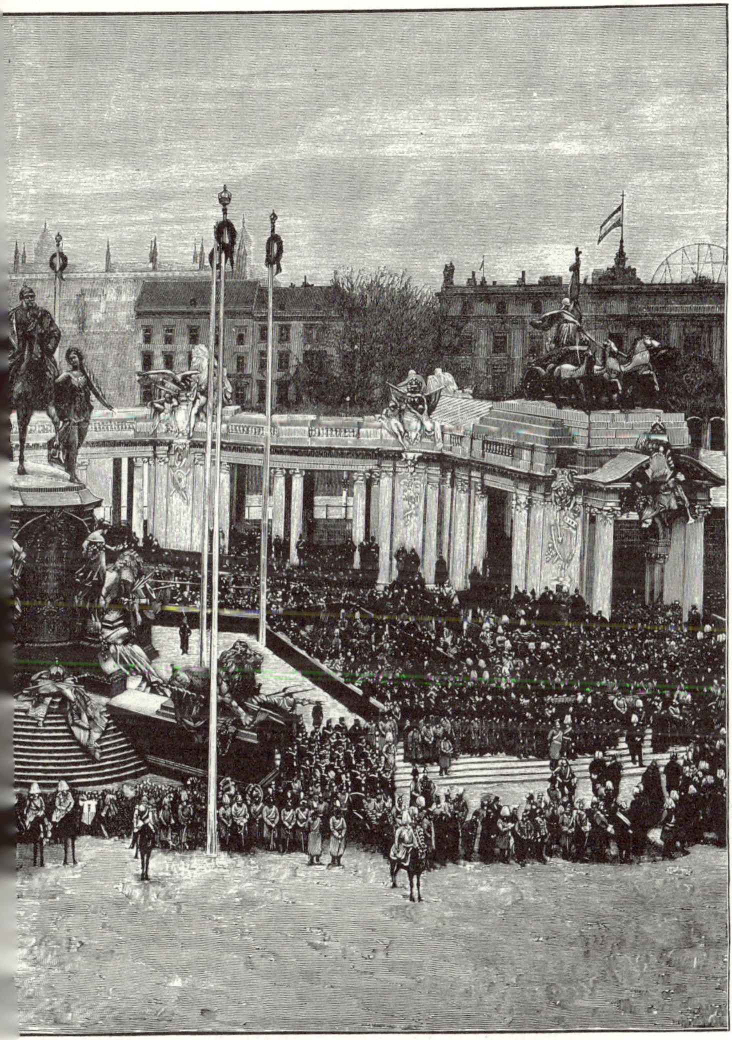

Z 110 Reinhold Begas: Kaiser-Wilhelm-Nationaldenkmal, Berlin.
Enthüllungsfeier am 22. März 1897.

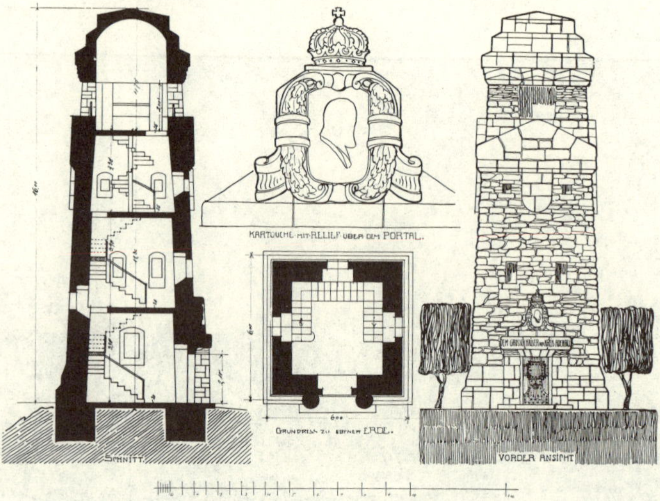

Z 111 Jakob Berns: Entwurf "Pater patriae" für einen Kaiser-Wilhelm-Turm auf der Hohen Acht. Schnitt, Grundriß, Aufsicht.

Seite gestellt wurden, wird die Trias der kleindeutsch-preußischen Reichsgründung präsentiert.

Z 110 Das Kaiser-Wilhelm-Nationaldenkmal in Berlin schließlich mit der ebenfalls von einem Siegesgenius begleiteten Reiterfigur des Kaisers vor einer halbrunden Kolonnadenarchitektur wirkt viel leichter – fast barock. Es ist das höfische dynastisch-militärische Kaiser-Wilhelm-Denkmal im Zentrum Preußens und des Deutschen Reiches vor der Kulisse des städtischen Bürgertums, das sich als sekundäre Darstellung im Sockel des Monumentes widerspiegelt. Abgesehen von diesem letzteren Denkmal, das eindeutig in der Tradition und in Konkurrenz zu frühe-
T 108 ren Berliner Reiterstandbildern (Schlüters Denkmal des Großen Kur-
T 148 fürsten; Rauchs Denkmal für Friedrich d. Gr.) steht, läßt sich in den Kaiser-Wilhelm-Denkmälern deutlich das Ringen um einen neuen, spezifisch deutschen Stil erkennen. Dem bautechnischen Fortschritt diametral entgegengesetzt, hoffte man diesen in der megalomanen Aufeinanderschichtung riesiger lastender Steinmassen gefunden zu haben. Die größten Kaiser-Wilhelm-Denkmäler entstanden in der Provinz – in der freien Landschaft des Reiches. Diesen riesigen und in der damaligen Zeit

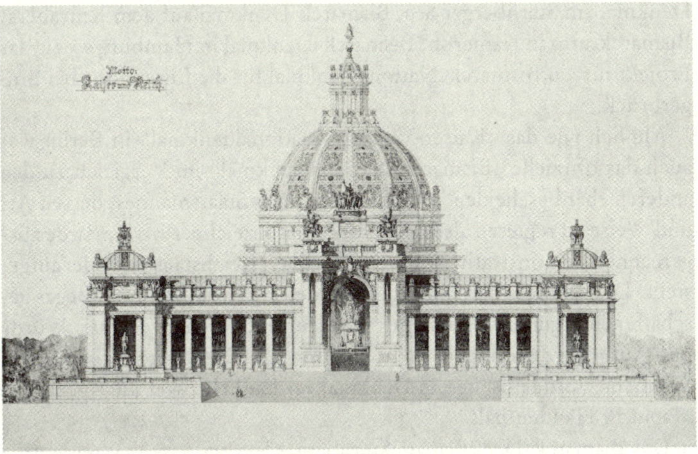

Z 112 Wilhelm Rettig, Paul Pfann: Entwurf „Kaiser und Reich" für ein Kaiser-Wilhelm-Nationaldenkmal. Ansicht.

kaum zu übertreffenden Provinzialdenkmälern zur Legitimation des seit 1871 offiziell existierenden „Nationalstaates" ein wenigstens halbwegs gleichwertiges Kaiser-Wilhelm-Nationaldenkmal in der Haupt- und Residenzstadt Berlin entgegenzusetzen, sah sich Wilhelm II. veranlaßt. Während die Entwürfe zu einem solchen Denkmal utopischer ausfielen als alle anderen – es wurden komplette architektonisch-städtebauliche Monumentalanlagen vorgeschlagen (z. B. von Wilhelm Z 112
Rettich und Paul Pfann) –, wirkt das schließlich ausgeführte, von einer Kolonnadenarchitektur gerahmte Reiterstandbild geradezu bescheiden.

b) Bismarck-Denkmäler

Gleichwertig und gleichzeitig neben dieser Gruppe der Kaiser-Wilhelm-Denkmäler entstand in ebenfalls mehr als hundertfacher Ausführung – Ehrhardt-Apolda zählte allein bis 1903 mehr als 120 Beispiele – die Gruppe der Bismarck-Denkmäler. Die wichtigsten – teils nach ihrer typologisch-größenmäßigen, teils nach ihrer politisch-standortlichen Bedeutung – sind: Bismarck-Nationaldenkmal in Berlin, Bismarck-

Denkmal am Starnberger See, Bismarck-Denkmal auf dem Knivsberg, Bismarckturm in Kamerun, Bismarck-Denkmal in Hamburg sowie das Projekt für ein Bismarck-Nationaldenkmal für die Elisenhöhe bei Bingerbrück.

Ähnlich wie das „Kaiser-Wilhelm-Nationaldenkmal" in Berlin war
T 159 auch das offizielle „Bismarck-Nationaldenkmal" im Vergleich zu den anderen eher bescheiden. Das Denkmal jenes Staatsmannes, dessen Art und Weise zu regieren als Kanzlerdiktatur bezeichnet wird, wurde ausgerechnet demonstrativ vor dem Berliner Reichstagsgebäude aufgestellt. Die veraltete barocke Allegorik des 1901 von Reinhold Begas geschaffenen Figurenmonumentes war denn auch wenig geeignet, Würde und Autorität des ohnehin politisch schwachen Reichstages zu steigern. Vielmehr wurde mit diesem Denkmal verdeutlicht, wer die eigentliche Macht in Händen hält.

Z 113 Das Bismarck-Denkmal am Starnberger See bei Assenhausen wurde nach einem Wettbewerb (1890) im Auftrag des „Komitees zur Errichtung eines Bismarck-Denkmals" unter dem Vorsitz des Malers Franz von Lenbach und des Bürgermeisters von München, von Widenmayer, in den Jahren 1896–99 errichtet. Es wurde gefördert von Personen aus der Münchener „Gesellschaft" (Herterich, Pröbst, von Pechmann u. a.), die den Architekten Theodor Fischer mit der Bauaufgabe betrauten. Dieser arbeitete zusammen mit dem Baumeister Joseph Zwisler, den Bildhauern Heinrich Flossmann und Georg Wrba, den Metallgießern Lampel und Kiehne u. a. Am nördlichen Ende des Deutschen Reiches,
Z 114 auf dem Knivsberg in Nordschleswig (1864–1918 deutsch; heute dänisch) wurde fast zur gleichen Zeit (1898–1901) nach einem durch die „Knivsberggesellschaft" in Gemeinschaft mit dem „Deutschen Verein für Nordschleswig" veranlaßten Wettbewerb ebenfalls ein Bismarck-Denkmal errichtet. Der bauausführende Architekt F. Möller aus Berlin und seine Bildhauer Brütt und Lind sowie die übrigen geistigen und materiellen Urheber dieses Monumentes wurden finanziert durch wohlhabende Reeder und Sammlungen aus der Provinz. Der Bismarckkult blieb jedoch nicht in dieser nördlichen, erst vor wenigen Jahren hinzugewonnenen, die kontinentale Grenze des Deutschen Reiches markierenden Provinz stehen, sondern dehnte sich, dem Weg der imperialistischen Expansion folgend, bis in die überseeisch-afrikanischen Kolonien aus. Am Hafen von Cap Nachtigal in Kamerun ließen dort angesiedelte

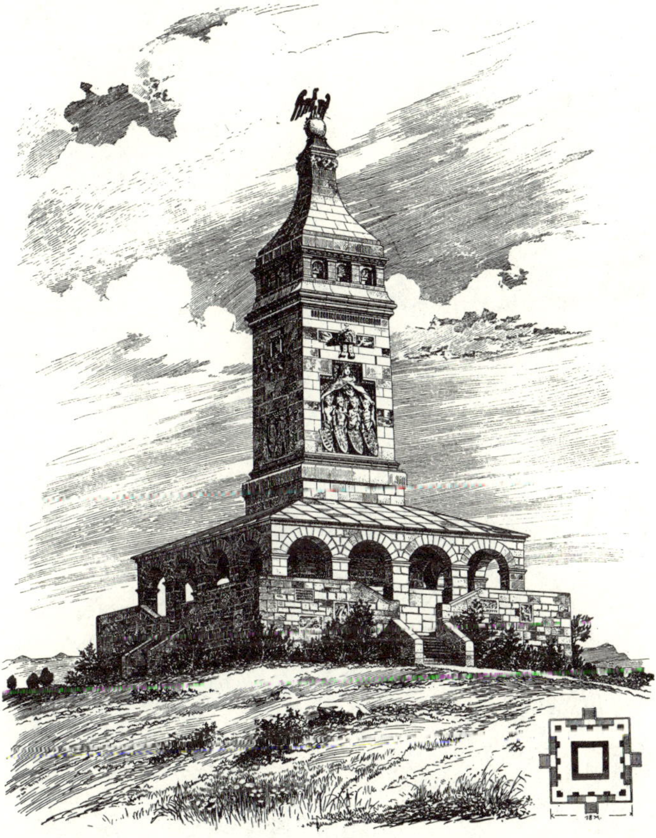

Z 113 Theodor Fischer: Bismarckturm am Starnberger See. Ansicht, Grundriß.

deutsche Firmen unter der Führung des Pflanzungsleiters E. Friederici und des Gouverneurs von Kamerun im Jahre 1901 einen Bismarckturm erbauen, dessen politische Fragwürdigkeit sich – wie bei zahlreichen anderen Denkmalbauten – nicht zuletzt durch die anläßlich seiner Errichtung mehrmals ausbrechenden Arbeiterunruhen dokumentiert. Ähnlich wie bei den Kaiser-Wilhelm-Denkmälern wurde schließlich ein zentrales Monument der Unzahl von über das ganze Deutsche Reich

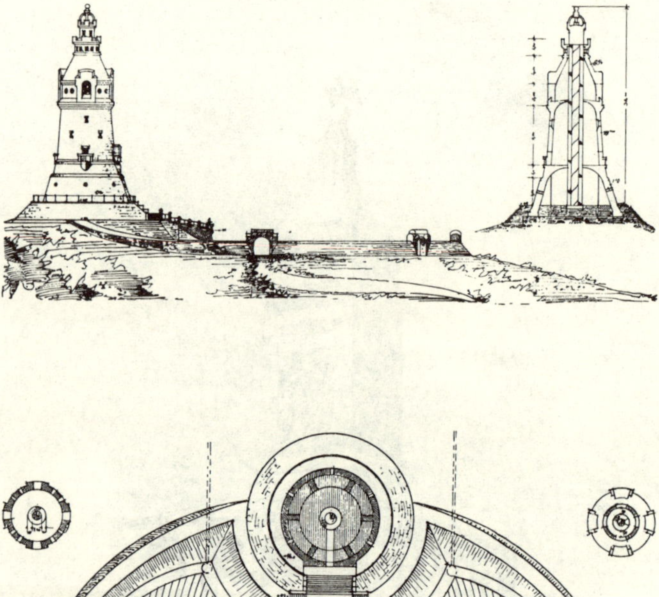

Z 114 Kröger: Entwurf „Vom Fels zum Meer“ für einen Bismarckturm auf dem Knivsberg bei Apenrade. Ansicht, Schnitt, Grundriß.

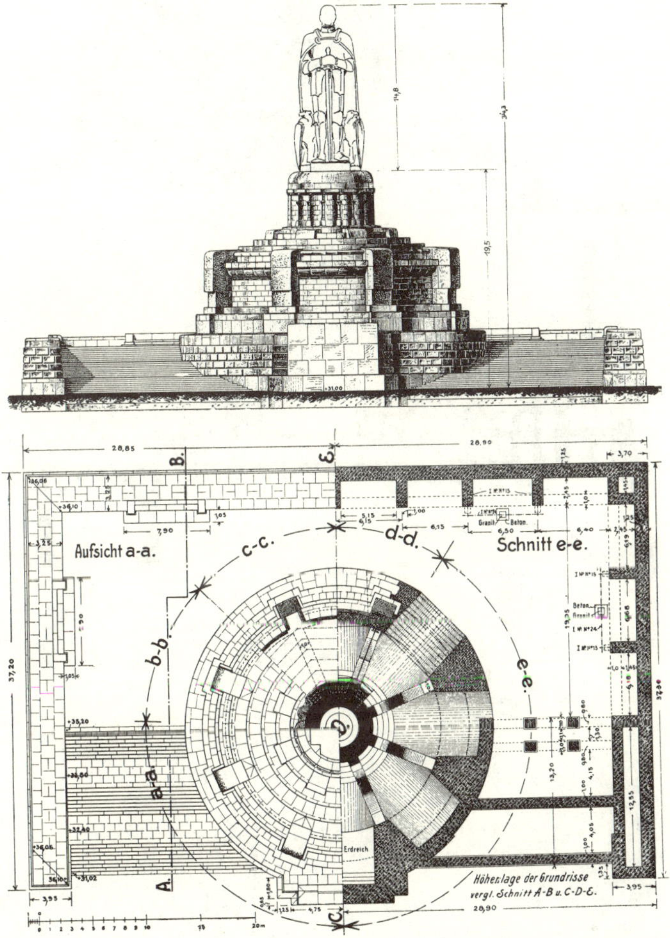

Z 115 Emil Schaudt, Hugo Lederer: Bismarck-Denkmal in Hamburg. Ansicht und Grundriß.

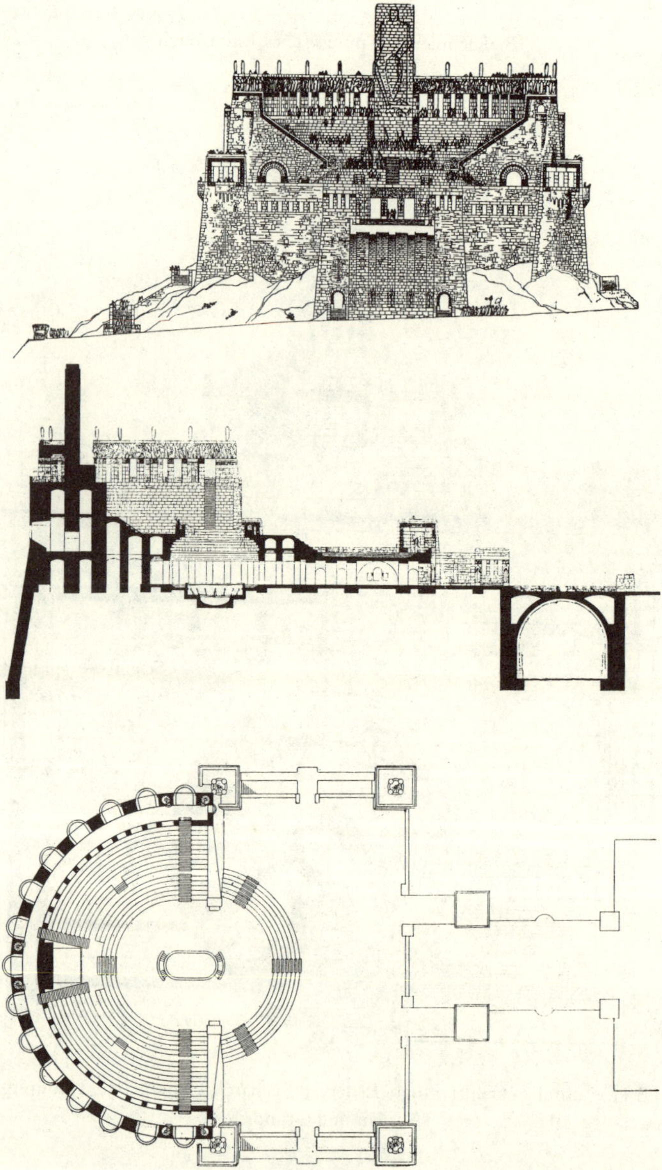

Z 116 Bodo Ebhardt: Entwurf „Deutschland seinem Bismarck“ zu einem Bismarck-Nationaldenkmal auf der Elisenhöhe bei Bingerbrück. Ansicht, Schnitt, Grundriß.

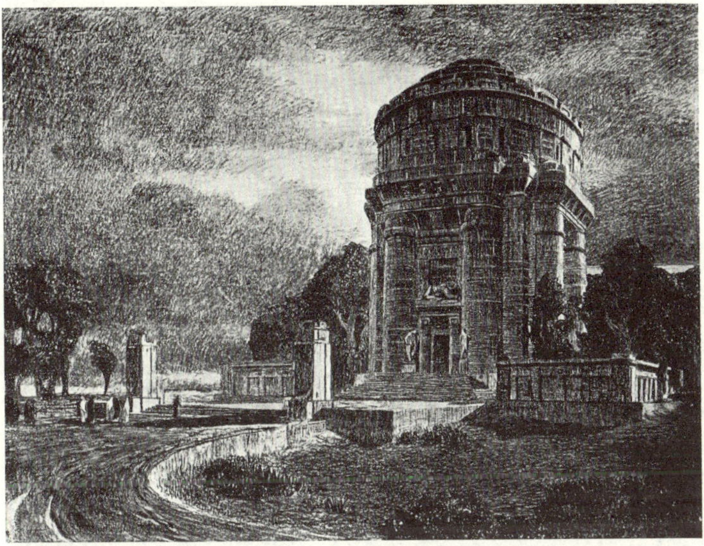

Z 117 Wilhelm Kreis: Entwurf zu einem Bismarck-Nationaldenkmal auf der Elisenhöhe bei Bingerbrück, Erster Entwurf, Ansicht.

einschließlich der Kolonien verstreuten Bismarck-Denkmälern erbaut. Nicht in der politischen Haupt- und Residenzstadt Berlin, sondern am Hamburger Hafen, Deutschlands „Tor zur Welt", wurde dieses Denkmal erstellt, das die Freie und Hansestadt nach einem öffentlichen Wettbewerb durch den Architekten Emil Schaudt und den Bildhauer Hugo Lederer ausführen ließ. Bis auf den heutigen Tag ist dieses bekannteste unter den Bismarck-Denkmälern nicht nur Touristenattraktion, sondern auch Sammelpunkt der politischen Rechten. Am Riesenprojekt für ein Bismarck-Nationaldenkmal für die Elisenhöhe bei Bingerbrück beteiligten sich die ersten Architekten des Reiches. Unter den Wettbewerbsentwürfen, in denen bereits die Megalomanie der Vorweltkriegszeit zutage tritt, befinden sich ein antikisierendes Monumentaltheater von Bodo Ebhardt, Ringwälle von Hahn und Bestelmayer sowie Pfann und Pfeifer, ein Bismarck-Mausoleum von Wilhelm Kreis, dem späteren Denkmalsarchitekten Adolf Hitlers, sowie eine Bismarck-Säule von Hans Scharoun, der bis in die Zeit der Bundesrepublik

Z 115, T 162

Z 116

Z 117, 118

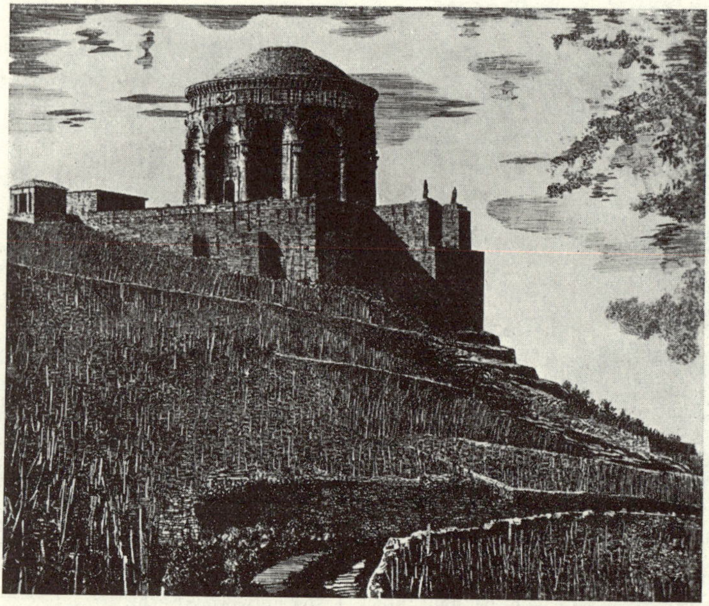

Z 118 Wilhelm Kreis: Entwurf zu einem Bismarck-Nationaldenkmal auf der Elisenhöhe bei Bingerbrück, Dritter Entwurf. Ansicht.

tätig war (Berliner Philharmonie). Keiner der Entwürfe des Jahres 1911 wurde ausgeführt.

Waren die Kaiser-Wilhelm-Denkmäler die politisch-dynastischen Symbole des kleindeutsch-preußischen Nationalstaates, die meist offiziell vom Reichstag bzw. von den Provinziallandtagen errichtet wurden, so hatten die Bismarck-Denkmäler, die Thomas Nipperdey den Denkmälern der „nationalen Sammlung" zuordnete, die Aufgabe, die symbolische nationalstaatliche Klammer zwischen den miteinander konkurrierenden und opponierenden (Industrie- und Handelsbürgertum, Großgrundbesitzer) sowie den ausgebeuteten (Proletariat, Kleinbürgertum) Klassen und Gesellschaftsschichten als auch für die geographisch-ethnographischen Gruppen innerhalb des Deutschen Reiches (z.B. Bayern – Nordschleswig) zu bilden. Die Widerspiegelung der wirtschaftspolitischen Entwicklung innerhalb des Deutschen Reiches

findet sich in der Tatsache, daß die bedeutendsten Bismarck-Denkmäler
von Persönlichkeiten oder Verbänden in Auftrag gegeben wurden, die
direkt oder indirekt Interessen des Handels, der Industrie und der
Schiffahrt verfolgten. Diese ließen sich durch den Wilhelminischen
Monarchismus allein nicht adäquat repräsentieren, die Gestalt Bis-
marcks, des Gründers der „Rechts- und Wirtschaftseinheit", war dafür
weit geeigneter. Viel mehr als Kaiser Wilhelm I., der im Denkmal immer
vorwiegend historische Persönlichkeit blieb, wurde die Person Bis-
marcks zum stark verallgemeinerten national-integrativen Staatssym-
bol, zum Hoheits- und Herrschaftszeichen („Hüter des Reiches"), das,
über die naturalistische Menschendarstellung hinaus, als den mittelal-
terlichen Rolandsfiguren (am ausgeprägtesten war dieser Bismarck-Ro- T 33,
land-Typus in dem halb architektonischen, halb plastischen Denkmal 34
Arnold Hartmanns in Köln, 1899–1903) ähnliche starr-emblematische Z 119
und tektonische Gestalt wie beim Hamburger Denkmal oder gar durch Z 115
Architektur allein wie beim Starnberger Monument sowie den zahlrei- Z 113
chen anderen Bismarcktürmen, versinnbildlicht werden konnte. Nur
dieser abstrakt-ideellen symbolischen Verallgemeinerung der histori-
schen Gestalt Bismarcks ist es schließlich zu verdanken, daß seine Per-
son in Bayern wie in Nordschleswig, in Hamburg wie in den deutschen
Kolonien zur Repräsentation des Reiches und des kleindeutsch-preußi-
schen Nationalstaates herangezogen werden konnte. Die Bismarck-
Denkmäler sind originär in der Hinsicht, daß zum ersten Mal in der
deutschen Geschichte einem Reichskanzler in diesem quantitativen und
größenmäßigen Umfang eine Denkmalehrung widerfährt, die zuvor
kaum eine Herrschergestalt für sich verbuchen konnte. Vor allem hin-
sichtlich des stark verallgemeinerten, durch Figuralplastik oder Archi-
tektur lösbaren Denkmalgedankens erinnern die Bismarck-Denkmäler
entfernt an die Entwürfe zu einem Denkmal für Friedrich den Großen.

Von den allegorischen Gestalten der Bavaria (bayerische Ruhmeshal- T 130
le) und der Germania (Niederwalddenkmal) unterscheiden sich die figu- T 153
ralen Bismarck-Denkmäler in der Art der Darstellung ebenso wie in der
politischen Funktion der Dargestellten. Während sich die regional-
bzw. nationalrepräsentativen Monarchen Ludwig I. von Bayern bzw.
Wilhelm I. von Preußen allegorisch als Bavaria bzw. Germania einklei-
den lassen, tritt der Reichskanzler Bismarck – freilich in der obenge-
nannten verallgemeinerten Bedeutung – namentlich und physiogno-

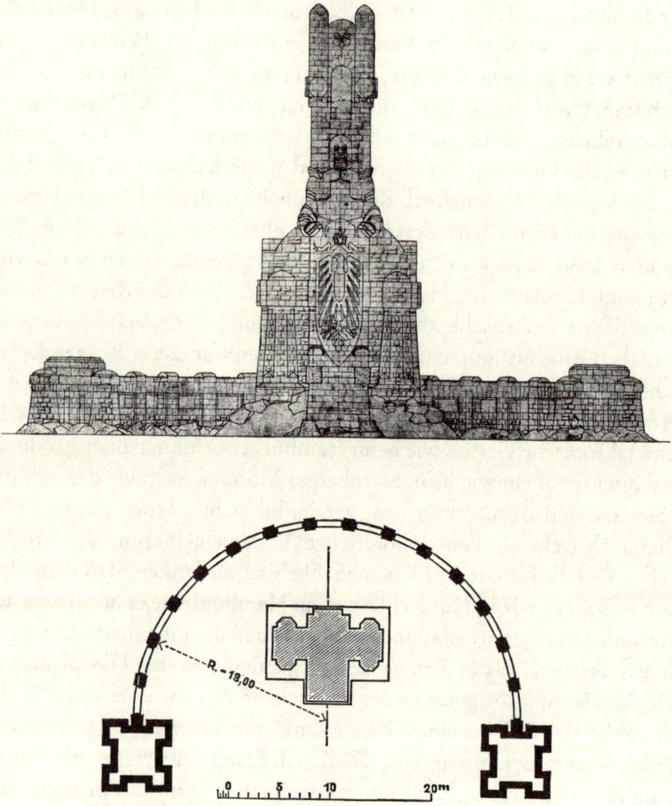

Z 119 Arnold Hartmann: Bismarcksäule, Köln, Ansicht, Grundriß.

misch erkennbar als national-integrative Gestalt in Erscheinung. Auch künstlerisch verallgemeinert – nämlich in der Form des Turmes – hielt
Z 113 Bismarck bereits in den Jahren 1896–99 (Bismarck-Denkmal am Starnberger See) in Bayern Einzug, die historisch-politisch und physiognomisch identifizierbare Bismarck-Büste wurde erst ein Jahrzehnt später, im Jahre 1908, in der Walhalla enthüllt.

c) Kriegerdenkmäler

Neben diesen beiden Gruppen der Kaiser-Wilhelm- und Bismarck-Denkmäler schuf der kleindeutsch-preußische Nationalstaat eine dritte Gruppe von Monumenten, deren Aufgabe es war, neben den beiden politischen Gründergestalten den zweiten Hauptaspekt des deutschen Kaiserreiches, das Militär, zu repräsentieren. Dieser militärische Aspekt schwingt zwar auch in fast jedem einzelnen der Kaiser-Wilhelm- und Bismarck-Denkmäler mit, aber in dieser dritten Gruppe von Denkmälern steht er im Vordergrund. Im Mittelpunkt steht die Verherrlichung des Deutsch-Französischen Krieges (1870/71), daneben wird der Versuch deutlich, die für die deutsche Einigung als Entscheidungsjahre in die Geschichte eingegangenen Zeiteinheiten „1813“ und „1848/49“ im kleindeutsch-preußischen Sinne zu deuten und umzudeuten. Repräsentanten dieses militärischen Aspektes zu sein, beanspruchen dabei die brandenburgisch-preußische Dynastie, die Regionaldynasten, eine Reihe einzelner, meist im Zusammenhang miteinander stehender historischer Gestalten (Wilhelm I., Bismarck, Moltke, Roon u. a.), außerdem charakteristische deutsche „Volkstugenden“ sowie die historischen Ereignisse selbst. Zu den sechs hier ausgewählten „Kriegerdenkmälern“ gehören die Siegesallee in Berlin, das Völkerschlachtdenkmal in Leipzig, das Kriegerdenkmal in Edenkoben, das Burschen schaftsdenkmal bei Eisenach, die Gedenkhalle von Gravelotte (Lothringen) sowie das Denkmal für die „Vorkämpfer der deutschen Einheit“ in Frankfurt am Main.

Die im Jahre 1866 anläßlich der Feier des preußischen Sieges im Deutschen Krieg zur „via triumphalis“ umgewandelte und zweireihig mit Statuen der Hohenzollern geschmückte Straße „Unter den Linden“ inspirierte den damaligen Prinzen und späteren Kaiser Wilhelm II. zur Idee der Siegesallee, deren Bau er an seinem 36. Geburtstag am 27. Ja- T 160
nuar 1895 definitiv beschloß und im Jahre 1901 feierlich einweihen ließ. Nicht nur die In-Bezugsetzung von des „Kaisers Geburtstag“, sondern auch die Finanzierung des Projektes aus dessen Privatvermögen kennzeichnet den familiär-dynastischen Charakter dieses „öffentlichen“ Denkmals. Unter der historiographischen Anleitung des königlich-preußischen Hofgeschichtsschreibers und Friedrich d. Gr.-Forschers Reinhold Koser wurde die preußisch-dynastische Freilicht-Ahnen-

galerie von den Architekten Halmhuber (Beginner) und Spitta (Vollender) sowie von den Bildhauern Reinhold Begas, Adolf Brütt u. a. erbaut. Das ehemals im Berliner Bezirk Tiergarten befindliche Straßendenkmal wurde im Zweiten Weltkrieg zerstört, Reste lagern in der Spandauer Zitadelle.

Im selben Jahr wie die Siegesallee wurde auch endlich der Bau des
Völkerschlachtdenkmals in Leipzig begonnen, dessen Vollendung sich
allerdings noch bis zur 100-Jahr-Feier der historischen Befreiungs-
T 124, schlacht hinzog. Die erste Planungsphase mit dem Ziel der Errichtung
Z 80 eines Völkerschlachtdenkmals in den Jahren 1813–14 hatte eine lange
Reihe künstlerisch wie politisch vielfältiger Vorschläge erbracht, die jedoch alle durch die Ergebnisse des Wiener Kongresses zunichte gemacht
Z 97 worden waren. Die zweite Planungsphase wurde in den Jahren 1863–64
durch den 50. Jahrestag der Leipziger Völkerschlacht evoziert, hatte zu nichts anderem als einer symbolischen Grundsteinlegung in Leipzig geführt und war rasch durch den Deutschen und die darauffolgenden Kriege abgebrochen worden. Erst im Dreikaiserjahr 1888 erfolgte wieder ein Aufruf zur Errichtung eines Völkerschlachtdenkmals, nämlich durch ein Leipziger Ortskomitee, der als Beginn der dritten und endgültigen Planungsphase anzusehen ist. Dennoch dauerte es weitere sechs Jahre, bis der Leipziger Architekt Clemens Thieme den „Deutschen Patriotenbund“ (1894) – eine Dachorganisation von 6000 Schützen-, Sänger- und Turnvereinen – gründete, deren oberstes Ziel die Errichtung
des Völkerschlachtdenkmals war. In den Jahren 1896–97 fand schließ-
Z 120 lich ein öffentlicher Wettbewerb statt, der einem Entwurf von Wilhelm
Kreis den 1. Preis erbrachte, der jedoch genausowenig wie die übrigen
Entwürfe ausgeführt wurde. Erst auf der Internationalen Kunstausstel-
Z 121 lung in Berlin im Jahre 1898 wurden die Entwürfe von Bruno Schmitz
auf Anregung Kaiser Wilhelms II. nachträglich ausgezeichnet und zur
Ausführung bestimmt. Noch im selben Jahr wurde mit dem Bau be-
Z 122 gonnen, doch für die Grundsteinlegungsfeier behielt man sich den
18. Oktober 1900 vor. Dreizehn Jahre später, exakt am 100. Jahrestag der
Leipziger Schlacht und ein Jahr vor Ausbruch des Ersten Weltkrieges,
T 161 fand am 18. Oktober 1913 die feierliche Einweihung des Völker-
schlachtdenkmals statt, das schließlich von dem Architekten Bruno Schmitz und dem Bildhauer Franz Metzner erbaut worden war. Als Bauherr wurde „Das Deutsche Volk“ genannt, das repräsentiert wurde

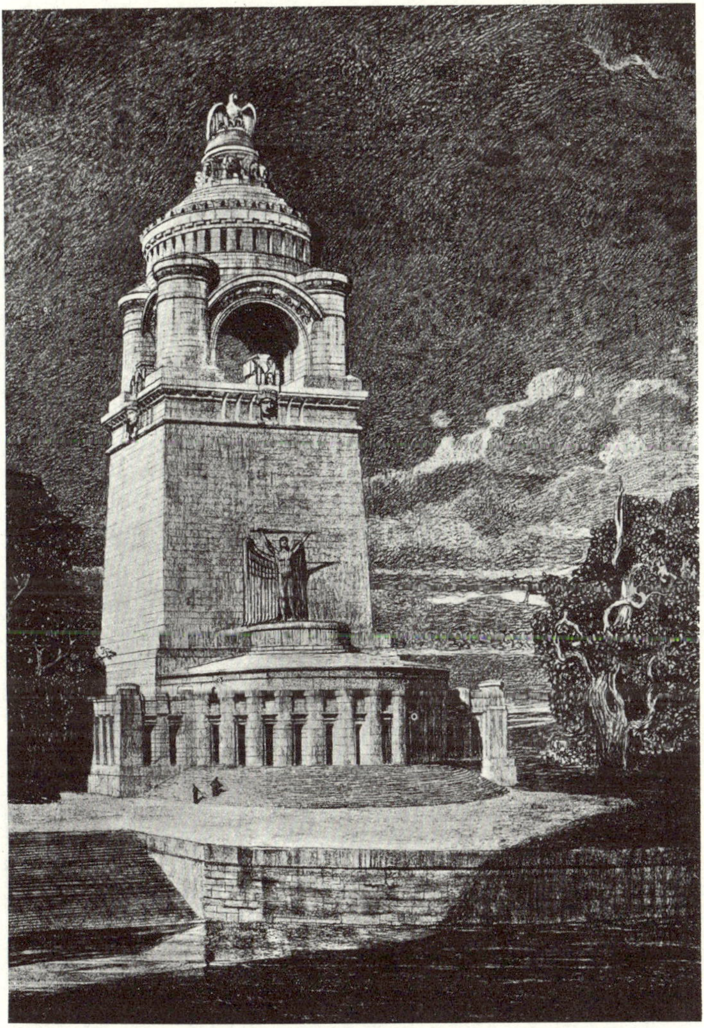

Z 120 Wilhelm Kreis: Entwurf zu einem Völkerschlachtdenkmal in Leipzig.

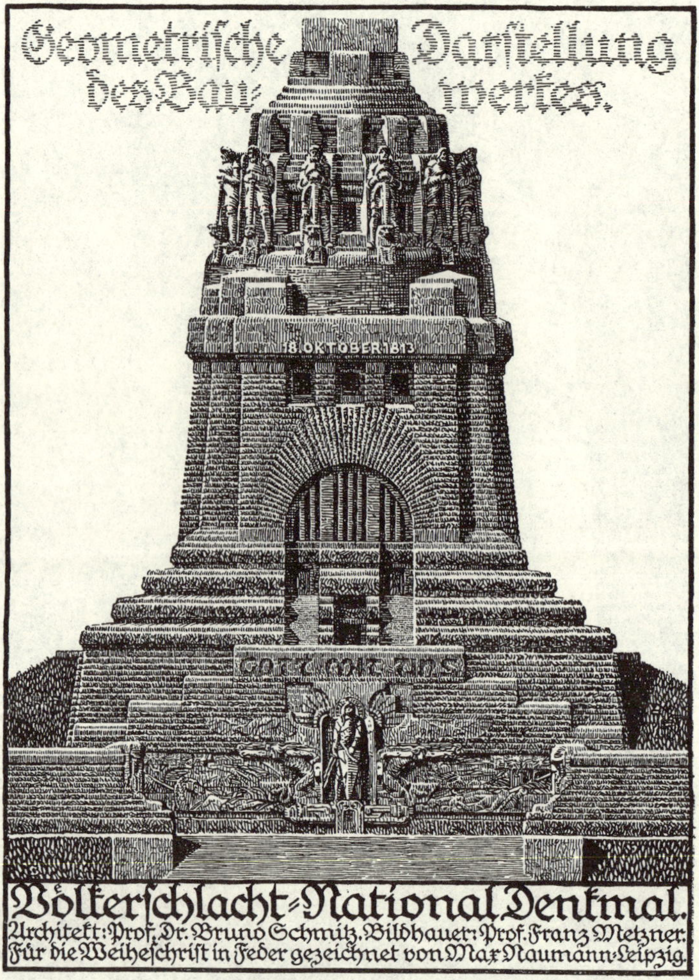
Geometrische Darstellung des Bauwerkes.
18 OKTOBER 1813
GOTT MIT UNS
Völkerschlacht-National Denkmal.
Architekt: Prof. Dr. Bruno Schmitz. Bildhauer: Prof. Franz Metzner.
Für die Weiheschrift in Feder gezeichnet von Max Naumann-Leipzig.

Z 121 Bruno Schmitz, Franz Metzner: Völkerschlachtdenkmal bei Leipzig, Ansicht.

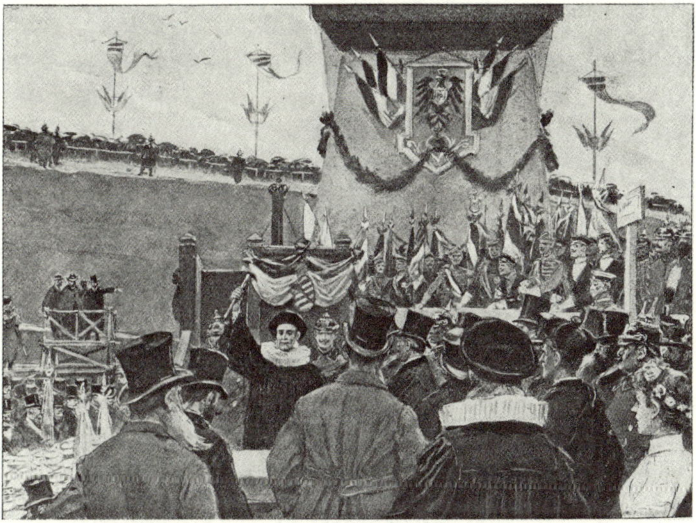

Z 122 Leipzig, Völkerschlachtdenkmal, Grundsteinlegungsfeier.
Nach einer Skizze von Otto Gerlach.

durch den „Deutschen Patriotenbund" unter der Leitung des Leipziger Architekten Clemens Thieme (der als der eigentliche Erbauer gefeiert wurde), durch Leipziger Honoratioren und durch Vereine verschiedenster Art. Finanziert wurde das Riesenmonument größtenteils durch Lotterien, Sammlungen und Stiftungen. Ähnlich wie sich während der
Regentschaft Kaiser Wilhelms I. die preußische Ruhmeshalle zum Nie- Z 102,
derwalddenkmal verhielt, stand in der Ära Kaiser Wilhelms II. die T 153
Siegesallee zum Völkerschlachtdenkmal in einem Verhältnis, das einmal T 160,
die preußisch-dynastische Reichsidee (Privataufträge der Herrscher, 161
Darstellung des brandenburg-preußischen Herrscherhauses) in den Vordergrund treten ließ und ein anderes Mal die staatliche bzw. völkische Nationidee (Denkmalvereine als Auftraggeber, Darstellung der Germania bzw. der spezifisch deutschen „Volkstugenden"). Während jedoch unter dem Gesichtspunkt des „Kriegerdenkmals" betrachtet Niederwalddenkmal, preußische Ruhmeshalle und Siegesallee an den Deutsch-Französischen Krieg erinnern, wird im Völkerschlachtdenk-

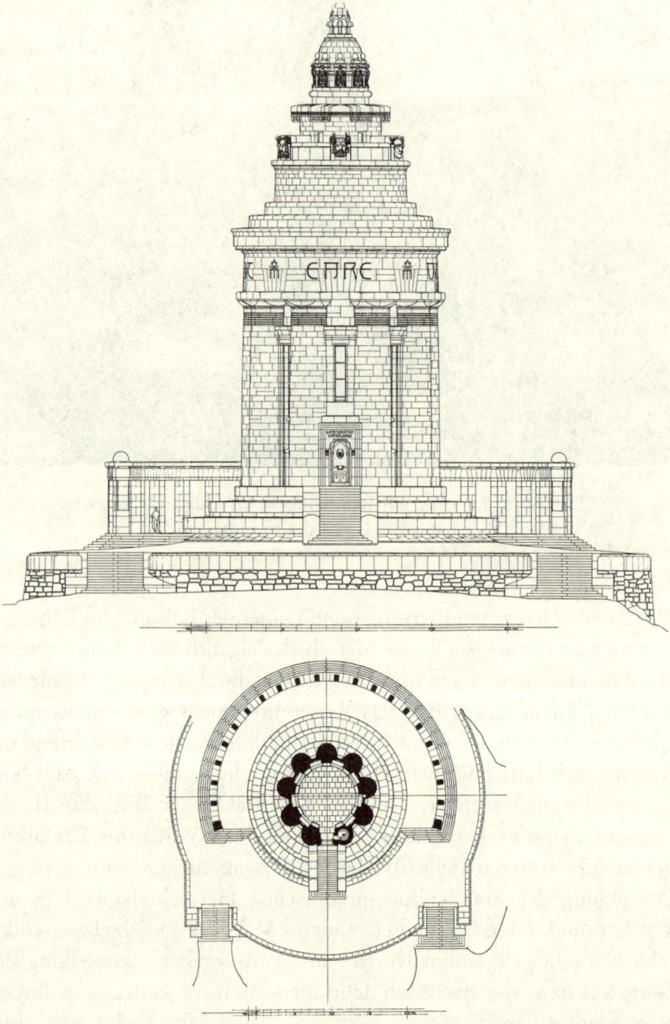

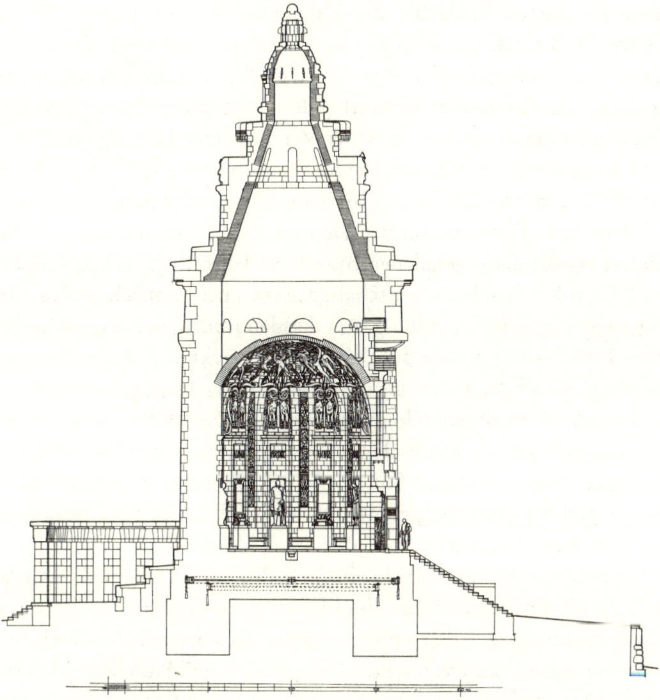

Z 123 Wilhelm Kreis: Das Burschenschaftsdenkmal in Eisenach. Aufsicht, Grundriß, Schnitt (mit S. 244).

mal vordergründig der entscheidende Sieg der Befreiungskriege im Jahre 1813 gefeiert, dessen Verherrlichung jedoch nach hundert Jahren nur noch dazu diente, die völkische, d. h. das Nationalstaatliche sprengende Grundtendenz dieses Monumentes, das in Wirklichkeit auf die bevorstehende weltweite militärische Auseinandersetzung (Ersten Weltkrieg) vorbereitete, mit den Gedanken des „gerechten Befreiungskampfes" zu legitimieren.

Als Sieges- und Friedensdenkmal auf den Deutsch-Französischen Krieg wurde im Jahre 1899 das Kriegerdenkmal bei Edenkoben in der damals bayerischen Rheinpfalz vollendet, bei dem sich hinter einem allegorischen Reiterstandbild und unter einem rechteckigen, nach drei T 163

Seiten geöffneten Baldachin die Hermenbüsten von Ludwig II. von Bayern, Wilhelm I. von Preußen und des Prinzregenten Luitpold von Bayern zu einer zumindest optischen Einheit zusammenfinden. Das Denkmal wurde errichtet im Auftrag der „Pfälzischen Kampfgenossenschaft" und mehrerer Edenkobener Vereine unter Leitung von Ferdinand Kuby und Josef Schmitt, die für diese Bauaufgabe den Münchener Architekten Martin Dülfer und Bildhauer August Drumm heranzogen.

Als weiteres Denkmal auf den Deutsch-Französischen Krieg, insbe-
T 164, sondere für die dabei gefallenen Burschenschafter, wurde ursprünglich
Z 123 das 1902 vollendete Burschenschaftsdenkmal bei Eisenach geplant. Infolge seiner späten Vollendung und der damit fortgeschrittenen politischen Entwicklung wurde der von dem Architekten Wilhelm Kreis errichtete Zentralbau, anders als seine Benennung zu erkennen gibt, zur machtstaatlich-reichsgedanklichen „Walhalla", an deren reichhaltigem Skulpturen- und Gemäldeschmuck keine herausragenden Bildhauer und Maler beteiligt waren. Für den in der Weimarer Republik und im Dritten Reich vielbeschäftigten Architekten Wilhelm Kreis war es jedoch sein erstes verwirklichtes Monumentalprojekt.

Ähnlich wie die Kaiser-Wilhelm- und Bismarck-Denkmäler wurden auch die „Kriegerdenkmäler" des kleindeutsch-preußischen Nationalstaates nicht nur auf den unumstrittenen Reichsterritorien errichtet, sondern auch im Sinne von reinen Herrschafts- und Hoheitszeichen auf den im Deutsch-Französischen Krieg annektierten Gebieten. So wurde
Z 124 in den Jahren 1902–05 bei Gravelotte (Lothringen) an der Stelle der historischen Schlacht vom 16. bis 18. August 1870 eine Gedenkhalle für die Gefallenen der deutschen Armee erbaut und in den Jahren bis zum Ersten Weltkrieg jeweils am 16. August eine Gedenkfeier abgehalten. Der viereckige Apsidenbau mit vorgelagertem kreuzgangartigem Arkaden- und Innenhof, in dessen Mitte die Marmorbüste Kaiser Wilhelms I. aufgestellt wurde, beherbergte ansonsten Büsten von Bismarck, Moltke, Roon u. a., Bildnismedaillons der Generale, Ehrentafeln für die Gefallenen der Armee, Marmortafeln, die die Regiments- und Bataillonsverluste anzeigen, Gefallenenlisten und bronzene Urnen. In der Apsis des Hallenmonumentes, das von Kaiser Wilhelm II. konzipiert und finanziert, von der „Union pour l'ornementation des Tombes militaires" in Auftrag gegeben und von den Bildhauern Ludwig Cauer und Knittel plastisch ausgeschmückt worden war, erhob sich das Standbild

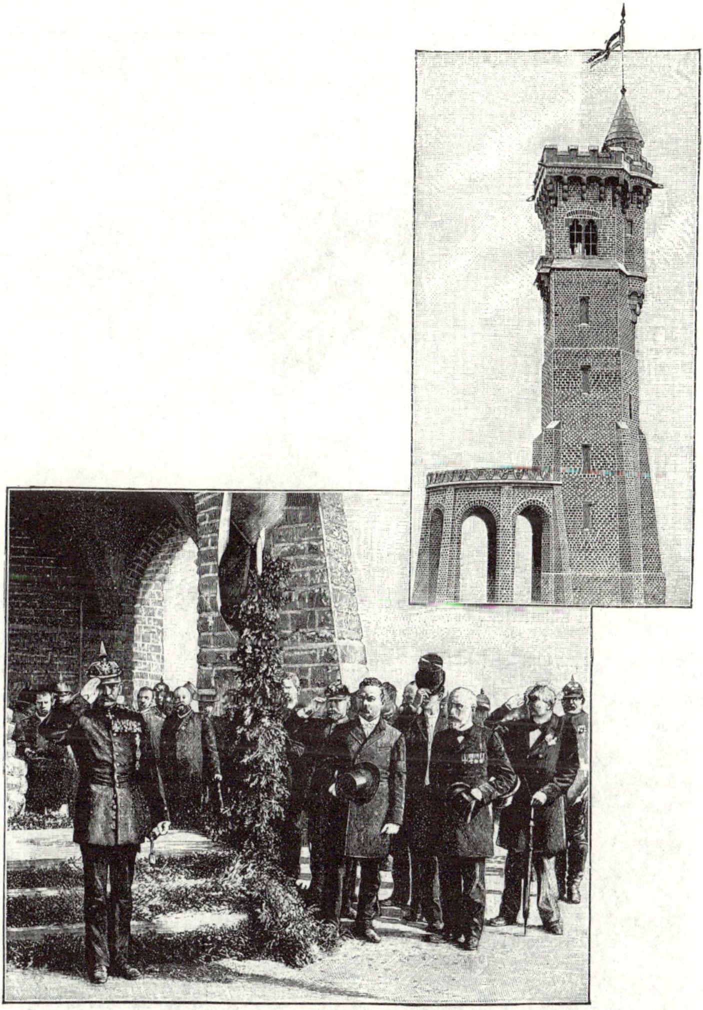

Z 124 Gravelotte, Lothringen, Gedenk- und Aussichtsturm.
Ansicht und Festkomitee (Vorgängerbau der Gedenkhalle).

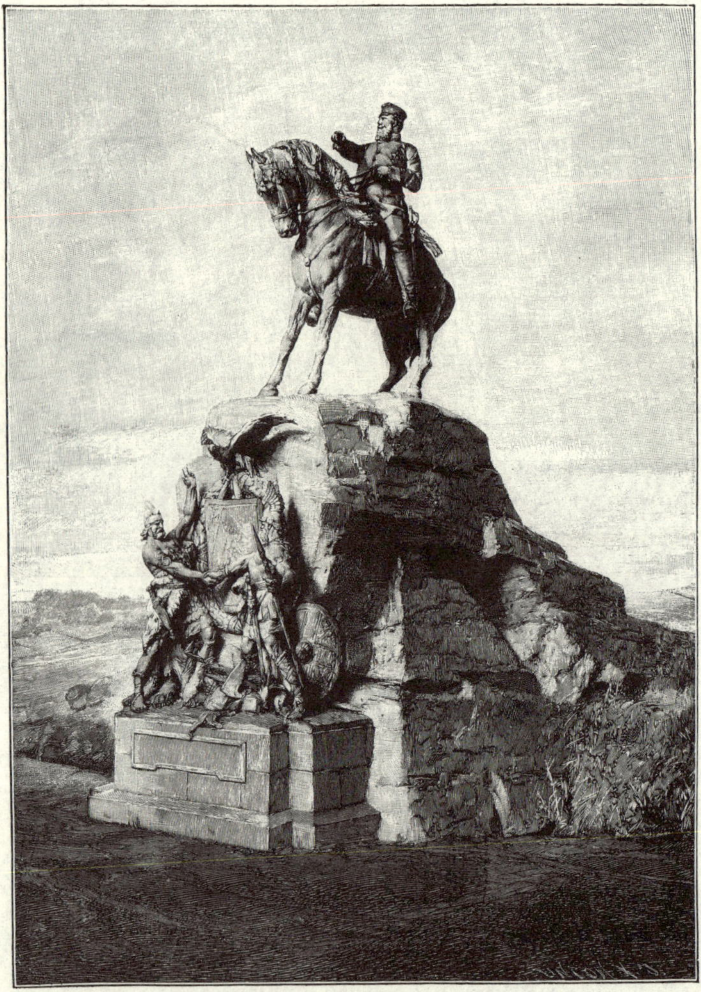

Z 125 Max Baumbach: Kaiser-Friedrich-Denkmal auf dem Schlachtfeld von Wörth, Elsaß.

des Erzengels Michael mit der Posaune, der nach Ansicht der Erbauer als Totenwächter und Verkünder des Friedens fungieren sollte. Neben diesem Lothringer Denkmal entstanden auch im Elsaß vergleichbare Monumente. Am markantesten sind das Kaiser-Friedrich-Denkmal auf dem Schlachtfeld von Wörth, ein Reiterdenkmal von Max Baumbach Z 125
zur Erinnerung an den Sieg des vom preußischen Kronprinzen befehligten Heeres über die Franzosen (6. August 1870), sowie das benachbarte, 1886–89 von Friedrich Thiersch und W. Rümann erbaute Bayerische Landesdenkmal in Wörth-Fröschweiler, ein sterbender Soldat über Z 126
einer Gruft zu Ehren der im Deutsch-Französischen Krieg gefallenen Bayern.

Über das reine „Kriegerdenkmal" hinaus entstand in den Jahren zwischen 1870 und 1918 lediglich ein größeres Monument, das primär die „Vorkämpfer der deutschen Einheit" sowie die Einheit im kleindeutsch-preußischen Sinne selbst feierte. Dieses Denkmal für die „Vorkämpfer der deutschen Einheit", das ursprünglich mit liberaler Grund- T 165
tendenz von Sonnemann als Denkmal auf das Jahr 1848 geplant worden war, wurde in den Jahren 1898 bis 1903 vor der Frankfurter Paulskirche

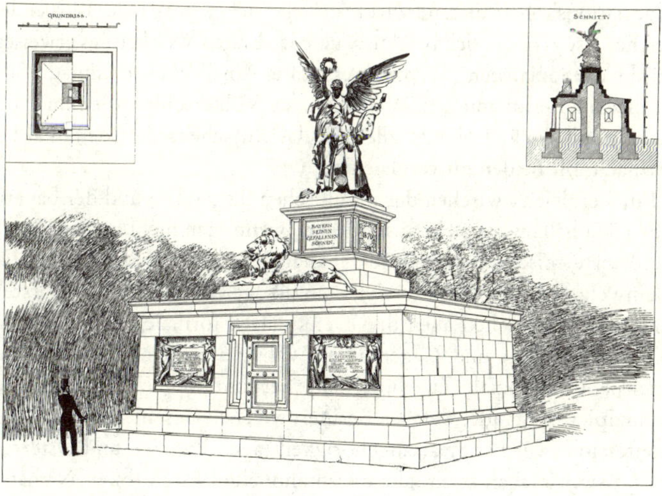

Z 126 Friedrich Thiersch, W. Rümann: Bayerisches Landesdenkmal bei Wörth-Fröschweiler, Elsaß.

im Auftrag der Stadt Frankfurt am Main durch den Architekten Fritz Hessemer und den Bildhauer Hugo Kaufmann in der Form eines Obelisken errichtet. Der mit den Wappen der Bundesstaaten geschmückte Obelisk wird bekrönt von der allegorischen Gestalt der Klio (der Muse der Geschichte!), die in diesem Fall auch gleichzeitig den Frieden und die Einheit versinnbildlicht, und erhebt sich auf einem Sockel, dessen
T 166 drei Seiten mit Reliefdarstellungen ausgefüllt sind, die in drei Etappen „die Jahre der Vorbereitung 1815–63“ zeigen.

Den „Kriegerdenkmälern“ des kleindeutsch-preußischen Nationalstaates sind die Monumente Ludwigs I. von Bayern, insbesondere die historisch und gedanklich aus den Befreiungskriegen hervorgegangenen Walhalla und Befreiungshalle, am direktesten zu vergleichen. Dort, wo es vordergründig weniger um politische als vielmehr um militärische Belange geht, konnte im Zweiten Deutschen Kaiserreich die abstrakte Symbolik der Kaiser-Wilhelm- und vor allem der Bismarck-Denkmäler graduell zurückgenommen und durch größere darstellerische und auch typologische Komplexität ersetzt werden. Das Militär im Allgemeinen und der Deutsch-Französische Krieg im Speziellen stellten die „Schicksalsgemeinschaft“ her, die in dem kleindeutsch-preußischen Staatengebilde nationskonstituierend wirkte und der sich nahezu jeder Bürger des Reiches – sogar, wie sich bei Ausbruch des Ersten Weltkrieges erweisen würde, die Sozialisten – verpflichtet fühlte. Am direktesten sind die Siegesallee in Berlin mit der Walhalla, das Völkerschlachtdenkmal bei Leipzig mit der Befreiungshalle und das Burschenschaftsdenkmal bei Eisenach mit beiden zu vergleichen.

T 160 Ein Vergleich zwischen der preußischen Siegesallee und der bayeri-
T 129 schen Walhalla wäre nicht ausreichend, wenn man nicht zugleich auch
T 144 die österreichische Kaiser- und Heldenallee auf dem Heldenberg bei Kleinwetzdorf (Niederösterreich) hinzuzöge. Bezüglich der Darstellung gibt es zwischen allen drei Denkmälern formale und inhaltliche Gemeinsamkeiten und Gegensätze. Während in der Walhalla ohne Rücksicht auf soziale Zugehörigkeit „berühmte Deutsche“ aller drei emanzipierten Stände, welchen Berufes, welchen Geschlechtes, welcher Konfession, welcher Staatsangehörigkeit (auch Preußen und Österreicher) usw. sie auch seien, alle durch ähnliche Büsten (bzw. Namenstafeln) dargestellt werden, finden auf dem österreichischen Heldenberg ebenfalls in Form von Büsten, jedoch getrennt voneinander, lediglich

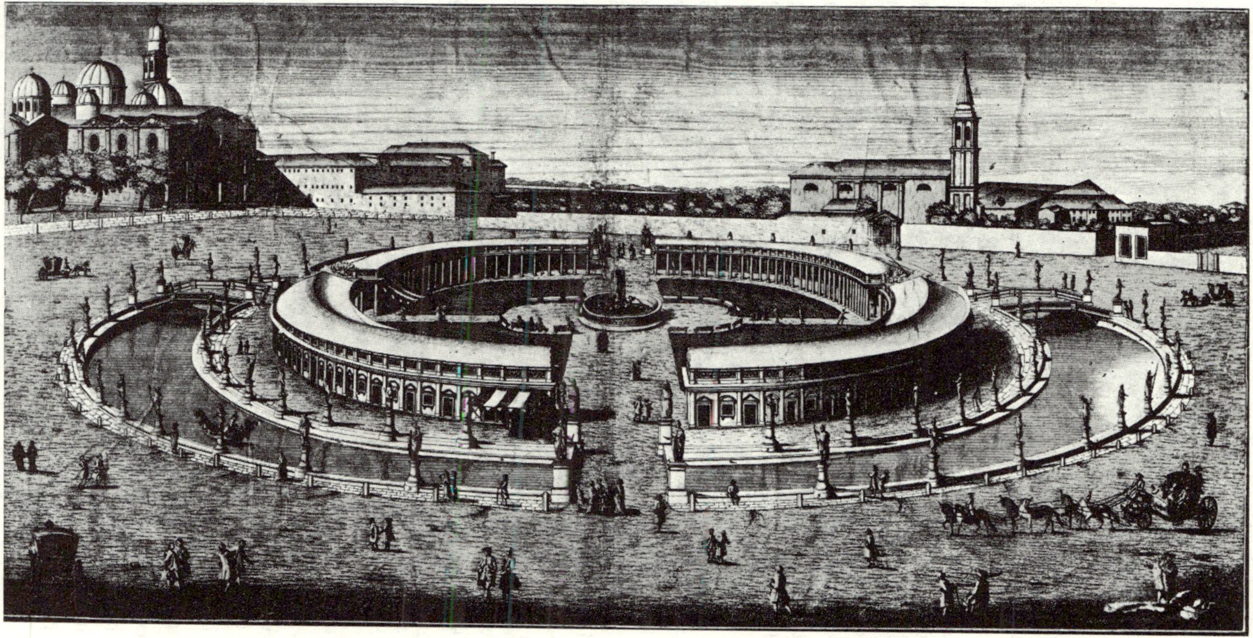

Z 127 Domenico Cerato: Prato della Valle, 1775 ff., Padua, Stich.

österreichische Herrscher bzw. österreichische Feldherrn und Trup-
penführer Aufstellung. In der preußischen Siegesallee hingegen werden
in Form von zentralen Standbildern brandenburgisch-preußische Für-
sten verherrlicht, die flankiert werden von den Halbfiguren ihrer gro-
ßen (auch bürgerlichen) Zeitgenossen. Allen drei Denkmälern liegt mit
mehr oder weniger großem Erfolg dasselbe stilistische Prinzip hinsicht-
lich der Gestaltung von Büsten bzw. Standbildern zugrunde: es richtet
sich ganz historistisch nach dem in der Epoche des Dargestellten herr-
schenden Stil. Als gemeinsame Vorbilder sind die Abteikirche von St.
Z 127 Denis, Westminster Abbey, Prato della Valle (Padua) u. a. mit ihren
Büsten bzw. Statuenreihen zu nennen. Hinsichtlich des Standortes ist
die – trotz der Hegemonialstellung Preußens im Deutschen Reich dyna-
stisch-regionalstaatliches Denkmal bleibende – Siegesallee das einzige
der drei genannten Monumente, das in groß-, haupt- und residenzstäd-
tischer Umgebung errichtet wurde.

T 161 Noch unmittelbarer als die Siegesallee mit der Walhalla ist das Leipzi-
T 134, ger Völkerschlachtdenkmal mit der Kelheimer Befreiungshalle zu ver-
135 gleichen, beide sind vordergründig der Erinnerung an die Leipziger
Befreiungsschlacht am 16., 18. und 19. Oktober 1813 gegen die Napo-
leonische Fremdherrschaft gewidmet, stellen beide aber tatsächlich den
Versuch dar, die militärische Einheit der Deutschen im Jahre 1813 in
politisch-historischer Verallgemeinerung im Abstand von 50 bzw. 100
Jahren auf die Gegenwart der Jahre 1863 (Befreiungshalle) bzw. 1913
(Völkerschlachtdenkmal) zu transponieren und ihren aktuellen politi-
schen Gegebenheiten und Erfordernissen anzupassen. Typologisch
sind beide Denkmäler Rundbauten (allerdings verschiedenen Ausma-
ßes) von zugleich wehrhaftem und sepulkralem Charakter mit außen
und innen umlaufendem Figurenkranz. Dennoch wirkt die Befreiungs-
halle mit ihren Stammesallegorien (Teilnehmer am Befreiungskampf)
am Außenbau und ihrem Viktorienreigen (Gesamtheit des Deutschen
Bundes) im Innern luftig und leicht schwebend im Vergleich zu der la-
stenden Massigkeit des – einer Nurage im Umriß ähnelnden – Völker-
schlachtdenkmals. Beide Denkmäler ähneln sich darin, daß sie auf den
Menschen durch ihre Architektur primär psychologisch und weniger
durch unmittelbar identifizierbare Bild-, Statuen- oder Büstenpro-
gramme einwirken. Dennoch herrscht in der Befreiungshalle eher stille
Freude, im Völkerschlachtdenkmal hingegen tiefe Trauer. Beiden

Denkmälern wohnt eine Zahlensymbolik inne, die bei der Befreiungshalle auf der „18" (Datum der Völkerschlacht) fußt, beim Völkerschlachtdenkmal hingegen auf der nicht zufriedenstellend zu deutenden „4", die möglicherweise auch rein arithmetisch gemeint sein kann. Diese „4" erscheint in den Ecken des Unterbaus, der die Form eines quadratischen Pyramidenstumpfes hat, in den Sinnbildern der vier deutschen Volkstugenden (Tapferkeit, Opferfreudigkeit, Glaubensstärke, Volkskraft), die in den vier Ecken des Innenraumes aufgestellt wurden, in den acht (2 mal 4) „Masken des Schicksals", die von jeweils zwei, also insgesamt 16 (4 mal 4), die Totenwacht haltenden Kriegerfiguren flankiert werden, in dem Zug der 324 (81 mal 4) Reiter am Kuppelgewölbe sowie in den 12 (3 mal 4) „Freiheitswächtern" an der oberen Außenwand. Neben der allgemeinen symbolischen Bedeutung der Zahl „4" (Jahreszeiten, Lebensalter, Himmelsrichtungen) könnte sie eine historische Anspielung auf die vier großen deutschen Verbündeten (Österreich, Preußen, Bayern und Sachsen) oder noch eher eine politische Analogie zu den vier Königreichen (Preußen, Bayern, Sachsen, Württemberg) des kleindeutsch-preußischen Nationalstaates sein, deren Vertreter im Bundesrat bei Einstimmigkeit die Repräsentanten der übrigen deutschen Staaten mit 31 : 30 Stimmen stets majorisieren konnten. Alles in allem übertrifft das Völkerschlachtdenkmal, das Nipperdey als „Denkmal der nationalen Konzentration" bezeichnete, die Befreiungshalle nicht nur an Massigkeit und Pessimismus, sondern auch in der abstrakten Verallgemeinerung der künstlerischen und politischen Aussage. Dennoch kann die Tendenz zu reiner Monumentalität und bloßer Symbolhaftigkeit, die schon in der Entwicklung von der Walhalla zur Befreiungshalle Ludwigs I. von Bayern beobachtet wurde, nicht darüber hinwegtäuschen, daß in beiden Denkmälern Verstandesbetrachtung zugunsten von Sinneinwirkung aufgehoben werden sollte. Beschwor Ludwig I. von Bayern die Einheit des deutschen Volkes unter einem naiv-patriarchalisch-neoabsolutistischen Monarchismus, so hatte der „Deutsche Patriotenbund" die eigentliche Aufgabe, mit dem Völkerschlachtdenkmal eine symbolische Stätte zu schaffen, die die Einheit des wehrhaften deutschen Volkes unter den nach Expansion drängenden Kräften des Deutschen Reiches zu versinnbildlichen und den bevorstehenden, anscheinend für unabwendbar gehaltenen Weltkrieg als gerechten Befreiungskrieg historisch zu legitimieren.

Die übrigen genannten „Kriegerdenkmäler“ des kleindeutsch-preu-
ßischen Nationalstaates repräsentieren die weiterentwickelte, abgeän-
derte oder verkürzte Grundidee von Büsten- und Statuenensembles
sowie die Symbolisierung nationaler Einheitsideen in verschiedenen
T 164, Anwendungsbereichen. So vereinigt das Burschenschaftsdenkmal bei
Z 123 Eisenach den Rundbaugedanken mit der Aufstellung von Büsten,
Standbildern und Namenstafeln „berühmter Deutscher“. Die 18
Stammesallegorien der Befreiungshalle sowie die 12 „Hüter der Freiheit
und Einheit“ des Völkerschlachtdenkmals werden am Außenbau des
Burschenschaftsdenkmals gestalterisch reduziert auf 9 (3 mal 3) monu-
mentale Säulen, die den Architrav mit der dreiteiligen Maxime „Freiheit
– Einheit – Vaterland“ tragen. Die Auswahl der „berühmten“ Männer
im Innern fand nach preußisch-sächsischen Kriterien statt. In Form von
Standbildern wurde neben den üblichen Wilhelm I., Bismarck, Roon
und Moltke auch Karl August von Sachsen gefeiert. Ihnen wurden die
Büsten historischer politisch-kultureller Gestalten (Hermann, Karl
d. Gr., Luther, Dürer, Goethe, Beethoven) beigeordnet. Zahlenmäßig
am häufigsten vertreten sind die in Namenstafeln verewigten „patrioti-
schen“ Lehrer und Professoren: Fichte, Arndt, Jahn, Riemann, Horn,
T 163, Scheidler, Oken, Fries und Luden. Das Kriegerdenkmal bei Eden-
133 koben, das typologisch entfernt an die Münchner Feldherrnhalle erin-
nert, ist das rein militärische preußisch-bayerisch-pfälzische Gegen-
stück zum Burschenschaftsdenkmal. Hier steht der Sieges-, Friedens-
und Einheitsgedanke in der abstrakt-allegorischen Form des nackten
reitenden Jünglings mit dem Ölzweig in der erhobenen Hand im Vor-
dergrund, hinter dem die bereits erwähnten Hermenbüsten Lud-
wigs II., Wilhelms I. und Luitpolds aufgestellt wurden. Als weitere große
Männer des Deutsch-Französischen Krieges wurden in Medaillonbild-
nissen die Preußen Bismarck und Moltke sowie die Bayern von der
Tann und Hartmann geehrt. Die ebenfalls rein militärische Gedenkhalle
von Gravelotte, die ebenfalls in diese Reihe gehört, ist eine „Krieger-
denkmal“version aus den Reichslanden Elsaß-Lothringen. Hier er-
scheint der Erzengel Michael, wie er auch am Außenbau des Völker-
schlachtdenkmals zu sehen ist, als Totenwächter, Verkünder des Sieges
und des Friedens sowie der militärisch begründeten nationalen Einheit.
Um ihn scharen sich die historischen Vollstrecker seiner Verkündung:
Kaiser Wilhelm I. (Büste im Innenhof), Bismarck, Moltke, Roon u. a.

(Büsten in der Halle), Generale (Bildnismedaillons in der Halle) usw. Ein ganz anderer nationaler Gedanke liegt dem Denkmal für die „Vorkämpfer der deutschen Einheit“ in Frankfurt am Main zugrunde. Hier wird primär nicht die Einheit selbst dargestellt, sondern die mit politischen und militärischen Kämpfen verbundene historische Entwicklung „in den Jahren der Vorbereitung 1815–63“. So ist es denn auch Klio, die Muse der Geschichte, die als eigentliches Einheitssymbol dieses Monumentes dient. Ihr sind die drei Reliefdarstellungen des Sockels ebenso wie die Wappen der Bundesstaaten des Deutschen Reiches auf den drei Seiten des Obelisken untergeordnet. Das Frankfurter Denkmal ist das einzige, das wenigstens andeutungsweise zu erkennen gibt, daß der historische Wunsch nach und der historische Kampf um nationale Einheit in Deutschland für denkmalwürdiger gehalten wurde, als die Verwirklichung des Nationalstaates durch den preußischen Monarchismus und das preußische Militär. T 165, 166

d) Denkmäler in Bayern und Österreich-Ungarn

Neben dem bereits behandelten Bismarck-Denkmal am Starnberger See entstanden während der Zeit des kleindeutsch-preußischen Kaiserreiches in Bayern vor allem noch zwei größere Denkmäler: das Friedensdenkmal und der Wittelsbacher Brunnen, beide in München. Das Friedensdenkmal, eine von einem Friedensengel bekrönte Säule über einer Tempelhalle, wurde 1897–99 anläßlich des 25. Jahrestages des Friedens von Versailles (1871) von der Gruppe Düll, Pezold und Heilmaier am Ende der Prinzregentenstraße auf dem Isarhochufer erbaut. Der Wittelsbacher Brunnen, 1893–95 als Hauptwerk des Bildhauers Adolf Hildebrand für den Maximiliansplatz geschaffen, ist sowohl ein Erinnerungsdenkmal an die Fertigstellung der Münchener Wasserleitung als auch ein Ehrenmal für die bayerische Dynastie. Z 113 T 167

In Österreich-Ungarn entstehen die meisten Denkmäler in Wien. Wichtigste Ausnahme ist das Andreas-Hofer-Denkmal, das Heinrich Natter 1893 für den Berg Isel, in Erinnerung an die legendären Gefechte des Tiroler Freiheitshelden gegen die napoleonischen Truppen im Jahre 1809, schuf. Sein Grabmal war bereits 1834 von J. Schaller und J. Klieber in der Innsbrucker Hofkirche errichtet worden. Rudolf Percos Z 128

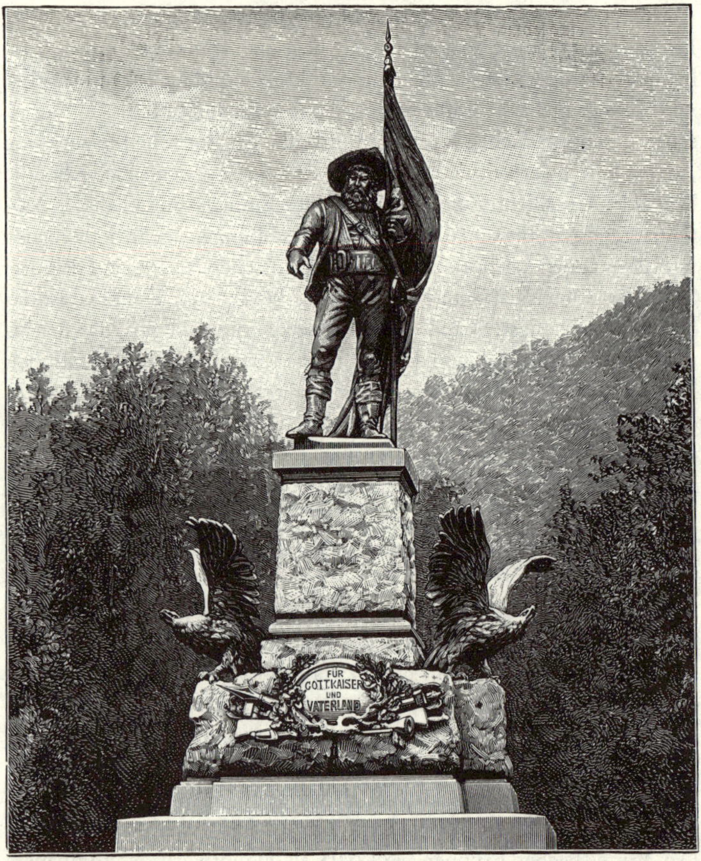

Z 128 Heinrich Natter: Andreas-Hofer-Denkmal auf dem Berg Isel bei Innsbruck.

Z 129 Riesenprojekt einer Berg-Isel-Verbauung mit Kaiserjägerdenkmal und Berg-Isel-Museum aus dem Jahre 1917 blieb unausgeführt.

In Wien wuchs die Ringstraße langsam mit Reiterdenkmälern und Standbildern zahlreicher Herrscher, Feldherrn und Geistesgrößen zu, die hier nicht alle erwähnt werden können. Eines der ikonographisch
T 168, aufwendigsten ist das Maria-Theresia-Denkmal, ein Werk der Bild-
Z 130 hauer Caspar Zumbusch und Karl Kundmann, das 1887 auf dem

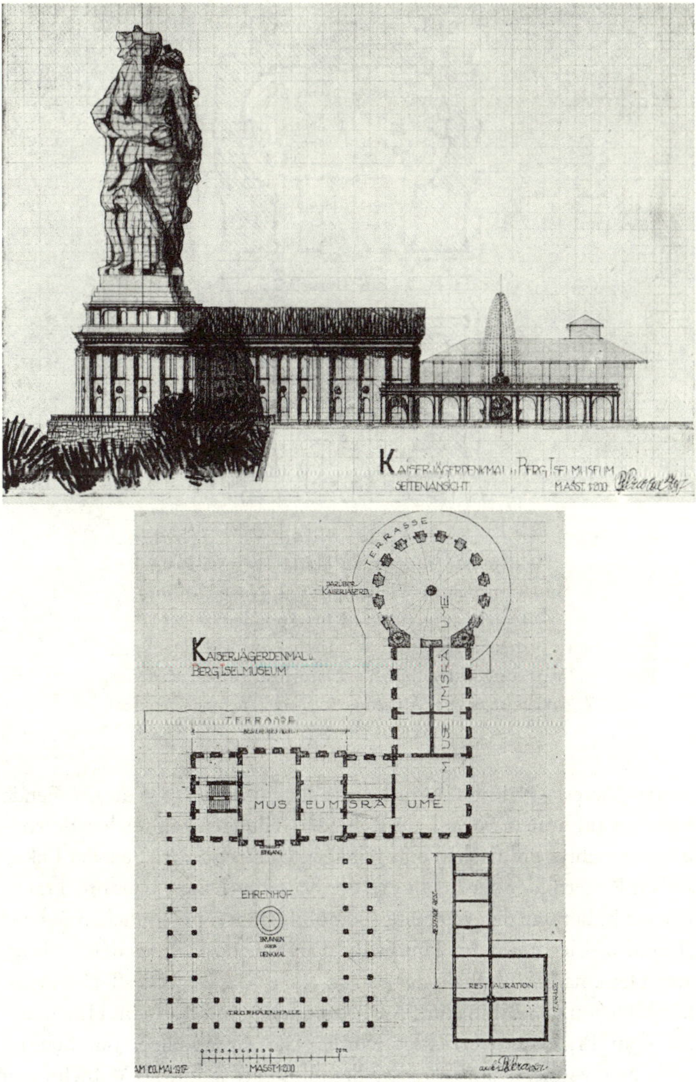

Z 129 Rudolf Perco: Idee einer Berg-Isel-Verbauung mit Kaiserjägerdenkmal und Berg-Isel-Museum. Ansicht, Grundriß.

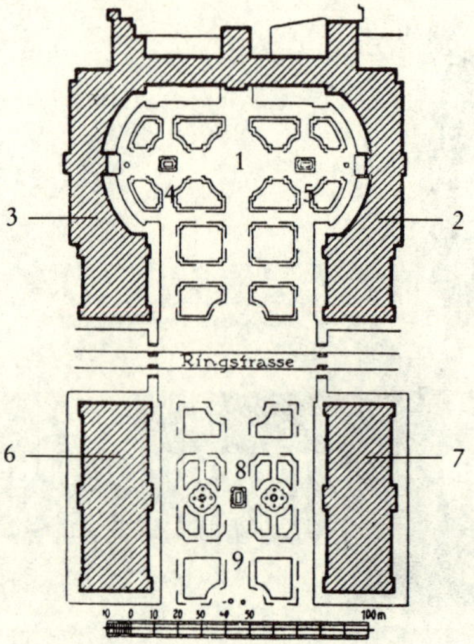

Z 130 Wien,
Heldenplatz/Ringstraße/Maria-Theresia-Platz,
Situationsplan: 1. Heldenplatz, 2. Neue Hofburg,
3. nicht ausgeführter Korrespondenzflügel
zur Neuen Hofburg, 4. Erzherzog-Karl-Denkmal,
5. Prinz-Eugen-Denkmal, 6. Naturhistorisches Museum,
7. Kunsthistorisches Museum, 8. Maria-Theresia-Denkmal,
9. Maria-Theresia-Platz.

Maria-Theresia-Platz am Burgring enthüllt wurde. Es zeigt die thronende Kaiserin auf hohem Sockel mit Reliefdarstellungen zahlreicher Persönlichkeiten ihres politischen und geistigen Umkreises. An den vier Ecken stehen Reiterbilder der Feldherrn der Kaiserin (Daun, Laudon, Traun, Khevenhüller), an den vier Seiten Standbilder ihrer persönlichen Berater (Kaunitz, Liechtenstein, Haugwitz, van Swieten). Eines der wichtig-
Z 131 sten Denkmäler außerhalb der Ringstraße ist das Tegetthoff-Denkmal, das 1886 von den Bildhauern Karl Kundmann und Karl von Hasenauer auf dem Praterstern errichtet wurde. Das eigenwillige, mit Schiffsschnäbeln verzierte und von dem Standbild des Admirals Wilhelm von Tegetthoff (1827–71) bekrönte Säulendenkmal erinnert an den Sieg der österreichischen Marine in der Seeschlacht bei Lissa am 20. Juli 1866.

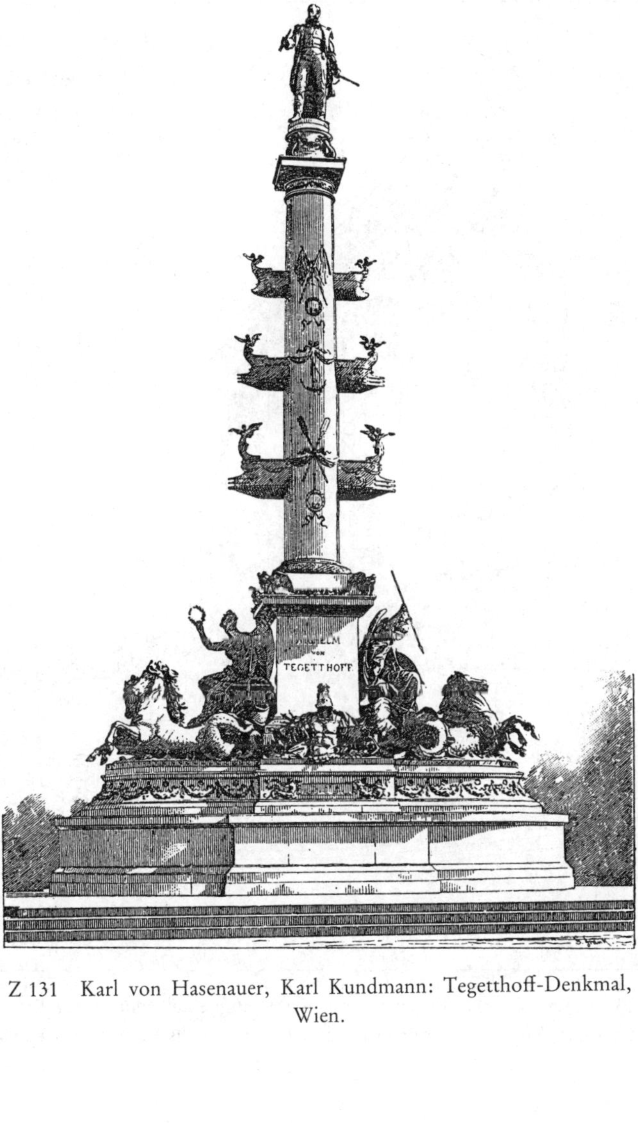

Z 131 Karl von Hasenauer, Karl Kundmann: Tegetthoff-Denkmal, Wien.

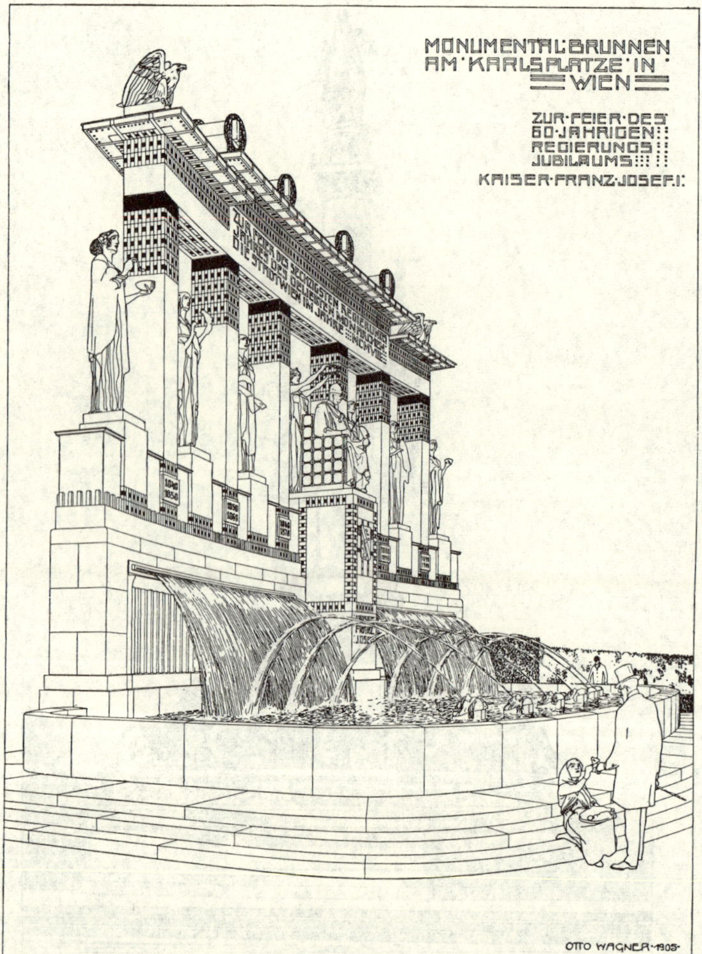

Z 132 Otto Wagner: Entwurf zu einem Monumentalbrunnen zur Feier des 60jährigen Regierungsjubiläums Kaiser Franz Josephs I., Wien, Karlsplatz.

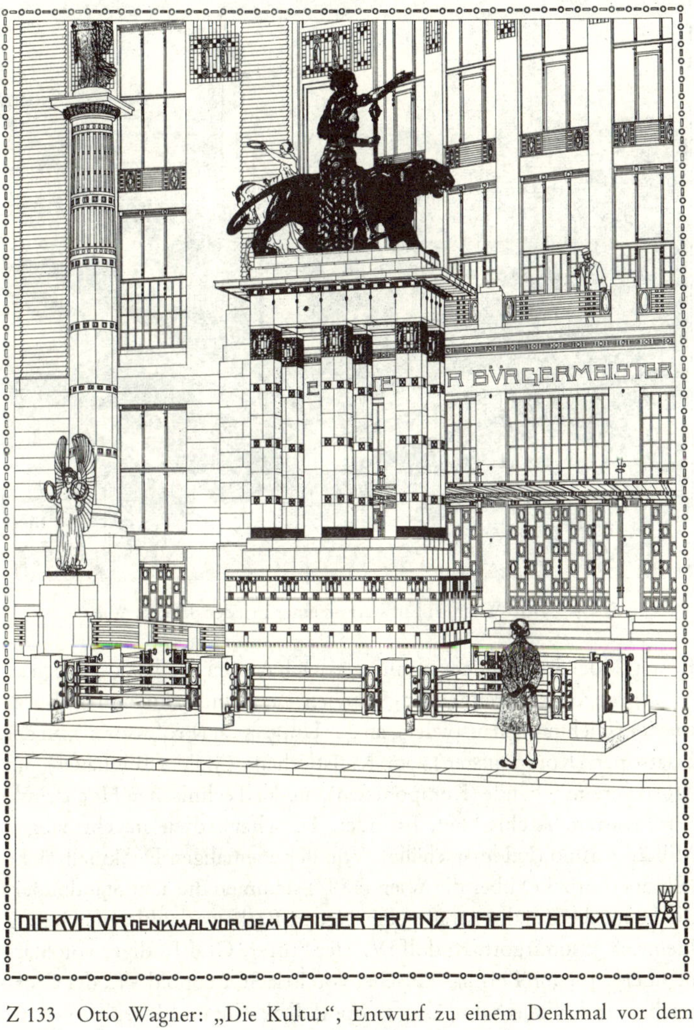

Z 133 Otto Wagner: „Die Kultur", Entwurf zu einem Denkmal vor dem Kaiser-Franz-Joseph-Stadtmuseum, Wien.

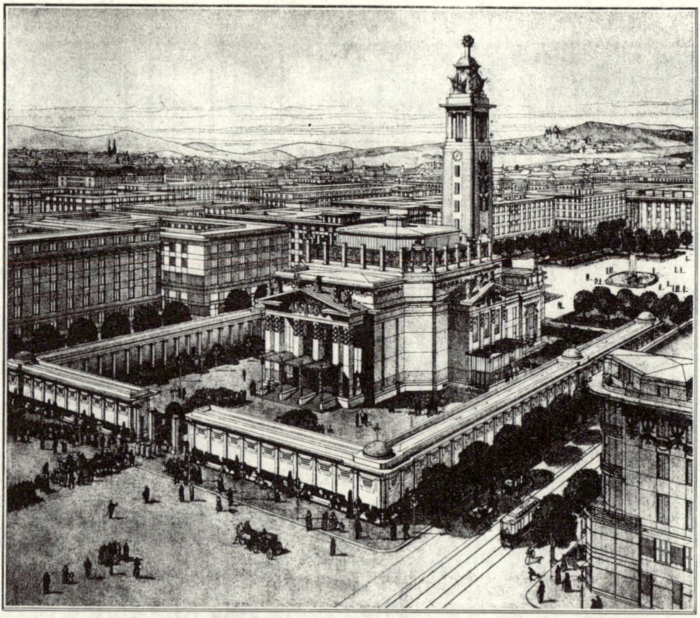

Z 134 Otto Wagner: Entwurf zu einer Friedenskirche, Wien.

Büsten- oder Standbildersammlungen nach Art der Walhalla – jedoch an eine vorgegebene Architektur gebunden – entstanden am und im Burgtheater (Dichter, Schauspieler), an der Universität (Professoren), an der Staatsoper (Komponisten), am Künstlerhaus (Maler, Bildhauer), im Musikvereinsgebäude (Komponisten), an der Technischen Hochschule (Professoren, Architekten, Erfinder, Forscher) sowie im ehemaligen Militär-Kasino (Feldmarschälle). Von der ehemaligen Denkmalbrücke (Elisabethbrücke) über die Wien (1867) stammen die acht Standbilder, die heute die Zufahrtsstraße zum Neuen Rathaus flankieren: Herzog Heinrich Jasomirgott, Rudolf IV., der Stifter, Graf Rüdiger von Starhemberg, Johann Bernhard Fischer von Erlach, Leopold VI., der Glorreiche, Graf Niklas Salm, Graf Leopold Kolonitz und Joseph von Sonnenfels.

Österreichs herausragender Architekt der Jahrhundertwende, Otto Wagner, schuf ebenfalls Entwürfe zu Denkmälern: Monumente, die

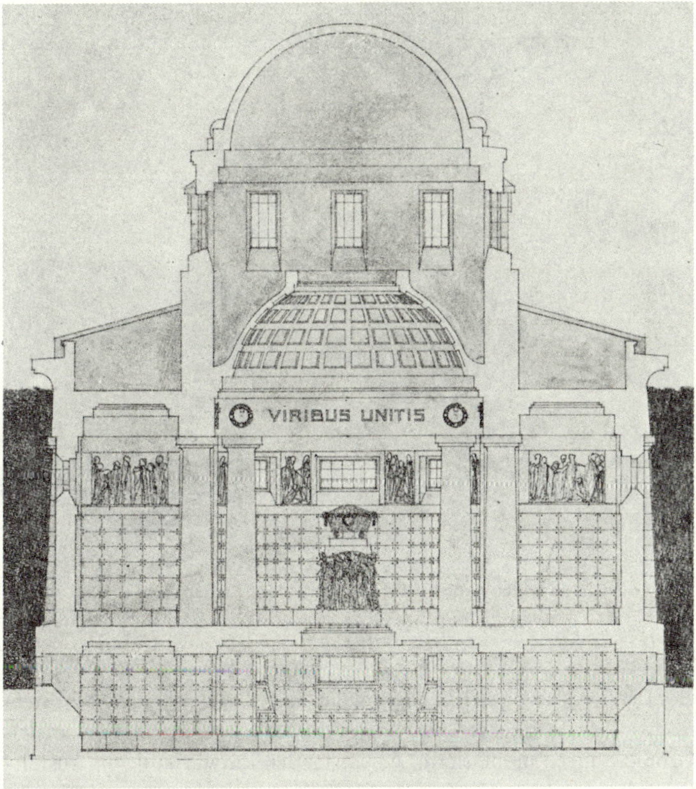

Z 135 Entwurf zu einem österreichischen Heldendenkmal, Wien.

Österreich ein staatliches, konfessionelles oder kulturelles Nationalbewußtsein geben sollten. Dazu gehört die Skizze zu einem Nationaldenkmal aus dem Jahre 1897 (Historisches Museum der Stadt Wien, Inv. Nr. 96.017/18), der Entwurf zu einem Monumentalbrunnen am Z 132
Karlsplatz von 1905 (Otto Wagner, Einige Skizzen, Projekte und ausgeführte Werke, Bd. III. Wien 1906, Blatt 46, S. 7), der Entwurf zu einem Denkmal „Die Kultur" vor dem Kaiser-Franz-Joseph-Stadtmuseum Z 133
von 1909 (ibd., Bd. IV. Wien 1922, Blatt 14) sowie der Entwurf zu einer Sieges- und Friedenskirche von 1917 (ibd., Bd. IV. Wien 1922, Blatt Z 134

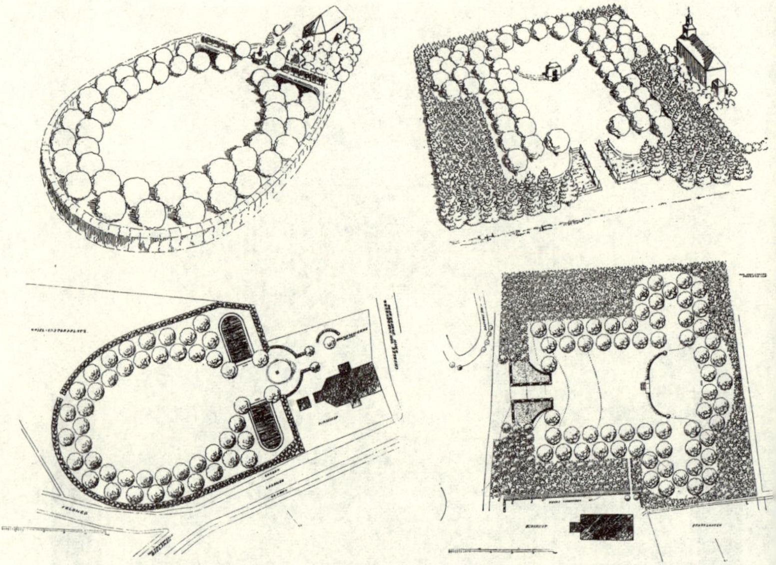

Z 136 Heldenhaine für die Gefallenen des Ersten Weltkrieges, Entwürfe: links für Didlaken, rechts für Jodlauken.

55). Letzteres bezog sich bereits auf den Ersten Weltkrieg, der die österreichischen Architekten ein letztes Mal zu national-monumentalen Großleistungen mobilisierte. Es entstanden Entwürfe, deren Ausführung der Ausgang des Krieges vereitelte: zu einem österreichischen
Z 135 Heldendenkmal, zu einer österreichischen Völker- und Ruhmeshalle sowie zu einem Kriegerdenkmal für den Votivplatz in Wien.

e) Denkmäler des Ersten Weltkriegs

Mit den megalomanen Riesenprojekten der Weltkriegszeit hat der „Denkmalwahn" auch in Deutschland seinen Höhepunkt überschritten. Dem Größenwahnsinn folgte Katzenjammer: Die Niederlage Deutschlands begann beim ersten Gefallenen und endete in der anonymen Masse der unbekannten Soldaten, die auf dem Schlachtfeld für

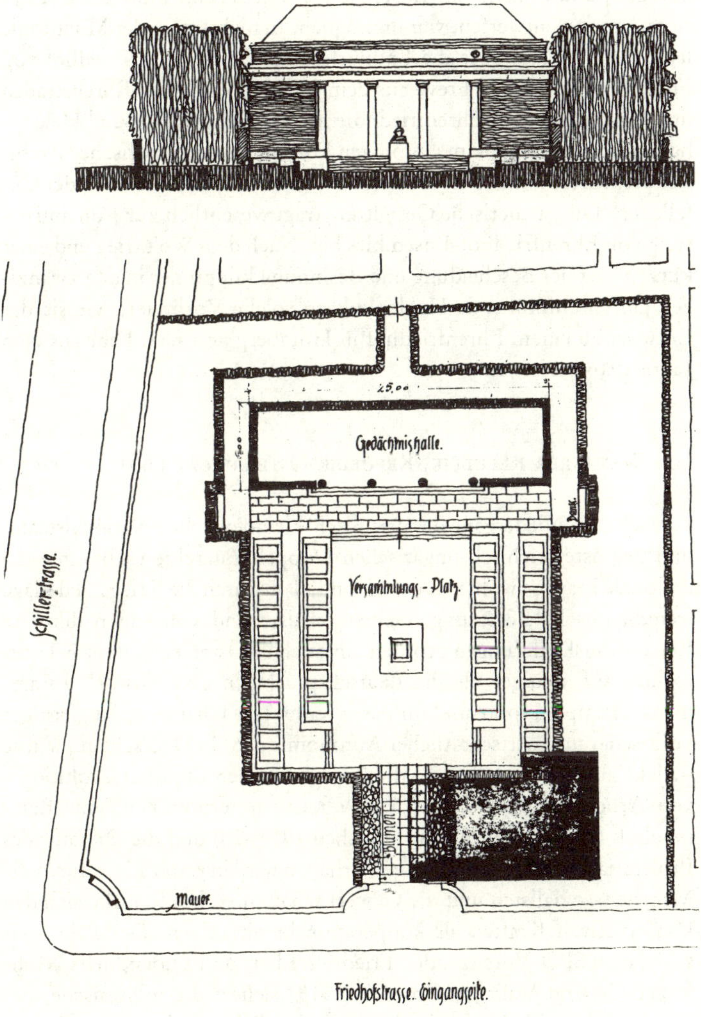

Z 137 Karl Fahr: Entwurf „Unseren Helden" für einen Ehrenfriedhof in Homberg. Ansicht, Lageplan.

„Freiheit und Einheit" ihr Leben ließen. Für sie eine individuelle Physiognomie zu entwerfen, war unmöglich. In nichtssagender Monotonie legte man für sie – wie die Entwürfe zum Osterholzer Friedhof von Franz Seeck und Paul Freye aus dem Jahr 1915 zeigen – Ehrenstraßen
Z 136 und Urnenfelder an. Ehrenfriedhöfe mit Gedächtnishalle und Heldenhain wiederholen sich im eintönigen Formenkanon historischer Architekturen. Bestimmend ist das trostlose Bild von Namenstafeln der Gefallenen. Die gärtnerische Gestaltung trägt wesentlich zur Romantisierung von Ehrenfriedhof-Ensembles bei. Nach dem Weltkrieg und einer kurzen Zeit der Bescheidung und Besinnung knüpft der in den zwanziger Jahren aufblühende Heldenkult an solche Vorbilder, wie sie der
Z 137 Entwurf zu einem Ehrenfriedhof in Homberg von Karl Fahr aus dem Jahre 1916 bietet, an.

C. Weimarer Republik, Republik Österreich, Drittes Reich

Nach dem Niedergang des preußisch-kleindeutschen Nationalstaates und der österreichisch-ungarischen Doppelmonarchie entbrannte die nationale Frage sowohl in Deutschland, dem durch die Kriegsniederlage fremdländische Besetzung, Gebietsverluste und von außen diktierte Reparationsforderungen drohten, als auch in Österreich, dessen Territorium auf weniger als die deutschsprachigen „Kernlande" zusammenschrumpfen sollte und für das es kaum eine Chance zu langfristiger politischer und wirtschaftlicher Autonomie gab. In Deutschland wurde – nicht zuletzt unter dem Einfluß der russischen Oktoberrevolution – von Arbeitern und Soldaten der Versuch unternommen, eine Räterepublik (verwirklicht nur in München 1919–20) und die Diktatur des Proletariats zu errichten. Dieses Vorhaben wird in erster Linie durch die Mehrheitssozialisten und die Gewerkschaften verhindert, die sich den konservativen Kräften als kooperationsbereit zeigen: Der Pakt zwischen dem SPD-Vorsitzenden Friedrich Ebert und Ludendorffs Nachfolger General Wilhelm Groener (1919) sichert die militärische, das Stinnes-Legien-Abkommen die wirtschaftliche und sozialpolitische Zusammenarbeit zwischen Sozialdemokraten und den überkommenen Resten des alten Heeres bzw. den Unternehmern. Der Beschluß zur Durchführung von Wahlen zu einer Nationalversammlung unter diesen bündnispolitischen Vorzeichen auf dem Berliner Kongreß der Arbeiter- und Soldatenräte (1919) führt zum Austritt der USPD aus dem Rat der Volksbeauftragten und zur Abspaltung der extremen Linken, die sich in der KPD (Nov. 1918 bis Jan. 1919 Spartakusbund) neu organisiert. Letztere versucht mit dem Spartakusaufstand („Rote Wache") in Berlin die Allianz von Sozialdemokraten und Unternehmern bzw. dem alten Heer zu verhindern. Der Aufstand wird jedoch von der SPD mit Hilfe heimkehrender Fronttruppen blutig niedergeschlagen, die Führer der KPD, Rosa Luxemburg und Karl Liebknecht, werden im Januar 1919 von Freikorpsangehörigen ermordet. Einen Monat später tritt unter Truppenschutz in Weimar die Nationalversammlung zusammen, die Friedrich Ebert zum Reichspräsidenten und Philipp Scheidemann zum Ministerpräsidenten der aus SPD, Zentrum und DDP (frühere Freisinnige) gebildeten „Weimarer Koalition" wählt. Erst nach der Unterzeichnung des Versailler Friedensvertrages wird die von Hugo Preuß konzipierte Reichsverfassung von der Nationalversammlung angenommen und am 11. August 1919 durch den Reichspräsidenten unterzeichnet. Weder der Versailler Friedensvertrag noch die Weimarer Verfassung waren jedoch geeignet, das wirtschaftlich zerrüttete und in bürgerkriegsähnlichem Zustand befindliche Deutschland zu befrieden und zu festigen. Vielmehr waren – ob intendiert oder nicht – die Grundsteine zur späteren Machtergreifung des Nationalsozialismus gelegt.

Aus den Hauptterritorien der österreichisch-ungarischen Doppelmonarchie entstehen bereits im Jahre 1918 drei Republiken: Tschechoslowakei, Ungarn und Österreich. Das Bekenntnis zur Republik und zu Deutschland wurde im deutschsprachigen Österreich durch die Provisorische Nationalversammlung durch die Begriffe „Bestandteil der Deutschen Republik" und „Deutsch-Österreich" kundgetan. Im Februar 1919 werden die Wahlen zur Konstituierenden Versammlung durchgeführt, die einen Wahlsieg für die Sozialdemokratie erbringen: Karl Seitz wird zum Bundespräsidenten gewählt, Karl Renner bildet die Regierung aus einer sozialdemokratisch-christlichsozialen Koalition. Der Friedensvertrag von St. Germain-en-Laye bringt jedoch neben den bekannten Gebietsabtretungen (von höchster politischer Brisanz: Südtirol) und der Anerkennung der Selbständigkeit Ungarns, der Tschechoslowakei, Polens und Jugoslawiens vor allem das Verbot des Namens „Deutsch-Österreich" und des Anschlusses an das Deutsche

Reich. Dieses Verbot im Zusammenhang mit dem gesamten Vertrag und den zusätzlichen wirtschaftlichen und politischen Schwierigkeiten im Innern schaffen auch in Österreich ein Klima, das die junge Republik gefährdet und reaktionären Kreisen eine Chance bietet, die Propagierung des Anschlusses an das Deutsche Reich zu ihren politisch ganz anders motivierten Zwecken auszunützen. Zunächst aber trat im Jahre 1920 eine neue republikanisch-demokratische Verfassung in Kraft.

1. Denkmäler der Weimarer Republik

Im Deutschen Reich führte nicht zuletzt die „Weimarer Verfassung“, die eigentlich ein Kompromiß zwischen den widerstreitenden politischen und wirtschaftlichen Kräften darstellen sollte, zur Verhärtung der Fronten zwischen der politischen Linken und Rechten. Die Zweifelhaftigkeit dieses Kompromisses manifestiert sich symbolisch ganz augenscheinlich in der Flaggenfrage. Während die politische Flagge die republikanisch-parlamentarischen Farben von 1848/49 Schwarz-Rot-Gold trug, bewahrten Handel und Heer die monarchistischen Farben des alten Kaiserreiches Schwarz-Weiß-Rot, die später auch – allerdings in abgewandelter Form – von den Nationalsozialisten übernommen wurden. In der Verfassung drückt sich dieser Kompromiß in der Stellung des Reichspräsidenten aus. Während sie dem Föderalismus und Parlamentarismus durch ein Zweikammernsystem mit dem Reichstag als Vertretung des Volkes und dem Reichsrat als Vertretung der Länder Rechnung trägt, nimmt die aus dem Reichskanzler und den Reichsministern gebildete Reichsregierung gegenüber dem Reichspräsidenten eine vergleichsweise untergeordnete Position ein. Zwar war es die offizielle Aufgabe des Reichspräsidenten, in Gemeinschaft mit der Reichsregierung das Volk zu vertreten, er verfügte jedoch über Hoheitsrechte und Machtmittel, die denjenigen des ehemaligen deutschen Kaisers nahekamen und – wie die Entwicklung der Geschichte von Ebert (1919–25) über Hindenburg (1925–34) zu Hitler (1934–45) zeigen sollte – Mißbrauch nicht ausschlossen. Zwar nahm der Reichspräsident offiziell eine politische Stellung ein, die zwischen der rein repräsentativen Funktion des französischen Präsidenten und der nahezu uneingeschränkten Allmacht des Präsidenten der USA liegen sollte, als Oberbefehlshaber des

„schwarz-weiß-roten" Heeres und noch mehr durch die im Artikel 48 der Reichsverfassung („Notstandsartikel") verankerte Möglichkeit der Errichtung einer Diktatur des Reichspräsidenten unter der begrifflich sehr dehnbaren Voraussetzung der Störung oder Gefährdung der öffentlichen Sicherheit und Ordnung konnte er die wichtigsten Grundrechte ganz oder teilweise außer Kraft setzen und diesen Zustand notfalls mit Waffengewalt aufrechterhalten. Dieser Artikel 48 wurde denn auch zu einer der Hauptvoraussetzungen, daß Adolf Hitler auf „legalem" Wege zur Macht gelangen konnte.

Im Denkmalbau der Weimarer Republik spiegeln sich diese historischen, politischen und verfassungsmäßigen Voraussetzungen. Die historische Situation nach dem Ersten Weltkrieg, das gemeinsam ertragene Leid, die Trauer der Hinterbliebenen um die Gefallenen führten zu einem retrospektiven und pessimistischen Charakter im Denkmalbau, dessen zentraler Gedanke – entsprechend der allgemeinen Betroffenheit – das nahezu alle Schichten und Klassen der Bevölkerung ergreifende Bedürfnis war, der Toten ehrend zu gedenken. Die politische Situation, der Kampf zwischen linken und rechten politischen Kräften, zwischen dem kommunistischen Internationalismus, den zu Völkerverständigung bereiten Demokraten und dem militanten Monarchismus, den auf Revanche sinnenden Antidemokraten führte schon bald zu einer Modifikation des ursprünglich gemeinsamen Denkmalgedankens: Für die einen begannen die im Kampf um die demokratische Republik Gefallenen (Denkmal für die Märzgefallenen, Denkmal für Karl Lieb- T 169
knecht und Rosa Luxemburg) gegenüber den Toten des Weltkrieges (Gefallenendenkmäler von Barlach und Kollwitz) an Bedeutung zu ge- T 170
winnen, die anderen bauten um die Gefallenen des Weltkrieges einen Kult auf, der dazu diente, das alte Heer und seine „Großtaten" (Marine- T 171
Ehrenmal in Laboe, Tannenbergdenkmal) zu verherrlichen und durch T 172
die Verherrlichung des „unbekannten Soldaten" zur Nacheiferung aufzurufen (Kriegerehrenmal am Armeemuseum in München). Die verfas- T 173
sungsmäßige Situation in der Weimarer Republik, insbesondere die Stellung des Reichspräsidenten spiegelt das größte Monument dieser Ära, das Tannenbergdenkmal, wider: Zunächst errichtet zur Erinne- T 172
rung an die siegreiche Schlacht über die Russen im Ersten Weltkrieg und den zum nationalen Helden stilisierten Feldmarschall Hindenburg, machte Hitler das Denkmal im selben Augenblick zur Begräbnisstätte

des späteren Reichspräsidenten und „Ersatzkaisers", als er dessen Funktion für sich vereinnahmte und als selbständiges Amt aufhob.

a) Denkmäler des Internationalismus

Als eines der ersten bedeutenden Denkmäler dieser Zeit überhaupt wurde in den Jahren 1921–22 im Auftrag einer Denkmalskommission
T 169, des Gewerkschaftskartells Weimar das Denkmal für die Märzgefallenen
Z 138 durch den Architekten Walter Gropius erbaut, das aus Spenden der Arbeiterschaft finanziert wurde. Es sollte an die während des Generalstreiks im März 1920 gegen den Kapp-Putsch auf einer Gewerkschaftskundgebung in Weimar, dem damaligen Sitz der Regierung des Freistaates Sachsen-Weimar-Eisenach, von Militär überfallenen Arbeiter und Arbeiterinnen und die dabei im Kampf um Demokratie und Republik Gefallenen erinnern. Ein ähnliches Monument wurde in den Jahren 1926–27 in Berlin im Auftrag der Kommunistischen Partei Deutschlands und durch den Architekten Mies van der Rohe zum Gedenken an die während des Spartakusaufstandes von Freikorpsangehörigen ermordeten Karl Liebknecht und Rosa Luxemburg aufgeführt. Demokratische Denkmäler für die Gefallenen des Weltkrieges wurden in den Jahren 1926–32 vor allem von Ernst Barlach und Käthe Kollwitz geschaf-
T 170 fen: von Barlach das Ehrenmal im Dom zu Güstrow (1926–27) sowie die Ehrenmale in Kiel (1928), im Dom zu Magdeburg (1929) und in Hamburg (1932), von Kollwitz die Statuengruppe „Elternpaar" auf dem Soldatenfriedhof zu Vladsloo-Praedbosch (früher in Roggevelde) in Belgien (1932) zum Gedenken an ihren gefallenen Sohn Peter.

Die Urheber der Denkmäler des Internationalismus verfochten nicht nur revolutionäre Ideen in der Politik, sondern trachteten auch danach, ihnen eine neue optische Gestalt zu geben. Als Denkmaltypus diente ihnen entweder die architektonische abstrakt-kubische (Weimar, Berlin) oder aber die expressiv-realistische, weitestgehend sockellose und in die Umgebung integrierte (Barlach, Kollwitz) Plastik, die in ihrer Darstellung entweder zu freier Assoziation („aufzuckende Volksleidenschaft", Hinrichtungsmauer) anregen oder aber ein humanes Menschenbild ohne Haß und Rachegelüste demonstrieren sollte, die eine Idealisierung oder Heroisierung von vornherein ausschloß. Der somit

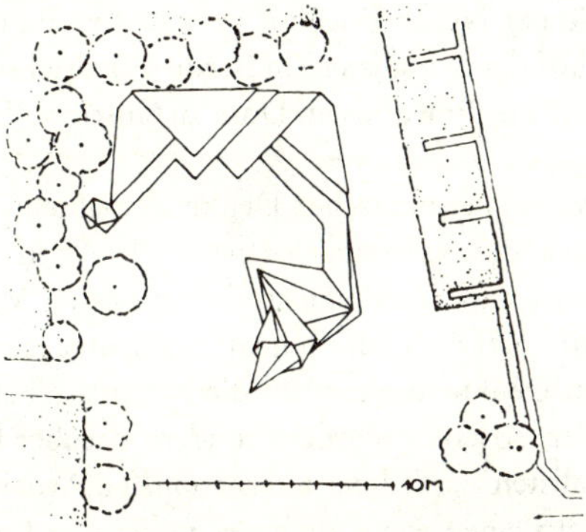

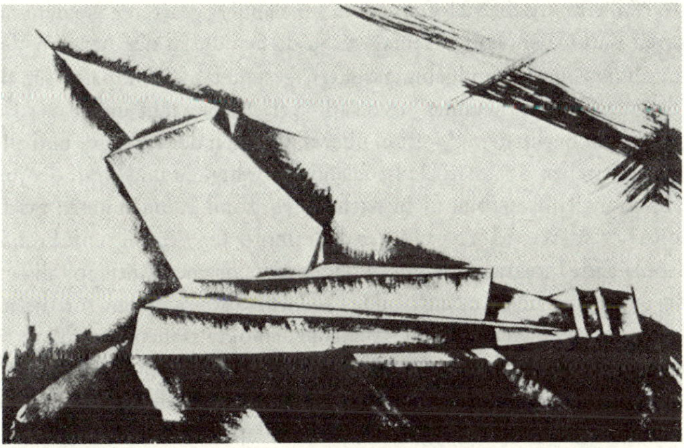

Z 138 Walter Gropius: Denkmal der Märzgefallenen, Weimar.
Lageplan, Entwurfsskizze.

zu neuen Formen drängende Stil dieser Denkmäler wird heute unter den Begriffen architektonischer bzw. plastischer Expressionismus rubriziert, Einflüsse von de Stijl und des Konstruktivismus (Berlin) werden konstatiert. Vorbilder sind demonstrativ assoziativ aus dem Leben gegriffen oder sind Anlehnungen an den demokratischen Realismus des 19. Jh., beispielsweise eines Constantin Meunier. Standorte sind keine städtebaulich oder landschaftlich exponierten Punkte, sondern, entsprechend ihrem trauernd gedenkenden Charakter, Friedhöfe oder sakrale Innenräume: Neuer Friedhof in Weimar, Städtischer Zentralfriedhof (Friedhof der Sozialisten) in Berlin-Friedrichsfelde, Soldatenfriedhof zu Vlaadsloo-Praedbosch, Dom zu Güstrow (Dom zu Magdeburg u. a).

Zum ersten Mal in der deutschen Denkmalgeschichte werden Arbeiter und Sozialisten, die „vaterlandslosen Gesellen" von ehedem, zur Erinnerung an historische Geschehnisse in nationalen Monumenten geehrt. Der Begriff „nationale Monumente" bedeutet hier nicht nur, daß es sich dabei um Denkmäler handelt, die von deutschen Urhebern auf deutschem Boden errichtet wurden, sondern darüber hinaus, daß die deutschen Sozialisten als Teil der internationalen Arbeiterbewegung in ihren Denkmälern einen wenn auch gegenüber den Ludovizianischen oder Wilhelminischen Monumenten ganz anders gearteten, so dennoch primär nationalen Ton anschlagen. So dienen die in der Art von Versammlungs- und Kundgebungsstätten gestalteten Denkmäler für die
T 169 Märzgefallenen in Weimar sowie für Karl Liebknecht und Rosa Luxemburg in Berlin dem Zwecke, über die Einheit der Arbeiter und aller demokratischen Kräfte in Deutschland die Festigkeit und Kraft der jungen nationalen Republik nicht nach außen, sondern nach innen zu demonstrieren (Weimar) bzw. über die ermordeten Sozialistenführer als anspornende Integrationssymbole eines gemeinsamen Antikapitalismus und sozialistischen Zukunftsbildes Identifikationsangebot für die nationale Arbeiterschaft zu sein. Auch die demokratischen Ehrenmale für
T 170 die Gefallenen des Ersten Weltkrieges von Barlach und Kollwitz entbehren nicht gewisser nationaler Aspekte. Zwar appellieren diese in der Art einfacher Skulpturen gestalteten und damit Ludovizianischer wie Wilhelminischer Vorstellung von Monumentalität völlig widersprechenden Denkmäler an einen internationalen Antimilitarismus, andererseits aber ehren sie, wenn auch nicht heroisierend und glorifizierend, so doch mit einem Hauch von mystisch verweltlichter Religiosität in erster Linie die deutschen Gefallenen. Zeit und Anlaß der Errichtung dieser Monumente fällt bzw. bezieht sich beschwörend auf Wendepunkte der deutschen Geschichte vom demokratischen Republikanismus zum Konservativismus, zum militanten Nationalismus und schließlich zum
T 169 Nationalsozialismus. So wird das Denkmal für die Märzgefallenen in den Jahren 1921–22, also in einer Zeit erbaut, wo SPD- und Zentrum-Regierungen an der Reparationsfrage scheitern, wo die Währung zu

zerfallen beginnt, wo politischer Mord an der Tagesordnung steht und wo zum ersten Mal die nationalsozialistische Sturmabteilung (SA) zur Terrorisierung politischer Gegner auftritt. Diesen Zeitereignissen sollte der Anlaß des Denkmalbaus, die Märztage des Jahres 1920 und die erste elementare Bedrohung der jungen Republik durch rechtsradikale Kreise (Kapp, Lüttwitz u.a.), die durch den nicht ohne Zwischenfälle (Weimar) ablaufenden, gewerkschaftlich organisierten Generalstreik gebannt werden konnte, lehrhaft und demonstrativ entgegengestellt werden. Dennoch fand ein Jahr nach Fertigstellung des Monumentes der Putsch der „Schwarzen Reichswehr" in Küstrin und vor allem der Hitler-Ludendorff-Putsch in München, der legendäre „Marsch auf die Feldherrnhalle" statt. Ein Jahr nach dem Tod Eberts (1925) und ein Jahr nachdem der Monarchist und Militarist Hindenburg, das nationale Idol nicht nur der Rechten, der „Held von Tannenberg" und spätere „Ersatzkaiser", das Reichspräsidentenamt übernommen hatte, wurde in Berlin-Friedrichsfelde mit dem Bau des Denkmals für Karl Liebknecht und Rosa Luxemburg begonnen, der sich über eine Zeit erstreckte (1926–27), die geprägt war von der neu entfachten Flaggenfrage, von dem negativ verlaufenden Volksentscheid über die entschädigungslose Enteignung der Fürsten, der Aufgabe der „stillen Koalition" mit der SPD und der vorübergehenden Dominanz der Rechten. Das Denkmal, das an den Spartakusaufstand, den Versuch der Rettung des sozialistischen deutschen Staates und die dabei ermordeten Kommunistenführer erinnern sollte, mußte bereits fünf Jahre nach diesen Ereignissen wie ein politischer Anachronismus wirken. In den Reichstagswahlen ein Jahr nach Vollendung des Monumentes, bei denen SPD und KPD 42 Prozent aller Mandate errangen, bot sich jedoch die Gelegenheit der Reaktualisierung des Denkmals. Diese fand entsprechend den politischen Ereignissen und Koalitionsbildungen wenige Jahre vor der nationalsozialistischen Machtergreifung nicht statt. Genau in dieselbe Zeit fällt auch Barlachs Gefallenendenkmal im Dom zu Güstrow für die Toten T 170
des Ersten Weltkrieges, wohingegen das entsprechende Denkmal der Kollwitz in einer Zeit entsteht (1932), in der die parlamentarische Demokratie bereits faktisch abgeschafft ist, die nationalsozialistische Machtergreifung ein Jahr später folgt und sich damit ein neuer Weltkrieg abzeichnet.

Widmung und Schenkung all dieser Denkmäler sind inschriftlich stark reduziert oder gehen überhaupt nur aus ihrer Zweckbestimmung hervor: „Den Märzgefallenen – 1920 – Die Arbeiterschaft Weimars", Karl Liebknecht und Rosa Luxemburg, „1914–1918". Individuelles Menschenleben im gesamtgesellschaftlichen Rahmen soll auch bei der Betrachtung von Toten- und Gefallenenmalen, seien sie gegenständlicher oder abstrakter Darstellungsart, im Mittelpunkt stehen und die lapidaren Inschriften der Ludovizianischen und Wilhelminischen Zeit ersetzen oder die neuen Inschriften doch wenigstens beseelen. Anstelle einer Inschrift sei daher hier eine Tagebucheintragung der Kollwitz betreffs ihres Besuches der von ihr gestalteten Statuengruppe „Elternpaar" auf dem Soldatenfriedhof zu Vlasloo-Praedbosch in Belgien, wo ihr gefallener Sohn Peter bestattet war, zitiert, um zu zeigen, wie sehr sich das individualistisch-gesellschaftliche Menschenbild der Kollwitz, stellvertretend für die ganze Denkmalgruppe des sozialistischen Internationalismus, von demjenigen des später zu behandelnden entindividualisierten des „Unbekannten Soldaten" der Denkmalgruppe des antidemokratischen und militanten Gefallenenkults unterscheidet: „Er ließ uns allein und wir gingen von den Figuren zu Peters Grab und alles war lebendig und ganz gefühlt. Ich stand vor der Frau, sah ihr ins Gesicht – mein eigenes Gesicht – weinte und streichelte ihr die Backen. Der Karl stand dicht hinter mir – ich wußte es noch gar nicht. Ich hörte ihn flüstern: ‚Ja, ja.' Wie waren wir da zusammen!" (Käthe Kollwitz, Aus meinem Leben. München 1958.)

b) Denkmäler des Gefallenenkults

Als eines der bekanntesten Denkmäler des Helden- und Gefallenen-
T 173 kults wurde im Jahre 1924 das Kriegerehrenmal am Armeemuseum in München im Auftrag der Stadt München von Soldatenverbänden sowie des Volksbundes für Kriegsgräberfürsorge durch die Architekten Thomas Wechs und Eberhard Finsterwalder sowie die Bildhauer Bernhard Bleeker und Karl Knappe errichtet. Das städtische Denkmal für die Krieger und Gefallenen des Ersten Weltkrieges birgt auf exemplarische Weise den Gedanken des „Unbekannten Soldaten" in sich, mit dem – ganz anders als bei den Gefallenendenkmälern von Barlach und Kollwitz – der Tod symbolisch entindividualisiert und damit die Vorausset-

zung zu dessen Verklärung und Verherrlichung geschaffen wird. Das an Ausmaßen größte Denkmal der Weimarer Republik, das im Auftrag des Deutschen Reiches von den Architekten Walther und Johannes Krüger sowie den Bildhauern Bronisch, Hitzberger u. a. erbaute Tannenberg- T 172
denkmal wurde 1924 begonnen, 1927 vollendet, 1934 umgestaltet und 1935 mit der offiziellen Bezeichnung „Reichsehrenmal Tannenberg" versehen. Seine primäre Aufgabe war es, an die siegreiche Schlacht bei Tannenberg (1914) über die Russen und die militärische „Großtat" des Feldmarschalls (Feldherrngedanke!) Hindenburg zu erinnern. Das dritte Monument im Rahmen der Denkmäler des Gefallenenkults, das vom Bund Deutscher Marine-Vereine in Auftrag gegebene und von dem Architekten G. A. Munzer in den Jahren 1927–36 ausgeführte Marine- T 171
Ehrenmal in Laboe sollte nach dem Willen seiner Initiatoren, des ehemaligen Obermaats der kaiserlichen Kriegsmarine Wilhelm Lammertz sowie des Admirals Scheer, eines überlebenden Führers der Skagerrakschlacht, den 35000 im Ersten Weltkrieg gefallenen Seeleuten gewidmet sein.

Unter den Denkmälern der Wilhelminischen Ära kommt das Völkerschlachtdenkmal bei Leipzig mit seiner riesigen Sammlungsstätte, mit T 162
seinem Gruftgedanken, mit seinen entindividualisierten Kriegergestalten und mit seiner archaischen architektonischen Grundform diesen Monumenten der Weimarer Republik am nächsten. Tatsächlich spielt bei ihnen die einfache, unverschnörkelte Architekturform als Einfassung der Gefallenengruft und Zielpunkt bzw. Rahmung der nationalen Sammlungsstätte (Tannenberg, Laboe) oder aber nur die Gruft als architektonisches Gehäuse für den „Unbekannten Soldaten" und Stätte stiller „Besinnung" eine zentrale typologische Rolle. Das monumentale Gestaltungsprinzip der Rundbogenarkatur, wie es in der Feldherrnhalle dominiert, taucht im Tannenbergdenkmal als umlaufende Einfassung T 133
des Ehrenhofes wieder auf. Bei den spärlichen und möglichst allge- T 172
mein-symbolisch gestalteten Darstellungen fällt neben den entindividualisierten Soldatengestalten, die insbesondere beim Tannenbergdenkmal die Rolle der „Wächter der Freiheit" am Völkerschlachtdenk- T 161,
mal, oder der Stammesallegorien an der Befreiungshalle übernommen 134
haben, die Tatsache auf, daß man sich ungehemmt christlicher Symbolik bedient (Kreuz, Altar, Krypta usw.). Damit wird deutlich, daß die christlichen Bezüge für die nationalistisch-militaristischen Kreise der

Weimarer Republik keineswegs ein Hemmschuh für ihre Selbstdarstellung waren, sondern auch in ihren neuerbauten Denkmälern ganz gezielt darstellerisch angewandt wurden. Stilistisch werden die Monumente dieser Gruppe – ebenso wie die Denkmäler des Internationalismus – dem architektonischen und plastischen Expressionismus zugerechnet. Während jedoch die Denkmäler des Internationalismus von einer gesellschaftlichen Dynamik getragen sind, verharren die Denkmäler des Gefallenenkults in einem nationalistisch-militaristischen und historistischen Symbolismus, der nur dort an formaler Dynamik gewinnt, wo es um die Darstellung entwickelter Kriegstechnik (Laboe) geht. Entsprechend den neu erblühenden bzw. nie ganz untergegangenen Ideen von Germanentum und deutschem Kaiserreich – wie sie in den Denkmälern Ludwigs I. von Bayern am prägnantesten präfiguriert, jedoch formal ganz anders gelöst sind – dienen den Denkmälern des Gefallenenkults Objekte, die die mittelalterliche Reichsblüte symbolisieren bzw. der germanischen Frühzeit entnommen sind, als Vorbilder: Das
T 173 Münchener Kriegerehrenmal mit dem Ensemble Altar – Krypta – (figural gestalteter) Grabplatte erinnert an mittelalterliche Sakralarchitektur
T 172 und Grabplastik, das Oktogon des Tannenbergdenkmals hat die staufische Kaiserburg Castel del Monte (Apulien) und zugleich die Grundform der deutschen Kaiserkrone zum Vorbild, die Form des Ma-
T 171 rine-Ehrenmals in Laboe schließlich ist dem Steven der Wikingerschiffe (moderne Kriegstechnik in zwar dynamische, aber urgeschichtliche Form eingekleidet) nachgebildet. Die Standorte dieser Denkmäler befinden sich durchweg an nach rein militärischen Gesichtspunkten ausgewählten städtebaulichen und landschaftlichen Punkten: am Armeemuseum in München, an der Stelle der Schlacht bei Tannenberg, an der Kieler Förde an der Stelle eines geschleiften Geschützturms.

Der Aufruf zu Revanche und Revision der nach 1918 eingetretenen nationalen Situation verleiht ihnen in erster Linie den Charakter von Militärdenkmälern zur Verherrlichung der Feldherrn und/oder des Heeres sowie ihrer historischen Großtaten und in zweiter Linie erst den Charakter von Gefallenendenkmälern, niemals aber von Mahnmälern. Die Art der Präsentation des militärischen Gedankens geschieht bei den Denkmälern des Gefallenenkults weniger durch historische Belehrung als durch den Versuch, das einzelne Individuum oder aber eine größere Menschenversammlung durch stark verallgemeinerte und abstrahierte

architektonische und plastische Symbolik sentimental zu ergreifen und in eine irrationale nationale Gemeinschaft opferwilliger „Volksgenossen" zu integrieren. So ist das Kriegerehrenmal am Armeemuseum in T 173
München in erster Linie – ähnlich dem Siegestor – ein Heeresdenkmal T 136
und in zweiter Linie erst ein Denkmal für die im Ersten Weltkrieg gefallenen Münchener. Diese beiden Aspekte, hie das anonyme Heer, da der gefallene Münchner, auf einen einheitlichen Nenner zu bringen, stellten sich als monumentalpropagandistische Aufgabe.

Beim Kriegerehrenmal in München mußte zu diesem Zweck die völ- T 173
lig anonyme und doch mit menschlichen Zügen versehene Gestalt des „Unbekannten Soldaten" herhalten. Diese Gestalt, die in der unter einem Altar-Grab-Block befindlichen Krypta aufgebahrt ist, ist das Ziel besinnlicher Andacht: „In ihr ist das gesuchte Bild des Einen, der alle vertritt: ein junger Krieger in seiner Todesruhe" (Hubert Schrade, Das deutsche Nationaldenkmal. München 1934). Der Zweck, den dieser steinerne Krieger zu erfüllen hat, ist es jedoch keineswegs, Reue, Trauer und die Erkenntnis der Sinnlosigkeit des Krieges beim Betrachter zu erwecken, sondern im Gegenteil zu erneuter Wehr- und Opferbereitschaft aufzurufen. Dies geht aus Zeit und Anlaß der Errichtung des Monumentes hervor, die zusammenfallen mit dem 10. Jahrestag des Kriegsbeginns sowie der vorzeitigen Entlassung Hitlers aus der Festungshaft. Noch deutlicher wird dieser Aufruf im Bereich von Widmung und Schenkung des Denkmals, denn die Blockinschrift lautet: „Unseren Gefallenen" – „Sie werden auferstehen". Das zweite Monu-
ment in der Reihe der Denkmäler des Gefallenenkults, das Tannenberg- T 172
denkmal, ist ein militärisches Erinnerungsmal an die siegreiche Schlacht bei Tannenberg (1914) über die Russen (die auch als Revision der vom Deutschen Orden gegen die Polen im Jahre 1410 verlorenen gleichnamigen Schlacht gedeutet wurde), das mit dem Feldherrn dieser Schlacht von Anfang an in enger Verbindung stand. Paul von Hindenburg legte im Jahre 1924 als Feldmarschall den Grundstein, war im Jahre 1927 als Reichspräsident Mittelpunkt der Einweihungsfeier und wurde, nach seinem Tod und nachdem sich Adolf Hitler seines Amtes bemächtigt hatte, im Jahre 1934 in die neuangelegte Hindenburg-Gruft übergeführt. Das Tannenbergdenkmal, das sich somit vom historisch-militärischen Erinnerungsmal zum Feldherrndenkmal wandelte, vertritt den nationalen Einheitsgedanken, der in jedem Fall ein primär militärischer war, in

der Art eines wehrhaft eingefaßten, für größere Menschenansammlungen vorgesehenen (und später auf den Eingang der Hindenburg-Gruft ausgerichteten) Ehrenhofes, dessen von inhaltlich und formal stark reduzierter, mittelalterlich-historischer und christlicher architektonischer und plastischer Symbolik geprägte Umgebung das Gefühl nach außen geschützter Zusammengehörigkeit erwecken sollte. Zeit und Anlaß der Errichtung dieses Monumentes beziehen sich auf die siegreiche (!) Schlacht bei Tannenberg: der Baubeginn fällt auf den 10., die Umgestaltung – wenn auch bedingt durch Hindenburgs Tod im selben Jahr – auf den 20. Jahrestag der militärischen Auseinandersetzung. Daß das Denkmal weder reines historisches Erinnerungsmal noch reines Feldherrndenkmal, sondern auch ein Denkmal des Gefallenenkults im für die Epoche modernen Sinn war, beweist nicht zuletzt Hindenburgs Hammerspruch bei der Grundsteinlegung, der hier anstelle einer inschriftlichen Widmung oder Schenkung zitiert sei: „Den Gefallenen zum ehrenden Gedächtnis, den Lebenden zur ernsten Mahnung und den kommenden Geschlechtern zur Nacheiferung!"

T 171 Das letzte Denkmal in diesem Zusammenhang, das Marine-Ehrenmal in Laboe, ist im traditionellen Sinne ein Militärdenkmal, das allerdings speziell einer modernen Waffengattung geweiht war, die in den letzten Jahrzehnten des Zweiten Deutschen Kaiserreiches zum größten nationalen Integrationsfaktor hochstilisiert worden war. Gleichzeitig ist es Gefallenendenkmal mit der Bestimmung, „die Dankesschuld abzutragen an die Kameraden, die im größten Kriege aller Zeiten ihre Treue zum Lande mit dem Tod besiegelten". Der revolutionären Matrosen, die im November 1918, nachdem sie der Hölle der verlustreichen Seeschlachten, die 35000 Menschenleben gefordert hatten, entronnen waren, gegen den Krieg und für ein besseres Vaterland kämpften, wird in diesem Denkmal freilich nicht gedacht. Auch beim Marine-Ehrenmal soll eine nationale Einheitsstimmung dadurch erzeugt werden, daß eine Menschenmenge durch die Architektur organisiert versammelt und auf ein abstrakt-verallgemeinertes architektonisches Symbol ausgerichtet wird. Zur Andacht und Belehrung dienen des weiteren eine Ehrenhalle, ein Weiheraum und eine Historische Halle. Die Zeit der Erbauung des Marine-Ehrenmals fällt in die Ära des erneuten und verstärkten Wettrüstens, nachdem im Jahre 1926, also ein Jahr vor Baubeginn, eine Seeabrüstungskonferenz in Genf zwischen Großbritannien, USA und Japan ergebnislos geblieben war. Über den Anlaß des Denkmalbaus gibt die Tatsache Aufschluß, daß sich im Jahre des Baubeginns 1927 die Gründung des Reichsmarineamtes unter dem politisch einflußreichen Gründer der deutschen Hochseemarine, Großadmiral Tirpitz, zum dreißigsten Mal jährte. Der Zeitpunkt der Vollendung des Denkmals, der bereits in die nationalsozialistische Herrschaft fällt, ist identisch mit dem 20. Jahrestag des Rücktritts von Tirpitz, der sein Lebenswerk auf Grund des Verzichts auf einen umfassenden Einsatz der Schlachtflotte in den ersten Kriegsjahren als gescheitert betrachtete. Der Gedanke, im Datum der Vollendung des Denkmals (1936) zugleich die Vorankündigung der Vollendung der Tirpitzschen Ideen zu erblicken, liegt daher nahe. Der wie in allen anderen Denkmälern dieser Gruppe mit einer mystischen Auferstehungshoffnung gepaarte Gefallenen- und Heldenkult, der sich in der ebenso lapidaren wie entlarvenden Inschrift der Ehrenhalle „Sie starben für uns“, noch mehr aber in den Leitworten Admiral Scheers bei der Grundsteinlegung „Für deutsche Seemannsehr/Für Deutschlands schwimmende Wehr/Für beider Wiederkehr“ artikuliert, findet sich ein weiterer, und zwar vornationalsozialistischer Hinweis auf Unterstützung obiger Vermutung.

2. *Denkmäler der Ersten Österreichischen Republik*

Trotz der Vereitelung des Zustandekommens einer nationalstaatlichen Einigung „Deutsch-Österreichs“ mit dem Deutschen Reich verlief die politische und monumentalkünstlerische Entwicklung der Ersten Österreichischen Republik ähnlich wie diejenige der Weimarer Republik. Die Zeit der Konstituierung der Republik Österreich und ihrer Verfassung (1918–20), dann der bürgerlichen Koalitionsregierungen (1920–32), die von permanenten bürgerkriegsähnlichen innenpolitischen Spannungen, von Wirtschaftskrise und Anschlußfrage geprägt waren und schließlich durch die Verfassungsreform des Jahres 1929 die Stärkung des Bundespräsidentenamtes brachten, schließlich der austrofaschistischen Diktatur unter Engelbert Dollfuß (1932–34) und Kurt Schuschnigg (1934–38) bis hin zum Anschluß Österreichs an das Deutsche Reich unter nationalsozialistischen Vorzeichen war begleitet von Denkmalbauten, deren Zweck es war, trauernd und ohne Rachegelüste

T 174 der Toten des Weltkrieges (Kriegerdenkmal auf dem Zentralfriedhof
Wien) zu gedenken, dann an die Gründung der Republik und die dabei
T 175 von Austromarxisten (SPÖ) erworbenen Verdienste (Republik-Denk-
mal in Wien) zu erinnern, zuletzt aber, die alte österreichische Armee
Z 139, und ihre gefallenen „Helden" (Heldendenkmal im Burgtor) zu verherr-
140 lichen und ihre „Auferstehung" monumentalpropagandistisch vorzu-
bereiten. Diese drei ausgewählten Monumente werden als repräsentativ
für die österreichische Denkmalsgeschichte der Zeit zwischen den bei-
den Weltkriegen im folgenden eingehender analysiert.

T 174 Das früheste dieser Monumente, das Kriegerdenkmal auf dem Zen-
tralfriedhof in Wien, wurde im Jahre 1925 im Auftrag der Stadt Wien
durch den Bildhauer Anton Hanak errichtet und gehört zu den wenigen
demokratischen Gefallenendenkmälern dieser Zeit, am besten ver-
gleichbar mit denjenigen von Barlach und Kollwitz. Im Jahre 1928
wurde anläßlich des 10. Jahrestages der Gründung des republikanischen
„Deutsch-Österreich" durch die Austromarxisten in einer Zeit blutiger
Auseinandersetzungen zwischen antidemokratischen Heimwehr- und
Selbstschutzverbänden sowie dem sozialistisch-republikanischen
Schutzbund im Auftrag der Sozialistischen Partei Österreichs durch die
T 175 Bildhauer Anton Hanak, Franz Seifert und Karl Wollek das Repu-
blik-Denkmal in Wien geschaffen. Im Jahr 1934, also mitten in der Zeit
der austrofaschistischen Diktatur, wird das eindeutig dem Gefallenen-
kult zuzuordnende Heldendenkmal im Auftrag der österreichischen
Staatsverwaltung durch ein Denkmalkomitee, das Rudolf Wondracek
nach einem Wettbewerb zum ausführenden Architekten bestimmt, so-
Z 139, wie durch die Künstler Schmid und Dimmel als „Erinnerungsmal an die
140 Ruhmestaten der alten österreichischen Armee 1618–1918" im Wiener
Burgtor installiert.

T 174 Mit dem Kriegerdenkmal auf dem Zentralfriedhof in Wien werden
typologische und darstellerische Aspekte des späteren Denkmals für
Karl Liebknecht und Rosa Luxemburg von Mies van der Rohe sowie der
Statuengruppe „Elternpaar" von Käthe Kollwitz – wenn auch nicht mit
derselben avantgardistischen Ausformung – vereinigend vorausge-
nommen. Dennoch wirkt die Gestalt der klagenden Mutter formal und
inhaltlich fortschrittlich im Vergleich zu der traditionellen Büstenauf-
T 175 stellung (Jakob Reumann – Victor Adler – Ferdinand Hanusch) im
Republik-Denkmal. Im Gegensatz zu diesen demokratischen, primär

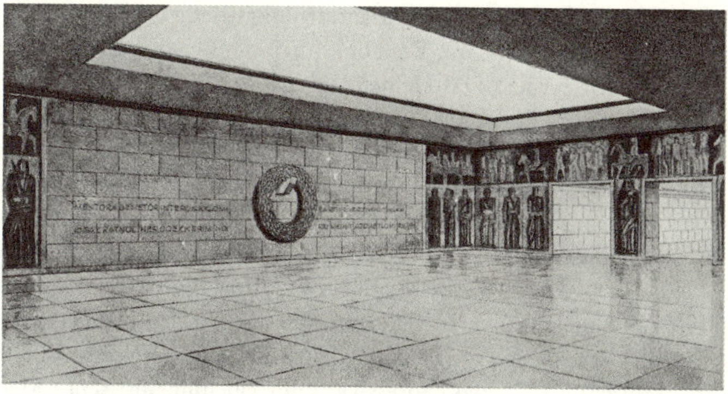

Z 139 Rudolf Wondracek: Heldendenkmal im Burgtor, Wien.
Ansicht des Ehrensaals.

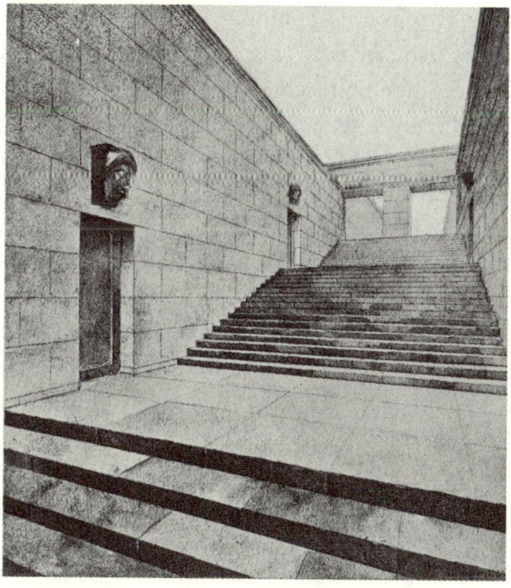

Z 140 Rudolf Wondracek: Heldendenkmal im Burgtor, Wien.
Ansicht der Ehrenstiege.

plastischen Denkmälern greift der antidemokratische Gefallenenkult –
ähnlich wie in der Weimarer Republik – typologisch auf architektoni-
Z 139, sche Lösungen zurück. Das Heldendenkmal in Wien ist sogar ein Ar-
140 chitekturdenkmal, das in einen historischen Monumentalbau, das Burg-
T 126 tor, integriert wurde. Auch mit seinen Darstellungen, dem Lorbeer-
kranz, dem Doppeladler, den Figuren St. Georg und St. Michael sowie
den anonymen, nur nach ihrer Uniform näher definierbaren Gestalten
aus der Geschichte der österreichischen Armee (Variante des unbekann-
ten Soldaten) wird die Einheit von Thron, Altar und Militär versinn-
bildlicht und zu reaktivieren versucht. Der Stil dieser österreichischen
T 174 Denkmäler bewegt sich von einem dynamischen Expressionismus (Kla-
gende Mutter) über einen expressiven, um ein humanistisches Men-
T 175 schenbild bemühten Realismus (Büsten Reumann – Adler – Hanusch)
Z 139, bis hin zur faschistischen neoklassizistischen Monumentalität des Hel-
140 dendenkmals sowie seiner abstrakt-symbolischen und entindividuali-
sierten bildnerischen Ausstattung. Vorbilder sind intuitiv-assoziativer
Art (Klagemauer) wie im Kriegerdenkmal auf dem Zentralfriedhof in
Wien, konventioneller Art (allgemein gängige und verbreitete Art der
Büstenaufstellung) wie im Republik-Denkmal oder aber reaktionär-
traditioneller Art (Rückgriff auf historische Architektur zur optischen
Versinnbildlichung der politischen Verbundenheit mit deren Entste-
hungszeit. Das „Neue“ – genaugenommen ein Rückgriff auf die Antike
– der nach oben geöffneten Halle ist auch im deutschen Faschismus weit
verbreitet) wie im Heldendenkmal im Burgtor. Die Standortwahl ent-
spricht der inhaltlichen und politischen Tendenz der Denkmäler: das
antimilitaristische Kriegerdenkmal wurde auf dem Zentralfriedhof er-
richtet, das kämpferisch-demokratische Republik-Denkmal wurde an
der Wiener Ringstraße neben dem Parlament und gegenüber der Hof-
burg, das monarcho- und kleriko-militärische Heldendenkmal fand
seine Aufstellung an dem Punkt, wo sich die Hofburg von der bürger-
lichen Stadt abgrenzt.

Das früheste der genannten österreichischen Denkmäler, dessen
T 174 Zweck es ist, Gedächtnismal der Stadt Wien für die Gefallenen des Er-
T 173 sten Weltkrieges zu sein, verherrlicht im Gegensatz zum Kriegereh-
renmal der Stadt München weder Heldentum noch Heldentod, sondern
T 170 stellt ähnlich wie die Gefallenendenkmäler von Barlach und Kollwitz
Schmerz, Trauer und Besinnung dar und heroisiert – falls der Ausdruck

überhaupt angebracht ist – das Leid der Hinterbliebenen und die Bürde, die ihnen der Krieg auferlegt hat. Das in der Art einer einseitig mit einem Hochrelief ausgestalteten monumentalen Gefallenenfriedhofabschlußwand an das Leid des Weltkriegs gemahnende Denkmal wurde in einer Zeit errichtet, da der innere Zustand Österreichs von bürgerkriegsähnlichen Zuständen gekennzeichnet war. Die Doppelinschrift des Kriegerdenkmals, die ideelle Schenkung „Den Gefallenen des Weltkrieges die Stadt Wien" und die fordernde religiöse Widmung „Herr, gib uns den Frieden!" beziehen sich denn auch auf Anlaß und Zeit der Errichtung des Monuments. Wenn Adolf Hitler knapp ein Jahrzehnt später in der Feldherrnhalle die Inschrift „Herr, mach uns frei!" anbringen ließ, so war dies trotz aller Ähnlichkeit – und wahrscheinlich auch direkten Beziehung – eine Umkehrung der Wiener Inschrift vom naiv Religiösen zum charismatischen Führerkult, von der Sehnsucht nach innerem und äußerem Frieden zur Aufforderung zur „rüstigen Befreiung", zur „Schwerterhebung", zum erneuten inneren und äußeren Krieg.

Das zweite Denkmal in dieser Reihe, das Republik-Denkmal, gibt T 175
schon mit seinem Namen zu erkennen, daß es eine diametral entgegengesetzte politische Richtung vertritt. Die Auswahl der Büsten dreier Austromarxisten (Reumann – Adler Hanusch), die wesentlich am Sturz der habsburgischen Monarchie und der Gründung der österreichischen Republik beteiligt waren und die Idee eines als autonomer Bundesstaat in ein republikanisch-demokratisches großdeutsches Konzept integriertes „Deutsch-Österreich" vertraten sowie die weit realistischere und weniger idealisierte Ausformung und die keinesfalls bildungsbeflissen-exklusive Aufstellung der Büsten machen Zweck und Art des Republik-Denkmals deutlich. Während der Anlaß der Errichtung des Wiener Monumentes die Feier des 10. Jahrestages der Gründung der Republik „Deutsch-Österreich" und der 10. Todestag Victor Adlers sowie jeweils der 5. Todestag Jakob Reumanns und Ferdinand Hanuschs waren, fiel sie in eine Zeit, da bereits wieder die Abschaffung der Republik und die Einführung der austrofaschistischen Diktatur drohten. Um so eindringlicher sollte die Widmungsinschrift auf dem Architrav der einfachen Hintergrundarchitektur „Der Erinnerung an die Errichtung der Republik am 12. November 1918" wirken, die den drei großen österreichischen Sozialdemokraten „Jakob Reumann", „Victor Adler" und „Ferdinand Hanusch" galten. Bereits ein Jahr nach

der Enthüllungsfeier leitete der österreichische Bundeskanzler mit der Verfassungsreform die Entwicklung von der Republik zurück zum Ständestaat ein und begann mit der offenen Verfolgung und Unterdrükkung des Sozialismus durch die faschistisch-militante Heimwehrbewegung. Weitere vier Jahre später wurde diese Entwicklung endgültig durch die Abmachungen von Riccione im August 1933 besiegelt, in denen Mussolini die Unterstützung der österreichischen Unabhängigkeit (gegen deutsche Annektionsbestrebungen) unter der Voraussetzung der Ausschaltung der Sozialdemokratie und einer Verfassungsreform nach faschistischem Vorbild zusagte. 1934 schließlich ließ der seit zwei Jahren amtierende Bundeskanzler Engelbert Dollfuß den Generalstreik und bewaffneten Widerstand der Sozialdemokratie und des Republikanischen Schutzbundes (Österreichischer Bürgerkrieg) gegen die zunehmende Faschistisierung durch „reguläre" Truppen und die Heimwehr blutig niedergeschlagen, was der endgültigen Ausschaltung des Austromarxismus gleichkam. Diese politische Entwicklung schlug sich am 14. Februar auch auf den Denkmalbau nieder, als das Republik-Denkmal im Auftrag des Bundeskanzleramtes durch die Vaterländische Front mit rot-weiß-rotem Fahnentuch umhüllt, mit Krukenkreuzen, dem Bildnis von Dollfuß und einem nationalistischen Aufruf an die Arbeiter zur Verteidigung der Freiheit des Vaterlandes versehen wurde. Kurz darauf wurde in einer Nacht-und-Nebel-Aktion gegen die „Austrobolschewiken" das Republik-Denkmal bis auf die zu schweren Architekturteile, die mit improvisierten Bildnissen des Bundeskanzlers Dollfuß, des Heimwehrführers Starhemberg sowie des Vizekanzlers Fey beklebt wurden, abgetragen. Neben dem Denkmal wurden die Fahnen des Bundesstaates und des Heimatschutzes gehißt. Wegen der Schwierigkeiten, die sich bei der Abtragung des Denkmals – vor allem wegen des Gewichts der Pfeiler und des Architravs der Hintergrundarchitektur – ergeben hatten, erwog man zunächst in Kreisen der Reaktion, es zu einem „Befreiungsdenkmal", zu einem „vaterländischen Erinnerungsmal zum Gedächtnis an die Befreiung Wiens vom marxistischen Terror" umzugestalten. Dieser seit den Befreiungskriegen schon so oft strapazierte Befreiungsgedanke wurde jedoch nicht monumental verwirklicht, sondern die Reste des Denkmals wurden am 22. Dezember auch noch abgetragen. Im selben Jahr noch setzte Dollfuß als gezielten Schlag gegen die zu erwartenden Demonstrationen der Arbeiterschaft zum

1. Mai aus eigener Machtvollkommenheit eine autoritär-berufsständische Verfassung in Kraft, die neben dem Verbot der Sozialdemokratie und der Nationalsozialisten auch ein Verbot aller anderen Parteien brachte, an deren Stelle die Einheitsformation der „Vaterländischen Front“ trat. Die deutsch-faschistisch orientierten österreichischen Nationalsozialisten beantworteten diesen Verdikt mit dem Putsch vom 25. Juli 1934, bei dem Dollfuß im Bundeskanzleramt ermordet wurde. Das Dritte Reich distanzierte sich von dieser Aktion erst, als vereinbarungsgemäß italienische Truppen am Brenner aufmarschierten. Kurt Schuschnigg, der Nachfolger von Dollfuß, versuchte jedoch vergeblich, den spezifisch österreichischen Klerikofaschismus seines Vorgängers zu festigen. Dies geschah auf monumentalpropagandistischer Ebene mit dem seit 1933 durch einen Wettbewerb zur Diskussion stehenden Ausbau des Wiener Burgtores zum österreichischen Heldendenkmal. Mit die- Z 139,
sem Monument wird der Zweck verfolgt, an die Ruhmestaten der alten 140
österreichischen Armee in den Jahren 1618 bis 1918 und ihre Funktion als Hauptstütze der Einheit von „Thron und Altar“ zu erinnern.

Dabei gefiel es den österreichischen Faschisten, wie die Integration des Heldendenkmals in das den Befreiungskriegen gewidmete Burgtor zeigt, die historische Kontinuität des militanten Klerikalismus ungebrochen zu demonstrieren und mit einem austrogroßdeutschen Befreiungsgedanken in Verbindung zu bringen, wohingegen die deutschen Nationalsozialisten sich bei der Münchener Feldherrnhalle erst durch die T 133
eigene Parteigeschichte die historische Kontinuität konstruieren und den militärischen Führerkult in allgemein verunklärender Abstraktion für sich verwerten konnten. Die Art, wie die nach oben geöffnete Halle des Heldendenkmals auf ideologisch scheinbar konsequente Weise in das Z 139,
historische Burgtor integriert wurde, mag Adolf Hitler wenig später 140
dazu veranlaßt haben, die „Blutzeugen der nationalsozialistischen Bewegung“ in die neu erbauten und ebenfalls nach oben geöffneten Ehren- T 177
tempel der NSDAP überführen zu lassen und sie damit in einen rein monarchisch-künstlerischen Rahmen (Königsplatz, der im Dritten Reich Königlicher (!) Platz hieß) und in Bezug zu einer Triumphpforte (Propyläen) der drei großen Hauptstädte (Brandenburger Tor – Propy- T 100,
läen – Burgtor) zu stellen. Die Einweihung des österreichischen Hel- 137,
dendenkmals erfolgt zusammen mit einer großen österreichischen Hel- 126
denfeier im Jahr 1934 anläßlich der 20. Wiederkehr des Jahres des

Kriegsausbruchs in einer Zeit der Eskalation und endgültigen Wendung des Bürgerkriegs zugunsten des Faschismus und im Jahr, da Adolf Hitler sich zum Diktator, zum „Führer und Reichskanzler" macht. Ähnlich wie in der Feldherrnhalle werden die zeitlichen Bezüge zur Legitimierung neuer großdeutscher Befreiungsgedanken im Jahre 1813, aber auch darüber hinaus schon seit dem Jahre 1618 gesehen. Demgemäß lautet denn auch die inschriftliche Widmung und Schenkung: „Dem Andenken der ruhmreichen kaiserlichen Armee 1618–1918" (Ehrenhalle) und „Dem Gedenken an die Opfer im Kampf um Österreichs Freiheit" (Weiheraum). Die blutig beschworene österreichische Freiheit dauerte nur noch ganze vier Jahre und Bundeskanzler Schuschnigg, der noch bei der Heldenfeier ausgerufen hatte, „wahrlich nur um Volk und Heimat geht es uns dabei, um Österreichs Freiheit und Selbstbestimmung, die wir uns von niemand rauben lassen", war es selbst, der auf Geheiß Hitlers dem Nationalsozialisten Arthur Seyss-Inquart den politischen Aufstieg ermöglichen und damit den Anschluß Österreichs an das Deutsche Reich im Jahre 1938 vorbereiten mußte.

3. Denkmäler des Dritten Reiches

Die Weimarer Republik, die eigentlich schon von Anfang an als parlamentarisch-demokratisches System durch das Notverordnungsrecht des Reichspräsidenten sowie die subversiven Tätigkeiten der Reichswehr und die organisierten Interessen der ostelbischen Großagrarier, der Banken und Schwerindustrie gefährdet war, geriet erst recht in den Sog antirepublikanischer Gruppen, seit der auf dem Hintergrund der Weltwirtschaftskrise stattfindenden Staats- und Gesellschaftskrise der späten zwanziger Jahre, denen Tür und Tor geöffnet waren nach dem Bruch der von den Sozialdemokraten geführten großen Koalition unter Reichskanzler Hermann Müller im März 1930. In den im selben Jahr stattfindenden Reichstagswahlen erzielte die NSDAP zum ersten Mal große Stimmengewinne, und es kristallisierte sich eine Frontbildung erheblichen Ausmaßes zwischen Nationalsozialisten und Kommunisten heraus, die der Zentrumskanzler Heinrich Brüning, gestützt auf das Notverordnungsgesetz und die Tolerierung durch die SPD, vergebens zu egalisieren versuchte. Die Bildung der Harzburger Front („Nationale Opposition": NSDAP, DNVP, Stahlhelm) im folgenden Jahr verschärfte den Konflikt im Innern zusehends, der auch durch das Verbot der brutalen nationalsozialistischen Hilfstruppen SA und SS im Jahr von Hindenburgs Wiederwahl 1932 (gegen Ernst Thälmann, KPD, und Adolf Hitler, NSDAP) nicht beseitigt werden konnte. Vielmehr bewirkten die Intrigen der „Kamarilla" um den greisen Reichspräsidenten (Schleicher, Oskar von Hindenburg, Oldenburg-Januschau) noch im selben Jahr den Sturz Brünings, dem das „Kabinett der nationalen Konzentration" Franz von Papens und damit der endgültige Übergang zum ständisch gegliederten Präsidial-Führerstaat folgte. Ebenfalls ins Jahr 1932 fiel die Beseitigung der sozialdemokratischen preußischen Regierung Braun-Severing durch einen Staatsstreich, die beiden Reichstagswahlen, aus denen die NSDAP mit wechselndem Stimmenerfolg als Siegerin hervorging, und schließlich das Scheitern der Regierung Papen an dessen Wirtschaftsplan. Das Nachfolgekabinett Schleicher versuchte ein letztes Mal, den Aufstieg der NSDAP durch eine Spaltung mit Hilfe des „Sozialistischen" Flügels um Gregor Strasser zu bremsen, was jedoch an der mangelnden Unterstützung durch die Gewerkschaften, die Mittelparteien und die SPD scheiterte. Der Januar 1933 brachte den Wahlerfolg der NSDAP bei den Landtagswahlen im Kleinstaat Lippe, die Vereinbarungen zwischen Hitler und Papen im Hause des Bankiers Schröder über eine gemeinsame Regierungsbildung und die Besprechung zwischen Papen, Hitler, Oskar von Hindenburg und Staatssekretär Meißner, bei der es Hitler gelang, Oskar von Hindenburg für sich zu gewinnen. Dies hatte zur Folge, daß der Reichspräsident seine Zustimmung zur Berufung Hitlers als Reichskanzler und zu Reichstagsneuwahlen erteilte. Es folgten die Vereidigung der Präsidialregierung Hitler, die Koalitions-Regierung des „Nationalen Zusammenschlusses" am 30. 1. 1933 und die Festigung der totalitären Führerherrschaft durch die „Gleichschaltung", die Aufhebung verfassungsmäßiger Grundrechte sowie die sukzessive Ausschaltung des Parlaments.

In dieser historischen Phase der Vorbereitung der nationalsozialistischen Herrschaft wurde von der NSDAP ein Denkmal errichtet, das dem nationalsozialistischen „Märtyrertum" auf dem Weg zur „Machtergreifung" gewidmet war. Im Jahre 1931 ließ die NSDAP durch den Architekten Clemens Holzmeister, der auch für Kemal Pascha (Atatürk) in der Türkei arbeitete und sich an dem Wettbewerb zur Ausge-

staltung des Wiener Burgtores zum Heldendenkmal beteiligte, auf der
T 176 Golzheimer Heide bei Düsseldorf das Schlageter-Denkmal (seit 1933 offiziell: Schlageter-Nationaldenkmal) erbauen. In der Form-Inhalt-Relation steht dieses erste nationalsozialistische Großmonument noch ganz unter dem Eindruck des Gefallenenkults mit dem für 10000 Menschen konzipierten Versammlungsort (Laboe, Tannenberg) einerseits und der Dominanz christlicher Form- und Sinngehalte (München, Tannenberg) andererseits. Das Denkmal vom Typus einer versenkten Ringanlage ist ausgerichtet auf ein monumentales Kreuz, einen altarartigen Sarkophag und eine unterirdische Gruft – eine Dreiheit (!), die von Zeitgenossen wie folgt gedeutet wurde: „,Gruft' heißt: Tod, Vernichtung dieses Menschen. ,Sarkophag' heißt: Offenbarwerdung dieses Todes in seiner Bedeutung für die Seinen. ,Kreuz' heißt: Tat, Leiden für die Tat, Befestigung der Tat in einem dauernden Weiterwirken und Mahnung zu gleicher Tapferkeit an die Nachgeborenen." Auch die Reduktion der Darstellung auf ebenso vertraute wie allgemein interpretierbare Symbolik sowie auf lapidare Inschriften erinnert an die Denkmäler des Gefallenenkultes und steht letztlich in der Tradition der bayerischen Feldherrnhalle. Stilistisch steht das Schlageter-Denkmal in der Tradition derjenigen Monumente, deren Urheber versuchten, einen spezifisch deutschen Formenausdruck zu finden. Dies führte bei dem völkisch (über das Nationale und Staatliche hinausgehend, die Einheit auf Grund rassischer Merkmale definierend) motivierten Schlageter-Denkmal, dem in Wirklichkeit bereits ein noch weitergehender neouniversalistischer, „menschheitsbeglückend"-welteroberischer Reichserneuerungsgedanke zugrunde lag, zu germanischen, christlichen und klassisch-antiken Stilelementen. Demgemäß sind die Vorbilder dieses Monumentes antike Amphitheater, mykenische Königsgräber und germanische Wallgräber. Der Standort des Denkmals ist historisch bedingt an der Stelle der ehemaligen Sandgrube, in der Schlageter hingerichtet wurde. Sie sollte zu einem Mittelpunkt Düsseldorfer Stadt- und Straßenplanung werden. Die mehrschichtige Zweckbestimmung des Schlageter-Denkmals führt vom Individuum in fortschreitender Verallgemeinerung zur nationalen und völkischen Gemeinschaft: es ist Grabmal für Albert Leo Schlageter, es ist Ruhrkampfdenkmal für den nationalsozialistischen „Märtyrer" und die 141 mit ihm Gefallenen, es ist Nationaldenkmal für die „Ruhrkämpfer", die zu Symbolen der Befreiung

Deutschlands und des Weges des Nationalsozialismus zur Macht erhoben wurden. Das in der Art einer Feierstätte für nationale Kundgebungen und Aufmärsche sowie für Trauer- und Gedenkveranstaltungen geschaffene Monument bildete nach nationalsozialistischer Anschauung die künstlerische Grundform, auf der sich das völkische Gemeinschaftsleben der Zukunft entwickeln sollte: „Durch die Kunst ist hier dem Leben nur die Grundform gewiesen worden, über der es sich entwickeln muß, wenn anders es ein Leben der Volksgemeinschaft werden will. Mit seinem Hauptraume und seiner Krypta in die schicksalsvolle Erde der Ruhr eingesenkt, den Ring der Gemeinschaft zur Erscheinung bringend, von einem Symbole beherrscht, ist in diesem Denkmale alles keimhaft gegeben, was unsere Erwartung bildet." Die Zeit der Errichtung des Denkmals, dessen Anlaß der 8. (Vollendung) bzw. der 10. (Ernennung zum offiziellen Nationaldenkmal) Jahrestag der Hinrichtung des nationalsozialistischen Terroristen durch ein französisches Kriegsgericht war, fiel denn auch zusammen mit der Bildung der „Harzburger Front", die den Nationalsozialisten in der Tat berechtigten Grund lieferte – wenn auch noch unter dem Symbol des Christentums – Zukunftsbetrachtungen anzustellen. Daß diese Zukunft mit Waffengewalt unter dem historisch legitimierenden Zeichen des Kreuzes und unter Aufopferung des „Einzelnen" für das „Ganze" stattzufinden habe, das geht aus den Widmungsinschriften hervor: „Deutschland muß leben und wenn wir sterben müssen" – „Albert Leo Schlageter".

Nach der „Machtergreifung", in der Phase der Festigung der nationalsozialistischen Herrschaft, wurde ein innen- und ein außenpolitisches Hauptziel verfolgt, die eng miteinander verknüpft waren: es ging zum einen um die Zementierung der Einparteien- und Führerherrschaft und zum anderen um die Kriegsvorbereitung zur Lösung der wirtschaftlichen Probleme. Das innenpolitische Ziel wurde mit der Übernahme eines intakten, überwiegend gefügigen, auf den Obrigkeitsstaat eingeschworenen Staatsapparats und mit Hilfe scheinlegaler Maßnahmen sowie offener Rechtsbrüche in drei Stufen verfolgt. Als erstes erfuhr die Exekutive mit den Mitteln des Präsidialregimes eine enorme Machtsteigerung (Gesetze vom 23. 3., 31. 3., 7. 4. 1934: Ausnahmezustand und Aufhebung der Grundrechte wurden gefolgt vom „Ermächtigungsgesetz" und der Unterwerfung der Länder unter das Reich). Dann wurde der Rechtsstaat liquidiert und an seiner Stelle ein Einparteienregime errichtet (Gesetze seit 1. Mai 1933: Antidemokratisches-antisemitisches Gesetz zur Wiederherstellung des Berufsbeamtentums. Zerschlagung der Gewerkschaften, der demokratischen Berufsverbände und aller nichtnationalsozialistischen Parteien. Gleichschaltung der Interessenverbände von Landwirtschaft, Handel, Gewerbe und Industrie. 1. 12. 1933: NSDAP wird Staatspartei)! Schließlich wurde im Bündnis mit der Reichswehr, die allerdings erst 1938 vollends zum gefügigen Instrument nationalsozialistischer Kriegs- und Vernichtungspolitik wurde, mit den parteieigenen militärischen Truppen SA (1934 ausgeschaltet) und SS, der auch die Polizei zugeordnet wurde, der totalitäre Staat aufgebaut, mit Hilfe der NS-Institutionen (Deutsche Arbeitsfront, Reichskulturkammer usw.) den wirtschaftlichen und sozialen Problemen mit Aufrüstung und Zwangsarbeit begegnet sowie die kritische Intelligenz und nichtkooperationswillige Mitglieder der Kirche ausgeschaltet, mit einer Reihe von Ja-Plebisziten für Popularität des Regimes gesorgt und dies alles durch den SS-Staat, dem die eigentlichen politischen Aufgaben übertragen waren (Sicherung der Macht, Bevölkerungspolitik, Besatzungspolitik, Verfolgung der Regimegegner, Aufbau des KZ-Systems und Judenverfolgung), abgesichert. Dem konnte die Widerstandsbewegung, die vor dem Kriegsausbruch vorwiegend aus den Reihen der politischen Linken, der Kirche („Bekennende Kirche") und desillusionierter Konservativer kam, wenig entgegensetzen. Mehr Aussicht auf Beseitigung des Systems hatten während des Krieges Militärs, die aus den eigenen Reihen (20. Juli 1944) kamen. Die nationalsozialistische Außenpolitik war, wie der demonstrative Austritt aus dem Völkerbund im Jahr der „Machtübernahme" und die damit verbundene Aufgabe des Abrüstungsgedankens signalisierte, von Anfang an Kriegspolitik mit dem Ziel der machtpolitischen Revision des Versailler Vertrags und der „Eroberung neuen Lebensraums". Diese Politik, die als erstes die Unterwerfung Kontinentaleuropas und der Sowjetunion vorsah, dann das Ausgreifen nach Übersee (mit oder gegen Großbritannien) und das Niederringen der USA, gipfelte in der Weltvorherrschaftsvision eines biologisch gesicherten Imperiums, das die Rassenherrschaft des deutschen Volkes verewigen sollte. Dieser Plan stand und fiel mit den außenpolitischen Bündnissen, bei denen Großbritannien eine besondere Rolle spielte. Zwar konnte Hitler die außenpolitische „Achse Berlin – Rom – Tokio" herstellen, aber in der Tatsache, daß es ihm nicht gelang, Großbritannien für seine Ziele zu gewinnen, liegt eine der Hauptursachen, daß sein Welteroberungsplan bereits in der ersten Phase scheiterte.

In Analogie zum politischen Entwicklungsprozeß standen im Denkmalwesen der Zeit der Festigung der nationalsozialistischen Herrschaft zwei Fragen im Vordergrund: Welche Denkmäler der Weimarer Republik konnten zu eigenen propagandistischen Zwecken übernommen werden und welche mußten eliminiert werden? Wie sollte das neu geschaffene nationalsozialistische Denkmal aussehen? Bei der Beantwortung der ersten Frage erweist es sich, daß die Denkmäler des Gefallenenkultes als Militär und Krieg verherrlichende Monumente nahtlos in die nationalsozialistischen Herrschaftszeichen eingereiht werden konnten, ja sogar ausgebaut und als offizielle Denkmäler (Nationaldenkmal, Reichsehrenmal) aufgewertet wurden, wohingegen die Denkmäler des Internationalismus als demokratisch-republikanische Monumente im Zuge der Ausschaltung aller politischen Gegner entfernt wurden. So
wurde das Denkmal für die Märzgefallenen in Weimar im Jahre 1933 ge- T 169,
sprengt und durch eine kleine kannelierte, von einem Rechteckbrunnen Z 138
umgebene Säule im klassisch-„nordischen“ Geiste ersetzt, das Denkmal für Karl Liebknecht und Rosa Luxemburg in Berlin zerstört, das Eh-
renmal im Dom zu Güstrow von Ernst Barlach mit dem Vorwurf der T 170
Beleidigung deutscher Soldatenehre, des Kulturbolschewismus und des optisch verzerrten Menschenbildes vernichtet und die Werke der Käthe Kollwitz abgelehnt mit der Begründung: „Das, was Bürgerlichkeit, Marxismus und Bolschewismus im Politischen anstreben, ist auch doktrinär in das künstlerische Wesen eingeschlichen. Die Kollwitz verfügt über ein artistisch großes Können und vermag aus ihm doch nicht mehr zu machen als ein weltschmerzliches Schreien ohne Kraft zur rüstigen Befreiung.“

Die Denkmäler des Gefallenenkults konnten nach nationalsozialistischer Anschauung dieser Anforderung offenbar sehr viel besser gerecht
werden, denn in dem „Unbekannten Soldaten“ des Kriegerehrenmals T 173
am Armeemuseum in München sah man den militärischen „Wiederauf-
erstehungsgedanken“ monumental verwirklicht, das Tannenberg- T 172
denkmal wurde nach Hindenburgs Tod erweitert (Hindenburg-Gruft) und nicht nur als Denkmal einer historischen Schlacht, sondern auch als Monument völkisch-antislawischer, antidemokratisch-monarchisti-

scher, die Hitlerdiktatur vorbereitender Tendenz offiziell zum „Reichs-
T 171 ehrenmal" ernannt, das Marine-Ehrenmal wurde gegenüber den ursprünglichen Plänen erweitert und erst im Jahre 1936 eingeweiht, das Schlageter-Denkmal in Düsseldorf wurde im Jahre der „Machtergrei-
T 176 fung", das identisch war mit dem 10. Todesjahr Schlageters, offiziell zum Nationaldenkmal ernannt.

Bei der Beantwortung der Frage der Neugestaltung nationalsozialistischer Denkmäler muß festgestellt werden, daß Monumente im engeren Sinn, wie sie bislang in dieser Arbeit behandelt wurden, nur eine sekundäre Rolle spielen und erst dann an Bedeutung gewinnen, wenn der Verlauf des Krieges den Bestand der NS-Herrschaft in Frage stellt und die Niederlagen durch Siegeszeichen kompensiert werden müssen. Bis dahin aber tragen allein schon der Totalitarismus des NS-Staates, seine Hauptstädte („Reichshauptstadt" Berlin, „Hauptstadt der Bewegung" München, „Stadt der Reichsparteitage" Nürnberg, „Reichsbauernstadt" Goslar usf.), seine Planung und Ausführung von Städtebau und Großbauten (Partei- und Staatsgebäude, Foren, Arenen, Stadien, Museen, Flugplätze, Autobahnen usf.) in Ausmaßen, Baustoffen und Nutzbarkeit solch monumentale Züge, wie sie in der Geschichte des Denkmals im engeren Sinn bestenfalls mit den Utopien der französischen Revolutionsarchitekten oder den frühen Entwürfen für ein Denkmal Friedrichs d. Gr. zu vergleichen sind. Vergleichsweise bescheiden wirken sich daneben die wenigen nationalsozialistischen Denkmäler im engeren Sinn
T 177 aus, von denen im folgenden ein Parteidenkmal (Ehrentempel der
T 178 NSDAP am Münchener Königsplatz) und eine Gruppe militärischer Ehrenmale (Ehrenmale des Dritten Reichs von Klotz und Tischler) näher in Augenschein genommen werden sollen.

Im Zusammenhang mit einer Forums-Idee (Schließung des Königs-
T 177 platzes in München durch das Verwaltungsgebäude der NSDAP und den „Führerbau") wurden gegenüber den Propyläen Ludwigs I. von Bayern im Jahre 1935 im Auftrag Adolf Hitlers die beiden Ehrentempel der NSDAP durch den Architekten Paul Ludwig Troost errichtet, deren Bestimmung es war, die seit der „Machtergreifung" bis zu diesem
T 133 Augenblick in der Feldherrnhalle ruhenden 16 Nationalsozialisten, die beim Hitler-Putsch („Marsch auf die Feldherrnhalle") vom 8.–9. November 1923 umgekommen waren und als Märtyrer gefeiert wurden, aufzunehmen. Diesem und anderen Parteidenkmälern von geringerer

Bedeutung (Mahnmal der NSDAP bei Wertheim am Main, Horst-Wessel-Ehrenmal bei Hameln u. a.) stand eine Reihe von Krieger- und Gefallenenehrenmalen gegenüber, von denen die meisten im Auftrag des „Volksbund Deutsche Kriegsgräberfürsorge" von den Architekten Robert Tischler und Clemens Klotz geschaffen worden waren. Unter ihnen ragt das im Jahre 1933 von Robert Tischler erweiterte Deutsche Freikorps-Ehrenmal Annaberg in Oberschlesien bedeutungsmäßig T 178 hervor, daneben rangieren die Heldengedenkstätten in Waldenburg (Robert Tischler, Ernst Geiger), in Liny-devant-Dun, Frankreich (Tischler), die Totenburg Bitolj, Jugoslawien (Tischler), sowie das Ehrenmal für die „Gefallenen der Bewegung" in der Ehrenhalle der Ordensburg Crössinsee (Clemens Klotz, Willy Meller) u. a.

Bezüglich Form und Inhalt stellen die Denkmäler des Nationalsozialismus schwer gedrungene, archaisierende oder neoklassizistische Pfeiler- und Mauerarchitekturen dar. Als Bautypus dominiert die quadratische, nach oben geöffnete Pfeilerhalle (Ehrentempel der NSDAP in T 177 München, Heldengedenkstätte in Liny-devant-Dun) und die ringförmige, nach außen geschlossene Wallanlage (Deutsches Freikorps- T 178 Ehrenmal Annaberg, Totenburg Bitolj), daneben existieren Varianten des Hallentypus, wie die längsrechteckige Ehrenhalle der Ordensburg Crössinsee, deren hölzerner offener Walmdachstuhl auf der einen Längsseite von Rundpfeilern, auf der anderen von einer geschlossenen Wand getragen wird, oder wie der quadratische Hof der Heldengedenkstätte in Waldenburg, der nach außen geschlossen, nach innen mit einer überdeckten Rundbogenhalle umgeben und nach oben geöffnet ist. Darstellungen sind in diesen Denkmälern entweder bereits in der Gemeinschaft symbolisierenden Architektur enthalten oder auf einfache Symbolik und Emblematik (Reichsadler auf „Lorbeer"-Eichenkranz mit Hakenkreuz, Wappen, Löwen, Feuerschalen) reduziert oder aber überhaupt nicht vorhanden. Der Stil bewegt sich zwischen einem dezidierten Neoklassizismus in erklärter Schinkel-Nachfolge und einer archaisierend-germanisierenden Monumentalität. Dementsprechend stammen die Vorbilder aus der griechischen und römischen Antike ebenso wie aus der germanischen Urzeit. Standorte sind weite, gepflasterte Plätze, kahle Bergrücken und Soldatenfriedhöfe.

Die Ehrentempel der NSDAP am Münchner Königsplatz stehen in der formalen Tradition der Wachhäuser des frühen 19. und des 18. Jh.

(z. B. Affentor in Frankfurt a. M.-Sachsenhausen 1810–11). Der Typus der offenen, freistehenden Pfeiler- (oder Säulen-)Halle erinnert an private Grabmalsarchitektur des 19. und 20. Jh. (z. B. Grabstätte Gropius in Berlin 1863, Familiengrabstätte Wagner in Wien ca. 1894 u. a.) sowie an öffentliche Kriegerehrenmale des 20. Jh. (z. B. Alter Friedhof in Offenbach a. M. 1917, Entwürfe von Wilhelm Kreis, Ausgestaltungsentwürfe von Schinkels Neuer Wache in Berlin u. a.). Mit dieser Formanwendung erfüllen die Ehrentempel der NSDAP – besser als dies bei der Feldherrnhalle als historisches Monument für das die Einheit von „Thron und Altar" stützende bayerische Heer und seine Führer im nationalsozialistischen Sinne möglich gewesen wäre – die Doppelfunktion als „Schlußsteine" einer im Dritten Reich weitverbreiteten Forumsidee (z. B. Gauforum in Weimar, Entwürfe für Augsburg und Dresden u. a.) und gleichzeitig als eines der häufigen Grabmale für die „Gefallenen der Bewegung" (z. B. Ehrenmal des Gaues Essen, Grabanlage für den Hitlerjungen Mallon auf Rügen u. a.). Ähnlich wie bei fast allen Denkmälern des Gefallenenkults ist mit dem Abschluß des Münchner Königsplatzes mit den beiden Ehrentempeln und den Partei- und Führergebäuden ein pseudoöffentliches Gesamtdenkmal „Architektur als Ausdruck des Fühlens der Allgemeinheit" geschaffen, das als platzumspannende Baueinheit auf ausschließlich emotionale und sentimentale Weise soziale und nationale Einheit suggerieren soll. Diese „propagandistisch wirksame Verknüpfung von Grab- und Mahnmalen mit Verwaltungs- und Repräsentationsgebäuden" an einem einseitig unvollendeten historischen Platz sollte nicht nur städtebaulicher Mittelpunkt Münchens sein, sondern weit darüber hinaus Reichsforum der „Hauptstadt der Bewegung" und der „Hauptstadt der Kunst", dessen Architektur von dem militärischen Geist der nationalsozialistischen Weltanschauung künden sollte: „Der Geist der neuen Zeit ist hier Stein geworden, ein Glaubensgrundsatz der Weltanschauung, die das neue Deutschland schuf, hat hier seine bauliche Verkörperung gefunden. Denn keine düstere Trauer umfängt diese Ehrentempel und diesen königlichen Platz, sondern die Würde und Klarheit, die einem soldatischen, disziplinierten Lebensgefühl entspricht." Von den Ehrenmalen des Dritten Reichs von Klotz und Tischler reicht keines an die Homogenität der Zweckbestimmungen der Ehrentempel der NSDAP heran, denn alle verkünden unter der militärischen Hauptidee nur einen Teilaspekt: Die Monumente auf der Ordensburg Crössinsee sowie in Annaberg erinnern als Ehrenmal für die „Gefallenen der Bewegung“ bzw. als Freikorps-Ehrenmal an den blutigen, von Putschen, Terrorhandlungen und sonstigen außerstaatlichen militärischen und paramilitärischen Aktionen begleiteten Weg des Nationalsozialismus zur „Machtergreifung“, die Heldengedenkstätten in Waldenburg und in Liny-devant-Dun sowie die Totenburg Bitolj gemahnen an die Gefallenen des Ersten Weltkriegs, deren Tod durch den Gefallenen- und Heldenkult der zwanziger Jahre verklärt war, was die Nationalsozialisten wiederum als Grundlage neuer Forderungen nach „Blutopfern“ nutzten.

4. Entwürfe zu Ehrenmalen des Zweiten Weltkrieges von Wilhelm Kreis

Der Zweite Weltkrieg war von den Nationalsozialisten von vornherein als imperialistischer Raub-, Eroberungs- und Vernichtungskrieg mit dem erklärten Ziel der Errichtung des germanisch-deutschen Großreiches vom Nordkap bis Afrika angelegt. Der Kampfansage an den Versailler Vertrag sowie dem Bruch mit der Weimarer Außenpolitik, dem Austritt aus dem Völkerbund sowie der Aufgabe des Abrüstungsgedankens folgten die bekannten außenpolitischen Verträge und innenpolitische Ereignisse, die durchweg der Kriegsvorbereitung dienten: 1934 Deutsch-polnischer Nichtangriffspakt – 1935 Rückgewinnung des Saargebiets und Deutsch-britisches Flottenabkommen – 1936 Besetzung der entmilitarisierten Rheinlande und Antikominternpakt mit Japan (1940 Dreimächtepakt: Achse Berlin – Rom – Tokio) – und 1938 Anschluß Österreichs und Einverleibung des Sudetenlands, sanktioniert durch das Münchner Abkommen – 1939 Annexion der Tschechoslowakei und Deutsch-sowjetischer Nichtangriffspakt (Hitler-Stalin-Pakt). Mit dem Angriff auf Polen im Jahre 1939, der durch den Vertrag mit der Sowjetunion gedeckt war, wird der Beginn des Zweiten Weltkriegs offiziell angesetzt. Ihm folgten die Kriegserklärungen, Besetzungen und Feldzüge bis hin zu den großen Rückschlägen, der bedingungslosen Kapitulation und dem Selbstmord Hitlers im Jahre 1945: 1939 Krieg mit Polen, dann mit England und Frankreich – 1940 Besetzung

Dänemarks und Norwegens, Feldzug gegen Holland, Belgien und Frankreich – 1941 Balkanfeldzug gegen Jugoslawien und Griechenland, Angriff auf Rußland, Kriegseintritt Japans und Amerikas – 1943 Roosevelt fordert in Casablanca die bedingungslose Kapitulation, Goebbels verkündet den totalen Krieg, Italien kapituliert, Rückzug in Rußland nach der vernichtenden Schlacht bei Stalingrad – 1944 alliierte Invasion in Frankreich, russischer Vormarsch – 1945 Kapitulation und Kriegsende, Großadmiral Dönitz wird bis zu seiner Absetzung und Verhaftung durch die Alliierten Nachfolger Hitlers.

Erst im Verlaufe des Zweiten Weltkrieges und auch da erst, nachdem sich die anfänglichen Siege der deutschen Wehrmacht in Niederlagen verkehrten, begannen die Denkmäler im engeren Sinne als die besetzten Gebiete und Schlachtorte markierende Hoheitszeichen und als in Stein verewigte Zeugen der in Wirklichkeit brüchig gewordenen Kraft des Heeres eine größere Rolle zu spielen. Dem doch relativ schnellen Ende des nationalsozialistischen Welteroberungswahns ist es schließlich zu verdanken, daß die allermeisten dieser Denk-, Ehren- und Kriegermale über das Stadium der Planung nie hinausgekommen sind. Die Denkmalentwürfe eines einzigen Mannes, des Architekten Wilhelm Kreis, spiegeln die Dominanz des militärischen Gedankens im Nationalsozialismus von der Erziehung der Jugend über die Verherrlichung der Soldaten und Feldherren und vor allem die militärischen Aktionen der deutschen Wehrmacht im Zweiten Weltkrieg wider. Wilhelm Kreis (1873–1955), der als Professor an der Kunstgewerbeschule und Akademie in Düsseldorf (1908–26) und an der Kunsthochschule in Dresden (1902–08, 1926–41) tätig war, dann 1941 zum Generalbaurat für die Gestaltung der Kriegsgräber berufen und 1943 zum Präsidenten der Reichskammer der bildenden Künste ernannt wurde, erhielt während dreier politischer Systeme in Deutschland höchste nationale und während des Kaiserreiches und der Weimarer Republik sogar internationale Auszeichnungen. Seine Karriere als Architekt, die erfüllt ist vom Denkmalbau, teilt sich gemäß dem politischen Wandel in Deutschland in drei Phasen:

Z 120, 1. Denkmäler bis 1914: Entwurf zum Völkerschlachtdenkmal
117, (1895), Entwurf zu den Bismarcksäulen (1989), Bau des Burschen-
118, schaftsdenkmals in Eisenach (1899–1902), Entwurf zum Bismarck-
123, Denkmal in Hamburg (1901), Entwürfe für ein Bismarck-National-

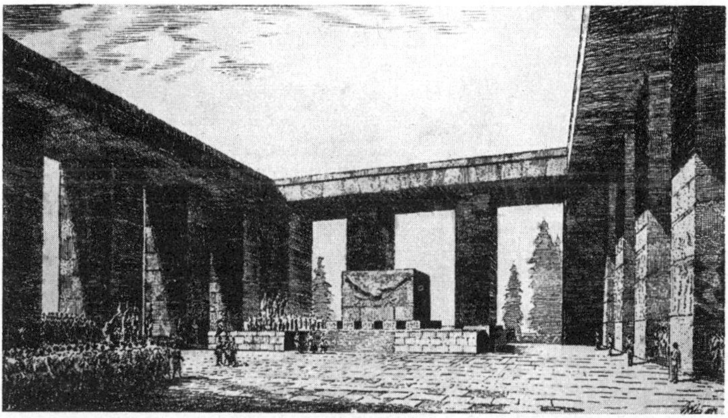

Z 141 Wilhelm Kreis: Entwurf für ein Reichsehrenmal in Berka.

denkmal auf der Elisenhöhe bei Bingen (1911), Bau der Bismarckhalle von Stettin (1912–14). T 164

2. Denkmäler während und nach dem Ersten Weltkrieg: (neben Bauten für Kultur und Industrie wie die Rheinhalle und das Kunstausstellungsgebäude in Düsseldorf, 1926, oder das Wilhelm-Marx-Hochhaus in Düsseldorf, 1922–24) Kriegermale in Bonnine, Auvelais, Brüssel, Cambrai, Evère (Erster Weltkrieg), Entwurf für einen Sammelplatz der nationalen studentischen Jugend (1928–32), Entwurf für ein Reichsehrenmal in Berka/Thüringen (1931) u. a. Z 141

3. Denkmäler im Dritten Reich. Neben dem Entwurf für einen Feierplatz am Rhein, der eine Umwandlung des Entwurfs für einen Sammelplatz für die nationale studentische Jugend war, und dem Entwurf zu einer Soldatenhalle in Berlin, die im Neubau des Oberkommandos des Heeres des Projektes Nord-Süd-Achse der Neugestaltung der Reichshauptstadt eingerichtet werden sollte, entstand die lange Reihe von Entwürfen für Ehrenmale an den Schauplätzen des Zweiten Weltkrieges: Oslo, Afrika, Griechenland, Warschau, Kutno, Narvik, Wituschgebirge, Drontheim, Grebbeberg (Holland), Mazedonien, Saar, Italien, Struma, Dnjepr. Die meisten dieser genannten Denkmäler des Dritten Reichs stehen in formaler Tradition zu historischen Bauten (Grabmal der Caecilia Metella, Theoderichgrab, Castel del Monte, Bogen des Forum Boarium, Kenotaphen von Boullée usw.) oder Baufor- Z 142 Z 143 –147

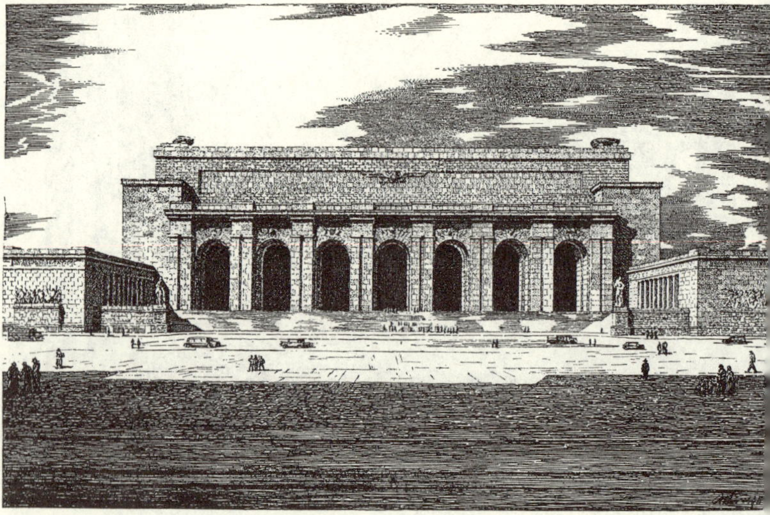

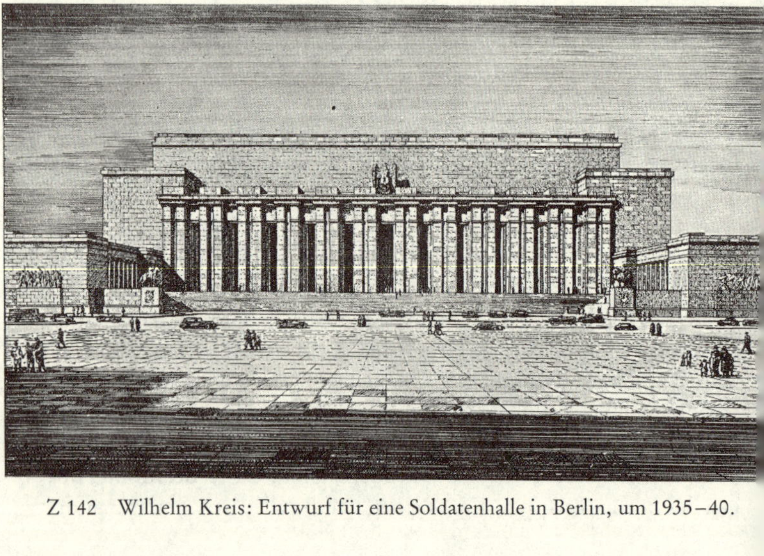

Z 142 Wilhelm Kreis: Entwurf für eine Soldatenhalle in Berlin, um 1935–40.

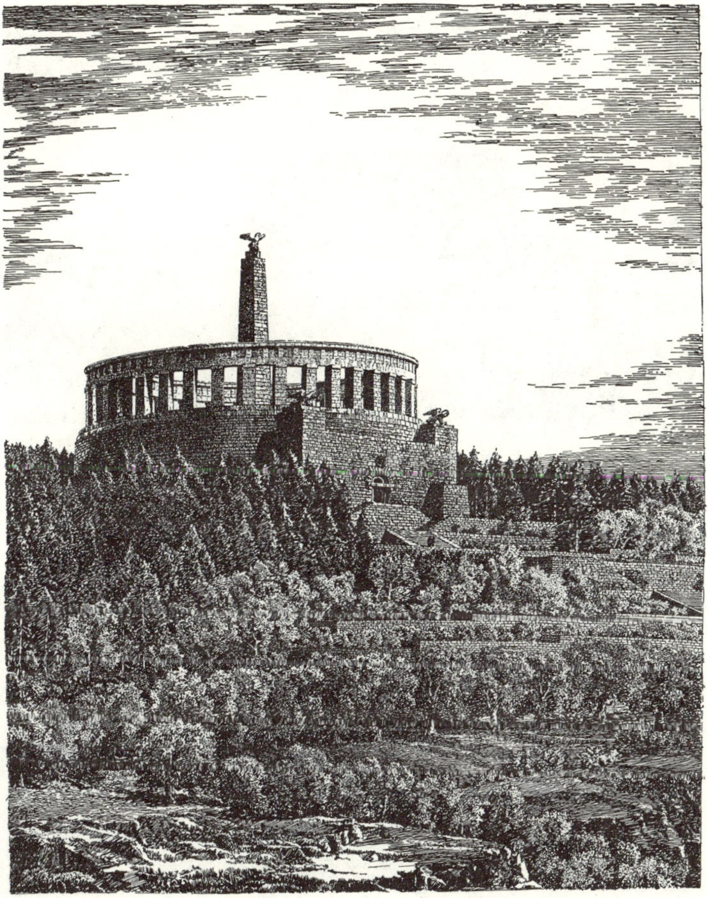

Z 143 Wilhelm Kreis: Entwurf für ein Ehrenmal bei Oslo.

men (Pyramide, Obelisk, Tempel, Rundbau, Kegel, Tor), vor allem aber drei von ihnen sind ihrer Zweckbestimmung nach verwandt mit Wilhelminischen und Ludovizianischen Monumenten. Der geplante Feierplatz am Rhein, der von der „Wiedererstarkung des Reiches künden“ sollte, war unzweideutig als nationalsozialistische Alternative für das kaiserliche Niederwalddenkmal gedacht. Das Ehrenmal am Dnjepr Z 147

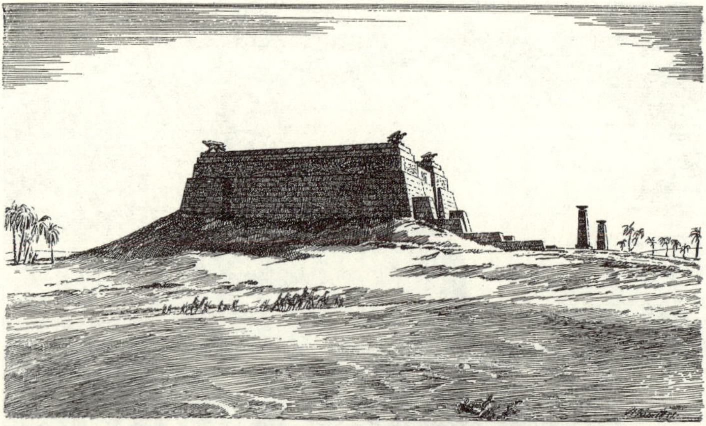

Z 144 Wilhelm Kreis: Entwurf für ein Ehrenmal in Griechenland.

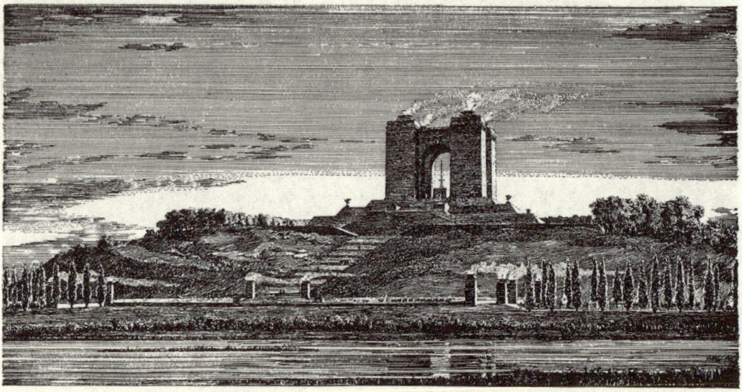

Z 145 Wilhelm Kreis: Entwurf für ein Ehrenmal in Kutno.

– in dem „Land, das die deutsche Armee und ihre Mitkämpfer aus fast allen europäischen Nationen dem Bolschewismus entrissen haben" –
T 161 sollte als Befreiungsdenkmal im völkisch erweiterten Sinne das Leipzi-
T 134, ger Völkerschlachtdenkmal und erst recht die Kelheimer Befreiungs-
135 halle des kleindeutsch-preußischen Nationalstaates bzw. des bayeri-

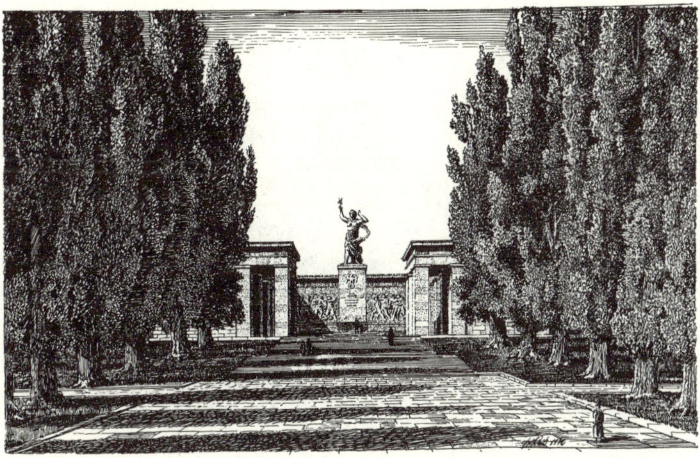

Z 146 Wilhelm Kreis: Entwurf fur ein Ehrenmal in Italien.

schen Territorialstaates ablösen. In der Berliner Soldatenhalle schließlich sollten die in den bayerischen Denkmälern Feldherrnhalle und Siegestor noch getrennt geehrten Heerführer und Soldaten symbolisch vereinigt werden. Keines dieser nationalsozialistischen Kriegsdenkmäler von Wilhelm Kreis gelangte je zur Ausführung. Z 142 T 133, 136

D. Die Zeit nach 1945

Die Geschichte der deutschen Nation und die Entwicklung der deutschen Frage verliefen nach Ende des Zweiten Weltkrieges in drei innen- und bündnispolitisch, wirtschaftlich und gesellschaftlich verschiedenen Richtungen, von denen sich zwei – gekennzeichnet durch den Gegensatz von Bundesrepublik Deutschland und DDR, verbunden mit der Wiedervereinigungsfrage und dem Alleinvertretungsanspruch – zu brisantester welt- und friedenspolitischer Relevanz auswuchsen. Die dritte Richtung, die durch Österreich eingeschlagen wurde, spielte im Vergleich dazu nur eine Rolle am Rande. Sie wird hier dennoch an erster Stelle erwähnt, weil sie eine Richtung ist, die aus der Befreiungsbewe-

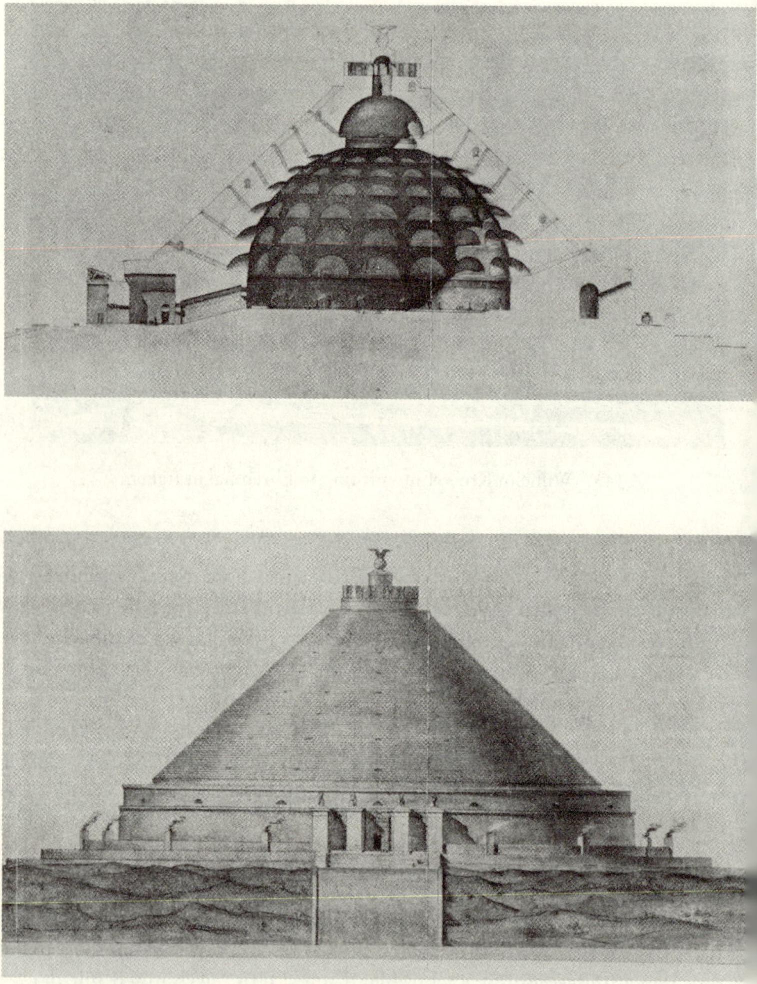

Z 147 Wilhelm Kreis: Entwurf für ein Ehrenmal am Dnjepr, um 1939–45. Schnitt, Ansicht.

gung gegen die faschistisch-militaristische Zwangskonstruktion des nationalsozialistischen Dritten Reiches hervorging und sowohl im Gegensatz zum nach Hegemonie in Deutschland strebenden kaiserlichen Österreich als auch im Gegensatz zur Ersten Österreichischen Republik, die noch nach einer Möglichkeit der demokratisch-föderalistischen Anbindung an das Deutsche Reich suchte, steht. Für die Zweite Österreichische Republik, die das innenpolitische Erbe der Ersten Republik sehr wohl annahm, stand vielmehr außenpolitisch von vornherein fest – und zwar nicht nur auf Grund des Diktats der vier Alliierten –, daß sie einen autonomen Weg finden mußte. Heute versucht Österreich, eine neutrale Friedenspolitik im wirtschaftlichen Verband mit den EFTA-Staaten Schweiz und Schweden zu betreiben, die seit ca. 1970 in Kooperationsverhandlungen mit der EG stehen. Während die nationale Entwicklung Österreichs als ehemaliger deutscher Staat bereits bei Kriegsende mit der Wiedererlangung der Eigenstaatlichkeit feststand, gestaltete sich die nationale Frage im deutsch gebliebenen Restterritorium des ehemaligen Deutschen Reiches (zurückgehend auf die Reichsgründung von 1870/71) weit komplizierter. Im Potsdamer Abkommen des Jahres 1945 hatten sich die vier Besatzungsmächte noch verpflichtet, einen Friedensvertrag mit Gesamtdeutschland auszuarbeiten, jedoch fehlten damals schon Weisungen über ein deutsches Selbstbestimmungsrecht. Schon drei Jahre später wurde auf der Londoner Sechs-Mächte-Konferenz (1948) mit dem Beschluß, die Westzonen an Westeuropa wirtschaftlich anzuschließen, der Grundstein für die Teilung Deutschlands und Europas gelegt, der Beginn eines Prozesses, der mit der Washingtoner Außenminister-Konferenz (1949), auf der die Westmächte das Besatzungsstatut für Westdeutschland unterschrieben, und dem Deutschland- und EVG-Vertrag (1952), in dem die Bundesrepublik Deutschland ihre Beteiligung an einer übernationalen westeuropäischen Armee mit Bindung an die NATO zusagte, vertieft wurde. Mit dem Scheitern der Berliner Außenminister-Konferenz (1954) an der Frage der allgemeinen Wahlen (Eden-Plan – Molotow-Plan), die auf der einen Seite die Pariser Verträge (1954) mit dem Beitritt der Bundesrepublik Deutschland zur WEU und NATO, auf der anderen Seite den Warschauer Pakt (1955), dem die DDR 1956 beitrat, zur Folge hatte, war die Wiedervereinigung Deutschlands auf Grund der Zugehörigkeit der Bundesrepublik Deutschland und der DDR zu diamentral entgegenstehenden politischen, militärischen und wirtschaftlichen Bündnisses endgültig aussichtslos. Die Folgezeit war gekennzeichnet von dem dogmatischen Alleinvertretungsanspruch der Bundesrepublik Deutschland (Kalter Krieg, Hallstein-Doktrin) sowie der Diskussion um die Ein- oder Mehrstaatlichkeit Deutschlands (Zwei-Staaten-Theorie, Drei-Staaten-Theorie), den Status von Berlin („Freistadt Westberlin" – Kennedys drei „Essentials") und die Gestaltung eines Friedensplans (1959 Genfer Außenminister-Konferenz: Herter – Gromyko). Die völlig verhärteten Fronten zwischen Ost und West wurden erst im Jahre 1969 mit Ulbrichts Entwurf eines Vertrages über die Aufnahme völkerrechtlicher Beziehungen beider Staaten und Heinemanns Antwort, in der er die Einheit der Nation und die Beziehungen besonderer Art zwischen der Bundesrepublik Deutschland und DDR betonte, aufgelockert. Dieser Gedankenaustausch hatte immerhin zwei Treffen höchster Politiker der Bundesrepublik Deutschland und DDR zur Folge: Bundeskanzler Brandt und Ministerpräsident Stoph trafen sich am 19. 3. 1970 in Erfurt und am 21. 5. 1970 in Kassel zu innerdeutschen Gipfelgesprächen. Die Verständigungspolitik der 1969–82 regierenden Bonner sozial-liberalen Koalition zeitigte als bemerkenswerteste Ergebnisse auf dem Weg zur Annäherung der beiden deutschen Staaten die Unterzeichnung des Verkehrsvertrages (26. 5. 1972) und vor allem des Grundlagenvertrages (Dezember 1972), der am 21. 6. 1973 in Kraft trat. Die Tatsache, daß sich die DDR seit der Reform der Verfassung von 1968 (Abschn. I, Kap. 1, Art. 1 und 8,2) im Jahre 1974 nicht mehr als Teil der wiederzuvereinigenden deutschen Nation begreift, sondern als eigenständige „sozialistische Nation", war nicht nur Folge dieser bundesdeutschen Annäherungspolitik und der ihr folgenden weltweiten Anerkennungswelle, sondern trug dem Zustand ihrer damals über 30jährigen eigenstaatlichen Entwicklung unter eigenen wirtschaftlichen und gesellschaftlichen, bündnispolitischen und militärischen Bedingungen Rechnung.

Der Denkmalbau der Zeit nach 1945 ist in Österreich auf nationaler und staatspolitischer Ebene gekennzeichnet von der Demonstration der Befreiung vom gewaltsamen Anschluß an das nationalsozialistische Deutsche Reich im Jahre 1938 sowie vom Faschismus und Militarismus generell und der wiedererlangten Selbständigkeit unter demokratisch-
T 179 republikanischen Vorzeichen. Während das Befreiungsdenkmal in

Wien, das im Jahre 1945 vom Kommando der Roten Armee in Wien selbst errichtet wurde, das sowjetische Heer als nationalen Befreier Österreichs von Faschismus und Militarismus feiert, ist das spätere Staatsgründungsdenkmal ein nationales Monument zur Erinnerung an T 180
die I. Proklamation über die Selbständigkeit Österreichs vom 27. 1. 1945 und gegen die nationalsozialistische Fremdherrschaft. Anders als im Denkmalbau der österreichischen Republik, der sich in nationaler und staatspolitischer Hinsicht auf die Demonstration der Eigenstaatlichkeit Österreichs beschränkte, entwickelte sich in den beiden deutschen Staaten ein nationaler Dualismus, der sich in jeweils übergreifenden Staatssymbolen und -denkmälern monumental äußert. Sowohl die Bundesrepublik Deutschland als auch die DDR beanspruchen als erstes für sich, der eigentliche demokratische deutsche Staat zu sein. Während dieser Anspruch in der Bundesrepublik Deutschland durch primär parlamentarhistorische „Symbole der deutschen Demokratie" wie die Frankfurter Paulskirche und Rathäuser in ehemaligen freien Reichs- T 181
und Hansestädten (z. B. Bremen, Frankfurt a. M., Lübeck) bekräftigt werden soll, griff die DDR beispielsweise mit der Neugestaltung des Friedhofs für die Gefallenen der Jahre 1848 und 1918 in Ostberlin auf T 182
die revolutionäre Vergangenheit Deutschlands zurück. Als weitere monumentale Aufgabe wurde in der Bundesrepublik Deutschland die Demonstration des Wiedervereinigungswillens (der bis 1969 mit dem Alleinvertretungsanspruch Hand in Hand ging) anhand von „Symbolen der deutschen Einheit" erachtet, wobei man auf Denkmäler und Bauten der monarchischen und parlamentarisch-demokratischen Vergangenheit zurückgriff (die sich meist auf die Einheit des kleindeutsch-preußischen Nationalstaates beziehen), die für ganz Deutschland gelten sollten („Mahnmal der Einheit" = ehemaliges Kaiser-Wilhelm-Denkmal T 158
am Deutschen Eck, Reichstagsgebäude in Berlin) und von denen das T 184
Brandenburger Tor als bekanntestes Symbol in dieser Reihe sogar auf T 100
dem Territorium der DDR steht. Mit ähnlich allgemeiner Dogmatik, wie in der Bundesrepublik Deutschland eine nicht vorhandene und kaum erreichbare nationale Einheit postuliert wurde, hat man in der DDR die Beseitigung von Faschismus und Militarismus monumental versinnbildlicht, deren Methodik sich in der Tatsache widerspiegelt, daß im Jahre 1960 in Schinkels auf preußisch-monarchischer und -militärischer Tradition basierender Neuen Wache in Berlin ein „Mahnmal T 185

für die Opfer des Faschismus und Militarismus" eingerichtet wurde, vor dem die Volksarmee, mit großem militärischem Zeremoniell verbunden, die ewige Ehrenwache hält. Denkmäler, in denen bündnispolitische Orientierungen (als Resultate der Besatzungszonen) der beiden deutschen Staaten konträr zum Ausdruck kommen, sind auf der einen
T 192, Seite das Denkmal für die Opfer der Luftbrücke in Westberlin, welches
T 148 das Zusammenstehen der Westmächte gegen die von der Sowjetunion in den Jahren 1948/49 über die Stadt verhängte Versorgungsblockade mar-
T 186, kiert, und auf der anderen Seite das Sowjetische Ehrenmal in Berlin-
Z 149 Treptow, das in Analogie zum Wiener sowjetischen Befreiungsdenkmal auch ein Monument gegen Faschismus und Militarismus sein soll. Vorstellungen über die Art des Widerstandes gegen Willkürherrschaft und Krieg verursachende Mächte drücken sich in zwei Denkmälern der beiden deutschen Staaten verschiedenartig monumental aus. Während die Bundesrepublik auf Westberliner Territorium das Attentat der konser-
T 183 vativen Offiziere und Politiker um Stauffenberg vom 20. Juli 1944 gegen Hitlers Kriegführung für denkmalwürdig erachtete, versuchte die DDR
T 187 mit der Gedenkstätte für deutsche Spanienkämpfer in Ost-Berlin den antifaschistischen Widerstandskampf in seinen Ursprüngen und im internationalen Zusammenhang monumental zu versinnbildlichen, was sie nicht davon abhielt, nur den deutschen und nur den kommunistischen Beitrag zu diesem Kampf im Denkmal zu ehren. Als letzte vergleichbare Gruppe von Denkmälern in Bundesrepublik und DDR ist die Ausgestaltung der ehemaligen Konzentrationslager zu Gedenkstätten zu nennen. Wie am Beispiel der monumental-musealen Konzeption von
T 188, Dachau zu erkennen ist, soll in der Bundesrepublik Deutschland primär
189, der vereinigende und emotional vor Greueltaten bewahrende religiöse
Z 150 Gedanke geweckt werden, in der DDR hingegen – repräsentiert durch
T 190, Buchenwald – sollen die sozioökonomischen Ursachen der Zwangs-
191, arbeit in KZs sowie die Rolle der Kommunistischen Partei bei der
Z 151 Befreiung als Integrationsfaktor aufgezeigt werden.

1. Denkmäler der Zweiten Österreichischen Republik

Die Anfänge in Österreich nach 1945 waren gekennzeichnet von dem Versuch, eine grundlegende Korrektur an dem überkommenen politischen und wirtschaftlichen System vorzunehmen. Die durch die Besatzungsmächte kontrollierte provisorische Regierung unter Karl Renner (SPÖ), die ebenso wie der Alliierte Rat im viergeteilten Wien saß, begann im Jahre 1946 damit, Schwerindustrie, Bergbau, Banken und andere Schlüsselindustrien zu verstaatlichen. Ein Jahr später zerbrach jedoch bereits die nach den ersten Nationalratswahlen gebildete Koalition aus ÖVP, SPÖ und KPÖ durch den Austritt der Kommunisten anläßlich der Abstimmung über das Währungsschutzgesetz. In der Folgezeit regierte in Österreich eine große Koalition aus SPÖ und ÖVP, die nach Stalins Tod unter Bundeskanzler Julius Raab (ÖVP) den für Österreich zukunftweisenden Staatsvertrag (15. Mai 1955) mit der Sowjetunion abschloß, in dem die Aufhebung der Besatzung gegen materielle und wirtschaftspolitische Verpflichtungen (bis 1964) und die freiwillige Neutralität Österreichs festgelegt wurde. Nach seiner Erfüllung erfolgte in Österreich ein sukzessiver Wirtschaftsaufschwung.

Denkmäler in Österreich nach 1945, die sich auf Großdeutschland beziehen, tun dies, indem sie sich im Zusammenhang mit der Bewältigung des nationalsozialistischen Faschismus und Militarismus sowie der Revision seiner imperialistisch-„völkischen" Deutschlandidee demonstrativ davon distanzieren und den Willen zur eigenstaatlichen Souveränität betonen. Von zwei Denkmälern, die hier behandelt werden sollen und deren Entstehungszeit ca. 20 Jahre auseinanderliegt, ist das
Sowjetische Befreiungsdenkmal aus der ersten Besatzungszeit ein T 179
Monument, das die UdSSR sich und ihren im Befreiungskampf gegen den Okkupanten Nazi-Deutschland gefallenen Soldaten auf fremdem Territorium als Hoheits- und Gefallenenmal errichtete, wohingegen das
Staatsgründungsdenkmal aus der Zeit nach der Erfüllung des Staatsver- T 180
trages ein Monument ist, das aus eigenem Entschluß auf nationalem Territorium gebaut wurde und die demokratisch-republikanische Selbständigkeit Österreichs sowie die Revision des Anschlusses an das Nazi-Deutschland von 1938 proklamiert.

Das Befreiungsdenkmal wurde bereits im Jahre 1945 in Anwesenheit T 179
der Regierung und der drei demokratischen Parteien sowie Vertretern der Roten Armee, der britischen, französischen und amerikanischen Truppen in Wien enthüllt, aus welchem Anlaß Staatskanzler Renner im Namen der österreichischen Staatsregierung die Rede hielt. Das von der Figur eines Banner und Schild tragenden Rotarmisten mit Stahlhelm,

Uniform und umgehängter Maschinenpistole bekrönte Pfeilerdenkmal auf niedrigem Fünf-Stufen-Sockel in monumentaler, halbkreisförmiger
T 134, Kolonnadeneinrahmung knüpft inhaltlich-typologisch an die Befrei-
135, ungsdenkmäler des 19. Jh. an – nicht zuletzt auch an diejenigen Lud-
137 wigs I. von Bayern (Befreiungshalle, Propyläen u. a.). Daß das in stalinistischem Neoklassizismus (!) erbaute Monument nicht nur ein Produkt des innersowjetischen Nationalismus ist (Fahnen, Embleme, Namen besonders ausgezeichneter (!) russischer Gefallener, Stalins Tagesbefehl, Heldenepos (!) von Michalkow, Namen der Truppenkörper), sondern ähnlich wie die frühen Denkmalkonzeptionen nach den Befreiungskriegen gegen Napoleon auch einen europäischen Anspruch erhebt, geht aus der russischen Attikainschrift der Kolonnadenarchitektur hervor, die ins Deutsche übersetzt lautet: „Ewiges Heil den Helden der Roten Armee, gefallen im Kampf gegen die deutsch-faschistischen Landräuber für die Freiheit und Unabhängigkeit der Völker Europas." Auch sein Standort zwischen Schwarzenberg-Palais und Schwarzenberg-Platz mit dem Schwarzenberg-Denkmal (weitergefaßt: zwischen Belvedere und Stephansdom) macht nicht nur seinen österreichischen Anspruch klar, sondern mit der Anspielung auf den Feldherrn der Leipziger Völkerschlacht (in der sowjetischen Geschichtsschreibung werden sowohl die Befreiungskriege als auch der Zweite Weltkrieg als „Große Vaterländische Kriege" bezeichnet) wieder seine europäische Dimension, die im frühen 19. Jh. wurzelt. Die Urheberfrage spiegelt beim Befreiungsdenkmal die Verhältnisse der Besatzungszeit wider, sie macht jedoch auch deutlich, daß der Denkmalbau nicht nur unter russischer Leitung (Bauherr: Kommando der Roten Armee in Wien; Bauleitung: Major Ingenieur Schönfeld) vonstatten ging, daß nicht nur österreichische Fabriken (9) und Arbeiter (400) verpflichtet wurden, sondern daß neben russischen (Architekt: Major Jakowlew; Bildhauer: Intizarian) auch österreichische Künstler (Bildhauer: Krejci; Gartenbauarchitekt: Esch) herangezogen wurden. Das zum Zwecke der Demonstration der Befreiung Österreichs von den „deutsch-faschistischen Landräubern" und zum Zwecke der Ehrung der im Kampf um Wien gefallenen Rotarmisten in der Art eines militärischen Hoheitszeichens noch im Jahre 1945 errichtete Monument wurde den „Helden der Roten Armee" gewidmet und laut Akt vom 19. 8. 1945 (MA 7 – 1921/45), der von Generaloberst Dussew und Bürgermeister Körner unterzeichnet wurde, mit

dem Auftrag des Schutzes und der Pflege des Denkmals der Stadtgemeinde Wien übergeben.

Erst am 25. Oktober 1966 konnte das eigentliche national-österreichische „Befreiungsdenkmal“, das Staatsgründungsdenkmal in Wien, T 180
eingeweiht werden. Die Komposition zweier aufeinander zuschwingender, sich an der Spitze vereinigender Metallpfeiler in antiallegorisch-abstraktem Stil mag die politische Anknüpfung der Zweiten an die Erste Republik, deren Kontinuität durch die Zeit der nationalsozialistischen Fremdherrschaft unterbrochen war, oder aber das Zusammenfinden der beiden republikanischen Hauptkräfte (Arbeiter und Bürger, vertreten durch die große Koalition aus SPÖ und ÖVP) symbolisieren. Das Schriftpult vor dem Denkmal mit der I. Proklamation über die Selbständigkeit Österreichs vom 27. 1. 1945 macht die Intention des in der Tradition des Wiener Republik-Denkmals sowie des Denkmals T 175,
für die Märzgefallenen in Weimar stehenden und sich durch seinen 169
Standort im Schweizer Garten am oberen Ende des Areals Schwarzenberg-Palais – Belvedere in nicht nur antagonistischem Bezug zum Sowjetischen Befreiungsdenkmal setzenden Monumentes eindeutig. Das im Auftrag der Republik Österreich von dem Architekten Berthold Gabriel und dem Bildhauer Heinrich Deutsch in der Art eines gültigen und aktuellen nationalen Rechts- und Hoheitszeichens erbaute Staats- T 180
gründungsdenkmal dient bis heute dem Zwecke der Demonstration der Selbständigkeit Österreichs und seiner Befreiung von der nationalsozialistischen Fremdherrschaft sowie seiner endgültigen Loslösung von Deutschland. Es ist ein demokratisches Republik-Denkmal, das trotz des Anschlusses Österreichs an das Dritte Reich im Jahre 1938 ein Kriegsschuldbekenntnis und ein Gelöbnis zur nicht nur materiellen, sondern auch politischen Wiedergutmachung enthält.

Die beiden Denkmäler in Österreich sind Neugestaltungen, die sich auf die unmittelbare oder doch wenigstens epochale Gegenwart direkt beziehen. Dabei knüpft das von außernationalen Kräften errichtete Sowjetische Befreiungsdenkmal allerdings doch insofern an die Vergangenheit an, als es in Typus, Darstellungen, Stil, Vorbild und Standort sich auf die erste Hälfte des 19. Jh. bezieht, während bei dem nationalösterreichischen – oder wie sein Name es besser ausdrückt – dem von eigenstaatlichen Kräften errichteten Staatsgründungsdenkmal versucht wurde, eine zeitadäquate Form-Inhalt-Gebung zu finden. Das Sowjetische Befreiungsdenkmal gibt sich hingegen offen militärisch, wenn auch antithetisch gegen den deutschen Faschismus und Militarismus gerichtet, wohingegen das Staatsgründungsdenkmal keinerlei militärische Aspekte aufweist, sondern eigentlich ein Verfassungsdenkmal ist. Das Sowjetische Befreiungsdenkmal demonstriert die Bewältigung der nationalsozialistischen Vergangenheit mit Waffengewalt, das Staatsgründungsdenkmal hingegen erinnert und mahnt an das geschriebene Gesetz.

2. *Denkmäler in der Bundesrepublik Deutschland und der DDR*

Von einer gemeinsamen Geschichte Deutschlands nach der Kapitulation im Jahre 1945 kann kaum die Rede sein. Zwar versuchten die vier Alliierten anfangs, einen gemeinsamen Nenner für die Bewältigung der deutschen Frage zu finden, doch die Bewältigung von Faschismus und Militarismus trat schon schnell hinter wirtschaftliche Interessen zurück, die letztlich die Spaltung herbeiführten. Die Besatzungsmächte, die trotz der Konferenzen von Teheran (1943; Roosevelt, Churchill, Stalin) und Jalta (1945; Churchill, Roosevelt, Stalin) keine einheitliche Konzeption für die Behandlung Deutschlands gefunden hatten, einigten sich in der Berliner Vier-Mächte-Erklärung (1945) lediglich auf die Übernahme der Regierungsgewalt durch die Oberbefehlshaber der Besatzungszonen, die Bildung eines Alliierten Kontrollrats und die gemeinsame Besetzung und Verwaltung Berlins. Die Konferenz von Potsdam (1945; Stalin, Truman, Churchill/Attlee), die ohne französische Beteiligung stattfand, verabschiedete das Potsdamer Abkommen, in dem vier gemeinsam beschlossene, für ganz Deutschland geltende Hauptpunkte festgehalten wurden:

1. Beseitigung von Nationalismus und Militarismus;

2. Aufteilung Deutschlands (bis zur Friedensregelung) in vier Besatzungszonen;

3. Einsetzung deutscher Verwaltung und Zentralbehörden unter Aufsicht des Kontrollrats;

4. Kontrolle der Industrie – Auflösung von Kartellen, Syndikaten, Trusts – Reparationen und Demontage von Industrieanlagen. Gleichzeitig erfolgte die Abtrennung des Saargebietes als französisches Pro-

tektorat und die Einleitung der Entnazifizierungskampagne mit dem Nürnberger Prozeß der Jahre 1945/46. Im Jahre 1946 sah der Industrieplan des Kontrollrats die Demontage der Industrie auf 50 % des Vorkriegsstandes vor, dem jedoch die britisch-amerikanische Politik zuwiderhandelte, die die Wirtschaftseinheit Deutschlands forderte, so daß im Jahre 1947 unter französisch-sowjetischem Protest die Bizone errichtet wurde. Der britisch-amerikanischen Politik des Zusammenschlusses der Westzonen näherte sich Frankreich erst infolge der West-Ost-Spannungen an. Die Londoner Sechs-Mächte-Konferenz im Jahre 1948, die die wirtschaftliche Integration Westdeutschlands in Westeuropa, die Erarbeitung einer Verfassung sowie die internationale Ruhrkontrolle vorbereitete, führte zur Auflösung des Kontrollrats (UdSSR bleibt Sitzungen fern, SED beschließt Bildung eines „gesamtdeutschen Volksrats"). Die Währungsreform in den Westzonen im Juni 1948 führte zu einem Geldumtausch in Ostdeutschland sowie der Verhängung der Berliner Blockade durch die sowjetische Militärregierung. Der Zusammentritt des Parlamentarischen Rates (Sept. 1948), zu dessen Präsidenten Konrad Adenauer gewählt wurde, das Washingtoner Abkommen (1949), das die Ablösung der Militärregierung durch Hohe Kommissare herbeiführte, sowie die Verabschiedung des „Bonner Grundgesetzes" (Mai 1949; bayerische Gegenstimme), das in Ostdeutschland mit den Wahlen zum 3. Volkskongreß (Mai 1949), der den Verfassungsentwurf des Volksrates bestätigte, beantwortet wurde, schloß den Spaltungsprozeß in Deutschland vorläufig ab.

a) Denkmäler der Demokratie

Der Demokratiebegriff, den jeder der beiden deutschen Staaten für sich beansprucht, ohne jedoch darauf zu verzichten, die jeweilige politische Ausrichtung, von dem er getragen sein soll, auch auf den anderen Teil Deutschlands übertragen zu wollen, kommt völkerrechtlich verbindlich in ihren Verfassungen zum Ausdruck. So ist im „Bonner Grundgesetz", das im Mai 1949 mit Zustimmung aller Länder außer Bayerns als Provisorium bis zur Verkündung einer gesamtdeutschen Verfassung ratifiziert wurde, der demokratische Rechts- und Parteienstaat mit Grundrechten, Gewaltenteilung und repräsentativer Volksvertretung festgelegt. In der demokratisch-volksrepublikanischen Verfassung der DDR vom Oktober 1949, die ein Zwei-Kammer-System, aber keine Kontrolle durch parlamentarische Opposition vorsieht, stehen die Grundrechte auf Arbeit, Erholung, Fürsorge sowie die Verpflichtung zum Dienst an den sozialistischen Errungenschaften an erster Stelle. Die Auslegung dieser beiden Verfassungen – wenn auch nicht unbedingt die Verfassungspraxis – spiegelt sich in der Staatssymbolik und dem Denkmalbau von Bundesrepublik Deutschland und DDR wider. Auffällig ist dabei, daß beide deutsche Staaten ihren Demokratiebegriff mit Tradition legitimieren, indem sie – wie in der Bundesrepublik Deutschland – Bauten aus der Geschichte der demokratischen Stadtverwaltung und des Parlamentarismus oder – wie in der DDR – Stätten der revolutionären Arbeiterbewegung zum Staatssymbol erheben bzw. denkmalmäßig ausbauen und mit ihnen jeweils einen Anspruch auf Gesamtdeutschland geltend machen. An dieser Stelle soll für die Bundesrepublik Deutschland eine Denkmalgruppe, die in Alois Friedels offizieller Schrift über „Deutsche Staatsymbole“ als Symbole der deutschen Demokratie bezeichnet werden, und für die DDR die Neugestaltung des Revolutionsfriedhofes von 1848 und 1918 in Berlin näher behandelt werden.

Als „Symbole der deutschen Demokratie“ gelten in der Bundesrepublik Deutschland alte Rathäuser, vor allem in den Hanse- und ehem. Freien Reichsstädten wie Bremen, Lübeck, Frankfurt a. M. usw., die die Tradition „freiheitlichen Denkens und Handelns“ versinnbildlichen.
T 181 Insbesondere aber gilt die Frankfurter Paulskirche, als Stätte des Paulskirchenparlaments von 1848/49 und „großer Ort gesamtdeutscher öffentlicher Meinung“, der „untrennbar mit den Forderungen auf Einheit, Freiheit und Recht und den schwarz-rot-goldenen Farben verbunden“ ist, als Symbol deutscher Demokratie. Die evangelische Paulskirche (1789–1833), die auf dem Boden eines ehemaligen Franziskanerklosters (1270–1786) steht, war vom 31. März bis 3. April 1848 Tagungsort des Deutschen Vorparlamentes und vom 18. Mai 1848 bis zum 30. Mai 1849 der Deutschen Nationalversammlung. Bis zum 100. Jahrestag dieses Ereignisses wurde die durch Kriegseinwirkung im Jahre 1944 ausgebrannte Paulskirche mit Spenden der ganzen deutschen Nation als künftiges Parlamentsgebäude wiederaufgebaut. Da jedoch nicht Frankfurt, sondern Bonn Bundeshauptstadt wurde, dient der Bau seitdem als Stätte

von Feierlichkeiten, Versammlungen und Ausstellungen. Vor allem die Verleihung des „Friedenspreises des deutschen Buchhandels" (seit 1950) und des „Goethe-Preises der Stadt Frankfurt" (seit 1927), aber auch die in direktem oder indirektem Bezug zur Paulskirche stehenden Einzeldenkmäler (Gedenktafeln zur Erinnerung an Vorparlament und T 181
Nationalversammlung 1898; Denkmal für die „Vorkämpfer der deutschen Einheit" 1903; Denkmal für Friedrich Ebert 1926, 1950 wiederhergestellt; Gedenktafel für Freiherrn vom und zum Stein 1931; Gedenktafel für Theodor Heuss 1966; Gedenktafel für John F. Kennedy 1966; Mahnmal an Opfer der Gewalt 1968 u. a.) machten sie nach 1948 zu einer Art bundesdeutscher Walhalla der parlamentarischen Demokratie. Laut bundesrepublikanischer Publikationen symbolisiert die Paulskirche „weit über die Grenzen Deutschlands hinaus ... den Willen zur Bildung einer einheitlichen deutschen Demokratie", wird sie als „Frankfurts Beitrag zur nationalen Geschichte" bezeichnet oder aber kritisch dahingehend beurteilt, daß das „Scheitern der Paulskirchenversammlung ... dem parlamentarischen Gedanken in Deutschland bleibenden Schaden zugefügt" (Ausstellungskatalog, Reichstag, Berlin. „Fragen an die deutsche Geschichte", S. 211–12) habe.

In der Historiographie der DDR hingegen heißt es über die mit der Paulskirche eng verknüpfte Frankfurter Nationalversammlung: „Die bürgerliche Geschichtsschreibung im kaiserlichen Deutschland, in der Weimarer Republik und auch in der Bundesrepublik behandelt die Frankfurter Nationalversammlung als das überragendste und würdigste Ereignis der Revolution von 1848/49 ... Die Nationalversammlung wird vor allem deswegen gelobt und gefeiert, weil sie sich nicht auf den Boden der revolutionären Volksbewegung stellte, sondern bestrebt war, den Fürsten entgegenzukommen ... Die Leistungen der Nationalversammlung bestehen für die Geschichtsschreibung also in der Entwicklung staatspolitischer Ideen, und diese Leistung ... wird durchweg den sogenannten großen Persönlichkeiten zugeschrieben. Die Gesinnungen dieser Persönlichkeiten gelten als das Fundament, auf dem die Nationalversammlung ruhte, das sie zu ihren Taten befähigte. Versagen und Verrat der liberalen Bourgeoisie wird in eine hervorragende staatsmännische Leistung umgewandelt. Die bürgerliche Historiographie läßt als positive Leistung niemals solche Aktionen der Arbeiterklasse gelten, die gesellschaftliche Veränderungen zum Ziel haben" (Deutsche

Geschichte in drei Bänden. Band 2: von 1789 bis 1917. Berlin (Ost) 1975. S. 303). Aus dieser Sellungnahme wird deutlich, warum in der DDR die Umgestaltung des Revolutionsfriedhofes von 1848 und 1918 zur Denkmalanlage anstelle der Paulskirche als deutsches demokratisches Denkmal betrachtet wird. Im Auftrag der DDR wurde der von den Nationalsozialisten geschändete Revolutionsfriedhof im Ostberliner Volkspark Friedrichshain als kleines schlichtes Areal mit lediglich
T 187, einem Gedenkstein und drei Gedenkplatten sowie der plastischen Figur
182 des revolutionären Matrosen (Hans Kies) als Arbeitereinheitsdenkmal wiederhergestellt. Es wurde mit folgenden inschriftlichen Widmungen versehen: „Das Denkmal habt ihr selber euch errichtet. Nur ernste Mahnung spricht aus diesem Stein, daß unser Volk niemals darauf verzichtet, wofür ihr starbt, einig und frei zu sein“ und „Gründet fest die Herrschaft der Arbeiterklasse. Seid entschlossen gegen jeden, der sich widersetzt.“ Der Revolutionsfriedhof war seit dem 22. März 1848, als dort die 183 Gefallenen der Märzrevolution beerdigt wurden, eine der großen Demonstrationsstätten der Arbeiterbewegung. Vor allem in den Jahren 1898 und 1948 wurden dort anläßlich des 50. bzw. 100. Jahrestages der Revolution große Gedenkfeiern abgehalten. Im Jahre 1918 wurden wiederum Gefallene der Revolution beigesetzt, an deren Gräbern Karl Liebknecht am 9. November eine Ansprache hielt. Schon am 29. Dezember folgten ihnen die Opfer des konterrevolutionären Massakers vom 24. Dezember, die von einer hunderttausendköpfigen Menschenmenge zu Grabe getragen wurden. Die DDR sieht sich heute bezüglich ihres Demokratieverständnisses in der Tradition dieser revolutionären Ereignisse, die mit der Zerstörung des Friedhofes durch die Nationalsozialisten einen zusätzlichen antifaschistischen Aspekt erhielt.

Der Vergleich zwischen den „Symbolen der deutschen Demokratie“ in der Bundesrepublik Deutschland – hauptsächlich der Paulskirche – sowie dem Revolutionsfriedhof in der DDR zeigt, daß sich sowohl die Bundesrepublik Deutschland als auch die DDR, wenn auch an verschiedene demokratische Kräfte, so doch gemeinsam an das historische Ereignis der Revolution von 1848/49 zurückerinnern. Sowohl in der Bundesrepublik Deutschland als auch in der DDR wird der innere Widerstand symbolisiert, auch wenn er im einen Fall vermischt ist mit der Kooperationsbereitschaft mit dem Monarchismus und im anderen Fall vom Willen nach radikal-revolutionärer Herbeiführung von Demokratie und Republik geprägt ist. Beide Denkmäler sind historische Bauten bzw. Anlagen, beiden liegt der Wunsch nach einem gemeinsamen Deutschland zugrunde, beide bauen aber auf eine unterschiedliche Tradition und auf unterschiedliche Kräfte, die dieses gemeinsame Deutschland herbeiführen sollen.

b) Denkmäler der deutschen Einheit

Laut Verfassung wollten sowohl die Bundesrepublik Deutschland als auch die DDR nach 1945 die Wiederherstellung der deutschen Einheit. In der Präambel des „Bonner Grundgesetzes", das als Provisorium nur bis zur Verkündung einer gesamtdeutschen Verfassung gilt, steht folgendes geschrieben: „Im Bewußtsein seiner Verantwortung vor Gott und den Menschen, von dem Willen beseelt, seine nationale und staatliche Einheit zu wahren ... hat das deutsche Volk in den Ländern ... um dem staatlichen Leben für eine Übergangszeit eine neue Ordnung zu geben, kraft seiner verfassunggebenden Gewalt dieses Grundgesetz der Bundesrepublik Deutschland beschlossen. Es hat auch für jene Deutschen gehandelt, denen mitzuwirken versagt war. Das gesamte deutsche Volk bleibt aufgefordert, in freier Selbstbestimmung die Einheit und Freiheit Deutschlands zu vollenden." Und ergänzend heißt es in Artikel 146: „Dieses Grundgesetz verliert seine Gültigkeit an dem Tage, an dem eine Verfassung in Kraft tritt, die von dem deutschen Volke in freier Entscheidung beschlossen worden ist." Sowohl in der ersten Verfassung der DDR vom Oktober 1949 als auch in der neuen Verfassung aus dem Jahre 1968 wird ebenfalls an der Idee eines einheitlichen Deutschland festgehalten – erst in der Verfassungsrevision, die im Oktober 1974 in Kraft trat, wird auf den Begriff „deutsche Nation" verzichtet. Bis zu diesem Augenblick jedoch hieß es in Kap. 1, Art. 1 der Verfassung der DDR: „Die Deutsche Demokratische Republik ist ein sozialistischer Staat deutscher Nation." und in Kap. 1, Art. 8,2: „Die Herstellung und Pflege normaler Beziehungen und die Zusammenarbeit der beiden deutschen Staaten auf der Grundlage der Gleichberechtigung sind nationales Anliegen der Deutschen Demokratischen Republik. Die Deutsche Demokratische Republik und ihre Bürger erstreben darüber hinaus die Überwindung der vom Imperialismus der deutschen Nation aufge-

zwungenen Spaltung Deutschlands, die schrittweise Annäherung der
beiden deutschen Staaten bis zu ihrer Vereinigung auf der Grundlage
der Demokratie und des Sozialismus." Während in der Bundesrepublik
Deutschland die vorbehaltlose nationale Einheit Deutschlands als pri-
märe Forderung verfassungsmäßig festgelegt wurde, war in der DDR
die Forderung nach deutscher Einheit unmittelbar mit der Forderung
nach Demokratie und Sozialismus verbunden, was die Beseitigung von
Faschismus und Militarismus in beiden Teilen Deutschlands voraus-
setzte. Das Abgehen von dieser Forderung in der Verfassungsrevision
von 1974 – das einer Aufgabe der Idee einer Wiedervereinigung auf so-
zialistisch-demokratischer Grundlage gleichkommt – ging Hand in
Hand mit der Anerkennung der DDR als Staat durch die Bundesrepu-
blik Deutschland und die meisten Staaten der Welt. Diese Vorstellungen
und Forderungen zur deutschen Einheit spiegeln sich in der Staatssym-
bolik und den Denkmälern beider deutscher Staaten wider. In der Bun-
desrepublik Deutschland gelten neben dem am Verfassungstag von
Rheinland-Pfalz (18. Mai 1953) von dem damaligen Bundespräsidenten
T 158 Heuss explizit zum „Mahnmal der Einheit" erhobenen ehemaligen
Kaiser-Wilhelm-Denkmal (ohne das kriegszerstörte Reiterbild des Kai-
sers, aber mit den Inschriften aller Provinzen des kleindeutsch-preußi-
schen Nationalstaates) am Deutschen Eck in Koblenz vor allem das
T 100, Brandenburger Tor und das Reichstagsgebäude in Berlin als „Symbole
T 184 der deutschen Einheit".

T 100 Wie sehr das Brandenburger Tor – als Wahrzeichen der alten Reichs-
hauptstadt, das heute auf Ostberliner Boden steht – von offiziöser bun-
desrepublikanischer Seite als „Symbol der deutschen Einheit" mit kaum
verhohlenem Alleinvertretungsanspruch dargestellt wurde, zeigt die
Anmerkung Alois Friedels bezüglich der gemeinsamen Restaurierung:
„Gemeinsamen Ost- und Westberliner Bemühungen ist es zu verdan-
ken, daß das Denkmal 1960 in seiner alten Form – jedoch ohne Eisernes
Kreuz und Preußenadler im Siegesstab der Viktoria – wiederhergestellt
werden konnte. Die Hoffnungen, welche die Menschen beiderseits der
Mauer und in Deutschland an die symbolhaft gedeutete Zusammen-
arbeit knüpften, haben sich bis jetzt nicht erfüllt."

Während das Brandenburger Tor mehr die politisch-geographischen
T 184 Grenzen der deutschen Einheit symbolisiert, ist das Reichstagsgebäude
mehr Symbol für die innenpolitische Orientierung der Bundesrepublik

Deutschland, deren Tradition es repräsentiert. Das in den Jahren 1884–1894 von Paul Wallot errichtete Reichstagsgebäude, dessen Brand Hitler den Vorwand zur Ausschaltung des Parlamentes gab, wurde 1970 als demonstrativ-symbolische Bewältigung der nationalsozialistischen Politik wiederaufgebaut, wobei die damit verbundene Bundespräsenz vor allem von der DDR als demonstrative Usurpation West-Berlins durch die Bundesrepublik Deutschland verstanden wurde. Die ehemalige Bundestagspräsidentin Annemarie Renger charakterisierte den Zusammenhang zwischen Reichstagsgebäude und der Geschichte deutscher Politik anläßlich der Eröffnung der Ausstellung „Fragen an die deutsche Geschichte", die fraglos eine bundesdeutsch-sozialliberale Replik auf die historische Selbstdarstellung der DDR im „Museum für deutsche Geschichte" in Ostberlin darstellt, ganz allgemein folgendermaßen: „Mit keinem Gebäude in unserem Lande ist die deutsche Politik der letzten hundert Jahre so eng verbunden, besonders die Entwicklung der politischen Parteien und das Schicksal unseres Parlamentarismus."

In der DDR, die in der Frage der „Deutschen Einheit" faktisch auf dieselbe historische Entwicklung und damit auf ähnliche historische Bauten verwiesen war wie die Bundesrepublik Deutschland, sah man – zumindest symbolisch – nicht die Erlangung der nationalen Einheit als ersten Schritt, sondern die Beseitigung und Bewältigung von Faschismus und Militarismus in beiden deutschen Staaten als Voraussetzung zur Erlangung der deutschen Einheit an. Als Stätte dieser monumentalisierten Faschismus- und Militarismusbewältigung erwählte der Bauherr DDR ein historisches Monument, das eng mit dem preußischen Militarismus und seinen geistigen und konkreten Ausläufern bis zum Zweiten Weltkrieg verbunden war: Die von Karl Friedrich Schinkel in den Jahren 1816–18 an Berlins Pracht- und Paradestraße „Unter den Linden" im klassizistischen Stil erbaute Neue Wache, deren Inneres im Jahre T 185
1931 von Heinrich Tessenow und Ludwig Gies zum Ehrenmal für die Gefallenen von 1914–18 („Reichskriegsehrenmal") ausgestaltet worden war, wurde im Jahre 1960 nach Beseitigung der Kriegsschäden durch die DDR als „Mahnmal für die Opfer des Faschismus und Militarismus" wiedereröffnet. Wie sehr sie selbst dabei in preußisch-militaristischer Tradition befangen war und ist, äußert sich einerseits im militärischen Zeremoniell, das sich heute täglich vor ihr abspielt, und andererseits in ihren Kunstformen, die sich im deutschen Faschismus höchster Be-

liebtheit erfreuten. Zum einen erinnert die ewige Ehrenwache von Soldaten der Nationalen Volksarmee an das Zeremoniell, das mit dem Denkmal für die „Gefallenen der Bewegung" an der Münchner Feldherrnhalle verbunden war. Zum anderen erinnert die Ausstattung des Innenraumes, wenn sie auch mit umgekehrter politischer – sicherlich aber nicht psychologischer und propagandistischer – Absicht eingesetzt wird, an die präfaschistischen und faschistischen Monumente des Heldenkultes: „Im schlichten Innenraum des Mahnmals brennt die ewige Flamme. Zwei Grabplatten mahnen zum stillen Gedenken an den Unbekannten Widerstandskämpfer und den Unbekannten Soldaten. Unter den Platten befinden sich zwei Urnen mit den sterblichen Überresten Ermordeter und Gefallener und mit blutgetränkter Erde aus den ehemaligen faschistischen Konzentrationslagern Buchenwald und Mauthausen und von den Schlachtfeldern des Zweiten Weltkrieges bei Moskau und Stalingrad, von Narvik und aus der Normandie" (Hans Maur, Traditionsstätten der Arbeiterbewegung im Zentrum Berlins. Berlin 1971, S. 12). Die Zeit der Eröffnung des Denkmals, das Jahr 1960, spiegelt im übrigen die vergeblichen Abrüstungsversuche zwischen Ost und West, zwischen DDR und Bundesrepublik Deutschland wider, insofern als zur gleichen Zeit auf internationaler Ebene Ost- und Westmächte auf der 10-Mächte-Abrüstungskonferenz in Genf gegenseitig ihre Abrüstungsvorschläge ablehnten und auf nationaler Ebene Bundesverteidigungsminister Strauß erneut die Atombewaffnung der Bundeswehr forderte.

Der Vergleich zwischen den „Symbolen der deutschen Einheit" in der Bundesrepublik Deutschland – vor allem dem Reichstagsgebäude – mit dem „Mahnmal für die Opfer des Faschismus und Militarismus" in der DDR läßt als erstes erkennen, daß man sich in beiden Fällen bemüßigt sah, auf historische Denkmäler im engeren und weiteren Sinn als symbolische Traditionsträger eines Einheitsbegriffes zurückzugreifen, der sich einmal politisch (Reichstagsgebäude) und ein anderes Mal antithetisch politisch-militärisch (Neue Wache) darstellt. Mit dem Reichstagsgebäude tritt die Vergangenheit des kleindeutsch-preußischen Nationalstaates in den Vordergrund und mit dem Mahnmal für die Opfer des Faschismus und Militarismus die Zeit des antifaschistischen Widerstandes, der sich in der ebenfalls großdeutschen – jedoch nicht monarchistischen, sondern radikal-demokratischen – Tradition der Jahre 1813 sowie 1848/49 sieht. Mahnt das Reichstagsgebäude an die Tradition des

Parlamentarismus und des Mehrparteiensystems, so erinnert das Denkmal in der Neuen Wache – ebenfalls sehr allgemein – an den gemeinsamen Kampf gegen Faschismus und Militarismus.

c) Denkmäler der Bündnispolitik

Die Frage der Befreiung von der Hitler-Diktatur und der Nazi-Herrschaft ist in der Bundesrepublik Deutschland und der DDR eng verknüpft mit der bündnispolitischen Frage. Während in der Bundesrepublik Deutschland hauptsächlich die Vereinigten Staaten von Amerika als Befreier von der nationalsozialistischen Terrorherrschaft, in zunehmendem Maße aber auch als Beschützer vor der „Roten Gefahr", die angeblich von der Sowjetunion ausgeht, galt, ließ sich die Sowjetunion in der DDR von Anfang an als Befreier von Faschismus und Militarismus und bald auch als Beschützer gegen den nordamerikanisch-westeuropäischen Imperialismus und dessen ideologische Infiltrationsversuche feiern. Amerikaner und Russen waren mit ihren Truppen am 25. 4. 1945 bei Torgau a. d. Elbe als Verbündete im Kampf gegen das Hitler-Deutschland zusammengetroffen. Noch im selben Jahr zogen sich die amerikanischen (und britischen) Truppen aus Mecklenburg, Sachsen und Thüringen zurück, bildeten mit den übrigen Alliierten eine gemeinsame Besatzung und Verwaltung Berlins und einigten sich schließlich im Potsdamer Abkommen desselben Jahres auf die endgültige Aufteilung Deutschlands, aus der mit dem Zusammenschluß der Westzonen die Bundesrepublik Deutschland und aus der verbliebenen Ostzone die DDR entstand. Ein Jahr nach Zusammenschluß der Westzonen und im selben Jahr der Auflösung des Kontrollrats beantwortete die sowjetische Militärregierung diese politische Auseinanderentwicklung, die in der westzonalen Währungsreform (Juni 1948) vorläufig kulminierte, mit der Berliner Blockade. Am 24. Juni 1948 erklärte der Chef der Transportverwaltung der Sowjetischen Militär-Administration, Generalmajor Kwaschnin: „Infolge einer technischen Störung an der Eisenbahnstrecke zwischen Berlin und Helmstedt ist die Transportverwaltung der sowjetischen Militärverwaltung in Deutschland gezwungen, in der Nacht zum 24. 6. 1948 sowohl den Passagier- als auch den Güterverkehr in beiden Richtungen einzustellen."

Die West-Alliierten reagierten auf diesen Beginn der Blockade mit der Organisierung der von Lucius D. Clay initiierten gigantischen „Luftbrücke“, durch die Berlin vom 24. 6. 1948 bis zum 12. 5. 1949 aus der Luft versorgt wurde. Diese enorme technische Leistung forderte das Opfer von 77 Menschenleben (39 Engländer, 33 Amerikaner, 5 Deutsche). Als die Berlin-Blockade schließlich durch Nachgeben der Sowjets beendet wurde, was in führenden westlichen Kreisen wie ein militärischer Sieg gefeiert wurde, beschloß man, ein Denkmal für die 77 Opfer der Luftbrücke zu errichten und schrieb noch im selben Jahr dafür einen Wettbewerb aus. Von den bis zum 29. April 1950 eingegangenen 325 Entwürfen wurde derjenige des Bildhauers Erich F. Reuter mit dem ersten Preis und derjenige des Architekten Eduard Ludwig mit dem zweiten Preis ausgezeichnet und letzterer schließlich laut Beschluß der Stadtverordnetenversammlung zur Ausführung bestimmt. Die Bauzeit erstreckte sich nur über ca. zwei Monate (Baubeginn: 15. April 1951; Richtfest: 15. Juni; Bauabschluß 26. Juni), so daß die Einweihung des Denkmals durch den Regierenden Bürgermeister von Berlin, Ernst
T 185, Reuter, am 10. Juli 1951 stattfinden konnte. Das Luftbrückendenkmal,
Z 148 das zu einem der bekanntesten Monumente der Bundesrepublik Deutschland und seiner politischen Verbündeten wurde, ist eine freistehende Architekturplastik in der Form eines Brückenbogenansatzes, durchzogen von drei etwas auseinanderlaufenden und an der Spitze leicht hervorragenden Rippen, auf Sockel mit Bronzeschriftband. Es symbolisiert die Luftbrücke, wobei die drei Rippen die drei Luftkorridore versinnbildlichen, die von den drei Berliner Flughäfen Tempelhof, Gatow und Tegel nach Westen führten und die Flughäfen von Frankfurt am Main, Hannover und Hamburg anvisierten. Direkte Vorbilder für das formal originelle, in abstrakt-symbolisch konstruktivistischem Stil auf eigens zu diesem Zweck angelegtem Platz der Luftbrücke vor dem Flughafengebäude Berlin-Tempelhof errichteten Denkmal sind schwerlich nachzuweisen. Vergleiche der dem Denkmal innewohnenden for-
T 171 malen Dynamik mit dem Marine-Ehrenmal in Laboe (vgl. auch: Analo-
T 180 gie Marine – Luftwaffe) sowie dem (allerdings späteren) Staatsgründungsdenkmal in Wien drängen sich jedoch auf. Daß das im Auftrag vom Berliner Senat, Abteilung Volksbildung und Abteilung Bau- und Wohnungswesen von dem Architekten Ludwig und seinem Mitarbeiter Schwindkowski als „Symbol des Dankes der Berliner Bevölkerung“ er-

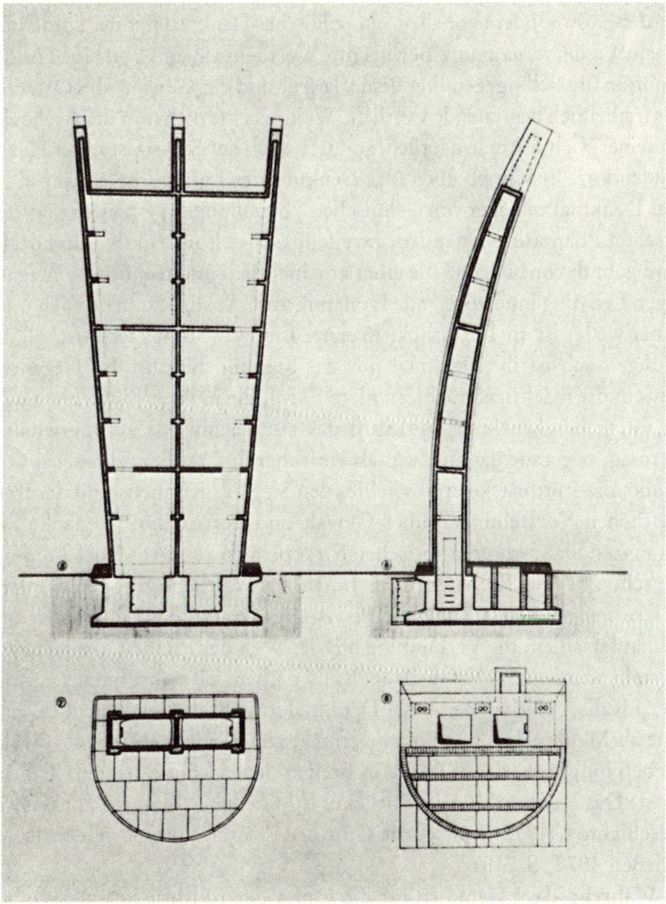

Z 148 Eduard Ludwig: Denkmal für die Opfer der Luftbrücke. Konstruktionszeichnungen.

baute Denkmal nicht nur ein Erinnerungsmal an eine historische technische Leistung und ein Ehrenmal für die Menschenopfer, die diese Leistung forderte, ist, sondern vor allem ein politisches Denkmal mit der Forderung nach Wiedervereinigung Berlins mit Westdeutschland und eine Huldigung an die sich – gegenüber dem „Terror und der Gewalt" des Ostens – als freiheitlich begreifende westliche Welt, machte nicht nur der Architekt in seiner Richtfestrede deutlich, sondern auch der Kunsthistoriker Heinz Ladendorf. Er schrieb über „das Denkmal der Luftbrücke": „Gewiß ist das Denkmal aus einer von technischen Vorstellungen gespeisten künstlerischen Phantasie entstanden, zweifellos ist es konstruktiv durchdacht und geht davon aus, daß die einer geschichtlich und technisch einzigartigen Leistung innewohnende Dynamik zum Ausdruck zu bringen war. Aber weder ist die Luftbrücke in erster Linie eine bloße technische Leistung, noch ist ihr Denkmal nur das Sinnbild hierfür. Im Gegenteil spricht die mächtige, nüchtern klare Form, die in ihrer Einfachheit und in ihrem bescheidenen Werkstoff das nur Technische zu überwinden vermag, ja gerade das aus, was als einfacher und großer politischer Gedanke die Luftbrücke ermöglichte, den Sieg des Könnens und der freiheitlichen Vorstellungen über Gewalt und Terror. Der Gedanke der Transzendenz, wie er in gotischen Kirchtürmen zum Ausdruck kommt, ist schon bei den Rathäusern des 16. Jh. ins Weltliche gezogen worden. Hier ist er zur Darstellung von Bewegung genutzt, das Einstrahlen und Hinausstrahlen, die Verbindung mit der Welt der Freiheit, die hier hergestellt wurde, hat aber doch auch einen über sich selbst hinausweisenden idealischen Zug, der dieses Denkmal sowohl als Gefallenendenkmal wie als Mahnmal zu begründen vermag, zum Gedenken an jene, die ihr Leben hingaben, damit Berlin in Freiheit leben könne" (Heinz Ladendorf: Das Denkmal der Luftbrücke. In: Gießener Beiträge zur Kunstgeschichte 1, 1970. Festschrift Günther Fiensch zum 60. Geburtstag. Gießen 1970, S. 218).

Während das „Denkmal für die Opfer der Luftbrücke" als Symbol der bündnispolitischen Orientierung der Bundesrepublik Deutschland auf eigene Westberliner Initiative zurückzuführen ist, drückt sich die
T 186, außenpolitische Abhängigkeit der DDR im Sowjetischen Ehrenmal in
Z 149 Berlin-Treptow aus, das ähnlich wie das Sowjetische Befreiungsdenkmal in Wien durch die Rote Armee selbst erbaut wurde. Im Jahre 1946 wurde ein Wettbewerb für das Sowjetische Ehrenmal in Berlin ausge-

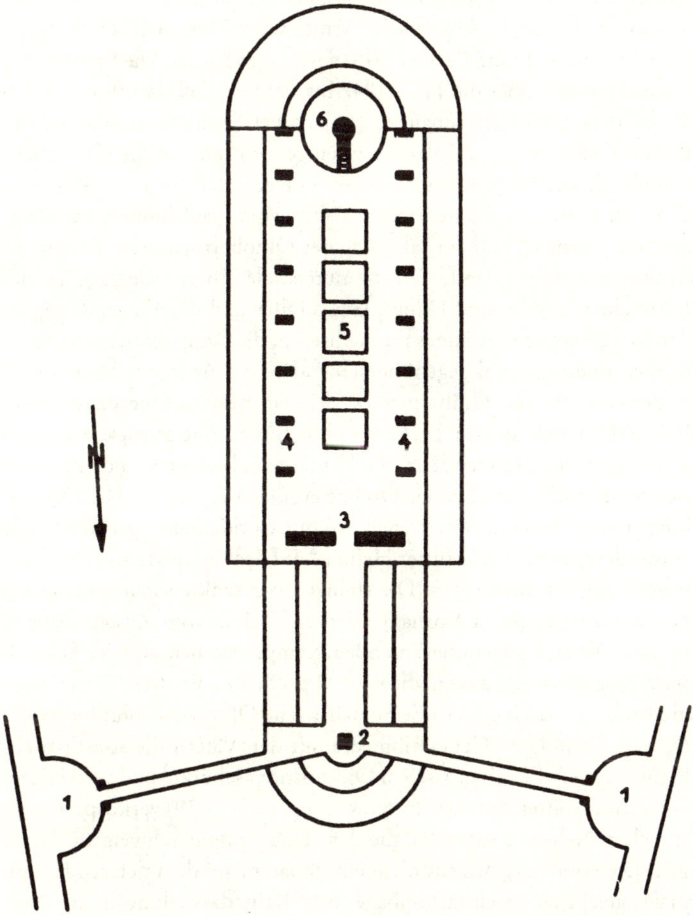

Z 149 Belopolski, Wutschetitsch, Walerius: Sowjetisches Ehrenmal, Berlin-Ost, Treptower Park. Situationsplan: 1. Zugangstore, 2. Plastik „Mutter Heimat", 3. Fahnenwände mit den Plastiken „Ältere Generation" und „Jüngere Generation", 4. Steinsarkophage, 5. Gemeinschaftsgräber der Gefallenen, 6. Statue des „Befreiers" auf Mausoleum und Erdhügel.

schrieben, das den 30000 gefallenen russischen Soldaten gewidmet werden sollte, die für die sowjetische Armee unter Marschall Schukow die siegreiche Schlacht um Berlin (1945) geschlagen hatten. Die Bauarbeiten erstreckten sich über die Jahre 1947 bis 1949, so daß das Ehrenmal am 8. Mai 1949 durch den damaligen sowjetischen Stadtkommandanten von Berlin, Generalmajor A. Kotikow, eingeweiht und an die Öffentlichkeit übergeben werden konnte. In der Folgezeit fanden am 8. Mai, dem „Tag der Befreiung des deutschen Volkes vom Faschismus", am „Tage der Sowjetarmee" und am Jahrestag der Oktoberrevolution Feiern mit Kranzniederlegung statt. Die monumentale Ehrenmalanlage in der Form eines in Vor- und Hauptplatz (breiter und tieferliegend) gegliederten parkartigen Geländes mit mehreren, die Längsausrichtung betonenden und nur zwei gegenüberstehenden, die Anlage teilenden Einzeldenkmälern und Gräbern wirkt wie ein riesiges Opernhaus unter freiem Himmel, dessen leicht erhöhte Bühne mit zurückgezogenen Vorhängen den Hauptakteur, die Hintergrundkulisse und den für den Beschauer nicht einsehbaren Orchestergraben einrahmt. Die Darstellungen sind dieser theatralischen Architekturidee untergeordnet: Die Statue der trauernden „Mutter Heimat" auf dem Vorplatz steht stellvertretend für den Betrachter. Die steinernen gesenkten Fahnen ersetzen den zurückgezogenen Vorhang, der die Bühne vom Zuschauerraum trennt. Die sich gegenüberknienden Kämpferstatuen vor der Schmalseite der gesenkten Fahnen, die nach Hans Maur „die ältere Generation, die Rußland durch die Große Sozialistische Oktoberrevolution befreite, und die jüngere Generation, die mit den Vätern die sozialistische Heimat gegen die faschistischen Okkupanten schützte und verteidigte" (Traditionsstätten der Arbeiterbewegung ... S. 38/39) verkörpern, entsprechen Nebenakteuren (!), die dem Hauptakteur schweigend huldigen. Die vom Vorplatz aus nicht einsehbaren, auf dem tieferen Hauptplatz gelegenen Steinsarkophage mit Reliefdarstellungen aus dem „Großen Vaterländischen Krieg" und inschriftlichen Zitaten Stalins sowie das Einzelgrab der vier „Helden der Sowjetunion" (Soldat, Unteroffizier, Offizier, General), das inhaltlich die „Einheit der Sowjetarmee" symbolisiert, entsprechen nach ihrer räumlichen Disposition dem Orchester. Das Mosaikbild im Innern des Mausoleums, das die Vertreter der einzelnen Sowjetrepubliken, die um die Toten trauern, darstellt, ist in diesem Zusammenhang nicht von räumlicher Bedeutung, sondern

erhöht inhaltlich die Hauptfigur der Gesamtanlage, die vom Erdhügel und Mausoleum räumlich erhöht wird. Diese Hauptfigur ist die Statue des zentral und erhöht gestellten, von Architektur und Natur (Parklandschaft) eingerahmten „Befreiers", der folgendermaßen charakterisiert wird: „Über der Kuppel des Mausoleums steht weithin sichtbar die Bronzefigur des jungen Soldaten. Das Schwert ist gesenkt, zu Füßen das zerschmetterte Hakenkreuz, auf dem Arm ein gerettetes deutsches Kind – entschlossen, den Frieden in der Welt gegen alle Anschläge der imperialistischen Reaktion zu schützen" (Hans Maur, Traditionsstätten der Arbeiterbewegung ..., S. 39). Dieses Sowjetische Ehrenmal, das ebenso wie das Sowjetische Befreiungsdenkmal in Wien einen antifa- T 179
schistisch-antimilitaristischen Anspruch erhebt, ist mit seinen Darstellungen dennoch Ausdruck des sowjetischen Nationalismus und seines militärischen Heldenkultes, greift ebenso wie dieses in Stil (stalinistischer Neoklassizismus, sozialistischer Realismus) und Vorbild (antinapoleonische Befreiungsdenkmäler) auf das frühe 19. Jh., insbesondere auf die Zeit der Befreiungskriege zurück. Zur Unterstützung – aber auch zur Relativierung – dieser These ist ein Vergleich zwischen der Figur des „Befreiers" des Sowjetischen Ehrenmals und der Hauptfigur des Detmolder Hermannsdenkmals besonders interessant: Während näm- T 138
lich für Hermann das aggressiv erhobene Schwert charakteristisch ist (Feiern der Schwerterhebung), hält der sowjetische „Befreier" das Schwert friedlich gesenkt in der Hand. Diese Schwerthaltung sowie der trauernde und huldigende Ausdruck der Statuen des Denkmals in Ost-Berlin weisen – in Einschränkung des oben Gesagten – auf das Bemühen der Erbauer um eine pazifistische Formgebung hin. Das im Auftrag des Kommandos der Roten Armee in Berlin unter Generalmajor A. Kotikow von 280 deutschen Bildhauern und Steinmetzen, dem Architekten J. B. Belopolski, dem Bildhauer E. W. Wutschetitsch, dem Kunstmaler A. A. Gropenko, der Ingenieurin S. S. Walerius auf deutschem Boden erbaute sowjetische Ehren- und Gefallenendenkmal, das wie kaum ein anderes die politische Gebundenheit der DDR an die UdSSR markiert, wurde in der ostdeutschen Literatur stets als Befreiungsdenkmal gefeiert, als „Symbol des Sieges der ruhmreichen Sowjetarmee über den Hitlerfaschismus", „über das imperialistische Hitlerdeutschland" und als „zentrale Gedenkstätte für die im Kampf gegen den Faschismus Gefallenen der Roten Armee".

Das „Denkmal für die Opfer der Luftbrücke" sowie das Sowjetische Ehrenmal sind ganz spontan aus der aktuellen Gegenwartssituation entstanden, ohne als legitimierende Tradition auf die Vergangenheit verweisen zu müssen. Bekennt sich das „Denkmal für die Opfer der Luftbrücke" ganz dezidiert zur westlichen Welt, vor allem zu Westeuropa und Nordamerika (deren Kultur aus östlicher Sicht als Imperialismus und Kapitalismus verworfen wird) und scheint es dieses Bekenntnis aus eigenem Entschluß abgelegt zu haben, so ist bei dem Sowjetischen Ehrenmal in Ost-Berlin von vornherein klar, daß das diesem Denkmal innewohnende Bekenntnis zu Sozialismus und Antifaschismus, zu Osteuropa und der – als „Befreier" personifizierten – Sowjetunion durch außernationale Kräfte abgelegt worden ist.

d) Denkmäler des nationalen Widerstandes

Während die Besatzungsmächte von ehedem heute in offiziellen Kreisen von Bundesrepublik Deutschland und DDR nahezu vorbehaltlos als Beschützermächte anerkannt sind, die den jeweiligen deutschen Staat einmal vor den Gefahren des Kommunismus, ein anderes Mal vor den Gefahren des Imperialismus behüten, gibt es darüber hinaus in beiden deutschen Staaten eine Vorstellung von nationalem Widerstand gegen den inneren Feind, die in den Verfassungen verankert ist. Im „Bonner Grundgesetz" heißt es in Art. 21, Abs. 2: „Parteien, die nach ihren Zielen oder nach dem Verhalten ihrer Anhänger darauf ausgehen, die freiheitliche demokratische Grundordnung zu beeinträchtigen oder zu beseitigen oder den Bestand der Bundesrepublik Deutschland zu gefährden, sind verfassungswidrig. Über die Frage der Verfassungswidrigkeit entscheidet das Bundesverfassungsgericht." In der Verfassung der DDR von 1968 hingegen lautete die entsprechende Passage in Art. 6, Abs. 1: „Die Deutsche Demokratische Republik hat getreu den Interessen des deutschen Volkes und der internationalen Verpflichtung aller Deutschen auf ihrem Gebiet den deutschen Militarismus und Nazismus ausgerottet und betreibt eine dem Frieden und dem Sozialismus, der Völkerverständigung und der Sicherheit dienende Außenpolitik."

Im Denkmalbau der DDR gibt es zwar im Vergleich zur Bundesre-

publik Deutschland sehr viele Widerstandsdenkmäler, beiden gemeinsam ist jedoch die Tatsache, daß Monumente des inneren Widerstandes gegen den herrschenden Staat oder seine Organe sich immer auf eine historische Epoche beziehen, die vor der Gründung des jeweiligen deutschen Staates liegt. Eines der bedeutendsten Symbole des Widerstandes in der Bundesrepublik Deutschland ist das Denkmal für die Opfer des T 183
20. Juli 1944 in Berlin. Es wurde errichtet zur Erinnerung an den mißglückten Versuch konservativer und meist adliger deutscher Offiziere und Politiker, Hitler am 20. Juli 1944 durch Attentat zu beseitigen und seine Diktatur zu stürzen. Fünf der wichtigsten an dieser Verschwörung beteiligten Männer (Ludwig Beck, Friedrich Olbricht, Graf Schenk von Stauffenberg, Ritter Mertz von Quirnheim, Werner von Haeften) wurden noch in der Nacht zum 21. Juli im Hof des Reichskriegsministeriums hingerichtet. Ihnen gilt in erster Linie das Berliner Denkmal, das seit 1952 geplant und 1953 eingeweiht wurde. Wie zweifelhaft und unsolidarisch der Begriff des inneren Widerstandes in der Bundesrepublik Deutschland ist, zeigt sich an der Bestandsgeschichte eben dieses Denkmals: War es möglich, daß der wegen seiner Verstrickungen als Richter eines Kriegsgerichts des Nazi-Regimes zurückgetretene ehemalige Ministerpräsident von Baden-Württemberg, Filbinger, im Jahre 1974 – anläßlich des 30. Jahrestages des Aufstandsversuchs – in einer Ansprache vor dem Denkmal die Opfer ehrte und an die Zweckbestimmung des Monumentes erinnerte, so wurde im Jahre 1978 verhindert, daß der Fraktionsvorsitzende der SPD, Herbert Wehner, – dem ausgerechnet vom Sohn Graf Stauffenbergs (CSU) in Anspielung auf seine frühere Parteizugehörigkeit zur KPD vorgeworfen wurde, die beiden Arten des Widerstandes seien nicht vereinbar – vor dem Denkmal eine Rede hielt.

Das Figurendenkmal auf Inschriftensockel stellt einen überlebensgroßen nackten Jüngling mit gefesselten Händen dar: „Bei dem Jüngling handelt es sich um einen sogenannten sportlichen Typ, dessen Körper durchtrainiert zu sein scheint, dessen Kopf hingegen klein ist. Der Jüngling steht mit leicht gespreizten Beinen, den einen Fuß ein wenig vor den anderen gesetzt, eher ausdruckslos als leidend oder entschlossen, einfach da. Die angewinkelten Arme sind, trotz der kräftigen Armmuskulatur, nicht gespannt. Die Fessel um die Handgelenke fällt nicht ins Auge“ (Martin Damus, Das Denkmal zur Erinnerung an den

20. Juli 1944 ... In: Kunst und Unterricht. Sonderheft 1974, S. 70). Das Nackt-Heroische der Jünglingsgestalt, die im Hof des ehemaligen Reichskriegsministeriums in Berlin (Bendlerstraße, heute: Stauffenbergstraße; umgeben von den Gebäuden der ehm. OKs der Wehrmacht bzw. des Heeres) – der Hinrichtungsstätte der fünf Opfer des 20. Juli 1944 – Aufstellung fand, ist – wie Martin Damus weiter darlegte – unverkennbar orientiert an ähnlichen Arbeiten der Zeit des Nationalsozialismus (Nuss, Kolbe, Stieler, Breker u. a.), in der der Bildhauer des Denkmals ebenso Zustimmung fand wie heute zuweilen in der DDR. Der formal expressiv-naturalistische, inhaltlich jedoch abstrakt-symbolistische Stil der vom Berliner Senat in Auftrag gegebenen und von Richard Scheibe ausgeführten Jünglings- und Athletengestalt soll in seiner typologisch-ikonographischen Allgemeinheit das konkret genannte historische Ereignis des „20. Juli 1944" auf national-integrative Art versinnbildlichen und damit einen allgemeingültigen – gesellschaftlich wertfreien – Topos für Widerstand gegen Diktatur und für Befreiung von Diktatur konstituieren. Die Vermengung zweier historischer Daten, des 20. Juli 1944 (Attentat) und des 17. Juni 1953 (Denkmaleinweihung; Aufstand in Ost-Berlin), spielen für den allgemein-antitotalitären und gesellschaftlich wertfreien Charakter dieses Monumentes eine besondere Rolle: „Wie bei allen Denkmälern geht es auch hier um die integrative Funktion, was besonders auch darin zum Ausdruck kommt, daß dem Geschehen vom 20. Juli 1944 unter dem Vorzeichen des Totalitarismus der 17. Juni 1953 beigeordnet wird. Unter dem Vorzeichen eines vorgestellten schlechthin menschlichen Kampfes gegen den Totalitarismus kann dem Gedenken an diesen Tag eine der bürgerlichen Gesellschaft gemäße Integrationsfunktion zukommen (daher für Freiheit, Recht und Ehre), wohingegen inhaltlich gesellschaftliche Vorstellungen sich nicht dazu eigneten ... Es muß um ‚ewige' und nicht um gesellschaftsverändernde Werte gehen können" (Martin Damus, S. 73/74). In ähnlich allgemein-humanistischer und gesellschaftlich-abstrakter Weise wie die künstlerische Gestaltung fand auch die Inschriftengebung statt: „Ihr trugt die Schande nicht/Ihr wehrtet Euch/Ihr habt das große ewig wache Zeichen/der Umkehr/opfernd Euer heißes Leben/für Freiheit Recht und Ehre" (Sockelinschrift Vorderseite). Darüber hinaus sollte aber auch ein neues nationales Deutschlandbild geschaffen werden, dessen Grenzen nicht fest umrissen waren und genaugenommen nur an

dem historischen Erinnerungswert des Monumentes bemessen werden können: „Hier starben für Deutschland am 20. Juli 1944..."

Ein dem bundesrepublikanischen Denkmal analoges Monument in der DDR ist die Gedenkstätte für deutsche Spanienkämpfer in Ost-Berlin, das als Widerstandsdenkmal an einen ebenfalls gescheiterten – jedoch historisch und geographisch weitreichenderen sowie gesellschaftlich und politisch klarer definierten – Versuch der antifaschistischen Befreiung im internationalen Rahmen erinnert. Dennoch geriet auch dieses Monument zum Symbol enger Parteilichkeit und übersteigerten deutschen – wenn auch für sozialistisch gehaltenen – Nationalismus. Die im Jahre 1968, dem Jahre der Erneuerung der Verfassung der DDR, eingeweihte Gedenkstätte erinnert an die ca. 3000 im Freiheitskampf des spanischen Volkes gefallenen deutschen Spanienkämpfer, die in den Jahren 1936–39 an der Seite ca. 40000 Freiwilliger (Kommunisten, Sozialdemokraten, Christen, Parteilose) aus 52 Ländern aller Kontinente (unter ihnen ca. 5000 deutsche Antifaschisten, die dem Appell des ZK der KPD vom 7. 8. 1936 gefolgt waren) am Kampf der internationalen Brigaden gegen den spanischen, deutschen und italienischen Faschismus teilgenommen hatten. Der nischenartig in einen Park eingebaute Denkmalplatz beherbergt zwei Einzeldenkmäler (Figur des Spanienkämpfers, Relieftafel) und eine Inschriftentafel. Neben der Relieftafel mit Motiven aus dem spanischen Freiheitskampf bildet der „Spanienkämpfer" das darstellerische Hauptmoment: „Cremer schuf einen sich vorwärtswerfenden Kämpfer mit erhobenem Schwert, eine fast ‚apokalyptische' Gestalt ... Den in dreifacher Größe modellierten Spanienkämpfer montierte Cremer mit einem Knie auf dem Betonsockel, fast ‚fliegend' ist er ausbalanciert. Die Diagonale vom rechten, nach hinten ausgreifenden Bein über Rücken und Arm zum Schwert verleiht der Gestalt einen kühnen Schwung. Ein in Fortsetzung dieser Diagonale hinter der Figur aufgestellter trapezförmiger Betonklotz gibt ihr ein richtungsbetontes Gegengewicht. Das symbolische Schwert, das in einem gewissen Widerspruch zum Soldatenmantel und der Baskenmütze steht, bildet einen vertikalen Kontrast, welcher die Bewegung in ihrer Wirkung steigert" (Volker Frank: Antifaschistische Mahnmale in der DDR. Ihre künstlerische und architektonische Gestaltung. Leipzig 1970, S. 23).

T 187

Dem Spanienkämpfer der Ostberliner Gedenkstätte im Volkspark T 187

Friedrichshain im Stile des expressiv-symbolistischen „sozialistischen Realismus", der in der Tradition von Ernst Barlach („Berserker" 1910, „Rächer" 1914) steht und im Zusammenhang des Gesamtschaffens des
T 191 Bildhauers Fritz Cremer („Aufsteigender" 1967, „Stürzender" der Buchenwaldgruppe) zu sehen ist, haftet etwas ähnlich Brutal-Heroisches an wie der Jünglingsgestalt des Westberliner Denkmals für die Opfer des 20. Juli 1944. Der Hauptunterschied zwischen beiden liegt jedoch darin, daß der bemäntelte Spanienkämpfer (zeitgemäße Tracht = Gestaltungsprinzip für „Aktuelles") im Gegensatz zu der lastenden Statik (= Gestaltungsprinzip für „Bewahrendes", „Konservatives") des nackten Jünglings (Nacktheit und Jugend = Gestaltungsprinzip für „Ewiges") eine sich – allerdings nur schwerfällig – nach oben bewegende Dynamik (= Gestaltungsprinzip für „Revolutionäres") zur Schau trägt. Demgemäß wird der zentrale Gedanke der im Auftrag der DDR von den Bildhauern Fritz Cremer (Spanienkämpfer) und Siegfried Krepp (Reliefwand) gestalteten Gedenkstätte nicht nur mit „Solidarität und Verbundenheit", sondern auch mit „zielgerichteter revolutionärer Kraft" (Volker Frank, S. 23) umschrieben. Auch hier macht neben den formalen Charakteristika erst die Widmungsinschrift deutlich, welch konservativer, gezielt zur Jugenderziehung eingesetzter Heldenkult, welch damit verbundener sozialistischer Nationalismus, welch enge Parteilichkeit (die Rolle der nicht „solidarischen" Demokraten und Anarchisten im spanischen Bürgerkrieg wird natürlich mit keiner Silbe erwähnt, sondern nur die linientreuen Antifaschisten) und welch „byzantinisch"-sowjetisches formales und verbales Vokabular dem Widerstands- und Befreiungsdenkmal, dem sozialistischen Gefallenen- und deutschen Nationaldenkmal innewohnt: „Ruhm und Ehre den dreitausend deutschen Antifaschisten gefallen 1936–1939 im Freiheitskampf des spanischen Volkes. Sie kämpften in den Reihen der glorreichen Internationalen Brigaden gegen den spanischen, deutschen und italienischen Faschismus, für die Befreiung unserer Heimat vom faschistischen Joch. Ihr Kampf beseelt von den großen Ideen des proletarischen Internationalismus bleibt unvergängliches Vorbild der Jugend unseres sozialistischen Vaterlandes" (Inschriftentafel).

Obwohl sich das Denkmal für die Opfer des 20. Juli 1944 vordergründig auf den Widerstand gegen Hitler bezieht, richtet sich auch sein Gegenwartsbezug – wie die Vermengung des Einweihungsdatums mit den Ereignissen des 17. Juni 1953 (Nationalfeiertag der Bundesrepublik Deutschland) zeigte – dieses Mal im Einklang mit den inneren Verschwörern gegen den politischen Totalitarismus und die eigenstaatlichen, vermeintlichen antinationalen Bestrebungen der DDR. Die DDR hingegen profiliert sich in ihrem Denkmalbau – wie sich bei dem Beispiel des Denkmals für deutsche Spanienkämpfer erwies – basierend auf der Tradition des internationalen Antifaschismus als autonomer Staat und eigenständige Nation, als „sozialistisches Vaterland“ und vom Faschismus befreite „Heimat“.

e) KZ-Gedenkstätten – Mahnmale zur Völkerverständigung

Innerer, oder besser kollektiver Widerstand, nicht als Widerstand von einzelnen, sondern als Widerstand einer großen Masse, einer Schicksalsgemeinschaft jenseits von politischen, religiösen, sozialen und sexuellen Schranken, als eine Integrationspotenz, wie sie zuletzt nur die Befreiungskriege gegen Napoleon besaßen, dokumentiert sich in den ehemaligen Konzentrationslagern, die heute in der Bundesrepublik Deutschland und der DDR zu Mahn- und Gedenkstätten ausgebaut sind. Dieser kollektive Widerstand, der sich hier – anders als bei den Befreiungskriegen – nicht nach außen, sondern gegen die nationale Tyrannei richtete, ist eines der größten historischen Beispiele, das die Ideologie der Nation endgültig als Ideologie der inneren Klassenharmonie und als Ideologie einer expansiv nach außen drängenden Wirtschaftsordnung entlarvt. Ihre nationale Integrationspotenz hat sie nämlich dadurch eingebüßt, daß die Nation sich seit der Existenz von Konzentrationslagern als Aggressionseinheit moralisch nicht mehr nach außen richten kann, weil Hitler selbst ein Deutscher war und weil umgekehrt die Leidenskollektive, die Konzentrationslager darstellten, nicht national, sondern international zusammengesetzt waren. Doch die Konzentrationslager zerfielen als Integrationsfaktoren kollektiven Widerstandes weitestgehend mit dem Ende ihres Bestandes und ihrer darauf folgenden Monumentalisierung. Ihr Ausbau zu Mahn- und Gedenkstätten ist bereits Abbild ihrer Rezeption durch die beiden deutschen Staaten und dokumentieren weniger den kollektiven Widerstand gegen Hitler, den Nationalsozialismus und den Faschismus überhaupt, als die Existenz zweier deutscher Staaten, die sich zu ihrer eigenen Legitimation der Konzentrationslager im Sinne ihrer jeweiligen Staatsmoral bemächtigt haben. Mit der symbolisch-dokumentarischen Hilfe der Konzentrationslager wurde in der Bundesrepublik, wo die Moral der Religion vorherrscht, die Versöhnung mit dem Judentum eine der Hauptlegitimationen für die eigene Existenz, und in der DDR, wo die Partei die moralische Herrschaft der Religion übernommen hat, wurde die Rehabilitierung des Proletariers zur staatstragenden Legitimation. Im folgenden soll stellvertretend für die Bundesrepublik Deutschland die Gedenkstätte Konzentrationslager Dachau und für die DDR die Nationale Mahn- und Gedenkstätte Buchenwald einer näheren Betrachtung unterzogen werden.

Laut offizieller Verlautbarung in den „Münchener Neuesten Nachrichten" ließ der damalige kommissarische Polizeipräsident der Stadt München, Heinrich Himmler, bereits am 22. März 1933 auf dem Gelände einer ehemaligen Munitionsfabrik nahe Dachau das erste Konzentrationslager der Nazi-Herrschaft, das zum Vorbild aller folgenden werden sollte, eröffnen. Das zunächst der Landespolizei unterstellte Lager geriet bereits am 11. April 1933 in die Hände der SS. In den Jahren des Bestandes des KZ Dachau (1933–45) mußten dort 260000 Menschen aus ca. 40 Nationen der Welt als Fronarbeiter, Verleihsklaven und medizinische „Versuchskaninchen", von denen etwa 30000 zu Tode gequält oder hingerichtet wurden, der Nazi-Herrschaft ihren Tribut zollen. Die Häftlinge des KZ waren politische Gegner (Antifaschisten, Antiimperialisten, Antimilitaristen), Juden, Geistliche der christlichen Konfessionen und sogenannte unerwünschte Elemente, die dort als Feinde des nationalsozialistischen Staates isoliert werden sollten. Bevor die Häftlinge am 29. April 1945 durch amerikanisches Militär befreit und das Lager besetzt werden konnte, wurde das Lager in den Jahren 1937/38 erweitert, und im Jahre 1942 wurde das Krematorium gebaut.

Bereits 1945 plante Kardinal Faulhaber die Errichtung eines Denkmals für die Opfer des KZ und ein Sühnemal für die dort verübten Verbrechen, wobei allerdings lediglich eine Notkirche zur Ausführung kam. Erst im November 1962 wurde die einheitliche Gesamtgestaltung der Gedenkstätte Konzentrationslager Dachau in Zusammenarbeit des bayerischen Staates, des Comité International de Dachau, Vertretern der beiden christlichen Konfessionen und der jüdischen Religionsge-

meinschaft sowie mit deren Architekten unter der Leitung des Brüsseler
Architekten van der Auvera beschlossen. Das erste Einzeldenkmal, das
auf dem Gelände des KZ aufgestellt wurde, war die Bronzefigur eines
KZ-Häftlings aus der Hand des Bildhauers F. Koelle (1964). Im Jahre
1960 fand im Rahmen des Eucharistischen Weltkongresses und zugleich
am 20. Jahrestag der Lagerbefreiung die feierliche Weihung der „Todes-
angst-Christi-Kapelle“ durch Weihbischof Neuhäusler statt, der im
Jahre 1964 auch das außerhalb am Rande der Gedenkstätte liegende
Karmelitinnenkloster „Karmel Heilig-Blut“ einsegnete. Es folgten im
Jahr 1965 der Bauabschluß der protestantische Versöhnungskirche und
die Eröffnung des Museums im ehemaligen Wirtschaftsgebäude des KZ,
1967 der Bauabschluß der israelitischen Gedenkstätte und 1968 die T 188
Einweihung des Internationalen Mahnmals. Die Gedenkstätte auf T 189
historischem Boden mit verschiedenen profanen und sakralen Einzel-
denkmälern, teilweise rekonstruierten Bauten, einem Museum und
einem Kloster besteht aus folgenden Teilen: 1. Ehemaliges Wirtschafts- Z 150
gebäude (heute: Museum), 2. Internationales Mahnmal, 3. Jourhaus
(ehemaliger Zugang), 4. Lagerstraße (von den ehemals 34 Baracken in
zwei Reihen sind heute zwei rekonstruiert), 5. Israelitische Gedenk-
stätte, 6. Katholische „Todesangst-Christi-Kapelle“, 7. Protestantische
„Versöhnungskirche“, 8. Krematorium, 9. Karmelkloster.

Die Gedenkstätte Konzentrationslager Dachau ist mit ihren profanen und sakralen Komponenten ein Denkmal für die im Lager umgekommenen Häftlinge, Sühnestätte für die begangenen Verbrechen, Mahnmal und Wallfahrtsort. Es herrscht eine vorwiegend religiöse (betont katholische) Grundtendenz vor, wobei der politisch-historische Aspekt vergleichsweise unterrepräsentiert ist. Berücksichtigung findet dieser Aspekt vor allem im Museum, wo er jedoch auf überdurchschnittlich emotionale Art und Weise dargestellt wird, so daß der Besucher über sozioökonomische Zusammenhänge weitestgehend unaufgeklärt bleibt. Die rekonstruierten und stehengebliebenen Gebäude sollen das Geschehen im Konzentrationslager wortlos kommentieren. Nur die Inschriften beim Internationalen Mahnmal stellen verbal eine politische Forderung auf: „Möge das Vorbild derer, die hier von 1933 bis 1945 wegen ihres Kampfes gegen den Nationalsozialismus ihr Leben ließen, die Lebenden vereinen zur Verteidigung des Friedens und der Freiheit und in Ehrfurcht vor der Würde des Menschen“ und „Nie wieder“.

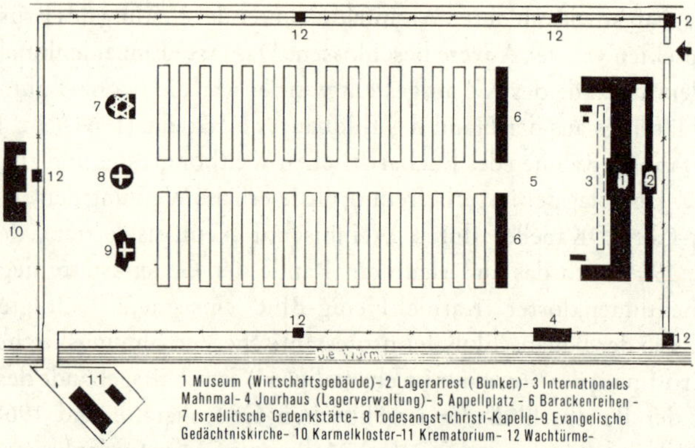

Z 150 Dachau, KZ-Gedenkstätte. Situationsplan.

Auf dem Territorium der heutigen DDR liegt das Konzentrationslager Buchenwald, das von 1937 bis 1945 bestand. In ihm und seinen 136 Außenkommandos waren fast 250 000 Häftlinge aus 32 Ländern inhaftiert, von denen etwa 56 000 ermordet wurden. Mitglieder der KPD und SPD, Juden, evangelische Pfarrer und katholische Geistliche sowie bürgerliche Antifaschisten wurden hier bei Zwangsarbeit und medizinischen Versuchen mißbraucht, zu Tode geschunden oder gleich hingerichtet. Seit 1942 wurden Häftlinge des KZ Buchenwald im großen Maße an die faschistischen Rüstungskonzerne verschachert. Gleichzeitig setzten seitens der Häftlinge Bemühungen ein, innerhalb des Lagers eine internationale Militärorganisation zu schaffen, die sich auf die militärische Auseinandersetzung mit der SS vorbereiten sollte. Mitte 1943 bildete sich unter Leitung des Illegalen Internationalen Lagerkomitees (ILK) eine Widerstandsorganisation. Im Jahre 1944 fand nach der Ermordung Ernst Thälmanns im KZ Buchenwald dort eine illegale Trauerfeier statt (18. August). Unter Leitung des ILK und der Militärorganisation gelang es den Häftlingen, sich bei der Annäherung der westlichen Alliierten am 11. April 1945 selbst zu befreien.

Bereits 1951 wurde ein Wettbewerb zur Gestaltung der Gedenkstätte KZ Buchenwald ausgeschrieben, auf dessen Veranlassung hin 1952 der erste Entwurf Fritz Cremers für das Buchenwalddenkmal entstand, 1955 wurde mit dem Bau der Gesamtanlage begonnen, die 1958 mit der end-

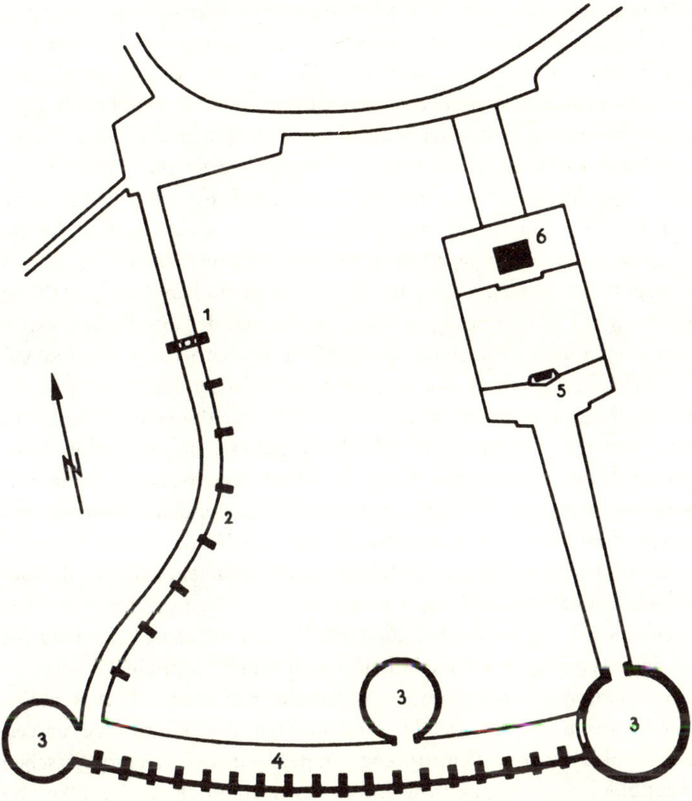

Z 151 Weimar: 1. Eingangstor, 2. Stelenweg mit Reliefzyklus, 3. Ringgräber, 4. Straße der Nationen, 5. Buchenwald-Gruppe, 6. Glockenturm.

gültigen Fassung des zentralen Buchenwalddenkmals als Nationale T 190,
Mahn- und Gedenkstätte Buchenwald eingeweiht werden konnte. Ty- 191,
pologisch ist die Gedenkstätte ein Straßendenkmal auf längs ausgerich- Z 151
tetem Grundriß eines Vierecks mit geschwungenen Seiten, auf dem sich zahlreiche architektonische und plastische Einzeldenkmäler aneinanderreihen. Im Bereich des ehemaligen Häftlingslagers wurden die erhalten gebliebenen Gebäude konserviert und mit historischen Ausstellun-

gen ausgestattet. In den Kellerräumen der ehemaligen Desinfektion, wo die illegale Thälmann-Trauerfeier stattfand, befindet sich heute eine Thälmann-Ausstellung. „Der Besucher betritt" die Gesamtanlage „durch ein archaisierendes Steintor, schreitet den ein wenig geschwungenen Stelenweg herab, der neben dem ersten Ringgrab auf die ‚Straße der Nationen' trifft. Diese führt am zweiten vorbei zum dritten Ringgrab. Von hier steigt man über sich weitende Stufen zur Hauptgruppe von Fritz Cremer empor, hinter der sich als architektonisches Mal der weit im Land sichtbare, 55 m hohe Glockenturm erhebt. Am dritten Ringgrab hat sich der Charakter der architektonischen Raumgestaltung gewandelt: Die Bewegung des Stelenweges und der ‚Straße der Nationen' wird durch zwingende, auf den Turm orientierte Axialität abgelöst" (Volker Frank, S. 16). Von den künstlerischen Darstellungen, die
T 191 diesen Weg plastisch gestalten, ist vor allem das Buchenwalddenkmal, eine bewegte Gruppe von elf Häftlingsgestalten, die „eine Fülle menschlicher Verhaltensweisen, von Opferbereitschaft, Kampfentschlossenheit über Hilflosigkeit bis zum verneinenden Abseitsstehen" ausdrücken und stark an Rodins „Bürger von Calais" (1884–88) erinnern, und der Stelenweg, ein Zyklus von Reliefstelen, in denen die Geschichte des Lagers von seiner Errichtung bis zu seiner Selbstbefreiung erzählt wird, zu erwähnen. Die Gedenkstätte auf dem Ettersberg bei Weimar vereinigt in ihren architektonischen und plastischen Schöpfungen stilistische Elemente des „sozialistischen Realismus" (Plastiken, Reliefs), eines archaisierenden Historismus (Tor, Architekturteile) und eines Neoklassizismus (Turm). Die von der Deutschen Demokratischen Republik in Auftrag gegebene und aus Spendenmitteln der Bevölkerung finanzierte Gedenkstätte wurde von dem Architekten-Kollektiv Ludwig Deiters, Hans Grotewohl, Horst Kutzat und Kurt Tausendschön und den Bildhauern Fritz Cremer (Buchenwalddenkmal), Waldemar Grzimek (Stelen, Reliefplatte, Freiheitsglocke), René Graetz (Stelen) und Hans Kies (Stelen) gestaltet, der Dichter Johannes R. Becher lieferte die Stelen-Texte. Die Nationale Mahn- und Gedenkstätte Buchenwald ist ein antifaschistisches Einheits-, Widerstands- und Befreiungsdenkmal nationalen Ursprungs (Name) und internationaler Ausrichtung („Straße der Nationen"). Im Gegensatz zur Gedenkstätte Konzentrationslager Dachau ist das historisch-politische Erinnerungsmal bei Weimar ausschließlich profaner Art. Obwohl die Rolle der

Kommunistischen Partei, der Person Thälmanns und der Arbeiterklasse zuweilen fast kultischen Charakter erhält, ist das Bemühen um historische Sachlichkeit unverkennbar.

Die KZ-Gedenkstätten in der Bundesrepublik Deutschland und der DDR repräsentieren die aus dem kollektiven Widerstand gegen den Nationalsozialismus bzw. den Faschismus hervorgegangene Staatsmoral, die gleichsam ihre eigene Existenz legitimiert. Der Zusammenhang von Nation und Internationalität ist bei der Nationalen Mahn- und Gedenkstätte Buchenwald das Verhältnis eines ideellen sozialistischen Deutschland (daher: „Nationale") zu den in der Vergangenheit durch KZ-Häftlinge repräsentierten Nationen (daher: „Straße der Nationen"), wobei die „Nation" in der Ideologie der DDR vorwiegend von der Kommunistischen Partei getragen wird (daher: Betonung der Rolle der KPD und ihres Vorsitzenden Thälmann sowie der illegalen politischen und militärischen Organisationen innerhalb des Lagers), deren Hauptintegrationsfaktor das Bild von der Arbeiterklasse ist (daher: Buchenwalddenkmal zentrales Monument). In der Gedenkstätte Konzentrationslager Dachau hingegen heben sich scheinbar nationale und internationale Aspekte zugunsten der Propagierung eines allgemeinmenschheitlichen Humanismus (daher: Internationales Mahnmal zentrales Monument, das mit der Darstellung von gemeinsam im Stacheldraht hängender nichtidentifizierbarer Menschenleiber das gemeinsame Schicksal des internationalen Individuums symbolisiert) sowie eines repräsentativen Individualismus (daher: Figur eines KZ-Häftlings) auf, wobei dieser Humanismus und Individualismus in der Ideologie der Bundesrepublik Deutschland von den im Lager vertretenen Hauptreligionen getragen wird: (daher: katholische, protestantische und jüdische Gedenkstätte), deren Hauptintegrationsfaktor die Versöhnung der christlichen (= „nationalen"; Bayern: Katholizismus, Deutschland: Protestantismus/Katholizismus) Religionen mit dem Judentum (= „international") ist.

LITERATURVERZEICHNIS

A. Denkmal, Begriff

1. Lexikon-Artikel zum Stichwort „Denkmal", „Monument" usw.

Appel: In: Wasmuths Lexikon der Baukunst. 5. Bd. Nachtrag A–Z. Berlin 1937.

Assunto, Rosario: In: Enciclopedia Universale dell'Arte. 9. Bd. Venedig/Rom 1963, Sp. 623–55.

Haubenreisser, Wolfgang: In: Wörterbuch der Kunst. Stuttgart 91979.

Keller, Harald: In: Reallexikon zur deutschen Kunstgeschichte. Hrsg. von Ernst Gall und L. H. Heydenreich. III. Bd.: Buchpult-Dill. Stuttgart 1954.

Koepf, Hans: In: Bildwörterbuch der Architektur. Stuttgart 1968.

N. N. In: Lexikon der Kunst. Bd. I: A-F. Leipzig 1968, S. 519–20.

N. N. In: Wasmuths Lexikon der Baukunst. 2. Bd. C bis Gyp. Berlin 1930, S. 150–52.

Pevsner, Nikolaus, John Fleming und Hugh Honour (Hrsg.): In: Lexikon der Weltarchitektur. München 1971, S. 120–21.

Mothes, O.: In: Illustriertes Baulexikon. Bd. 2. 41882, S. 151.

Quincy, Quatremère de: In: Encylopédie methodique. Architecture. Tome second. Paris 1801–20, S. 722–23.

2. Theoretische Abhandlungen zum Denkmalbegriff

Bornheim gen. Schilling, Werner: Ruinen, Denkmäler und Gegenwart. Trier 1948.

Breuer, T.: Land-Denkmale. In: Deutsche Kunst und Denkmalpflege 37, 1979, S. 11 ff.

Brinkmann, A. E.: Platz und Monument als künstlerisches Formproblem. Berlin 31923.

Clemen, Paul: Die deutsche Kunst und die Denkmalpflege. Ein Bekenntnis von Paul Clemen. Berlin 1933.

Clemen, Paul: Der Denkmalbegriff und seine Symbolik. Eine Rede vom 18. Januar 1933. In: Bonner akademische Reden, Heft 15. Bonn 1933.

Dvořák, Max: Denkmalkultus und Kunstentwicklung. In: M. D. Gesammelte Aufsätze zur Kunstgeschichte. München 1922, S. 250–70.

Falke, Jakob von: Die Kunst auf Straßen und Plätzen. In: J. v. F. Aus alter und neuer Zeit. Neue Studien zur Kultur und Kunst. Berlin 1895, S. 192–240.

Förster, Ernst: Über die Errichtung neuer Denkmale in Deutschland. In: Kunst-Blatt vom 3. Jan. 1830. Hrsg. von Ludwig Schorn.

Frodl, Walter: Denkmalbegriffe und Denkmalwerte. In: Festschrift Wolf Schubert. Weimar 1967, S. 1–13.

Hardenberg, K. Graf: Zum Denkmalsproblem. In: Deutsche Kunst und Dekoration, 1912/13, S. 285–88.

Koroljow, Jurij: Monumentalkunst – kein Feld des Modischen. In: Bildende Kunst 18, 1970, S. 131–36.

Kuhirt, Ullrich: Monumentalkunst – Ergebnis gesellschaftlicher Entwicklung. In: Bildende Kunst 8, 1969, S. 395.

Kugler, Franz: Über deutsche Denkmäler. Aus: Museum 1837, Nr. 26. In: F. K. Kleine Schriften und Studien zur Kunstgeschichte. 3. Teil. Stuttgart 1854.

Mielke, Friedrich: Das Original und der wissenschaftliche Denkmalbegriff. In: Deutsche Kunst und Denkmalpflege 1, 1961, S. 1–4.

Mumford, Lewis: Monumentalstil und Symbolismus. In: Merkur. Deutsche Zeitschrift für europäisches Denken. III. Jg., 6. Heft, 1949, S. 521–36.

Muther, Richard: Die Denkmalseuche. In: R. M. Aufsätze über Bildende Kunst. Bd. 2. Berlin 1914, S. 59–68.

Netzker, Helmut: Von der Genreplastik zur Monumentalität. In: Bildende Kunst 18, 1970, S. 131–36.

Netzker, Helmut: Monumente in architektonischen Freiräumen. In: Bildende Kunst 8, 1969, S. 401–04.

Peters, Hermann: Monumentalität im Realismus. In: Bildende Kunst 8, 1969, S. 396–400.

Peters, Hermann: Formprobleme der sozialistisch-realistischen Monumentalkunst. In: Bildende Kunst 10, 1968, S. 507 ff.

Sauerländer, Willibald: Erweiterung des Denkmalbegriffs? In: Deutsche Kunst und Denkmalpflege, 33. Jg., 1975, Heft 1/2, S. 117–30.

Schlosser, Julius von: Vom modernen Denkmalkultus. Vorträge der Bibliothek Warburg. Hrsg. von Fritz Saxl. Vorträge 1926–1927. Leipzig/Berlin 1930, S. 1–21.

Schumacher, Fritz: Denkmalkunst (1901). In: F. S. Streifzüge eines Architekten. Gesammelte Aufsätze. Jena 1907, S. 79–110.

Widmer, K.: Das Problem des Denkmals. In: Deutsche Kunst und Dekoration, 1912, S. 186–91.

3. *Allgemeine und umfassende Darstellungen*

Braunfels, Wolfgang: Meisterwerke europäischer Plastik. Zürich 1958.

Den Opfern der Gewalt. KZ-Opfermale der europäischen Völker. 1968.

Deutsche Plastik von der Frühzeit bis zur Gegenwart, 7 Bde. Königstein i. Ts. 1961–63.

Grieser, Dietmar: Irdische Götter: Idole und ihre Kultstätten. München/Wien 1980.
Gurlitt, Cornelius: Handbuch des Städtebaus. Berlin 1920.
Hofmann, Albert: Denkmäler I. Geschichte des Denkmals und II. Kunstformen des Denkmals. In: Handbuch der Architektur. Red.: Ed. Schmitt. IV. Th. (Entwerfen, Anlage und Einrichtung der Gebäude) 8. Halbbd., Heft 2 a u. 2 b. Stuttgart 1906.
Lübke, Wilhelm: Geschichte der Plastik. 2 Bde. Leipzig 1871.
Monumente und Standbilder Europas (hrsg. von Wasmuth) 1914.
Ponten, Josef: Architektur, die nie gebaut wurde. 2 Bde. Stuttgart/Berlin/Leipzig 1925.
Propyläen-Kunstgeschichte, mehrere Bände.
Retzlaff, Hans: Bronzebildwerke in Italien und Deutschland. Stuttgart 1963.
Schäfer, Werner: Denkmäler und Gedenkstätten. Rostock 1981.

B. Denkmal, Epochen

1. Mittelalter

Beutler, Christian: Statua – Die Entstehung der nachantiken Statue und der europäische Individualismus. München 1982.
Die Zeit der Staufer. Geschichte – Kunst – Kultur. Ausst.-Kat. Stuttgart. Hrsg. von Reiner Haussherr. 4 Bde. Stuttgart 1977.
Panofsky, Erwin: Die deutsche Plastik des 11. bis 13. Jahrhunderts. 2 Bde. München 1924.
Schramm, Percy Ernst, und Florentine Mütherich: Denkmale der deutschen Könige und Kaiser. Ein Beitrag zur Herrschergeschichte von Karl dem Großen bis Friedrich II. 768–1250. Bd. 1. München 1962.
Schramm, Percy Ernst, u. Hermann Fillitz. In Zusammenarbeit mit Florentine Mütherich: Denkmale der deutschen Könige und Kaiser II. Ein Beitrag zur Herrschergeschichte von Rudolf I. bis Maximilian I. 1273–1519. München 1978.
Weigert, Hans: Romanische Plastik in Europa. Frankfurt am Main 1961.

2. Renaissance und Barock

Albrecht Dürer 1471–1971. Ausst.-Kat. Nürnberg. München 1971.
Dahl, Ilse: Das barocke Reitermonument. München 1935.
Die Türken vor Wien. Europa und die Entscheidung an der Donau 1683. Ausst.-Kat. Wien 1983.
Fischer von Erlach, Johann Bernhard: Entwurf einer historischen Architektur. 1721. Nachdruck: Dortmund 1978.

Fischer von Erlach, Johann Bernhard: Ausstellungskatalog Graz–Wien–Salzburg 1956/57.

Hansmann, Wilfried: Baukunst des Barock. Form, Funktion, Sinngehalt. Köln 1978.

Hilger, Wolfgang: Ikonographie Kaiser Ferdinands I. (1503–1564). 1969.

Keller, Ulrich: Reitermonumente absolutistischer Fürsten. München 1971.

Kleine, Salomon: Das florierende Wien. Vedutenwerk in vier Teilen aus den Jahren 1724–37. Nachwort von Elisabeth Herget. Dortmund 1979.

Martin Luther und die Reformation in Deutschland. Ausst.-Kat. Nürnberg. Frankfurt a. M. 1983.

Sedlmayr, Hans: Fischer von Erlach der Ältere. München 1925.

Simson, Otto Georg von: Zur Genealogie der weltlichen Apotheose im Barock. In: Sammlung Heitz, Akademische Abhandlungen zur Kulturgeschichte II., 9. Straßburg 1936.

Stadler, Hubert: Martin Luther und die Reformation. Gestalten, Ereignisse, Glaubensinhalte, Kontroversen. Hermes Handlexikon 10014. Düsseldorf 1983.

Zilsel, Edgar: Die Genie-Religion. Wien 1918.

Zilsel, Edgar: Die Entstehung des Geniebegriffs. Tübingen 1926.

3. 19. und 20. Jahrhundert

Beenken, Hermann: Schöpferische Bauideen der deutschen Romantik. Mainz 1952.

Cohn-Wiener, Ernst: Schinkels Kriegsdenkmäler aus Preußens großer Zeit. In: Mitteilungen des Vereins für die Geschichte Berlins 33, 1916, S. 86 bis 90.

Denkmäler im 19. Jahrhundert. Deutung und Kritik. Hrsg. von Volker Plagemann und Hans Ernst Mittig. (Studien zur Kunst des 19. Jahrhunderts, 20) 1972.

Hartlaub, G. F.: Caspar David Friedrich und die Denkmalsromantik der Freiheitskriege. In: Zeitschrift für Bildende Kunst, N. F. 27, 1916, S. 201–10.

Kultermann, Udo: Das Denkmal in unserer Zeit. In: Das Kunstwerk 12, 1958, 5/6, S. 42–44.

Ladendorf, Heinz: Denkmäler und Mahnmale seit 1945.

Lankheit, Klaus: Friedrich Weinbrenner und der Denkmalskult um 1800. Basel/Stuttgart 1979.

Mackowsky, Hans: J. G. Schadow. Frühzeit und Aufstieg. Berlin 1928.

Mosse, G. L.: Die Nationalisierung der Massen. Von den Befreiungskämpfen bis zum Dritten Reich. Frankfurt am Main/Berlin 1976.

Neumeyer, Alfred: Monuments zu „Genius“ in German Classicism. In: Journal of the Warburg Institute 2, 1938/39, S. 159–63.

Ellenius, Allen: Den offentliga konsten och ideologierna. Studier över verk fran 1800- och 1900 talen. Stockholm 1971.
Friedel, Alois: Deutsche Staatssymbole. Frankfurt am Main/Bonn 1968.
Germann, Georg: Das deutsche Nationaldenkmal. In: G. G. Neugotik. Stuttgart 1974, S. 77–91.
Grasnarbe, Florian: Am Busen der Nation. Ein Führer durch die vaterländischen Souvenirs. Bergisch-Gladbach 1968.
Karl Friedrich Schinkel. 1781–1841. Ausst.-Kat. Berlin 1980/81. West-Berlin 1981.
Kerssen, Ludger: Das Interesse am Mittelalter im deutschen Nationaldenkmal. Arbeiten zur Frühmittelalterforschung der Universität Münster. Hrsg. von Karl Hauck. 8. Bd. Berlin/New York 1975.
Nipperdey, Thomas: Nationalidee und Nationaldenkmal in Deutschland im 19. Jahrhundert. In: Historische Zeitschrift 206, 1968, S. 529–85.
Poiré, Eugène: Les Monuments Nationaux en Allemagne. Paris 1908.
Rittich, Werner: Architektur und Bauplastik der Gegenwart. Berlin 1938.
Scharf, Helmut: Zum Stolze der Nation – Deutsche Denkmäler des 19. Jahrhunderts. Dortmund 1983.
Scharf, Helmut: Historische Stätten in Deutschland und Österreich. Schauplätze, Gedenkstätten, Museen zur Geschichte und Politik im 19. und 20. Jahrhundert. Hermes Handlexikon 10015. Düsseldorf 1983.
Schrade, Hubert: Das deutsche Nationaldenkmal. Idee, Geschichte, Aufgabe. München 1934.
Steinbrucker, Charles: Carl Friedrich Schinkel. Ein Verzeichnis seiner Denkmalsentwürfe. Burg a. d. Wupper 1938.
Trier, Eduard: Notizen zum neuen Denkmal. In: Festschrift für Heinrich Lützeler zum 60. Geburtstage. „Der Mensch und die Künste". Düsseldorf 1962, S. 494–99.
Wallfahrtsstätten der Nation. Vom Völkerschlachtdenkmal zur Bavaria. Frankfurt am Main 1971.
Zimmermann, Max Georg: Karl Friedrich Schinkel. Kriegsdenkmäler aus Preußens großer Zeit. Berlin 1916.

C. Denkmal, Topographie

1. Aachen

Corr, Elfriede: Aachener Brunnen und Denkmäler. Aachen 1980.

2. Berlin

Faden, Eberhard: Zur politischen Geschichte der Berliner Denkmäler. In: Zeitschrift des Vereins für die Geschichte Berlins 54, 1937, S. 91–96.

Ingwersen, Erhard: Standbilder in Berlin. 1967.

Maur, Hans: Gedenkstätten der Arbeiterbewegung in Berlin, der Hauptstadt der DDR. Hrsg. vom Museum für Deutsche Geschichte Berlin. Berlin 1971.

Stätten des Widerstandes 1933–1945. Eine Auswahl für Besichtigungen in Berlin. 2 Faltblätter (Ost und West). Hrsg. vom Informationszentrum Berlin Gedenk- und Bildungsstätte Stauffenbergstraße. Berlin o. J.

Weidner, Heinz: Berlin im Festschmuck. Vom 15. Jahrhundert bis zur Gegenwart. In: Kunstwissenschaftliche Studien Bd. 25, Berlin 1940.

3. Bremen

Denkmäler, Freiplastiken, Brunnen in Bremen. 1800–1945. Bremen 1980.

4. Breslau

Nickel, Walter: Die öffentlichen Denkmäler und Brunnen Breslaus. Breslau 1938.

5. Bundesrepublik Deutschland

Graefe, Heinz Arthur: Denkmäler und Brunnen in Deutschland. 1968.

6. Deutsche Demokratische Republik

Frank, Volker: Antifaschistische Mahnmale in der DDR. Ihre künstlerische und architektonische Gestaltung. Leipzig 1970.

Miethe, Anna Dora: Gedenkstätten. Arbeiterbewegung, Antifaschistischer Widerstand, Aufbau des Sozialismus. Leipzig/Jena/Berlin 1974.

Wegmann, Klaus: Mahn- und Gedenkstätten in der Deutschen Demokratischen Republik. Berlin ^{3}1972.

7. Deutschland, gesamt

Hammerbacher, Hans Wilhelm: Deutsche Gedenkstätten und Ehrenmale. Heusenstamm 1976.

8. Düsseldorf

Delvos, Hubert: Geschichte der Düsseldorfer Denkmale, Gedenktafeln und Brunnen. Düsseldorf 1938.

9. Erfurt

Bang: Gedenksteine um Erfurt. In: Thüringer Monatsblatt 45, 1937, S. 17–20.

10. Franken

Mehl, Heinrich: Fränkische Bildstöcke in Rhön und Grabfeld – frommer Sinn und kulturelles Erbe. Würzburg 1978.

11. Frankfurt am Main

Lohne, Hans: Mit offenen Augen durch Frankfurt. Ein Handbuch der Brunnen, Denkmäler, Gedenkstätten und der Kunst am Bau. 1969.

12. Göttingen

Nissen, Walter: Göttinger Denkmäler, Gedenksteine und Brunnen. Göttingen 1978.

13. Kassel

Paetow, Karl: Klassizismus und Romantik auf der Wilhelmshöhe. Kassel 1930.

14. Kreuznach

Freckmann, Klaus: Kleine Denkmäler im Landkreis Kreuznach. Wegekreuze und Grabkreuze, Grenzsteine und Meilensteine. Köln 1980.

15. Mark Brandenburg

Granier, Friedrich: Denkmäler der Romantik in der Mark. In: Brandenburgische Jahrbücher 7, 1937, S. 70–79.

16. München

Alckens, August: München in Erz und Stein. Mainburg 1973.

Roth, Hans: Münchner Denkmäler. Freilassing 1981.

17. Nürnberg

Häussler, Helmut: Brunnen, Denkmale und Freiplastiken in Nürnberg – eine Bestandsaufnahme. Nürnberg 1977.

18. Österreich

Die Steine reden – Gedenkstätten des österreichischen Freiheitskampfes. Wien 1975.

Frank, W.: Österreichische Denkmalskunst. In: Deutsche Kunst und Dekoration 37, 1915/16, S. 177 ff.

Litschel, Helga: Erinnerungsstätten der Bauernkriege und Bauernunruhen von Oberösterreich. Linz 1976.

19. Pfälzer Wald

Eitelmann, Walter: Rittersteine im Pfälzerwald, Gedenksteine und Inschriften, eine steinerne Geschichtsschreibung. Mannheim 1979.

20. Schlesien

Grundmann, Günther: Stätten der Erinnerung. Denkmäler erzählen schlesische Geschichte. München [2]1975.

21. Weimar

Günther, Gitta: Gedenkstätten der Arbeiterbewegung in Weimar. Stadtmuseum Weimar 1977.

22. Wien

Kapner, Gerhard: Die Denkmäler der Wiener Ringstraße. 1969.

Meyer, Hans: Kennst du die Denkmäler Wiens. Ein Führer zu den Denkmälern Wiens. 1969.

Ringstraßendenkmäler. Wiesbaden 1973.

23. Wittenberg

Thulin, Oskar: Die Wittenberger Lutherstätten. Berlin 1977.

D. Denkmal, Einzelobjekte

1. Assenhausen, Bismarckturm

Der Bismarckturm am Starnberger See. München 1900.

2. Berlin, Brandenburger Tor

Kindler, H.: Berlin – Brandenburger Tor. München 1956.

Bauch, Kurt: Das Brandenburger Tor (C. G. Langhans). Köln, Freunde des Wallraf-Richartz-Museums 1966.

Bauch, Kurt: Das Brandenburger Tor. In: Schriften zur Berliner Kunst- und Kulturgeschichte 10. Berlin 1968.

Rave, Paul Ortwin: Propyläen und Brandenburger Tor. In: Jahrbuch des deutschen Archäologischen Instituts, Archäologischer Anzeiger 65–66, 1950/51, S. 357–80.

3. Berlin, Friedrich der Große

Mielke, Friedrich, und Jutta von Simson: Das Berliner Denkmal für Friedrich II., den Großen. Frankfurt am Main/Berlin/Wien 1975.

Simson, Jutta von: Das Berliner Denkmal für Friedrich den Großen – die Entwürfe als Spiegelbild des preußischen Selbstverständnisses. Frankfurt am Main/Berlin/Wien 1976.

4. Berlin, Kaiser-Wilhelm-Nationaldenkmal

Sperlich, Martin: Das Kaiser-Wilhelm-Nationaldenkmal. In: Kunstgeschichtliche Gesellschaft zu Berlin, Sitzungsberichte N. F. 19, 1970/71, S. 3–4.

5. Berlin, Luise

Simson, Jutta von: Denkmal der Königin Luise in Berlin. In: Festschrift für Otto von Simson.

6. Berlin, Luftbrücke

Denkmal für die Opfer der Luftbrücke. Architekt Professor Eduard Ludwig. In: Baukunst und Werkform, Nr. 4, Heidelberg 1951.

Ladendorf, Heinz: Das Denkmal der Luftbrücke. In: Gießener Beiträge zur Kunstgeschichte, Nr. 1, Gießen 1970.

7. Berlin, Mausoleum

Das Mausoleum im Charlottenburger Schloßgarten. Hrsg. von der Verwaltung der Staatlichen Schlösser und Gärten. Berlin ^{2}1981.

8. Berlin, Reichstag

Götz, W.: Das Parlamentsgebäude. Diss. Leipzig 1960.

9. Berlin, Schwerin

Seelig, L.: Standbild des Feldmarschalls Schwerin. In: Münchener Jahrbuch 27, 1976, S. 155 ff.

10. Berlin, Siegesallee

Bloch, P., und W. Grzimek: Die Siegesallee und das Ende des Denkmals. In: Das klassische Berlin. Die Berliner Bildhauerschule im 19. Jh. Frankfurt am Main/Berlin 1978, S. 277 ff.

11. Berlin, Siegessäule

Kühn, Margarete: Die Siegessäule. Berlin 1958.

12. Berlin, Sowjetisches Ehrenmal

Das Treptower Ehrenmal. Geschichte und Gegenwart des Ehrenmals für die gefallenen sowjetischen Helden in Berlin. Berlin 1980.

13. Dachau, KZ-Gedenkstätte

Konzentrationslager Dachau. Hrsg. vom Comité International de Dachau. München 1970.

Rost, Nico: Konzentrationslager Dachau. Hrsg. Vom Comité International de Dachau. Brüssel o. J.

Schwarz, Stefan: Die jüdische Gedenkstätte in Dachau. Hrsg. vom Landesverband der Israelitischen Kultusgemeinde in Bayern. München 1972.

14. Denkmal der Arbeit

Frommhold, Erhard: Constantin Meuniers Denkmal der Arbeit. Dresden 1954.

Keisch, Claude: Ein Bildhauertraum um die Jahrhundertwende: Das Denkmal der Arbeit. In: Bildende Kunst, 4, 1958.

15. Braunschweig, Löwe

Jordan, Karl und Martin Gosebruch: 800 Jahre Braunschweiger Burglöwe 1166–1966. 1967.

16. Buchenwald, Nationale Mahn- und Gedenkstätte

Burghoff, Ingrid: Nationale Mahn- und Gedenkstätte Buchenwald. Berlin, Leipzig 1978.

Buchenwald. Mahnung und Verpflichtung. Dokumente und Berichte. Berlin 1961.

Feist, Peter H.: Buchenwald – Mahnung und Gedanken. In: Bildende Kunst 1958, S. 795–805.

17. Detmold, Hermannsdenkmal

Ein Jahrhundert Hermannsdenkmal 1875–1975. Detmold 1975.

Hellfaier, R.: Ernst von Bandel an Wilhelm Tegeler. Briefe zur Entstehungsgeschichte des Hermannsdenkmals 1850–1864. Detmold 1975.

Kesting, Hermann: Der Befreier Arminius im Lichte der geschichtlichen Quellen und der wissenschaftlichen Forschung. Detmold ^{10}1972.

Nockemann, Georg: Hermannsdenkmal. Lemgo 1975.

Schmidt, Hans: Das Hermannsdenkmal im Spiegel der Welt. Baugeschichte, Beitr., Besucher, Interpretationen 1838, 1875, 1975. Detmold 1974.

Schreiner, Ludwig: Karl Friedrich Schinkels Entwürfe zum Hermannsdenkmal in die Bandelsche Vorplanung. In: Niederdeutsche Beiträge zur Kunstgeschichte 7, 1968, S. 205–18.

18. Donaustauf, Walhalla

Walhalla. Amtlicher Führer. Regensburg 1974.

Die Walhalla. Idee, Architektur, Landschaft. Regensburg 1980.

19. Edenkoben, Kriegerdenkmal

Lurz, M.: Das Sieges- und Friedensdenkmal in Edenkoben. In: Pfälzer Heimat, Nr. 3, Jg. 32, 1981.

20. Igel, Igeler Säule

Zahn, Eberhard: Die Igeler Säule bei Trier. Neuss 1976.

21. Innsbruck, Andreas-Hofer-Gedenkstätte

Bergisel-Museum Innsbruck, hrsg. von K. Purner. Rum bei Innsbruck o. J.

22. Kassel, Herkules

Das Herkules-Bauwerk in Kassel-Wilhelmshöhe. Kassel-Wilhelmshöhe 1981.

23. Kelheim, Befreiungshalle

Befreiungshalle in Kelheim. Amtlicher Führer, bearb. von M. F. Fischer. Hrsg. von der Bayerischen Verwaltung der staatlichen Schlösser, Gärten und Seen. München 1973.

24. Klein-Wetzdorf, Heldenberg

Martin, Gunther: Der Heldenberg. Hrsg. vom Bundesministerium für Bauten und Technik. Wien o. J.

25. Kyffhäuser, Kaiser-Wilhelm-Denkmal

Timm, Albrecht: Der Kyffhäuser im deutschen Geschichtsbild. Studien zum Geschichtsbild. Historisch-politische Hefte der Ranke-Gesellschaft 3. Göttingen 1961.

26. Leipzig, Völkerschlachtdenkmal

Hartmann, Hans: Völkerschlachtdenkmal Leipzig. Leipzig 1975.

Starke, Werner: Das Völkerschlachtdenkmal. Leipzig 1980.

27. München, Armeedenkmal (Obelisk)

Schindler, Herbert: Der Münchener Karolinenplatz. Idee und Gestalt. In: Schönere Heimat. Erbe und Gegenwart, Nr. 47, 1958 (2), S. 477–78.

28. München, Ehrentempel der NSDAP

Arndt, Karl: Die „Ehrentempel" und das Forum der NSDAP am Königsplatz in München und ihre Position in der jüngeren Geschichte des architektonischen Denkmalgedankens. In: Kunstchronik 21. Jg., 1968, H. 12, S. 195–97.

29. München, Ruhmeshalle mit Bavaria

Fischer, Manfred: Ruhmeshalle und Bavaria. Amtlicher Führer. Bayerische Verwaltung der staatlichen Schlösser, Gärten und Seen. München 1972.

Rattelmüller, Paul Ernst: Die Bavaria. Geschichte eines Symbols. München 1977.

30. München, Siegestor

Pfister, Rudolf: Die Auftraggeber und das Siegestor in München. In: Baumeister, 55. Jg., H. 9, 1958, S. 647–48.

31. Rüdesheim, Niederwalddenkmal

Engelhardt, Rudolf: Das Niederwalddenkmal. Bingen 1973.

Tittel, Lutz: Das Niederwalddenkmal 1871–1883. Hildesheim 1979.

32. Weimar, Denkmal der Märzgefallenen

Behr, Adalbert: Das Denkmal der Märzgefallenen in Weimar. In: Wissenschaftliche Zeitschrift der Hochschule für Architektur und Bauwesen Weimar, Nr. 5, 1967.

Schubert, D.: Das Denkmal für die Märzgefallenen. In: Jahrbuch Hambg. Kunstslg. 21. 1976, S. 199ff.

33. Wien, Gloriette

Kirsch, Karl: Schloß Schönbrunn. Gloriette – Rundblick auf Wien und Umgebung. Wien 1953.

34. Wien, Feldherrn- und Ruhmeshalle im Arsenal

Strobl, Alice: Das k. k. Waffenmuseum im Arsenal. Der Bau und seine künstlerische Ausschmückung. Graz/Köln 1961.

35. Wien, Karlskirche

Sedlmayr, Hans: Die Schauseite der Karlskirche in Wien. Kunstgeschichtliche Studien für H. Kaufmann. Berlin 1956.

36. Wien, Pläne zu einem österreichischen Pantheon

Till, Rudolf: Wiener Projekte und Utopien. Nicht verwirklichte Wiener Pläne aus drei Jahrhunderten. Wien/München 1972.

E. Denkmal, Grabmal

Azzola, Juliane: Mittelalterliche Scheibenkreuz-Grabsteine in Hessen. Kassel 1972.

Bauch, Kurt: Das mittelalterliche Grabbild – Figürliche Grabmäler des 11.–15. Jh. in Europa. Berlin/New York 1976.

Białostocki, Jan: Vom heroischen Grabmal zum Bauernbegräbnis. Todesmotive in der Kunst des 18. und 19. Jh. Mainz 1977.

Borgwardt, E.: Die Typen des mittelalterlichen Grabmals in Deutschland. Diss. Freiburg i. Br. 1939.

Das Grabmal. 1966.

Pilz, Kurt: Das Sebaldusgrabmal im Ostchor der Sankt-Sebaldus-Kirche in Nürnberg. 1970.

Das Sebaldusgrab in Nürnberg. 1967.
Denkmal ohne Pathos, Totenmale des 2. Weltkrieges in Südwürttemberg-Hohenzollern. 1967.
Deutschland über alles. Ehrenmale des Weltkrieges. Hrsg. von S. Scharfe. 1938.
Egg, Erich: Die Hofkirche in Innsbruck – das Grabmal Kaiser Maximilians I. und die Silberne Kapelle. Innsbruck/Wien/München 1974.
Filthaut, Theodor: Zeichen der Auferstehung. Zur Erneuerung der christlichen Grabmalskunst. 1967.
Grabmale. Aus der Werkstatt des Steinmetzen und Bildhauers. München 1971.
Hirzel, Stefan: Grab und Friedhof der Gegenwart. München 1927.
Hüppi, Adolf: Kunst und Kult der Grabstätten. 1968.
Kniffler, Gisela: Die Grabdenkmäler der Mainzer Erzbischöfe vom 13. bis zum frühen 16. Jh. Untersuchungen zur Geschichte, zur Plastik und zur Ornamentik. Köln/Wien 1978.
Liedke, Volker: Die Haldner und das Kaisergrabmal in der Frauenkirche zu München. München 1975.
Lotz, W.: Historismus in der Sepulkralplastik um 1600. In: Anzeiger des Germanischen Nationalmuseums Nürnberg, 1940–54. Berlin 1954.
Memmesheimer, P. A.: Das klassizistische Grabmal. Eine Typologie. Bonn 1969.
Messerer, W.: Zu extremen Gedanken über Bestattung und Grabmal um 1800. Probleme der Kunstwissenschaft Bd. 1, 1963.
Oettinger, Karl: Die Bildhauer Maximilians am Innsbrucker Kaisergrabmal. 1966.
Panofsky, Erwin: Grabplastik von Alt-Ägypten bis Bernini. Köln 1964.
Schaum-Benedum, Christa: Die figürlichen Grabsteine des 14. und 15. Jahrhunderts in Hessen. 1969.
Seeger, Karl von: Das Denkmal des Weltkrieges. 1930.
Steigerwald, Frank Neidhardt: Das Grabmal Heinrichs des Löwen und Mathildes im Dom zu Braunschweig. Braunschweig 1972.
Steinert, Wolfram: Tilman Riemenschneiders Kaisergrab im Bamberger Dom. Bamberg 1976.
Thiele, Th. G., und H. Küsthardt: Meisterwerke alter Grabmalkunst. 1914.
Wie die Alten den Tod gebildet – Wandlungen der Sepulkralkultur 1750–1850. Ausst.-Kat. Kassel 1981.

F. Denkmal, Bildnis

Brückner, Wolfgang: Bildnis und Brauch. Studien zur Bildfunktion des Effigies. 1966.
Buchner, E.: Das deutsche Bildnis der Spätgotik und der frühen Dürerzeit. 1953.

Feuchtmüller, Rupert: Rudolf der Stifter und sein Bildnis. Wien/München 1981.
Gerkens, G. (Hrsg.): Das Bildnis – seine Entwicklung und Gestalt. Ausst.-Kat. Kunsthalle Bremen 1977.
Gerstenberg, Kurt: Die deutschen Baumeisterbildnisse des Mittelalters. Berlin 1966.
Jaeckel, Gerhard: Die deutschen Kaiser. Eine illustrierte Geschichte der deutschen Herrscher von Karl dem Großen bis Wilhelm II. und Karl I. von Österreich-Ungarn. Oldenburg/Hamburg/München 1980.
Keller, Harald: Die Entstehung des Bildnisses am Ende des Hochmittelalters. In: Römisches Jahrbuch für Kunstgeschichte Bd. 3, 1939.
Keller, Harald: Das Nachleben des antiken Bildnisses – von der Karolingerzeit bis zur Gegenwart. Freiburg i. Br./Basel/Wien 1970.
Kemmerich, M.: Die frühmittelalterliche Porträtplastik in Deutschland bis zum Ende des 13. Jh. Leipzig 1909.
Musper, Heinrich Theodor: Dürers Kaiserbildnisse. 1969.
Olbrich, H.: Zu Problem und Gestalt des Bildnisses in der spätbürgerlichen Gesellschaft. In: Wissenschaftl. Zeitschr. der Universität Jena 18, 1, 1969.
Pope-Hennessy, J.: The Portrait in the Renaissance. 1963.
Römpler, K.: Das Bildnis in Deutschland von 1800 bis zur Gegenwart. Dresden 1957.
Scheffler, W.: Die Porträts der deutschen Kaiser und Könige im späteren Mittelalter. In: Repertorium für Kunstwissenschaft 33, 1910.
Schramm, Percy Ernst: Die zeitgenössischen Bildnisse Karls des Großen. Nachdruck der Ausgabe Leipzig/Berlin 1928: Hildesheim 1973.
Singer, H. W.: Allgemeiner Bildnis-Katalog. 19 Bde. 1930–38. Nachdruck 1976.
Steinberg, S. H.: Grundlagen und Entwicklung des Porträts im deutschen Mittelalter. In: Kultur- und Universalgeschichte. Festschrift für W. Goetz. Leipzig 1927.
Waldmann, E.: Das Bildnis im 19. Jahrhundert. Berlin 1921.
Werckmeister, K.: Das 19. Jahrhundert in Bildnissen. 5 Bde. Berlin 1898–1901.
Zorn, Wolfgang: Das Unternehmerporträt, ein Stück Sozialgeschichte. Dortmund 1970.

ORTSREGISTER

ABBILDUNGSNACHWEIS

Tafeln (T)

Alinari, Florenz: 23, 25.
Bayerisches Landesamt für Denkmalpflege, München: 47, 65, 132, 137.
Bayerisches Nationalmuseum, München: 35a, 35b, 89.
Klaus G. Beyer, Weimar: 20, 31, 37, 63, 67, 100, 148, 150, 164, 169, 185, 190, 191.
Bildarchiv Foto Marburg: 7, 9, 10, 13, 21, 29, 34, 41, 43, 44, 49, 52, 54, 55, 59, 62, 68, 69, 71, 72, 77, 85, 86, 88, 90, 91, 96, 97, 111, 120, 122, 162.
Willi Birker, Braunschweig: 39, 172.
Ed. Bissinger, Erfurt: 48a, 49b.
Bundesdenkmalamt, Wien: 98, 101, 106, 146.
Dr. Harald Busch, Frankfurt: 12.
Caisse Nationale des Monuments Historiques et des Sites, Paris: 15.
Wilhelm Castelli, Lübeck: 45.
Damus, Das Denkmal zur Erinnerung an den 20. Juli 1944: 183.
Dr. A. Defner, Igls: 76.
Deutsche Fotothek, Dresden: 19.
Deutscher Kunstverlag, München: 28, 40, 135, 138.
Hans Freytag, Neuhofen: 163.
Gab. Fot. Nat., Rom: 109.
Germanisches National-Museum, Nürnberg: 36.
Gundermann, Würzburg: 110.
Robert Häusser, Mannheim: 102.
Handbuch der Architektur IV, 8, 2b: 79, 156, 157, 160.
Hederer, Klenze: 131.
Hermann Hessler, Frankfurt: 14, 18, 32, 53, 56, 75, 103.
Historisches Museum, Frankfurt: 17.
Hochbauamt, Nürnberg: 141.
Dr. Walter Hotz, Worms: 24.
Institut für Denkmalpflege, Meßbildarchiv, Berlin-Ost: 104.
Inge Kitlitschka, Klosterneuburg: 95, 114, 125, 126, 144, 155, 168, 174, 175, 179, 180.
Konzentrationslager Dachau: 189.

Kunsthistorisches Museum, Wien: 50, 94, 107, 116.
Landesamt für Denkmalpflege Schleswig-Holstein, Kiel: 33.
Landesbildstelle Baden-Württemberg, Stuttgart: 78.
Landesbildstelle Rheinland, Düsseldorf: 176.
Landesbildstelle Rheinland-Pfalz, Koblenz: 158.
Landesdenkmalamt Baden-Württemberg, Stuttgart: 61.
Landeskonservator Rheinland, Bonn: 117.
Landesmuseum Joanneum, Graz: 6.
Robert Löbl, Bad Tölz: 74.
Erich Müller, Kassel: 30, 93.
Ann Münchow, Aachen: 16.
Musée d'Unterlinden (Fot. O. Zimmermann), Colmar: 60.
Museum Bellerive, Sammlung des Kunstgewerbemuseums Zürich: 1.
Muzeum Šlaskie (Fot. E. Witecki), Breslau: 58.
Muzeum Archeologiczene, Breslau: 4.
Naturhistorisches Museum, Wien: 3.
Niedersächsisches Landesverwaltungsamt, Bildungstechnologie, Hannover: 149.
Österreichische Nationalbibliothek, Wien: 42, 81, 92, 145.
Ursula Pfistermeister, Fürnried: 118, 123.
Rettich, Architektur und Bauplastik der Gegenwart: 178.
Hans Retzlaff: 113, 127.
Rheinisches Bildarchiv, Köln: 2, 46, 170.
Rheinisches Landesmuseum, Bonn: 11a, 11b.
Hed Saebens-Wiesner, Worpswede: 5.
Dr. Helmut Scharf, Greifenstein-Allendorf: 128, 129, 130, 133, 134, 136, 153, 154, 165, 166, 181a, 181b, 182, 186, 187.
Scheuerer, Ingolstadt: 139.
Helga Schmidt-Glassner, Stuttgart: 22, 26, 27, 38, 51, 57, 70, 73, 80, 82, 83, 84, 87, 99, 112a, 112b, 121, 142, 143, 151, 167, 177.
Schrade, Das deutsche Nationaldenkmal: 124, 173.
Schwarz, Die jüdische Gedenkstätte in Dachau: 188.
Staatliche Museen, Nationalgalerie, Berlin-Ost: 115, 119, 140, 152.
Stadtarchiv, Worms: 8.
Ferdinand Urbahns, Eutin: 171.
Horst Urbschat, Berlin: 108, 147, 159, 184, 192.

Textabbildungen (Z)

H. Stephan, Wilhelm Kreis (1943): 117, 118, 120, 141, 142, 143, 144, 145, 146, 147.

A. Strobl, Das k.k. Waffenmuseum im Arsenal (1961): 95, 96.

Otto Wagner III (1906): 132; IV (1922): 133, 134.

Wiener Bauindustriezeitung 35 (1917/18): 129; 33 (1915/16): 135.

Wiss. Zeitschr. d. Hochschule f. Arch. u. Bauwesen in Weimar 14 (1967): 138.

Zeitschrift für Bauwesen 3 (1853): 93; 47 (1897): 106.

Zentralblatt der Bauverwaltung 23 (1903): 62, 119; 37 (1917): 71, 74; 17 (1897): 108; 36 (1916): 135.

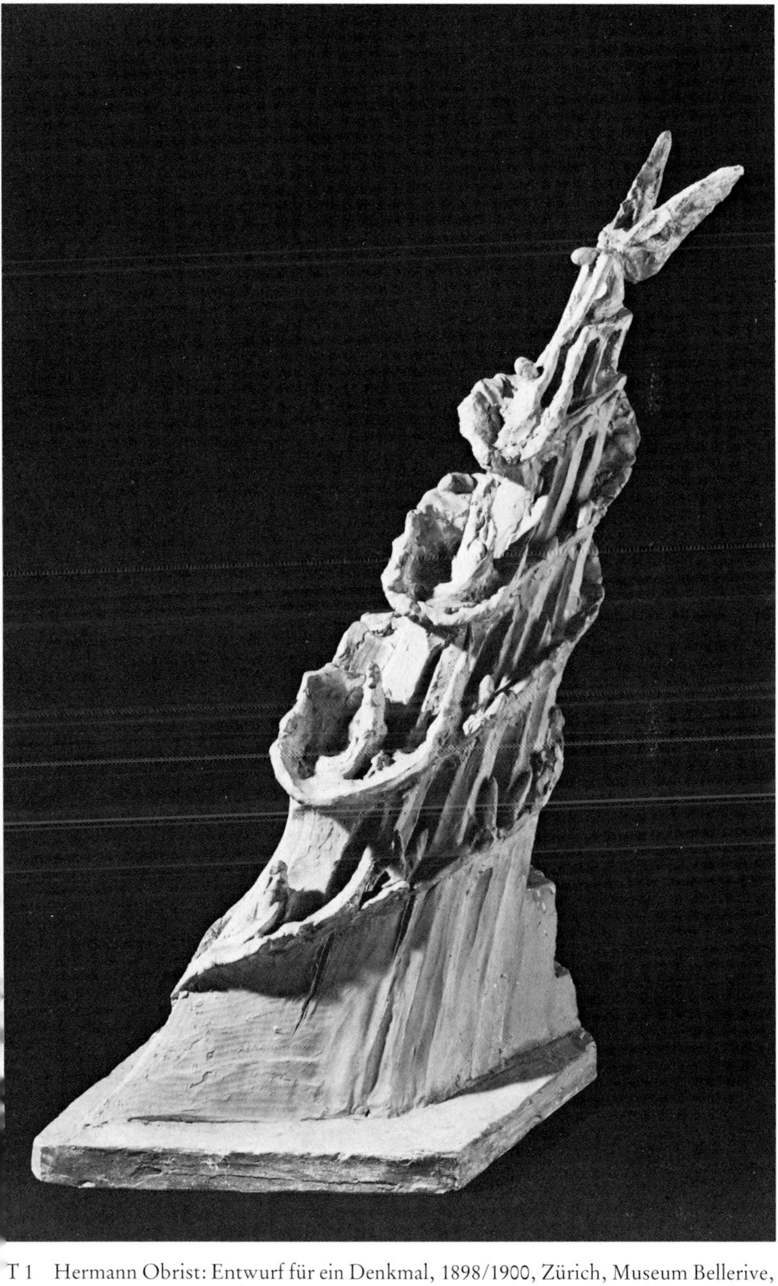

T 1 Hermann Obrist: Entwurf für ein Denkmal, 1898/1900, Zürich, Museum Bellerive, Sammlung des Kunstgewerbemuseums.

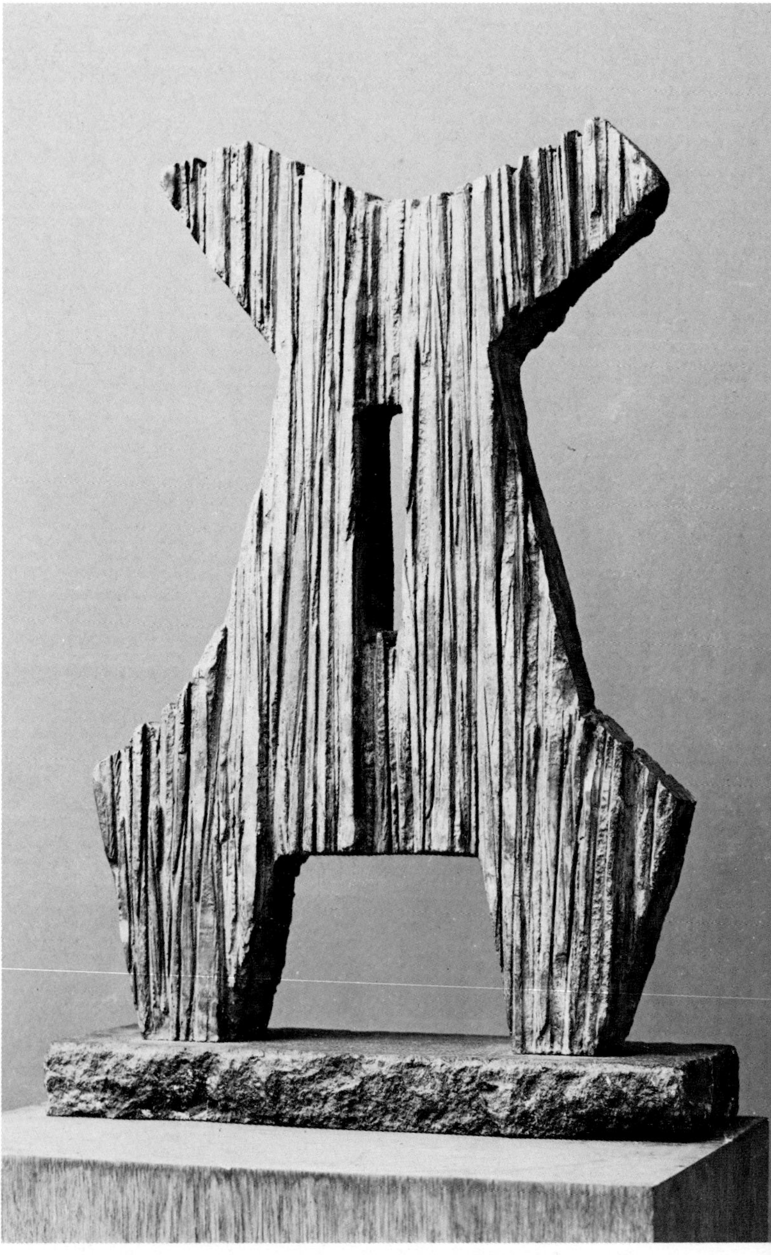

T 2 Karl Hartung: Monument, 1956, Köln, Wallraf-Richartz-Museum.

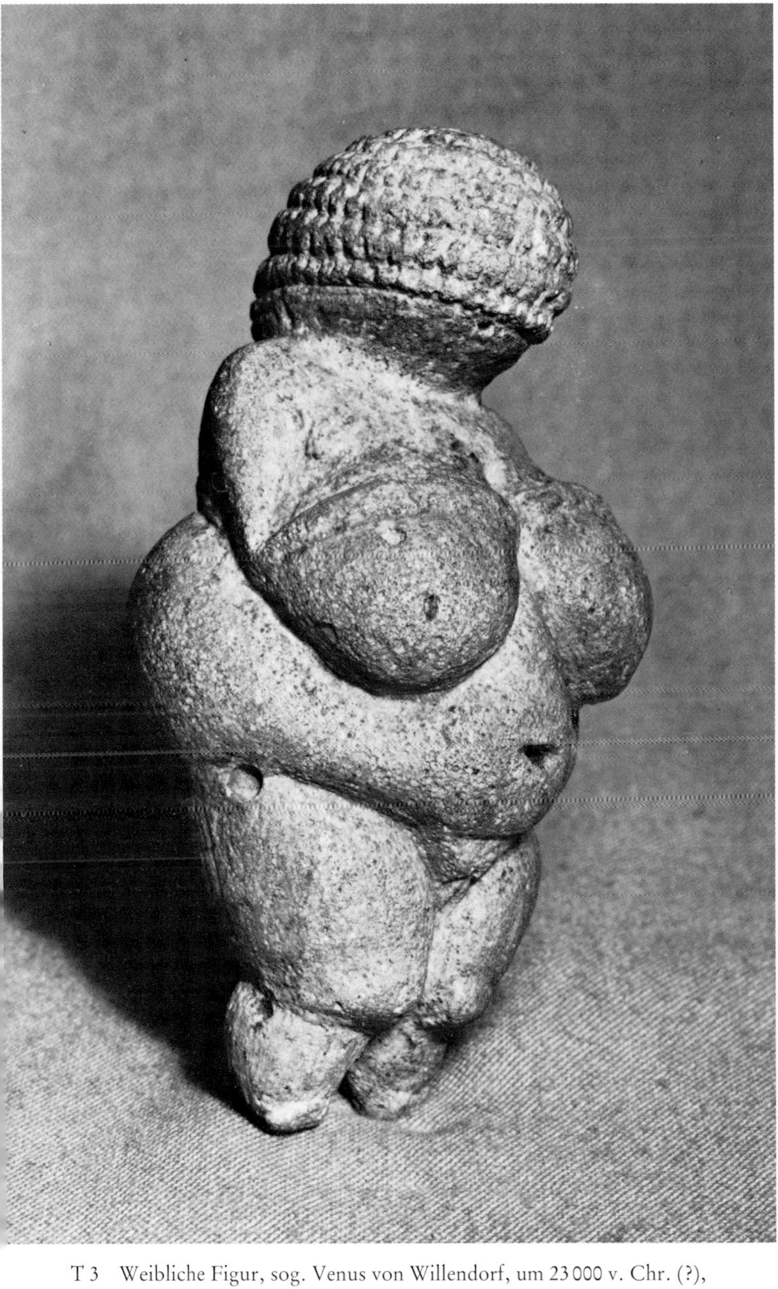

T 3 Weibliche Figur, sog. Venus von Willendorf, um 23 000 v. Chr. (?), Wien, Naturhistorisches Museum.

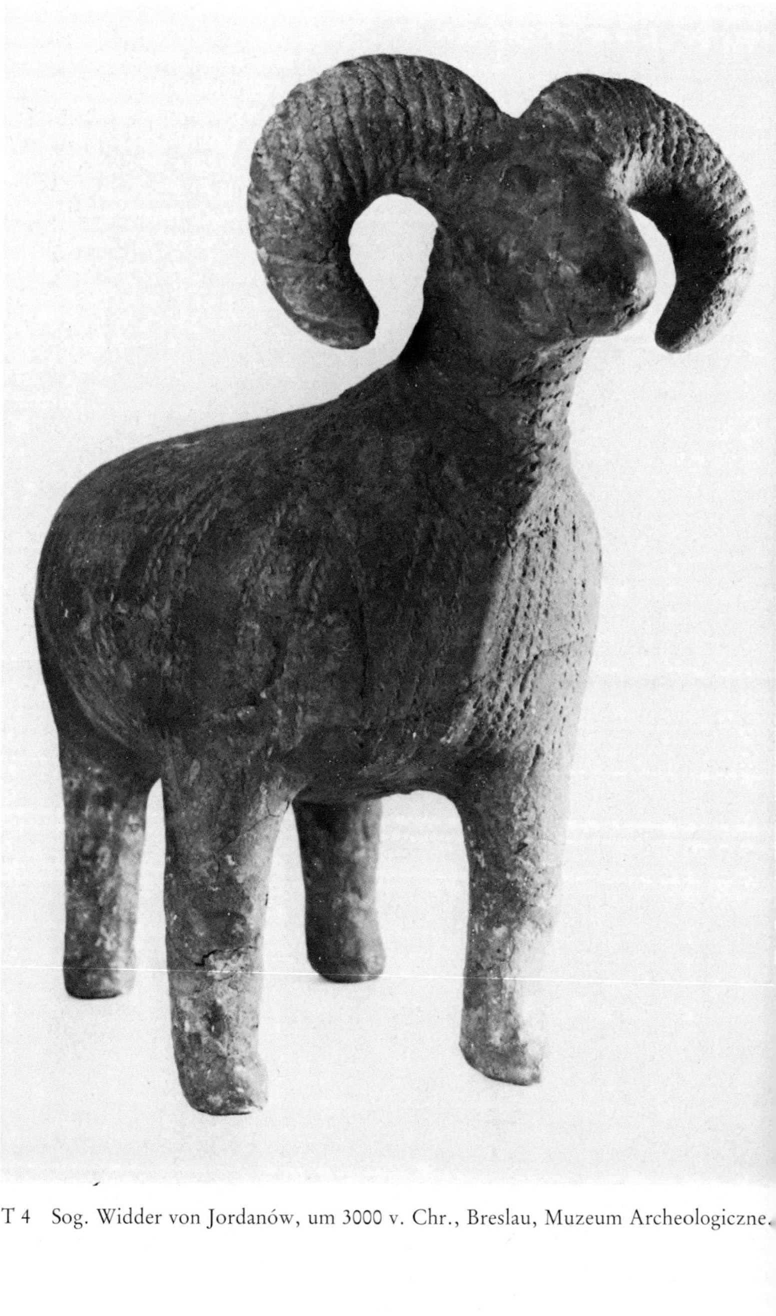

T 4 Sog. Widder von Jordanów, um 3000 v. Chr., Breslau, Muzeum Archeologiczne.

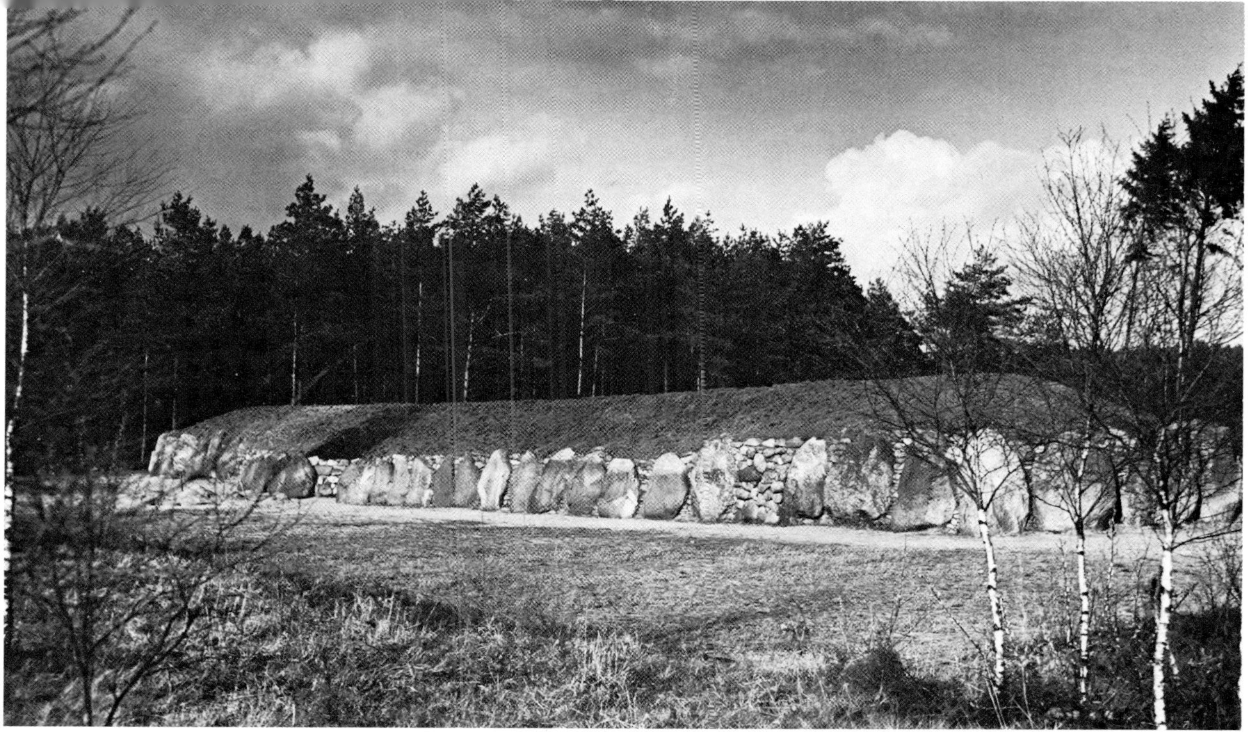

T 5 Großsteingrab, spätes 4. Jt. v. Chr., Kleinenkneten bei Delmenhorst, Niedersachsen.

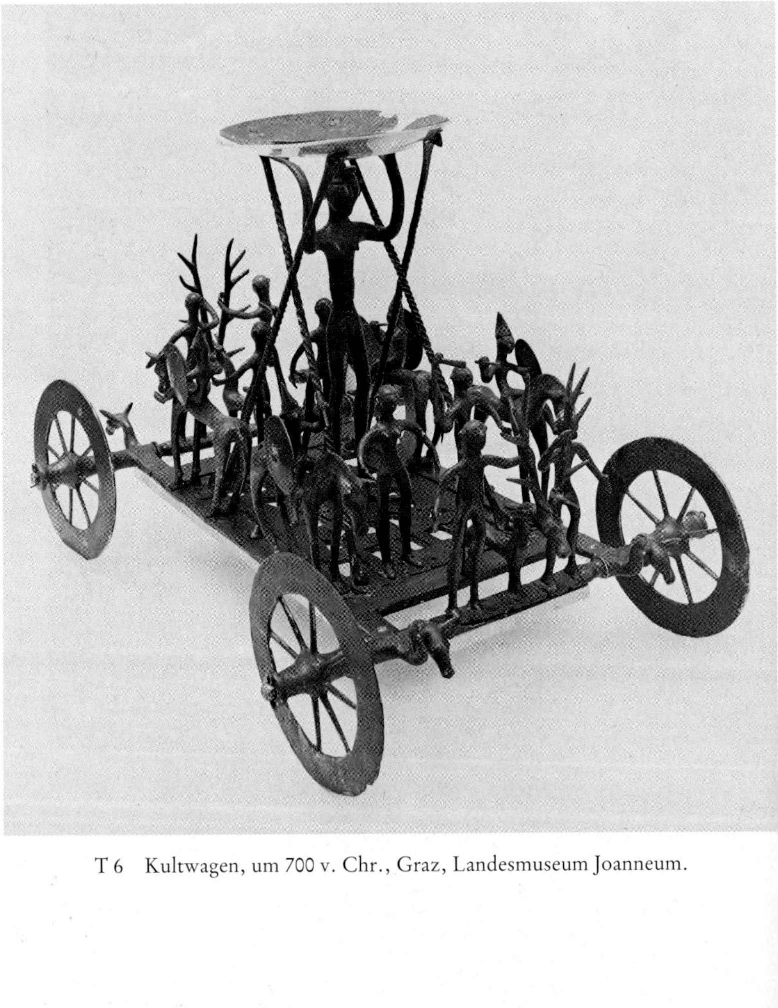

T 6 Kultwagen, um 700 v. Chr., Graz, Landesmuseum Joanneum.

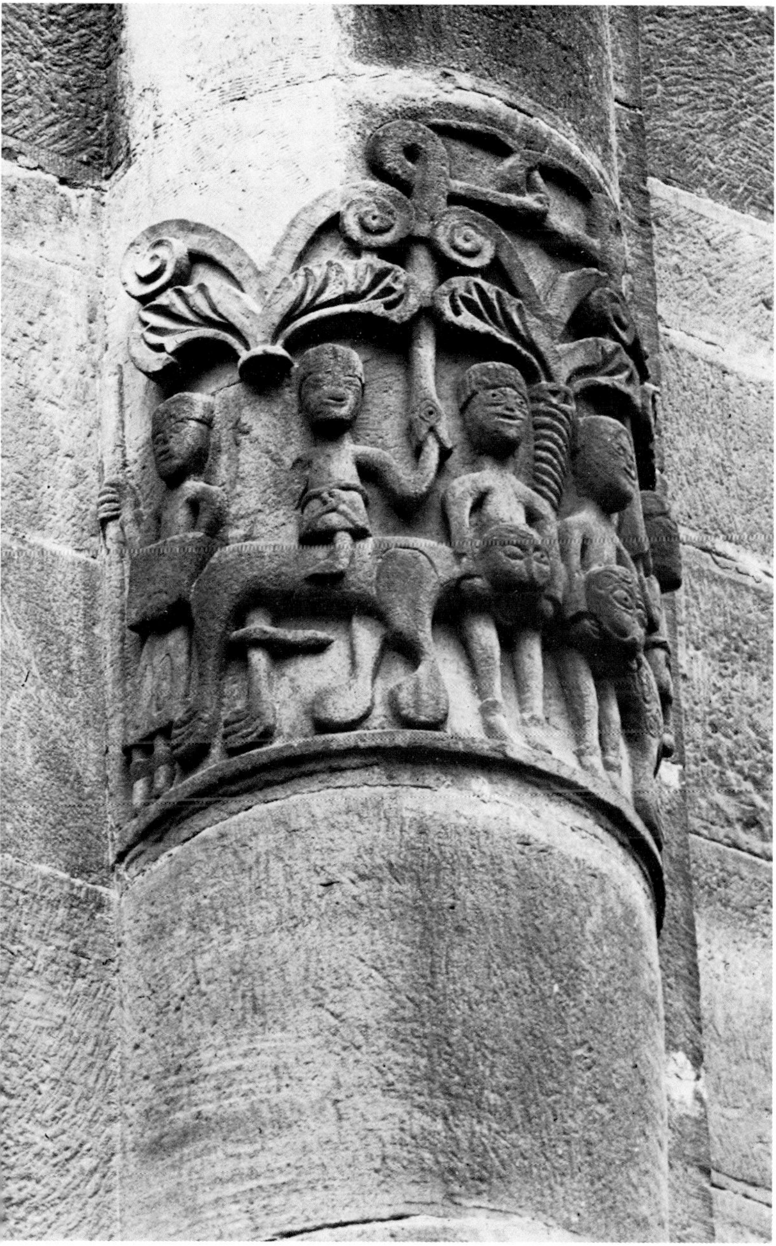

T 7 „Irminsul“, Speyer, Dom, Apsis, um 1082.

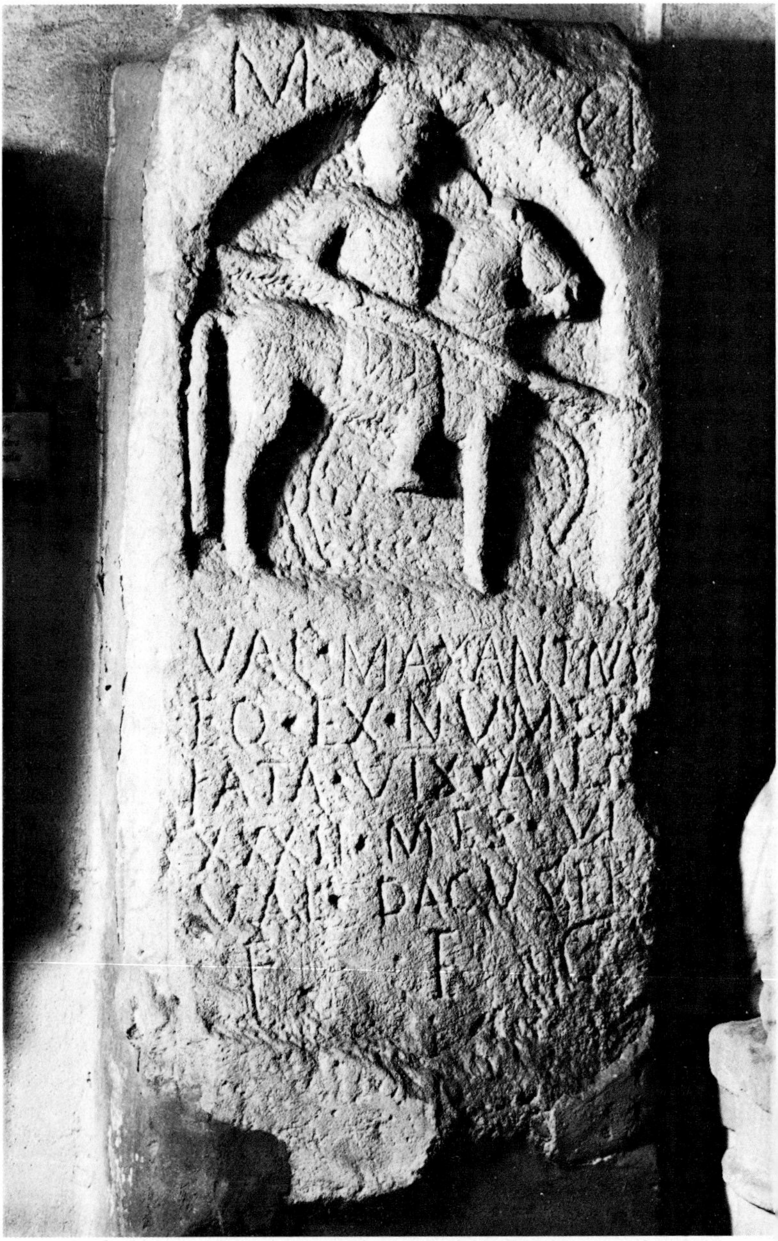

T 8 Reiterstele, römisch, Worms.

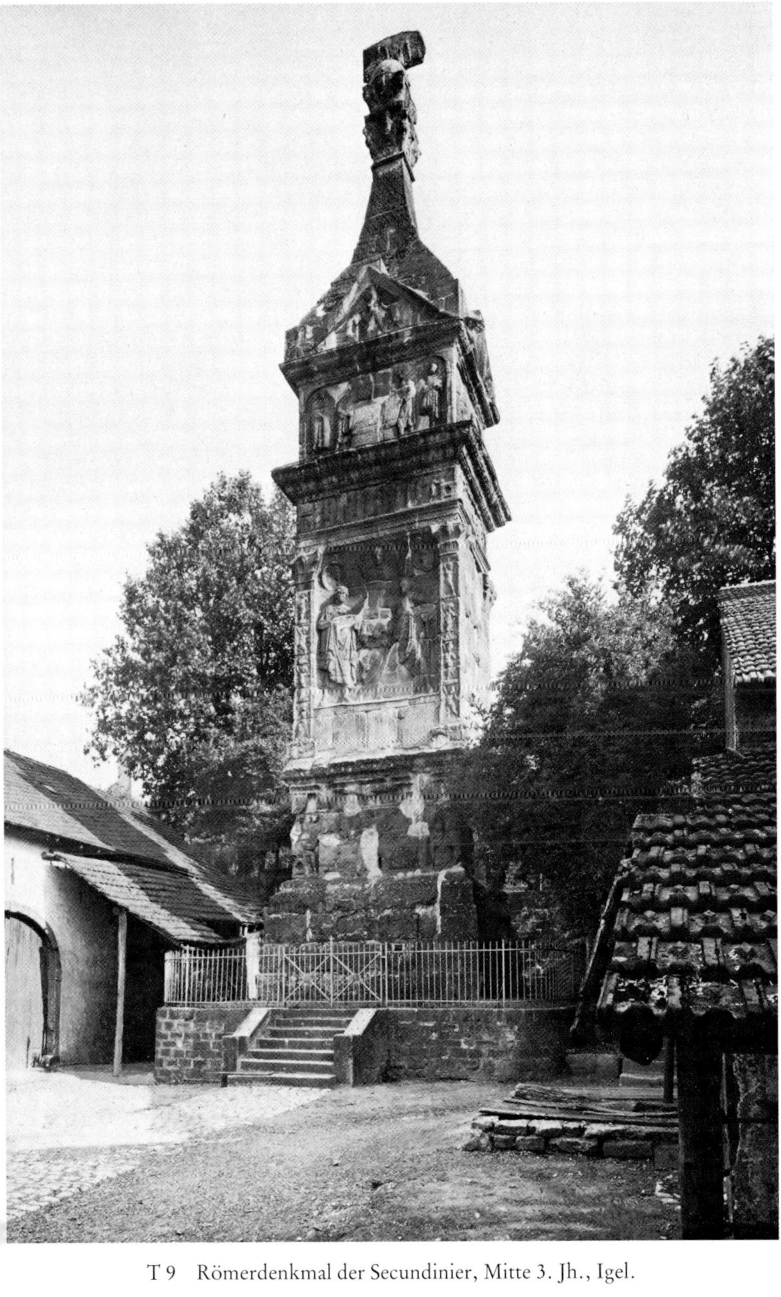

T 9 Römerdenkmal der Secundinier, Mitte 3. Jh., Igel.

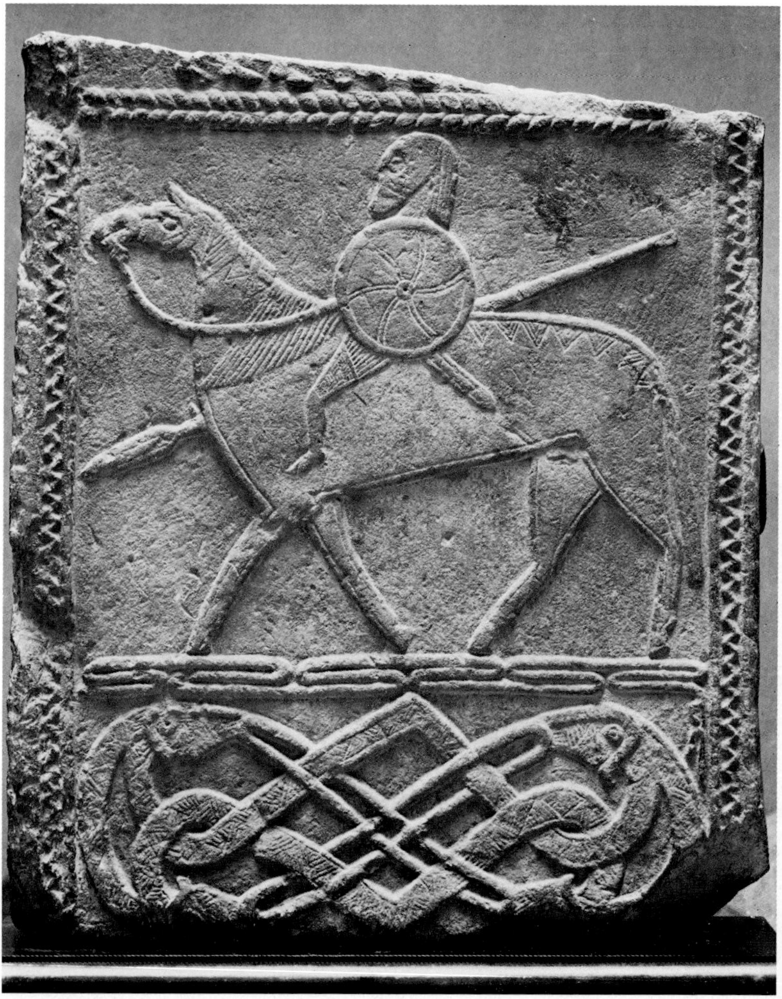

T 10 Sog. Reiterstein von Hornhausen, 1. Hälfte 7. Jh., Halle a. d. Saale, Landesmuseum für Vorgeschichte.

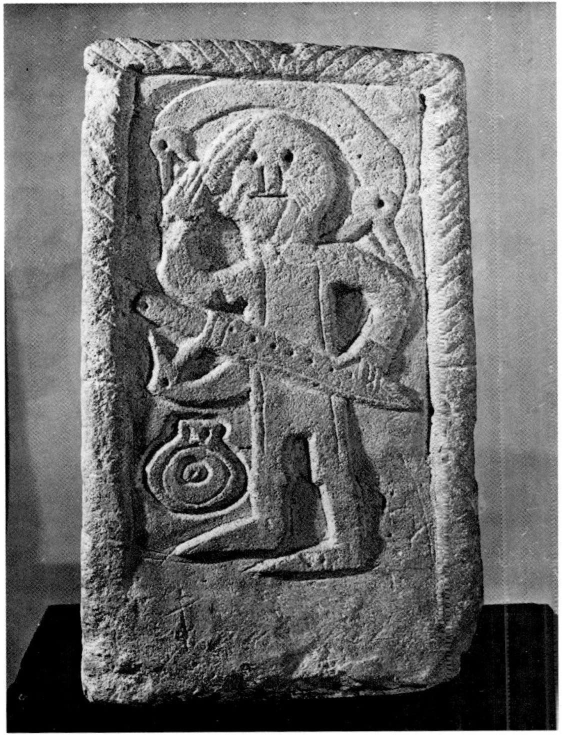

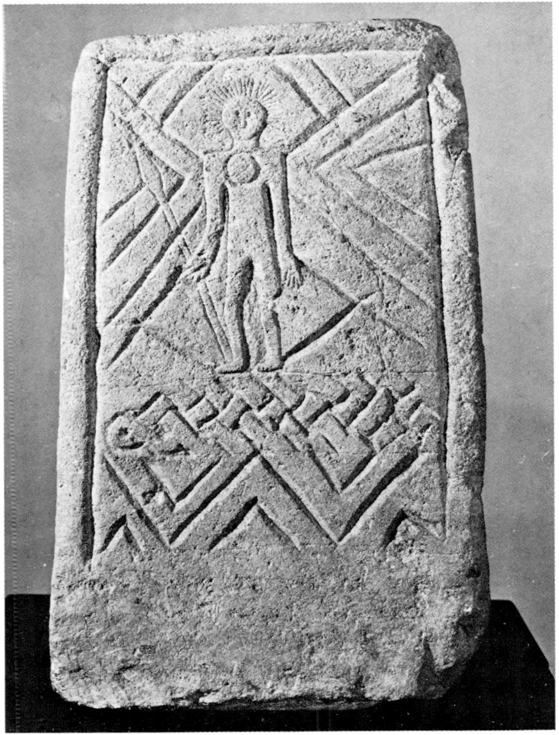

T 11 Grabstein, Vorder- und Rückseite, 7. Jh., Bonn, Rheinisches Landesmuseum.

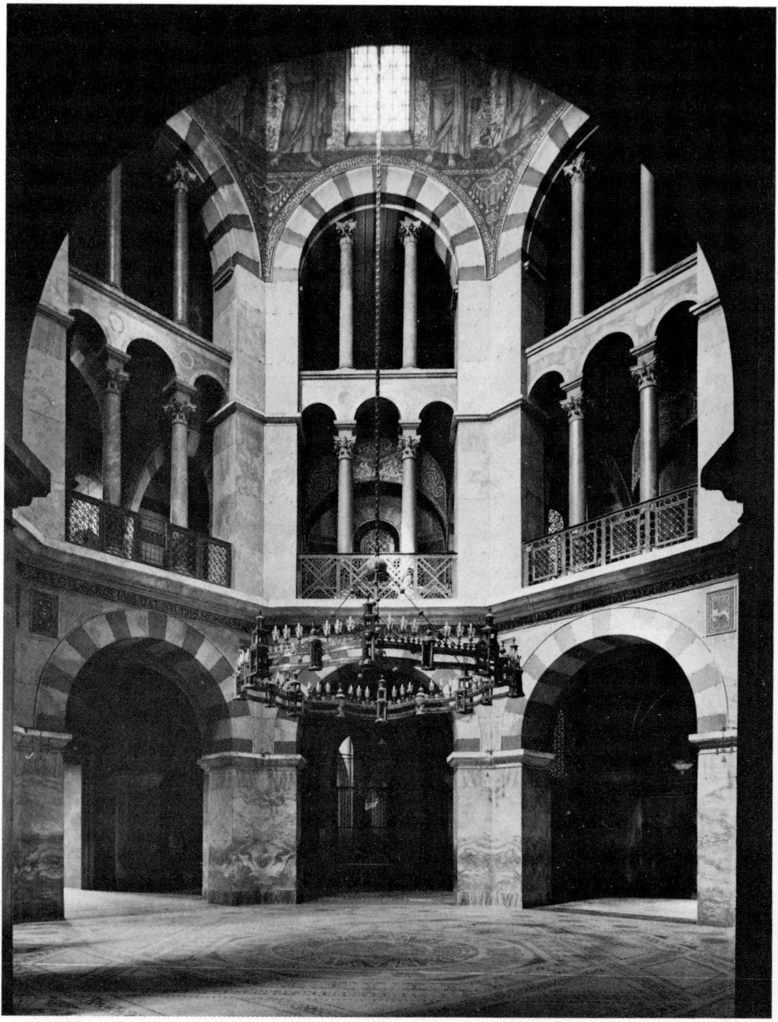

T 12 Münster, Innenansicht, 786–800, Aachen.

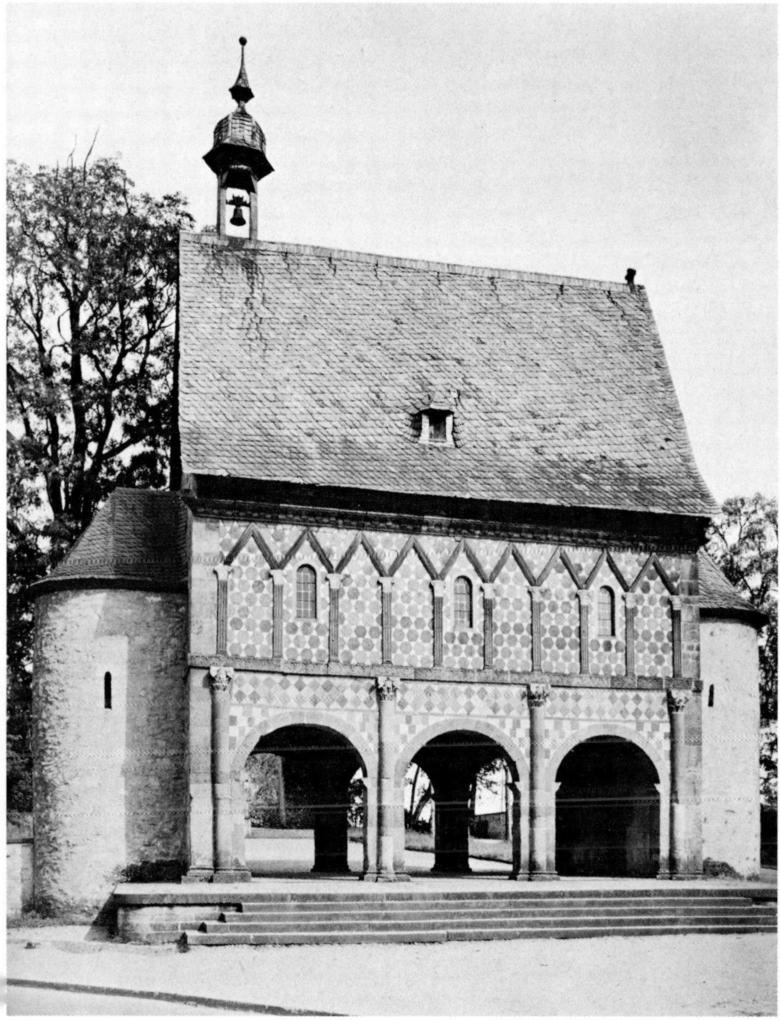

T 13 Torhalle, Ansicht von Westen, 774, Lorsch.

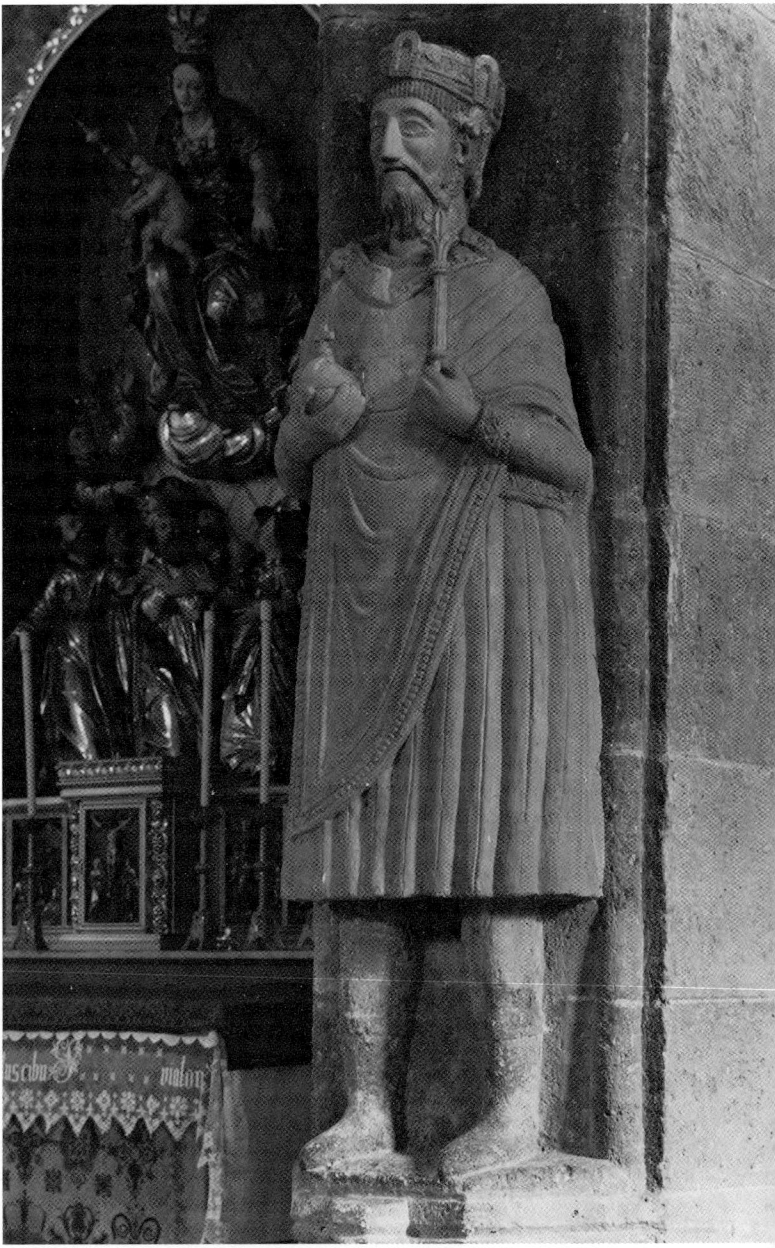

T 14 Statue Karls des Großen, karolingisch (?), Müstair, St. Johann.

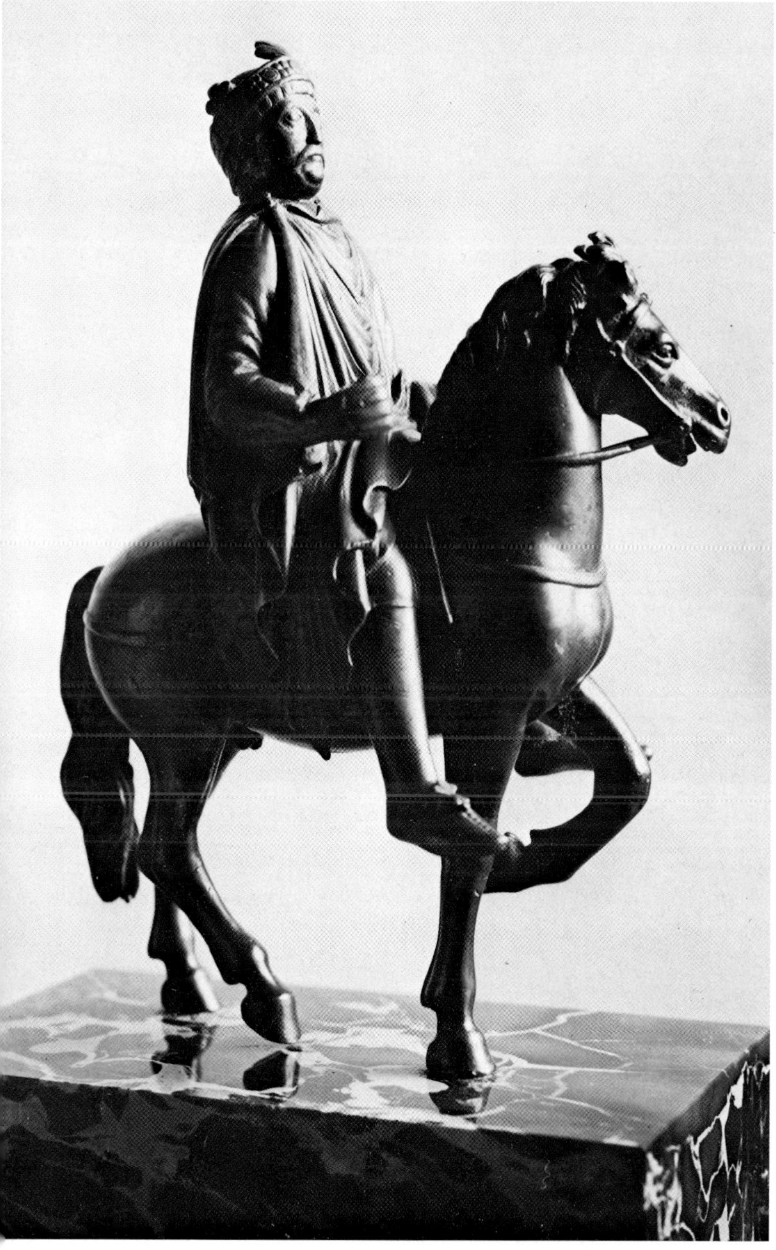

T 15 Reiterstatue Karls des Großen, 9. Jh., Paris, Louvre.

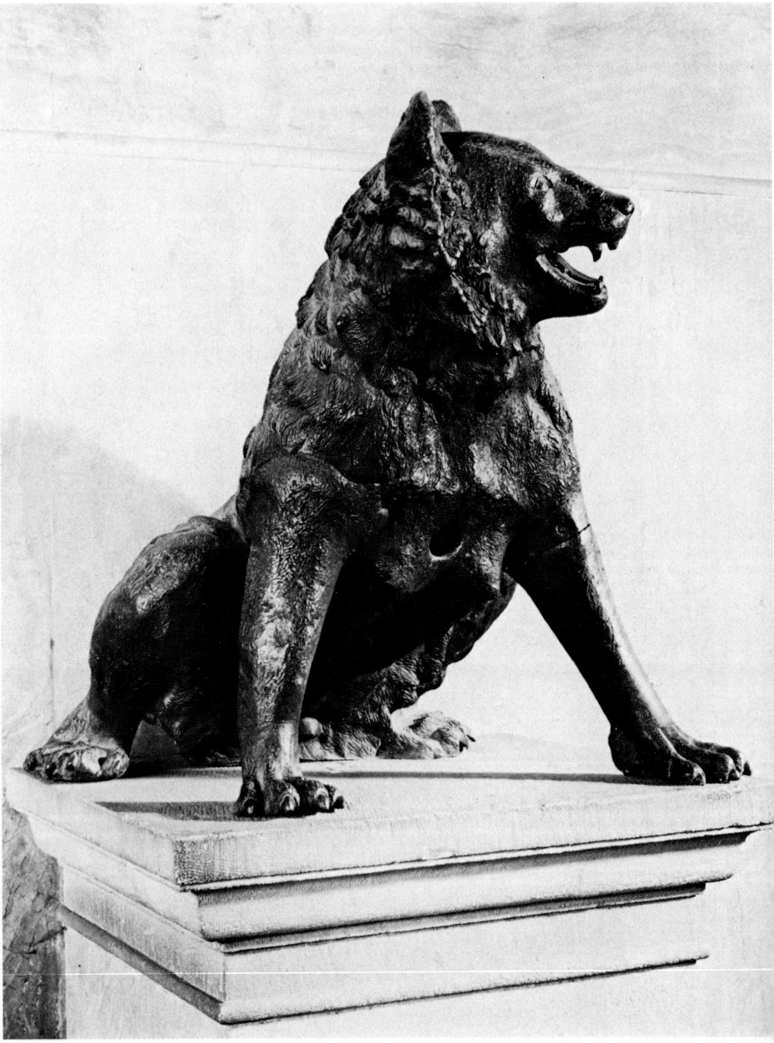

T 16 Bärin, römisch, Aachen, Münster.

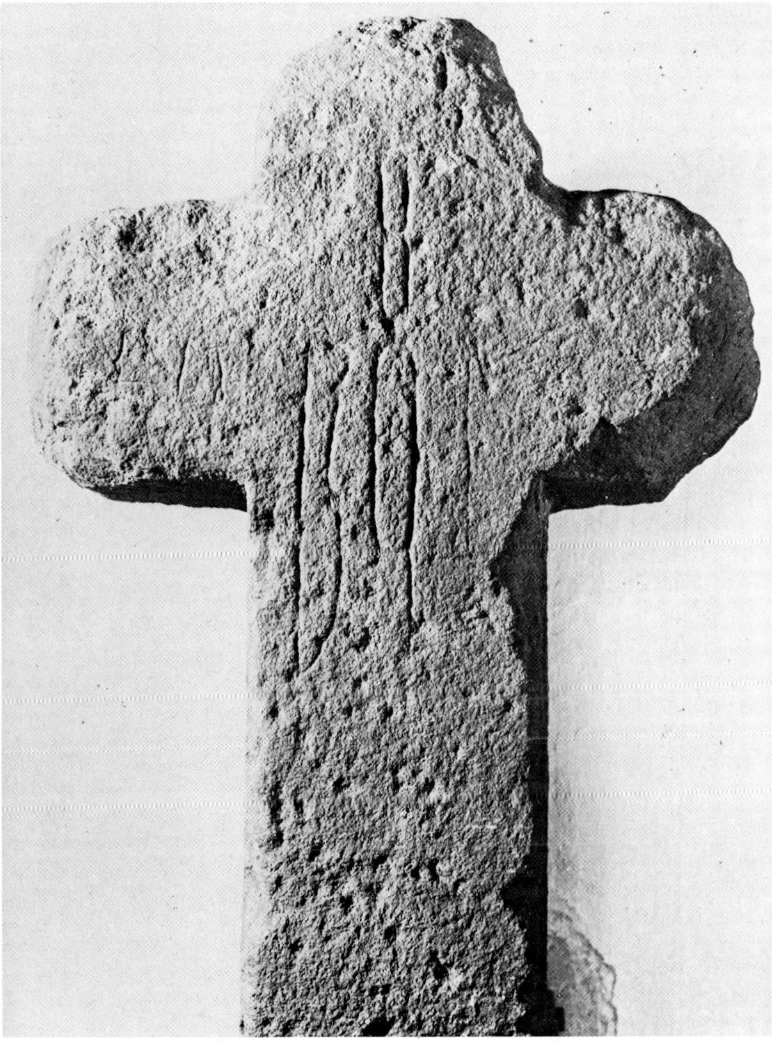

T 17 Bonifatiuskreuz, 754, Frankfurt am Main, Historisches Museum.

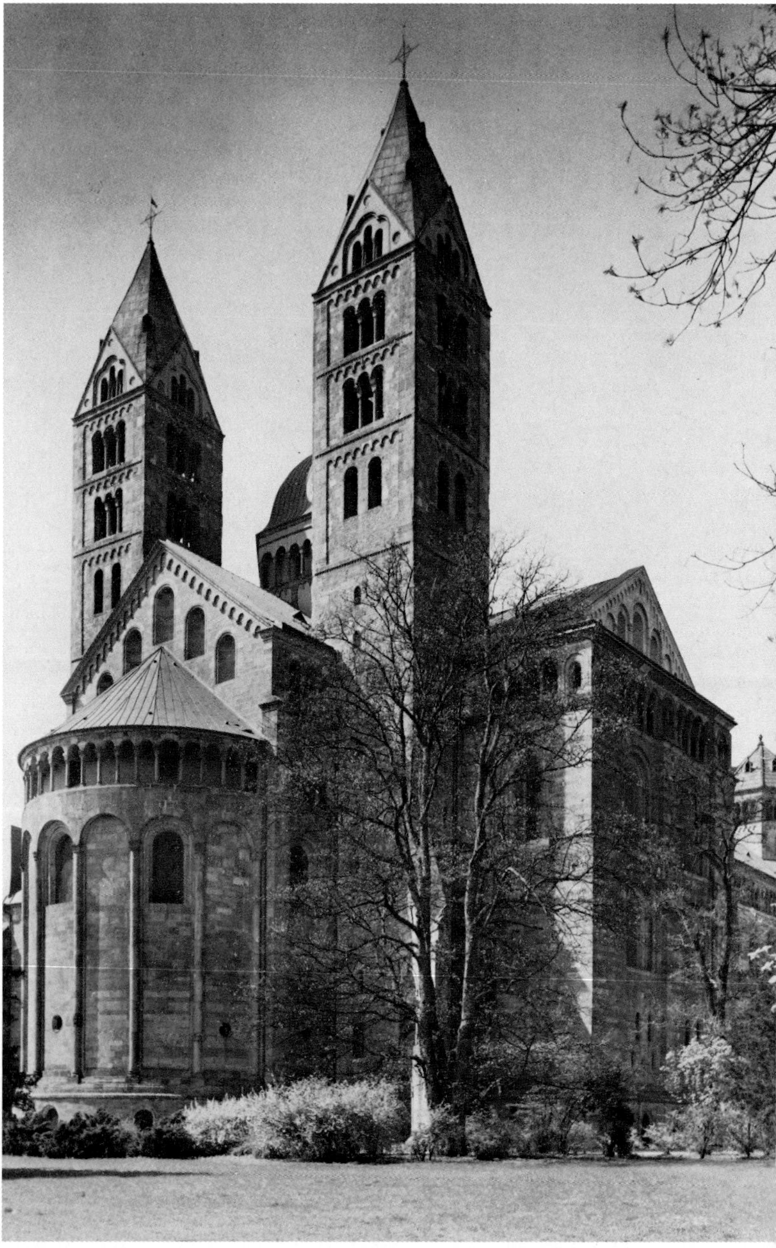

T 18 Dom von Nordosten, 1030–1106, Speyer.

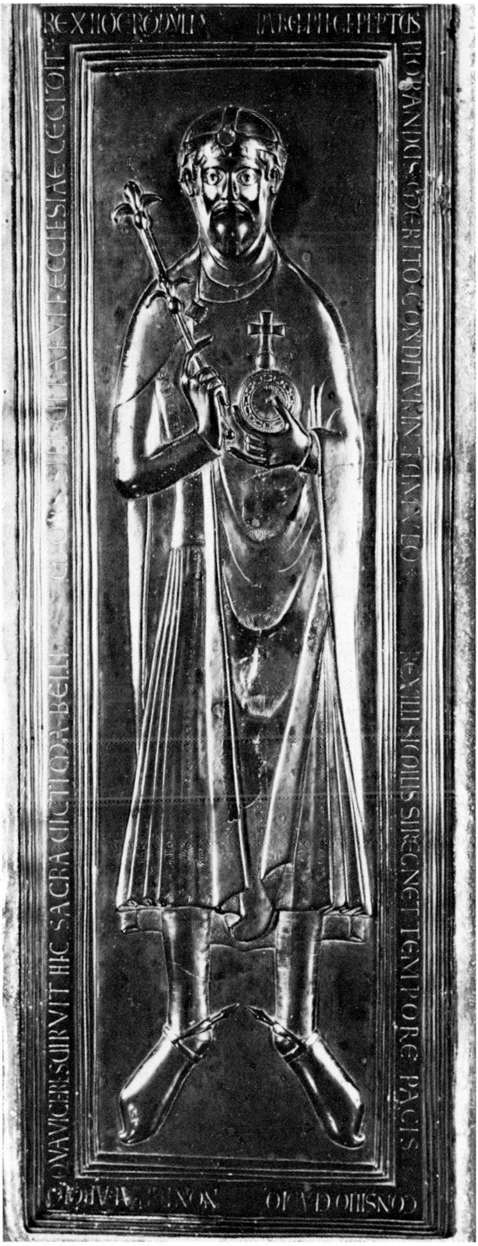

T 19 Grabplatte König Rudolfs von Schwaben, nach 1080, Merseburg, Dom.

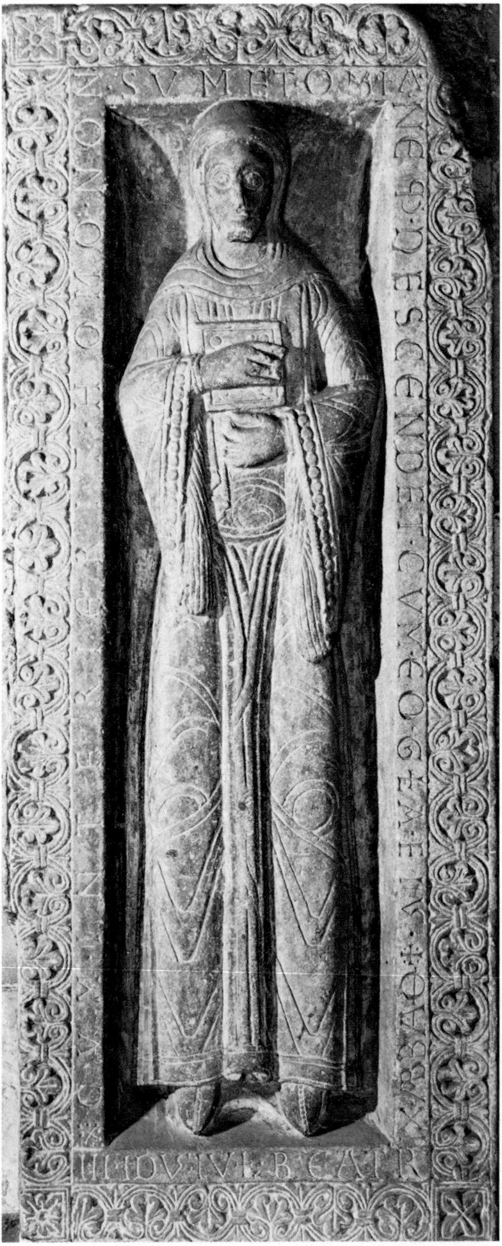

T 20 Grabplatte der Äbtissin Beatrix, um 1130, Quedlinburg, Stiftskirche.

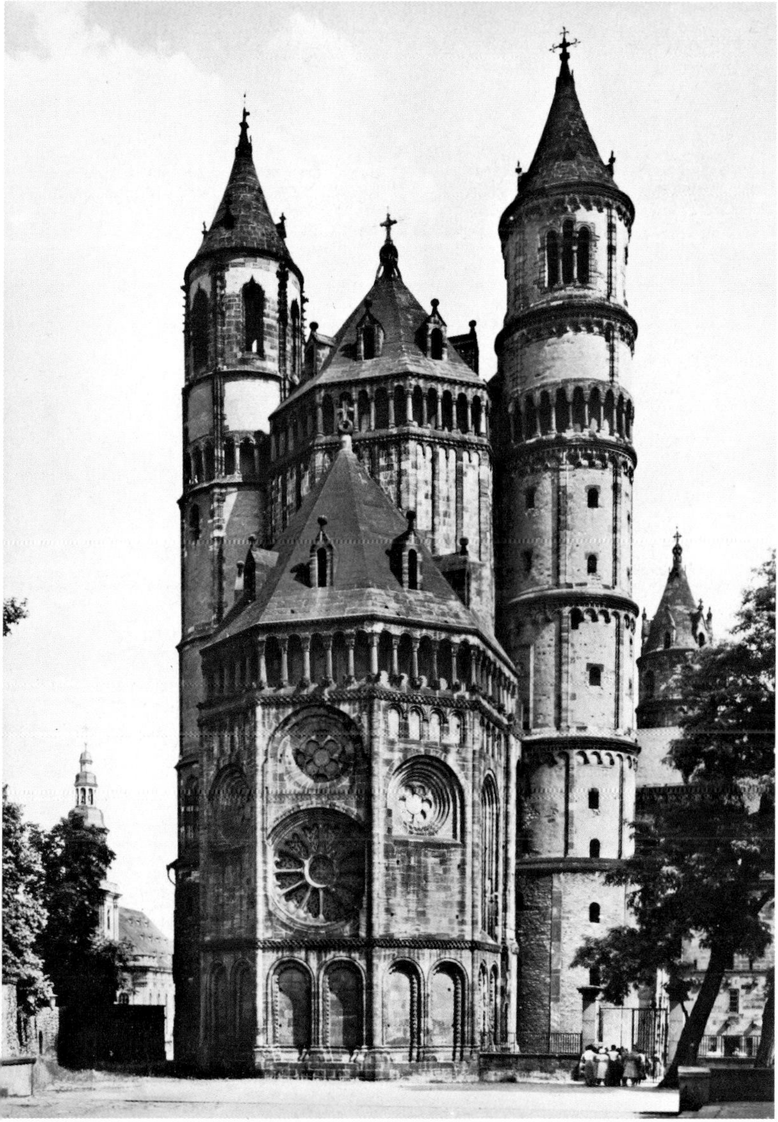

T 21 Dom, Westbau, Schlußweihe 1181, Worms.

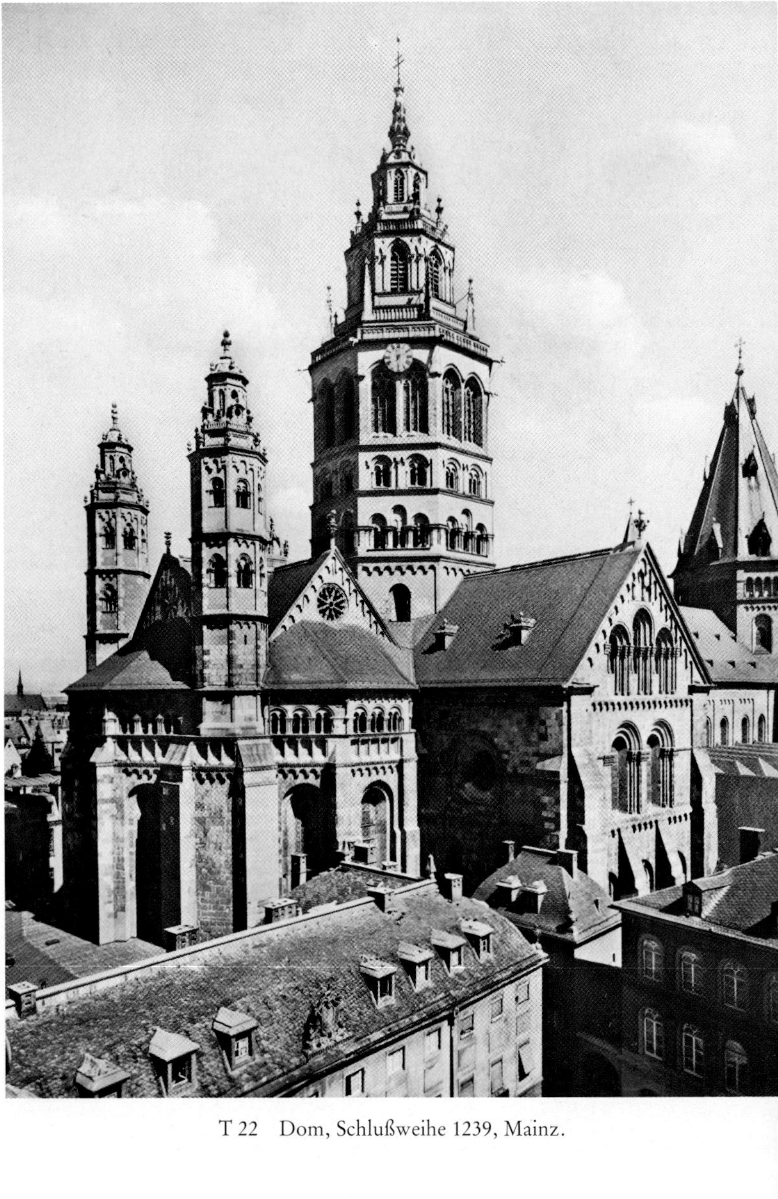

T 22 Dom, Schlußweihe 1239, Mainz.

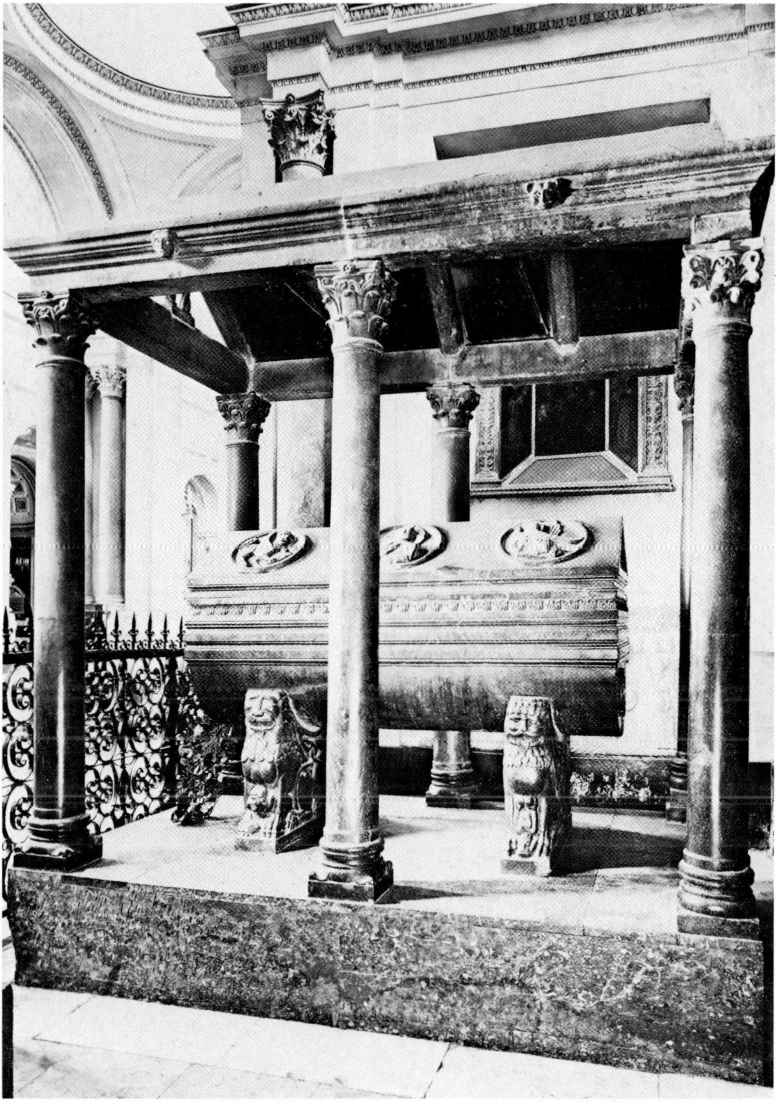

T 23 Grabmal Friedrichs II., gest. 1250, Palermo, Kathedrale.

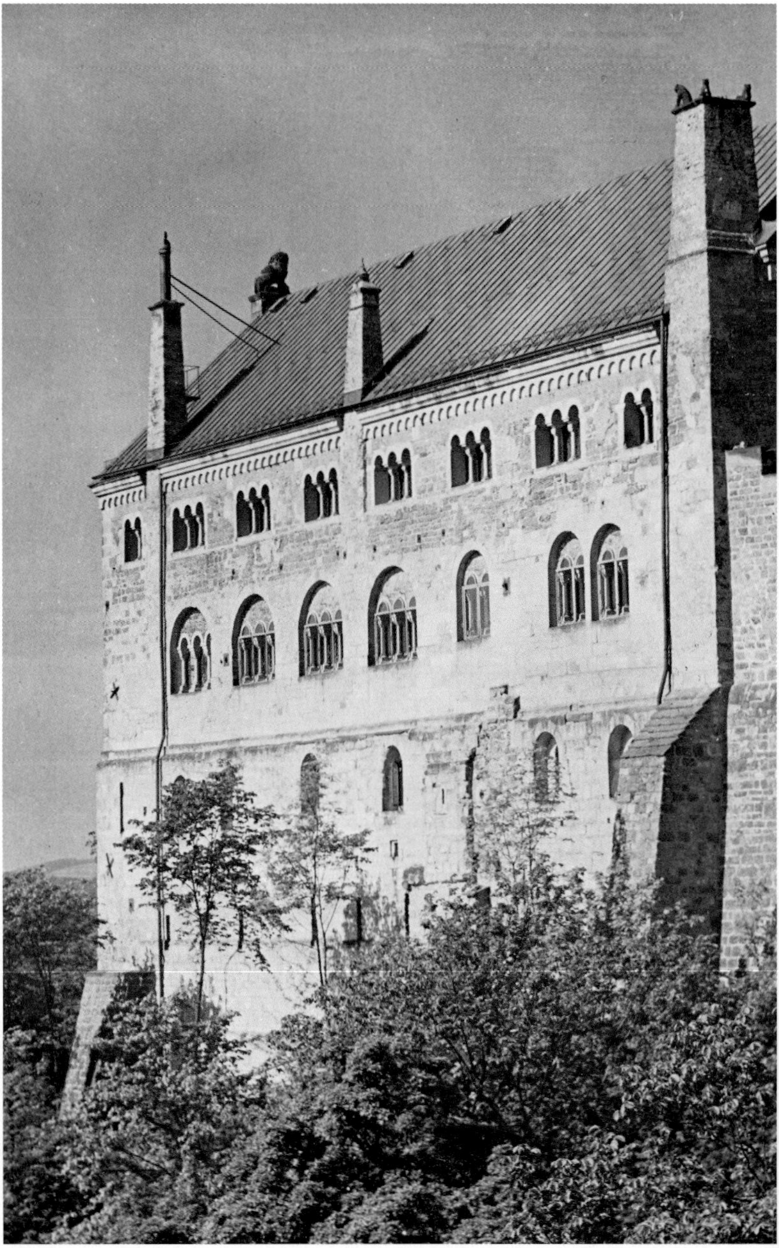

T 24 Wartburg, Landgrafenhaus, um 1170, Eisenach.

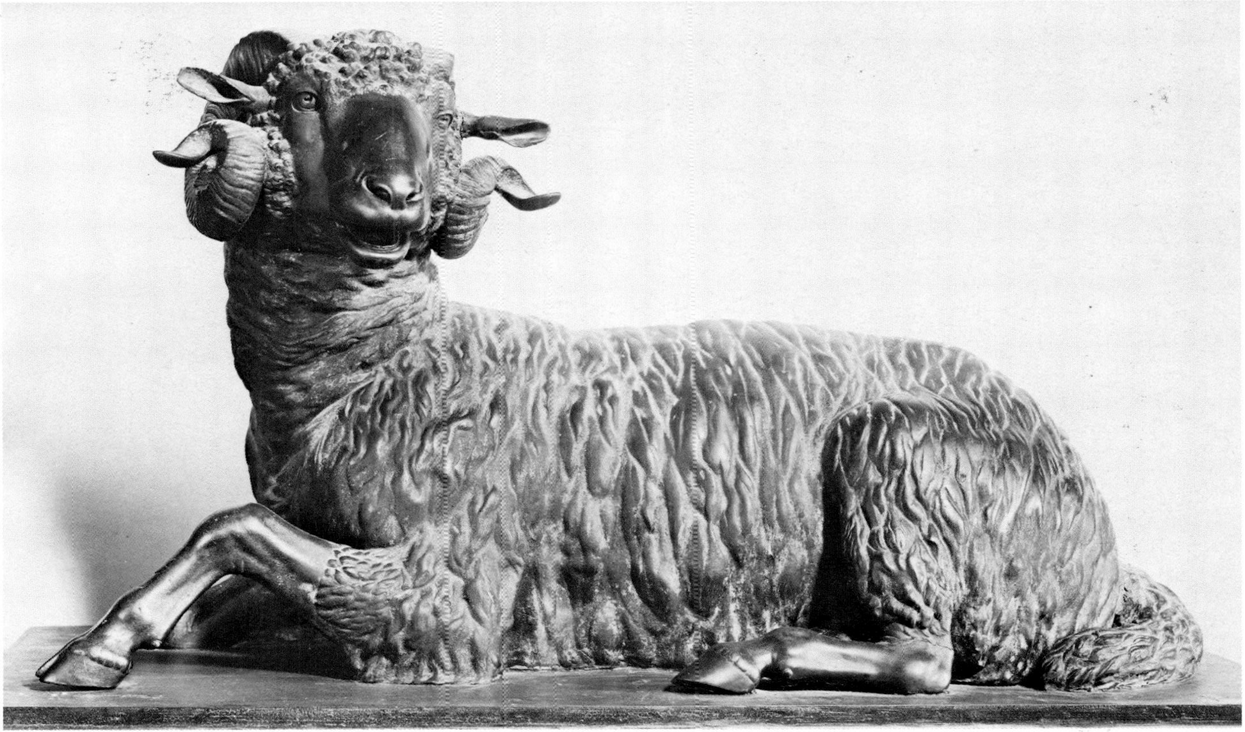

T 25 Widder aus Syrakus, griechisch, 3. Jh. v. Chr., Palermo, Archäologisches Nationalmuseum.

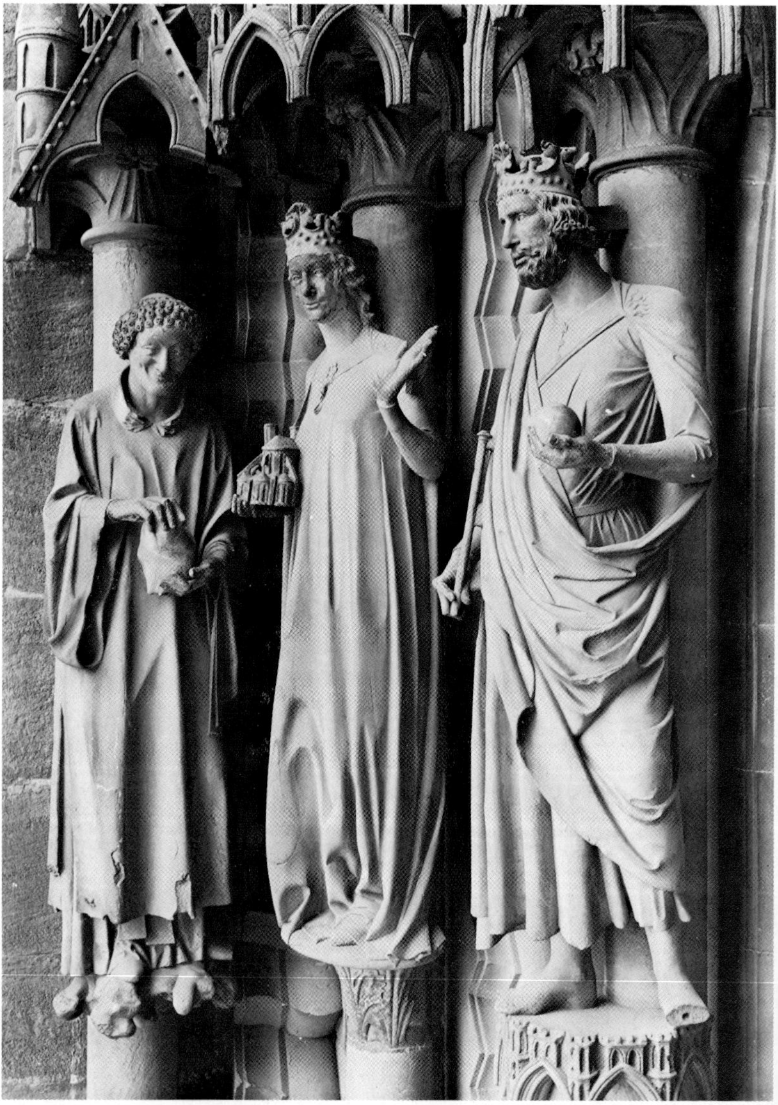

T 26 Stephan, Kunigunde und Heinrich, sog. Adamspforte, 1225–37, Bamberg, Dom.

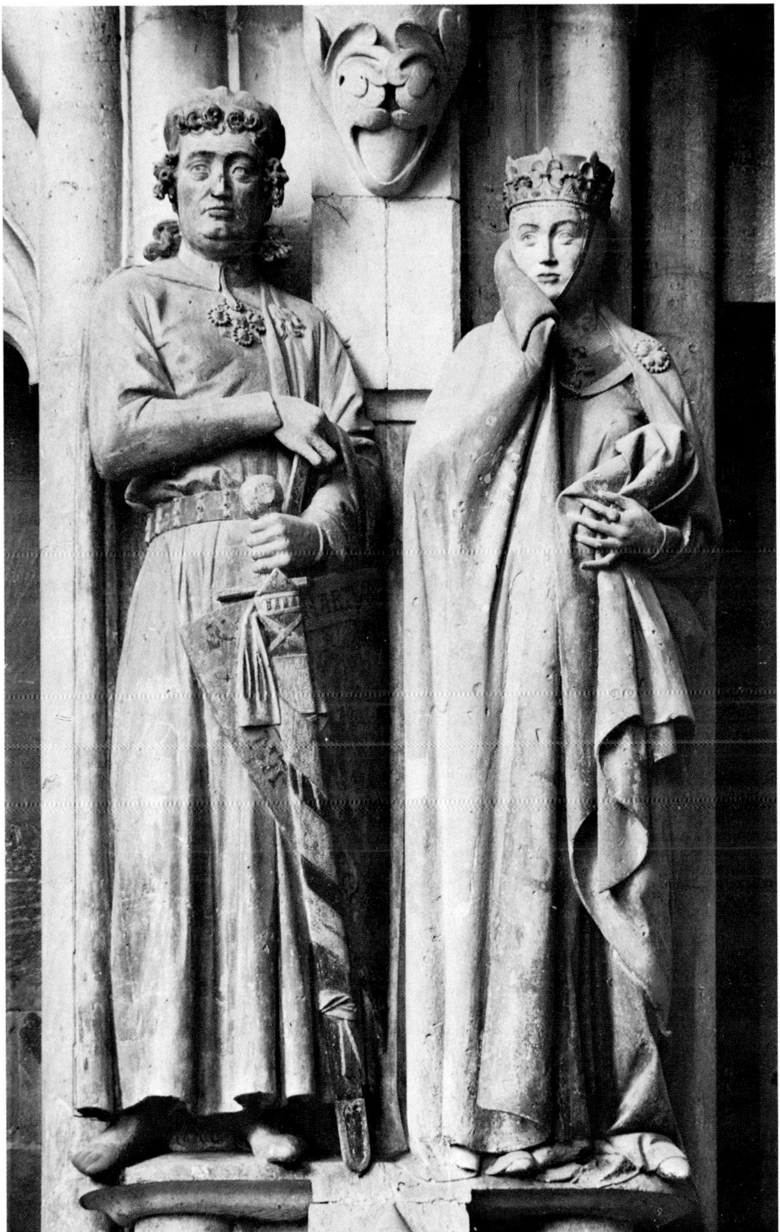

T 27 Ekkehard und Uta, um 1250, Naumburg, Dom.

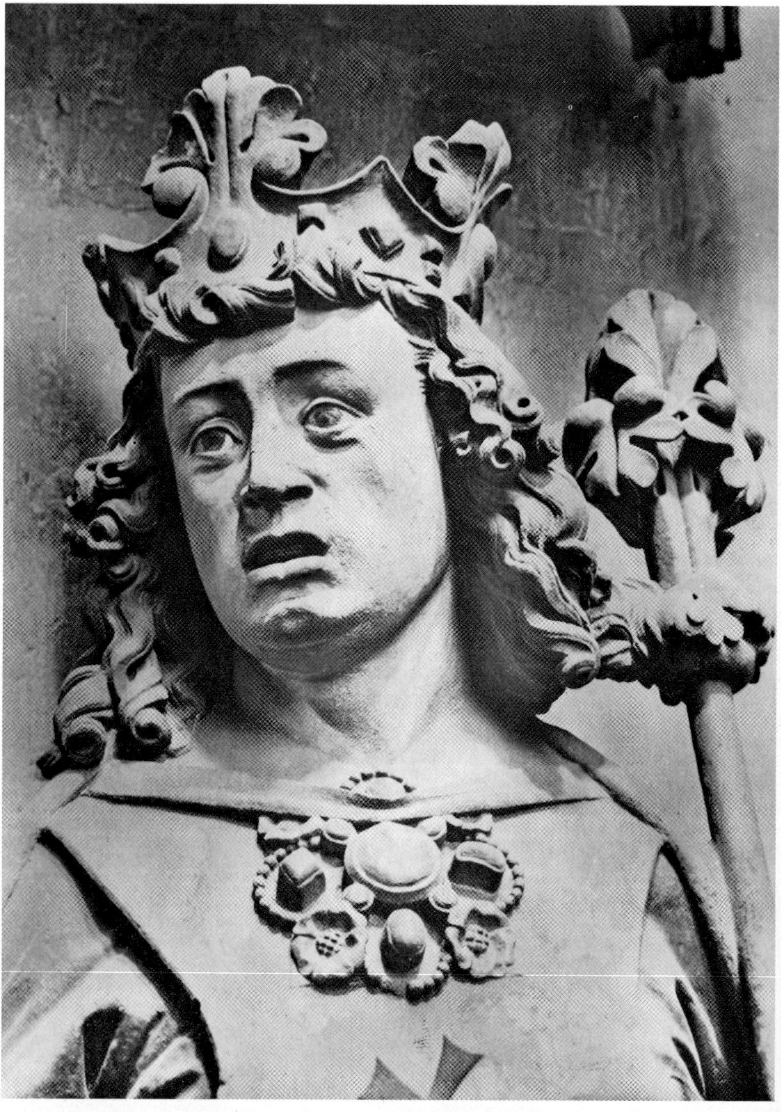

T 28 Kaiser Otto I., um 1250–60, Meißen, Dom.

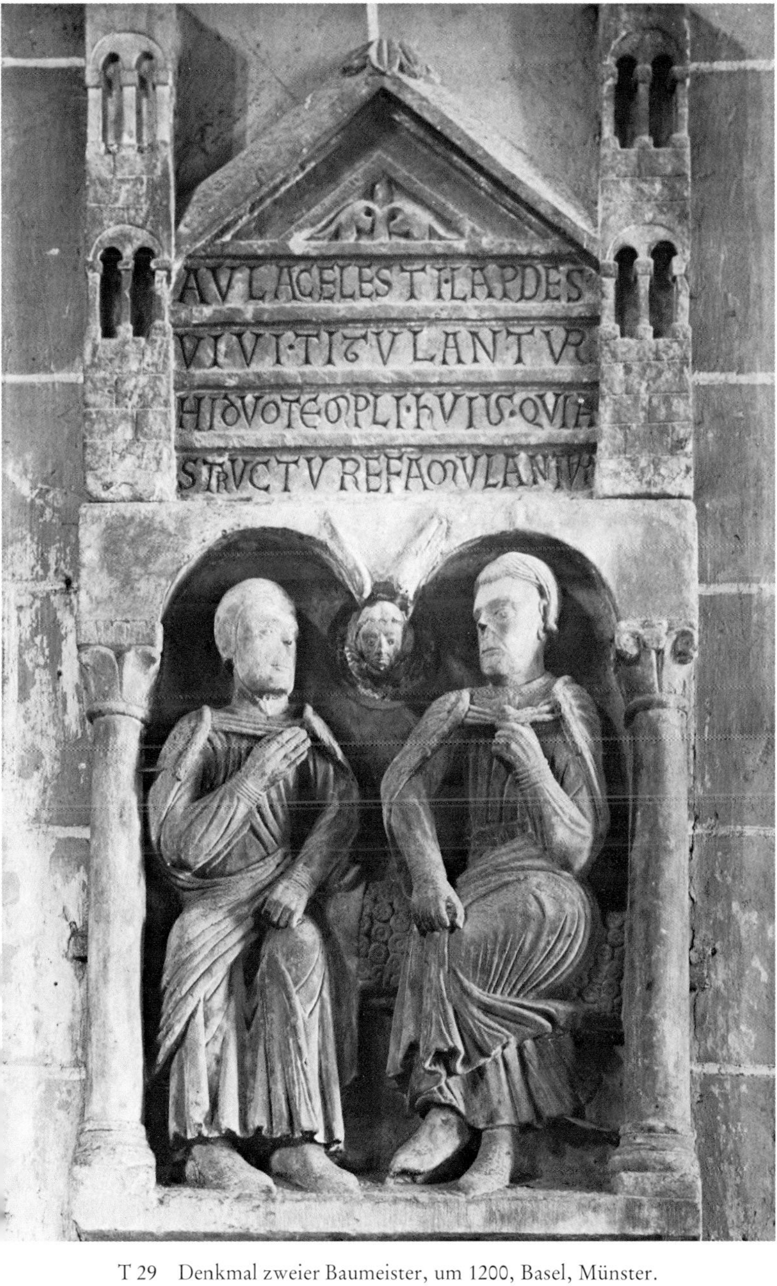
AVLA CELESTI·LAPIDES
VIVI·TITVLANTVR
HI DVO TEMPLI·HVIVS·QVIA
STRVCTVRE FAMVLANTVR

T 29 Denkmal zweier Baumeister, um 1200, Basel, Münster.

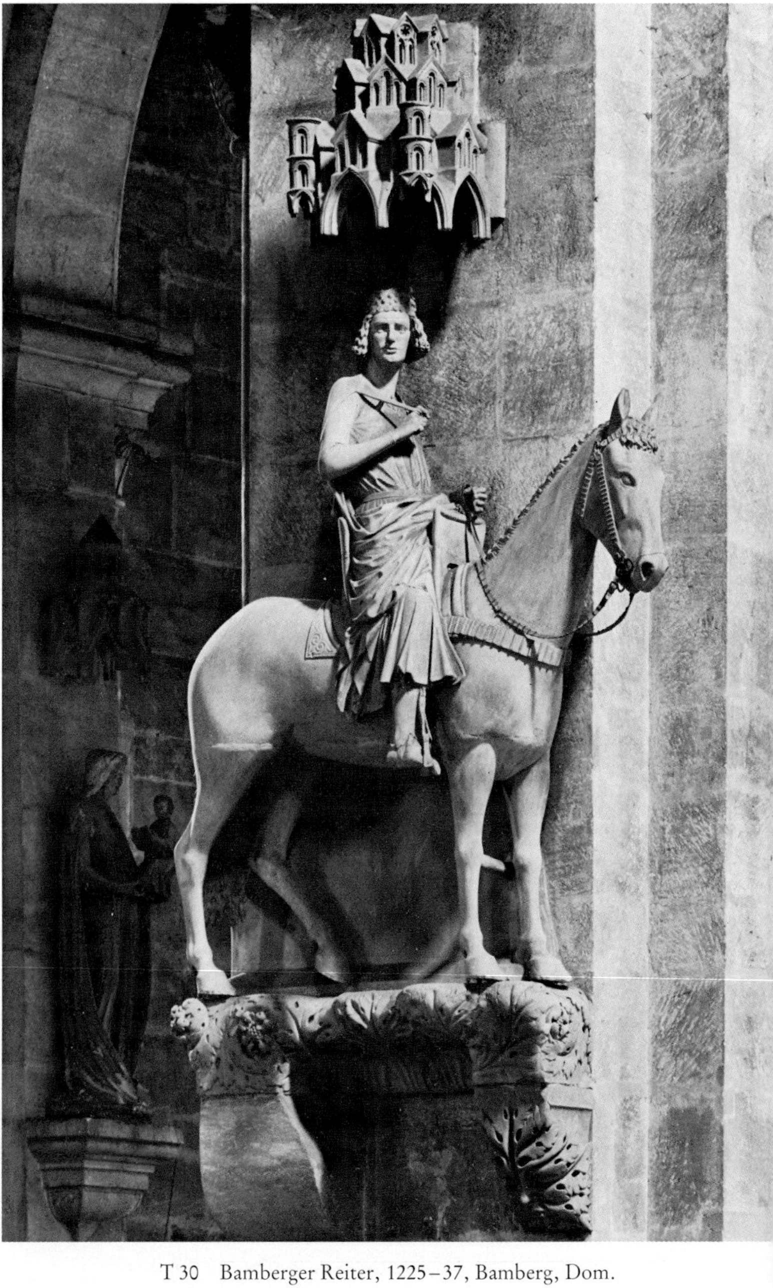

T 30 Bamberger Reiter, 1225–37, Bamberg, Dom.

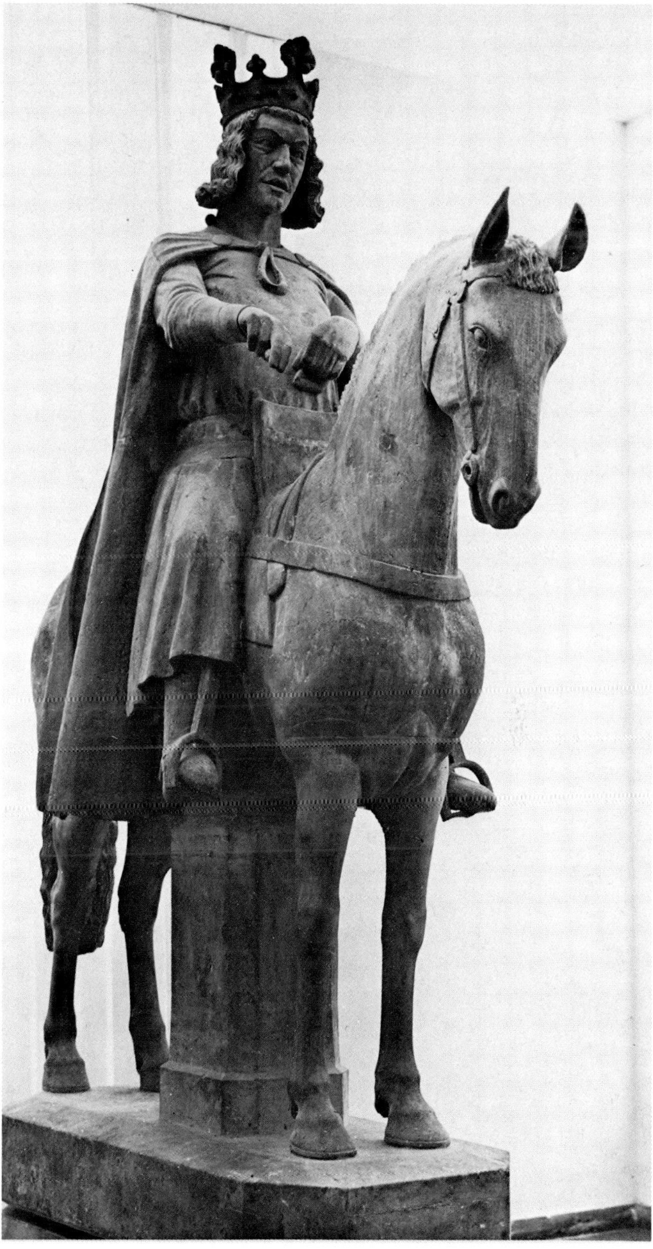

T 31 Magdeburger Reiter, um 1245/50, Magdeburg, Kulturhistorisches Museum.

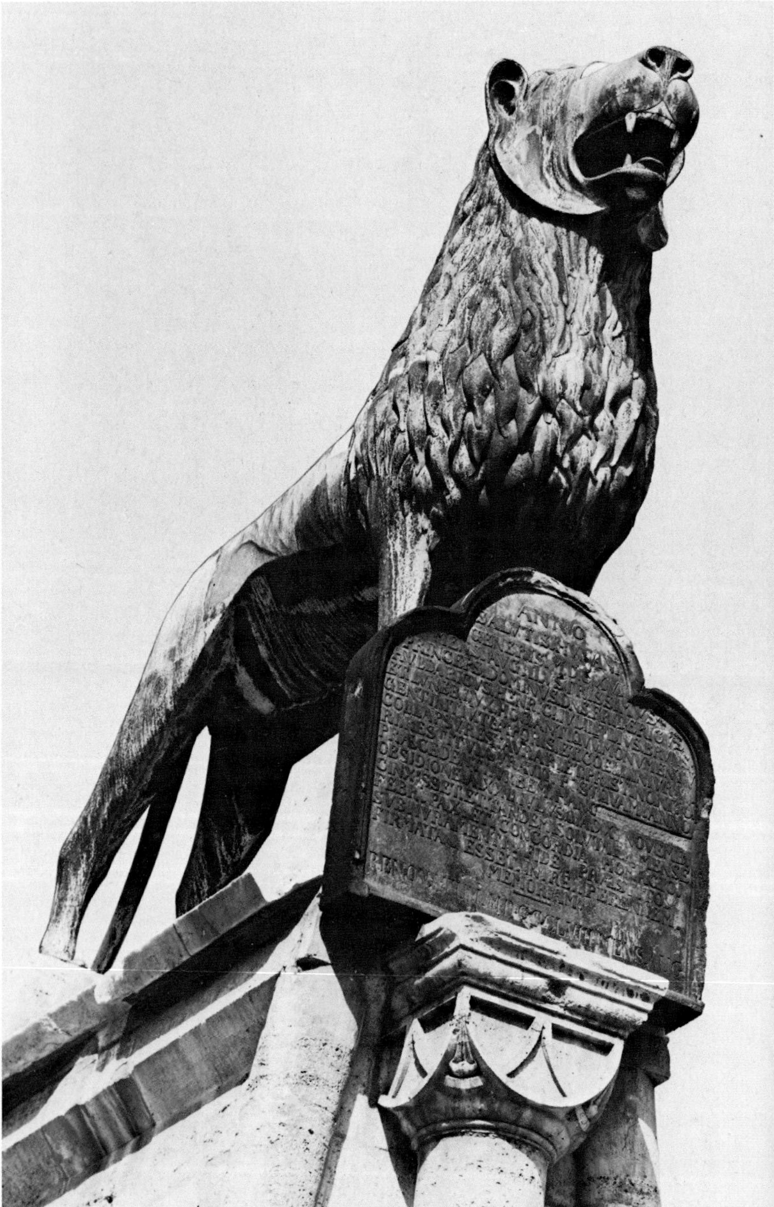

T 32 Denkmal Herzog Heinrichs des Löwen, 1166, Braunschweig, Burg Dankwarderode

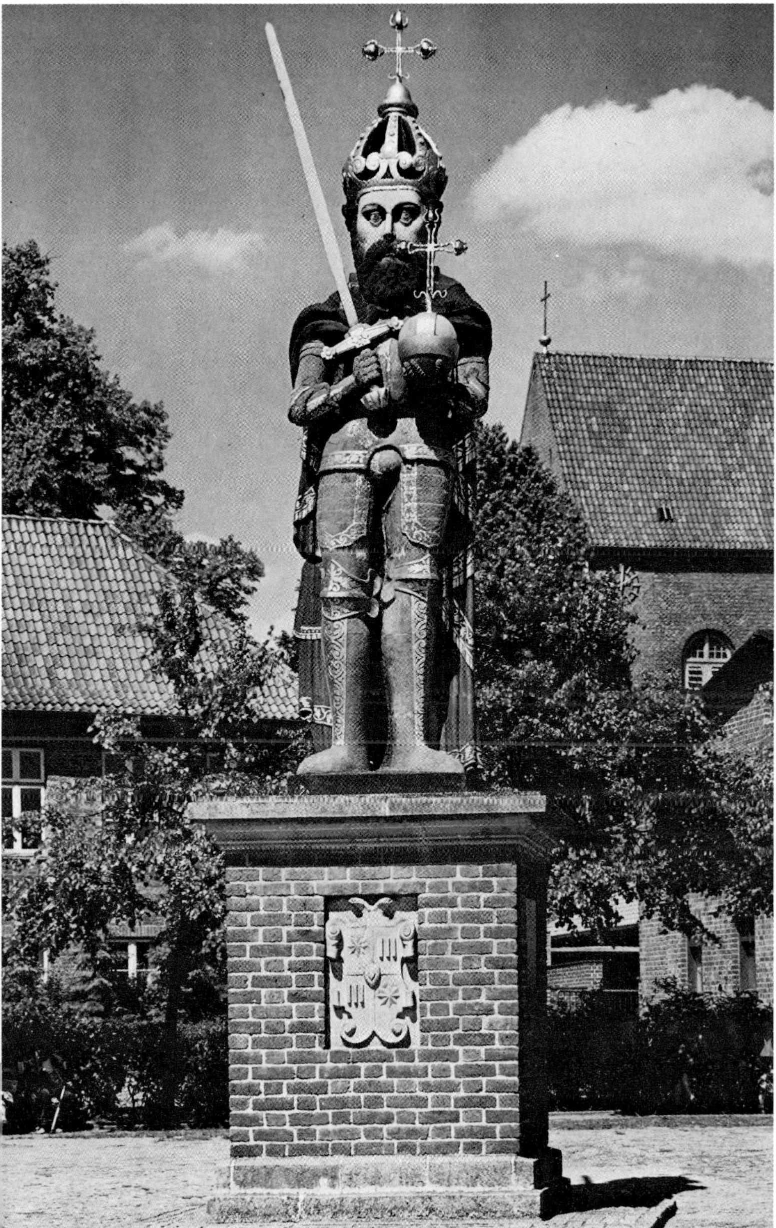

T 33 Rolandfigur, Wedel, Schleswig-Holstein.

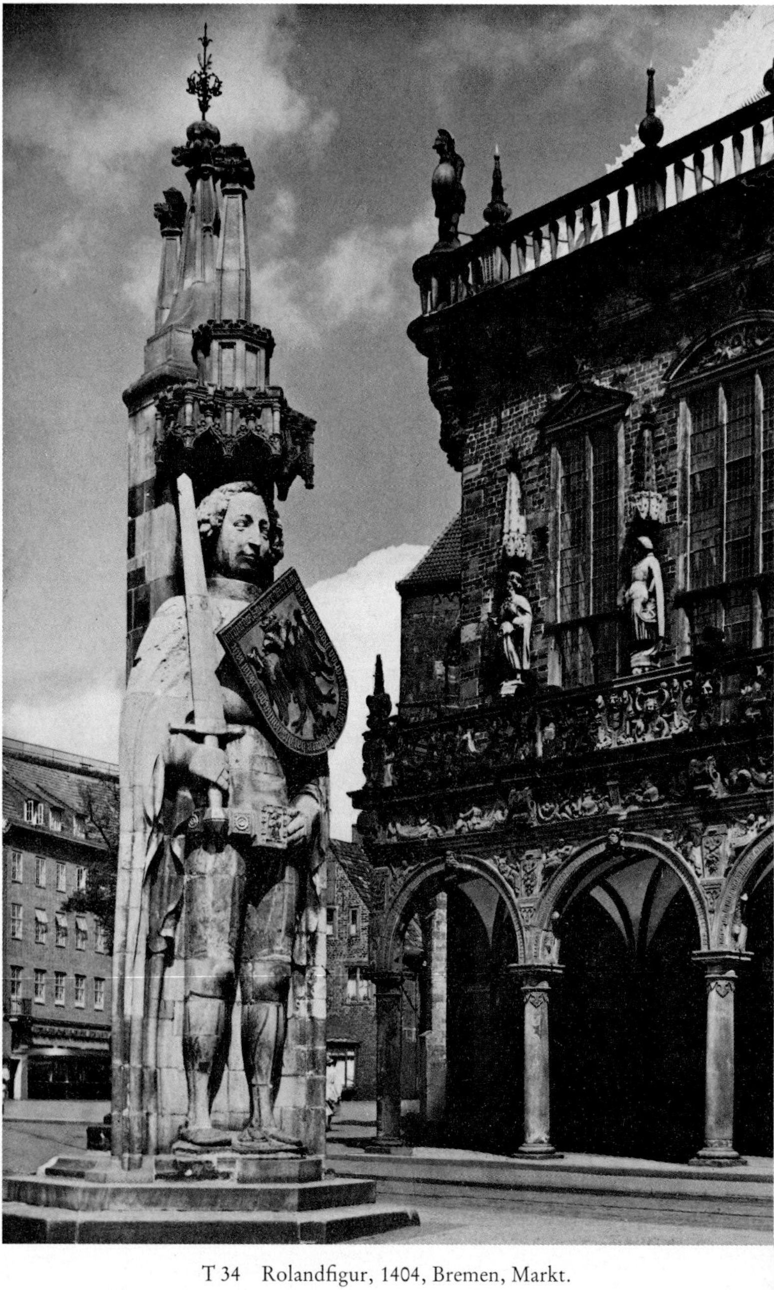

T 34 Rolandfigur, 1404, Bremen, Markt.

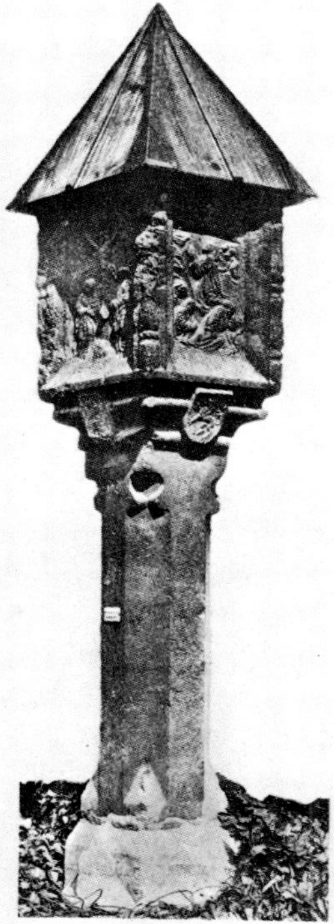

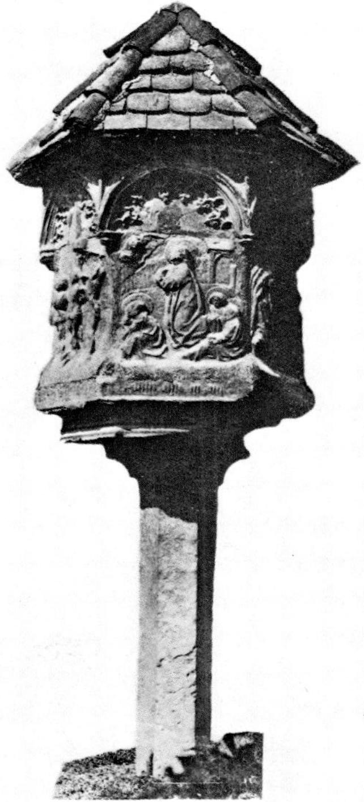

T 35 Grenzsäule von Burghausen-Raitenhaslach. – Denksäule des Herzogs Albrecht IV. von Bayern (beide: München, Bayer. Nationalmuseum).

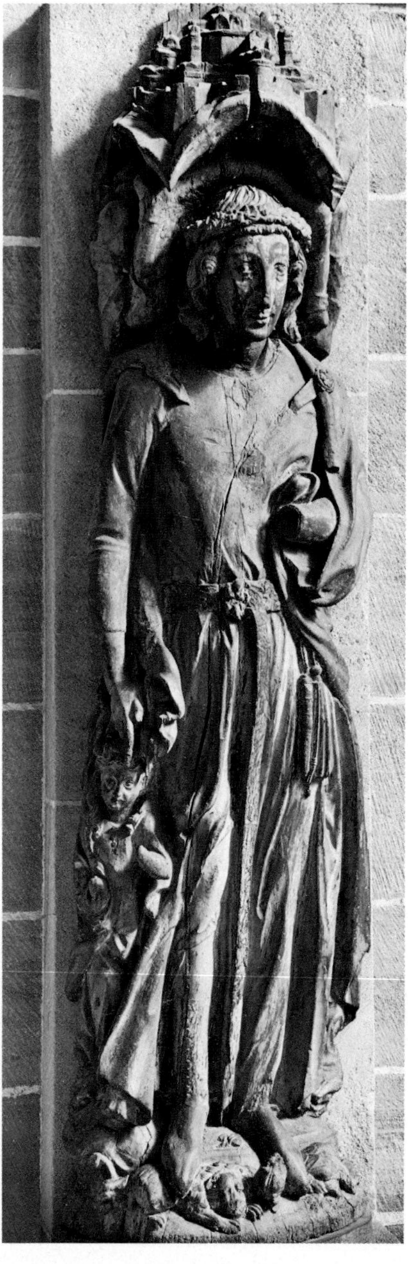

T 36 Grabplatte des Grafen Heinrich III von Sayn, gest. 1247, Nürnberg, Germanisches National-Museum.

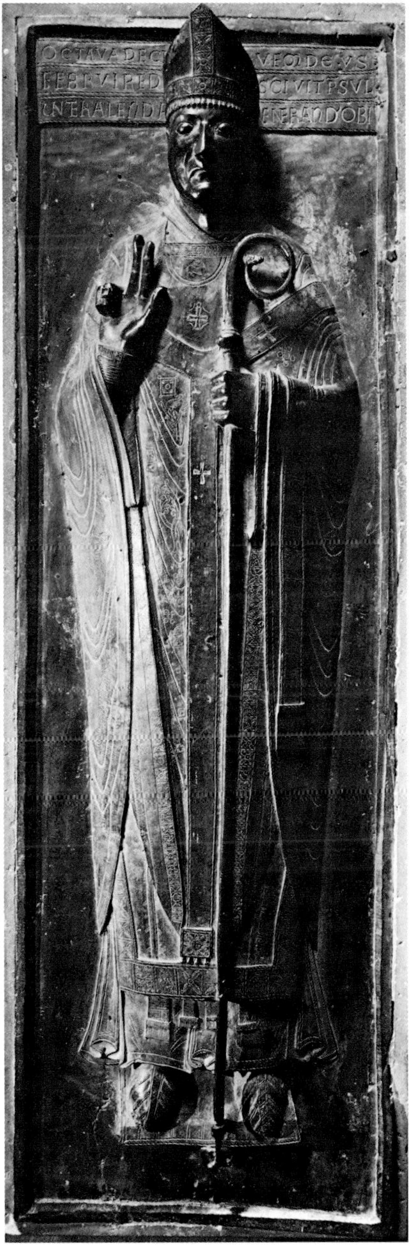

T 37 Grabplatte des Erzbischofs Friedrich von Wettin, um 1152, Magdeburg, Dom.

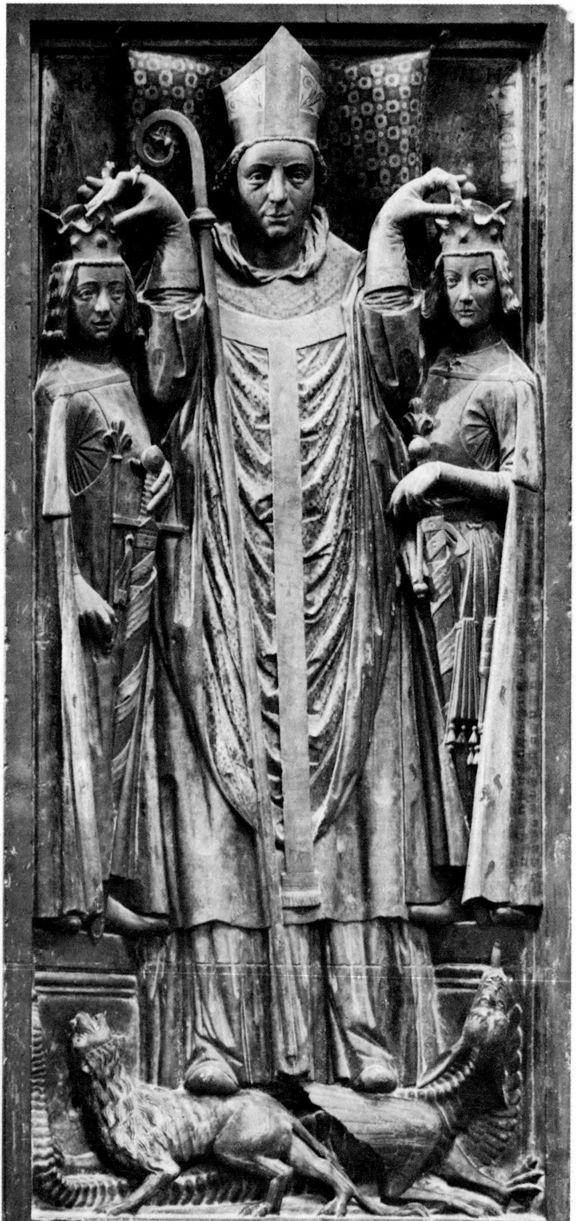

T 38 Grabplatte des Erzbischofs Siegfried III. von Eppstein, nach 1249, Mainz, Dom.

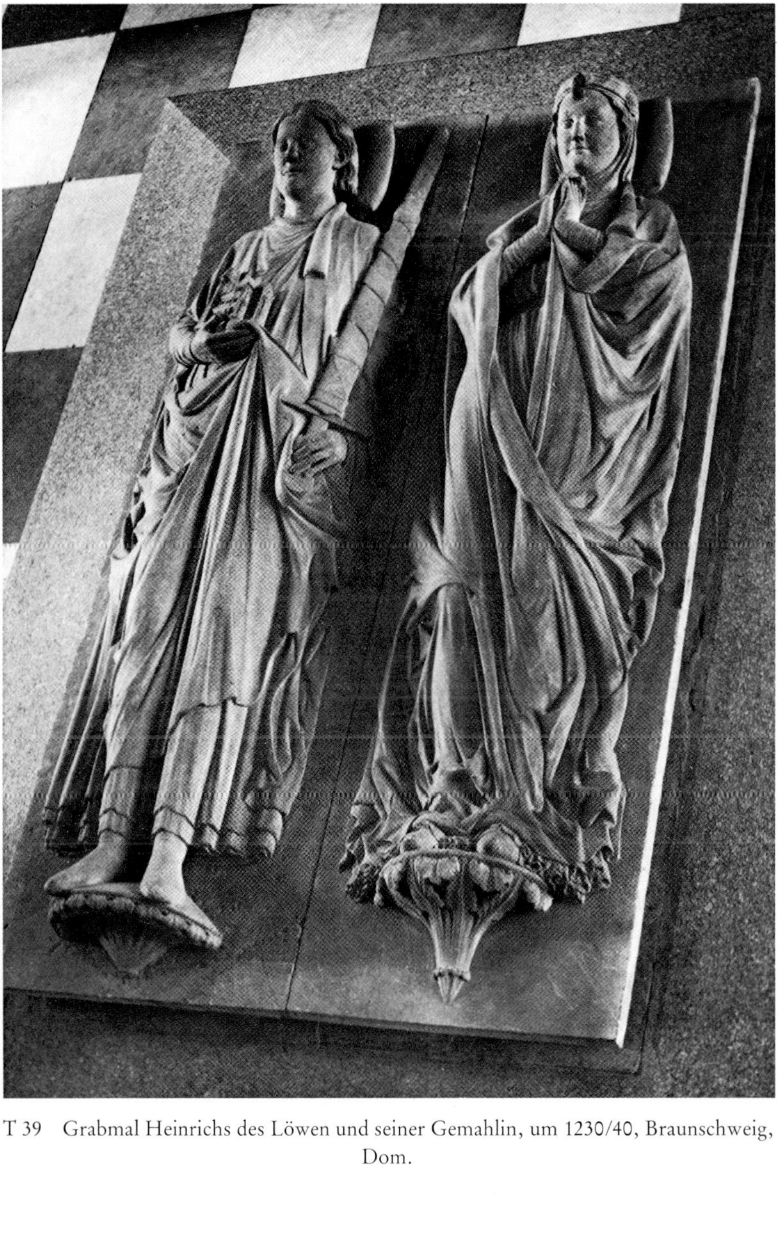

T 39 Grabmal Heinrichs des Löwen und seiner Gemahlin, um 1230/40, Braunschweig, Dom.

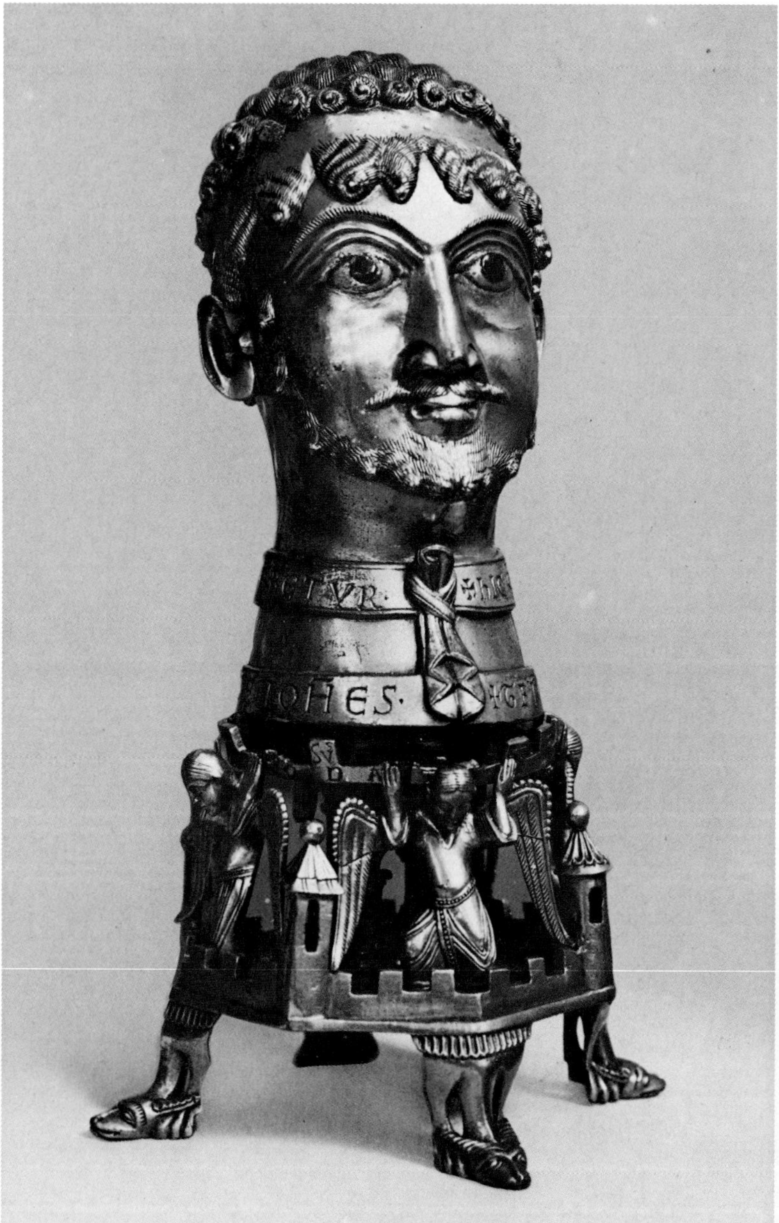

T 40 Porträtbüste Kaiser Friedrich Barbarossas, um 1155/60, Schloß Cappenberg.

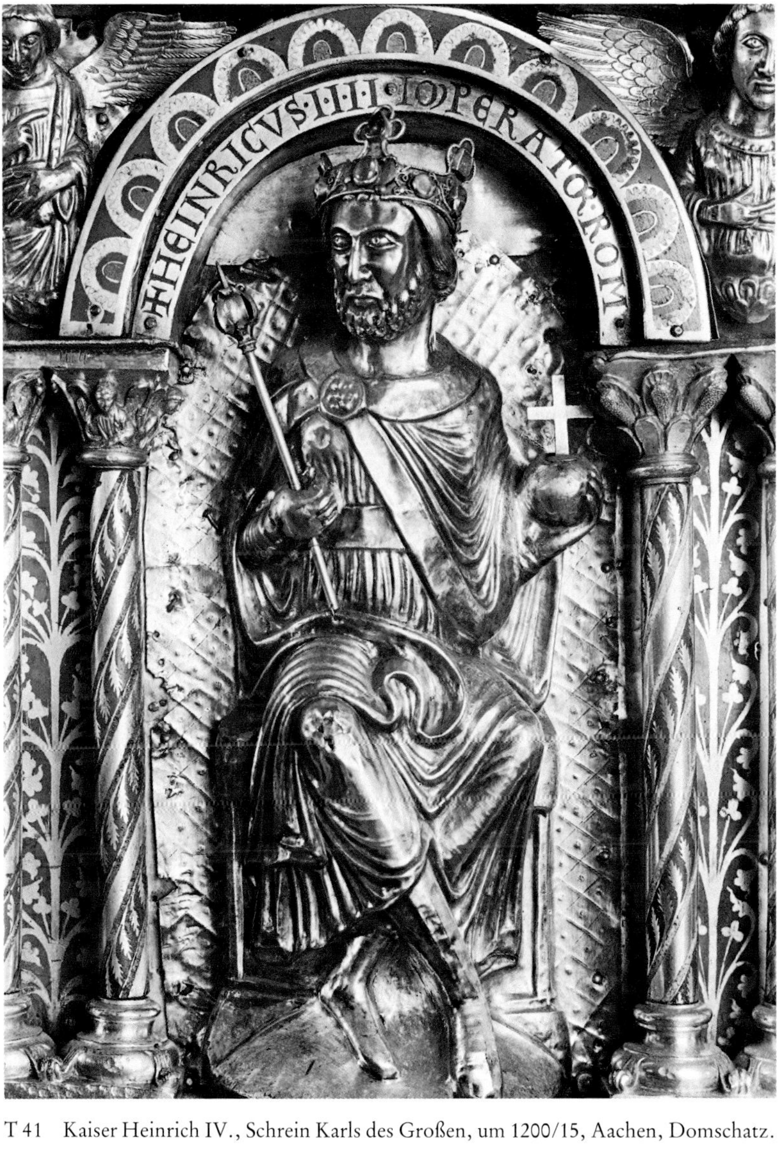

T 41 Kaiser Heinrich IV., Schrein Karls des Großen, um 1200/15, Aachen, Domschatz.

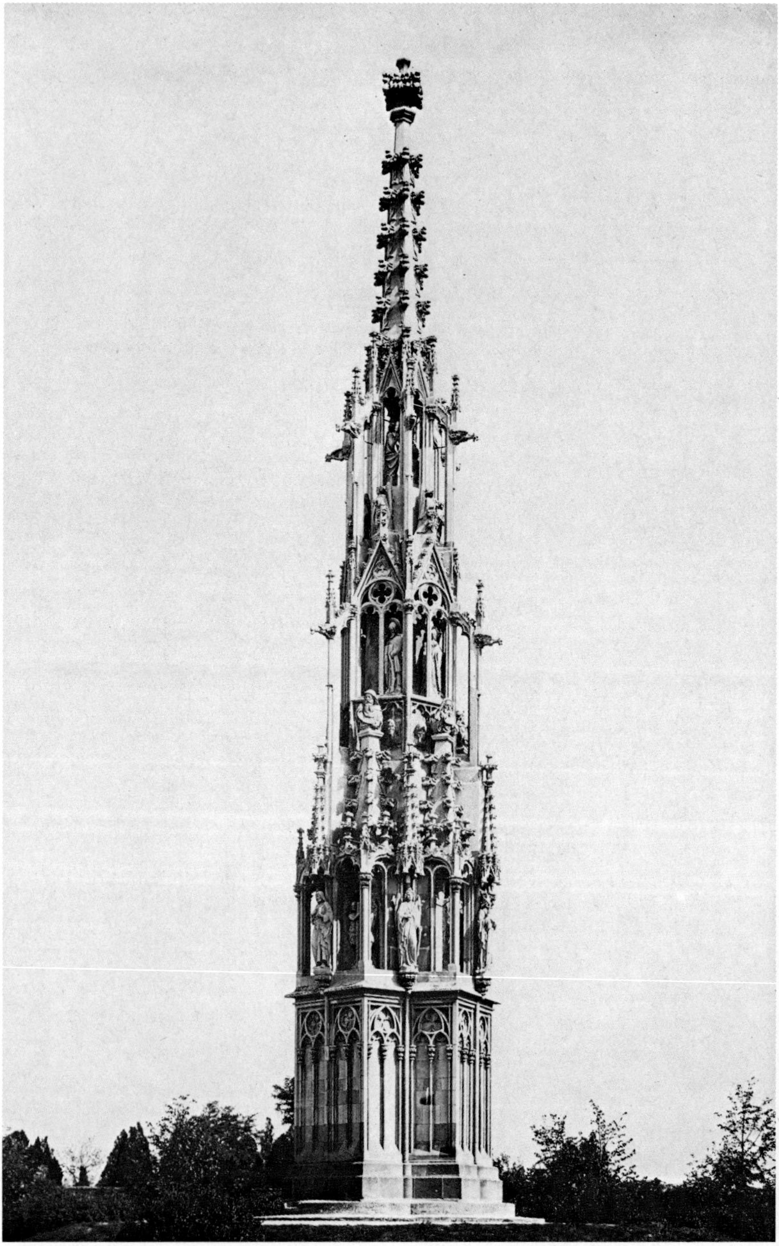

T 42 Michael Knab: Sog. Spinnerin am Kreuz, Ende 14. Jh., Wiener Neustadt.

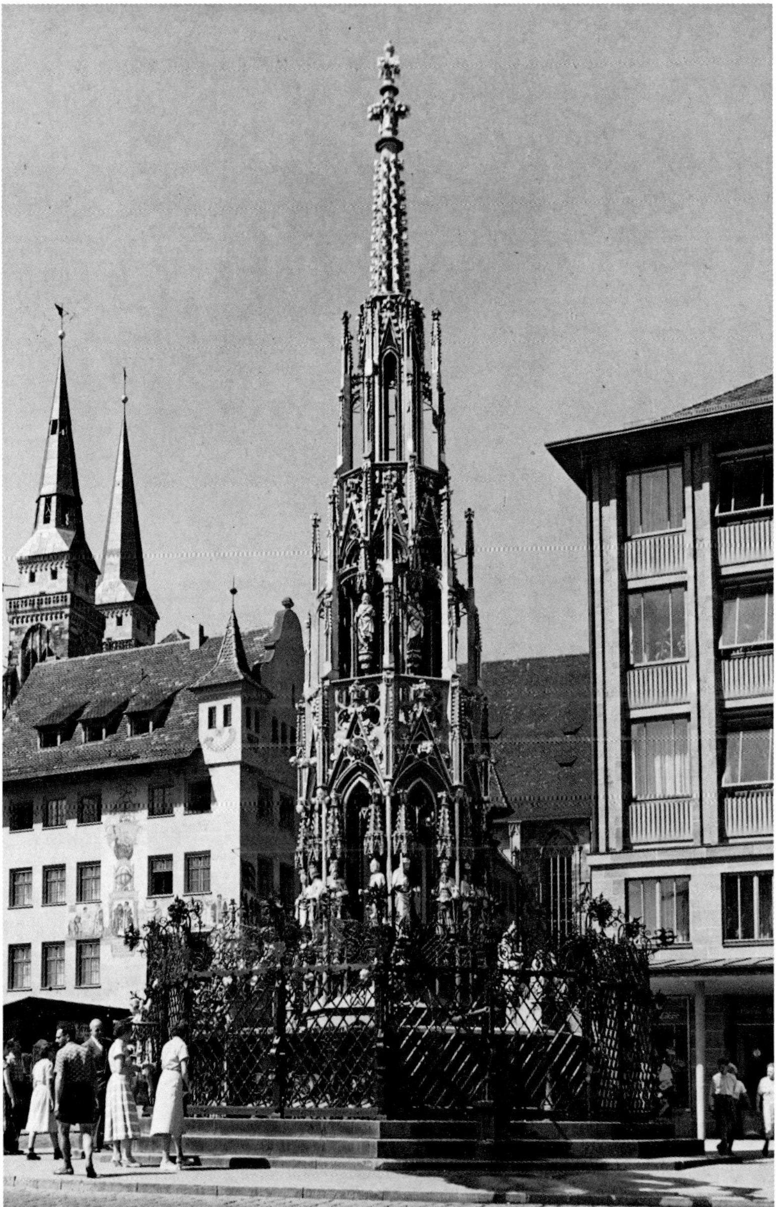

T 43 Schöner Brunnen, um 1390, Nürnberg, Markt.

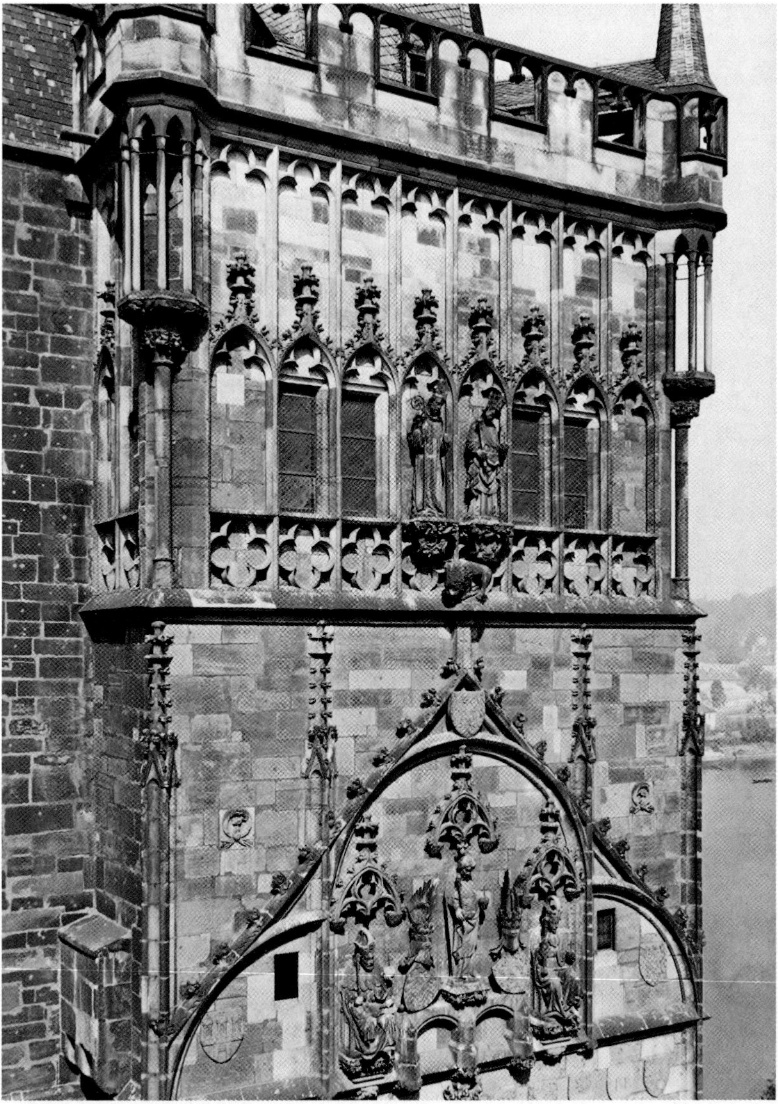

T 44 Altstädter Brückenturm, spätes 14. Jh., Prag.

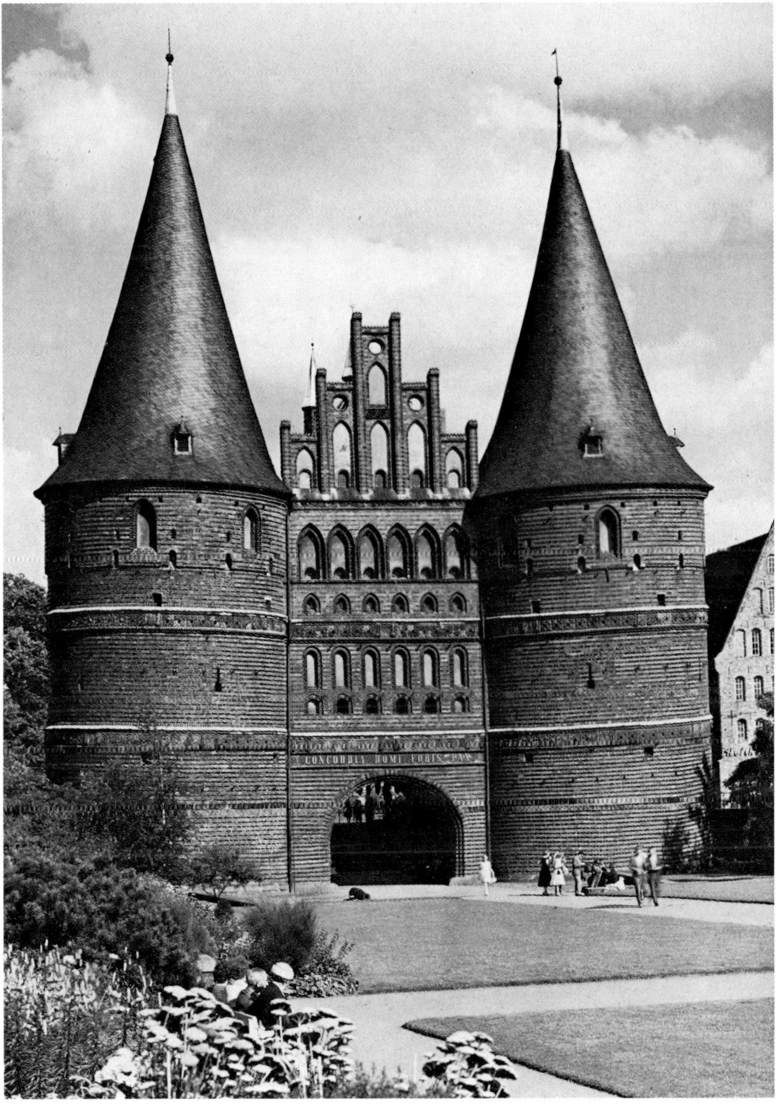

T 45 Holstentor, 1477, Lübeck.

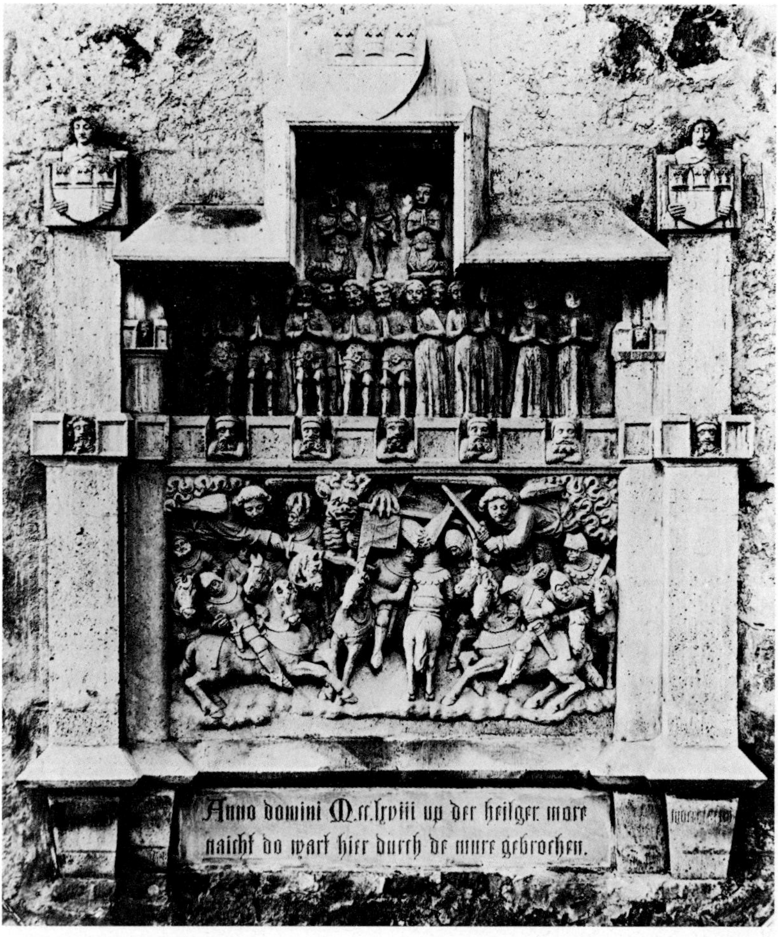
Anno domini M.cc.lxviii up der heilger more
naicht do wart hier durch de mure gebrochen.

T 46 Denkmal an der Ulre-Pforte, um 1360, Köln.

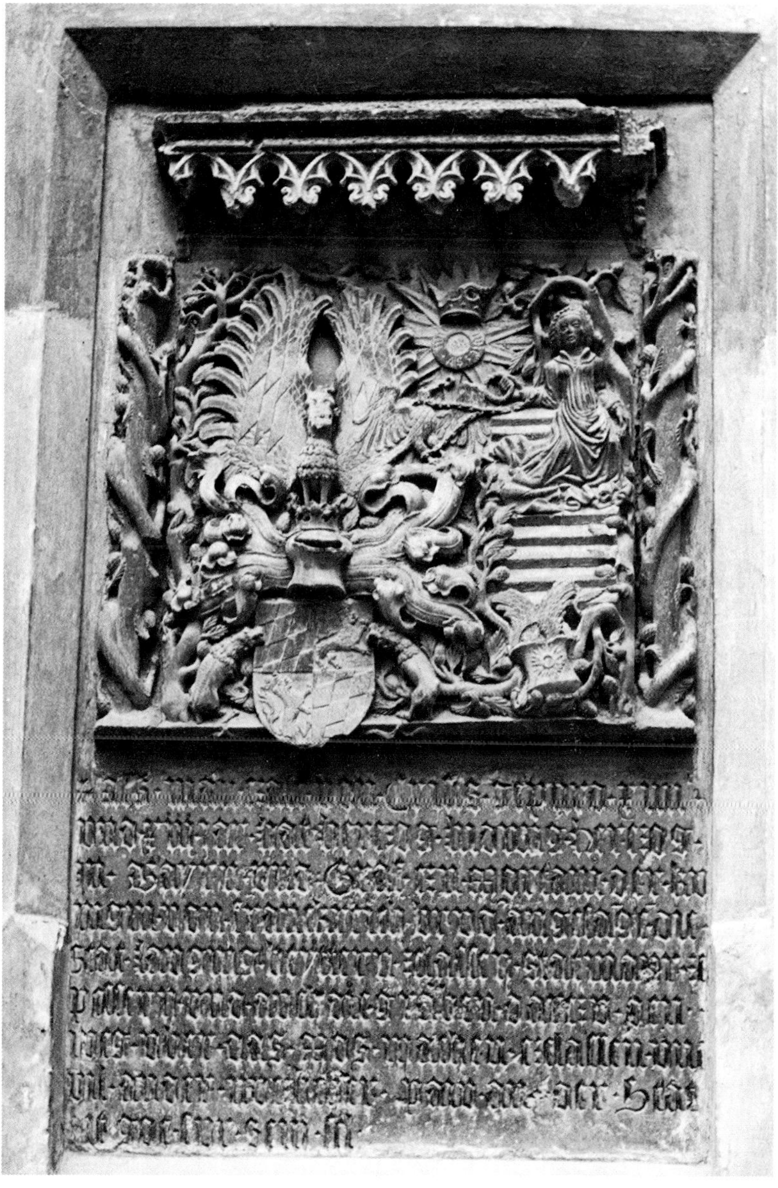

T 47 Gedenktafel für die Stadterweiterung und -befestigung durch Herzog Ludwig den Gebarteten, 1413, Lauingen.

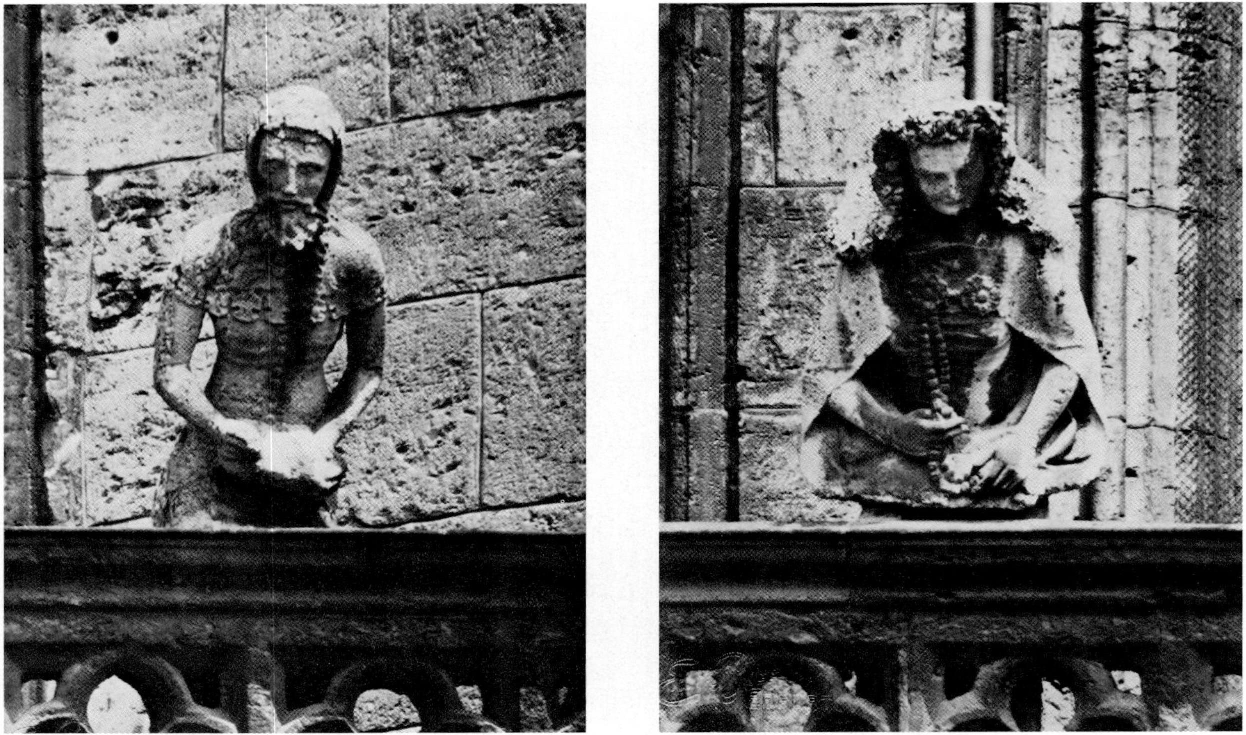

T 48 Kaiser Karl IV. und seine Gemahlin, gegen 1370, Mühlhausen, Thüringen, Marienkirche.

T 49 Kurfürstenkolleg, 1490–94, Detail, Überlingen, Rathaus.

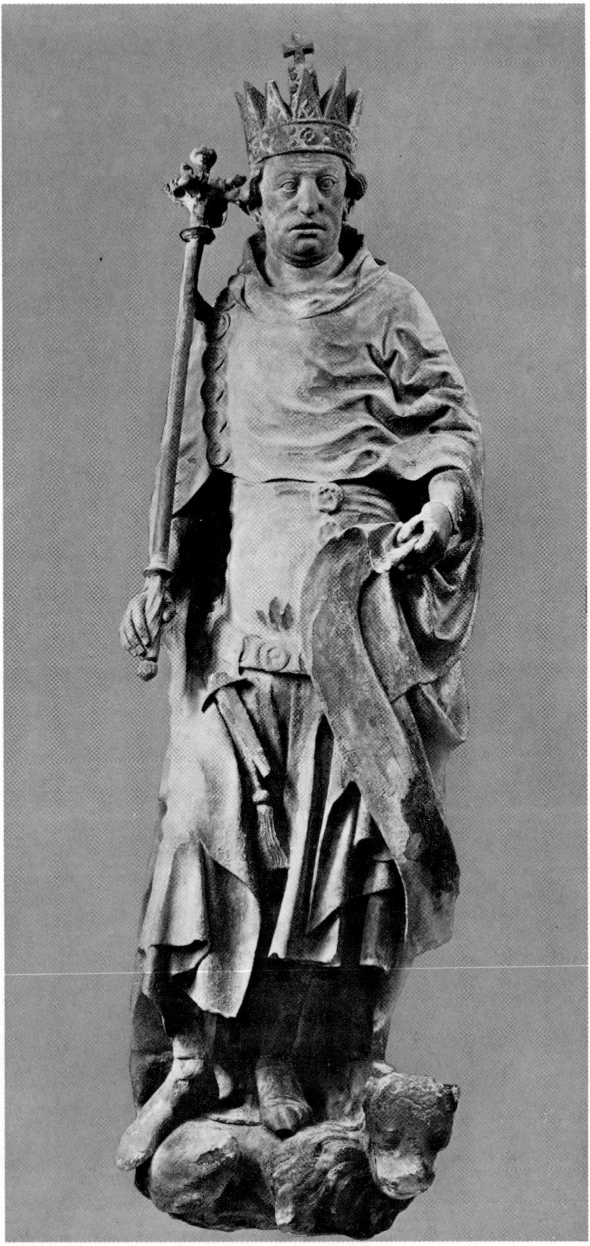

T 50 Herzog Albrecht der Weise, um 1365, Wien, Stephansdom, Südturm (jetzt: Wien, Historisches Museum).

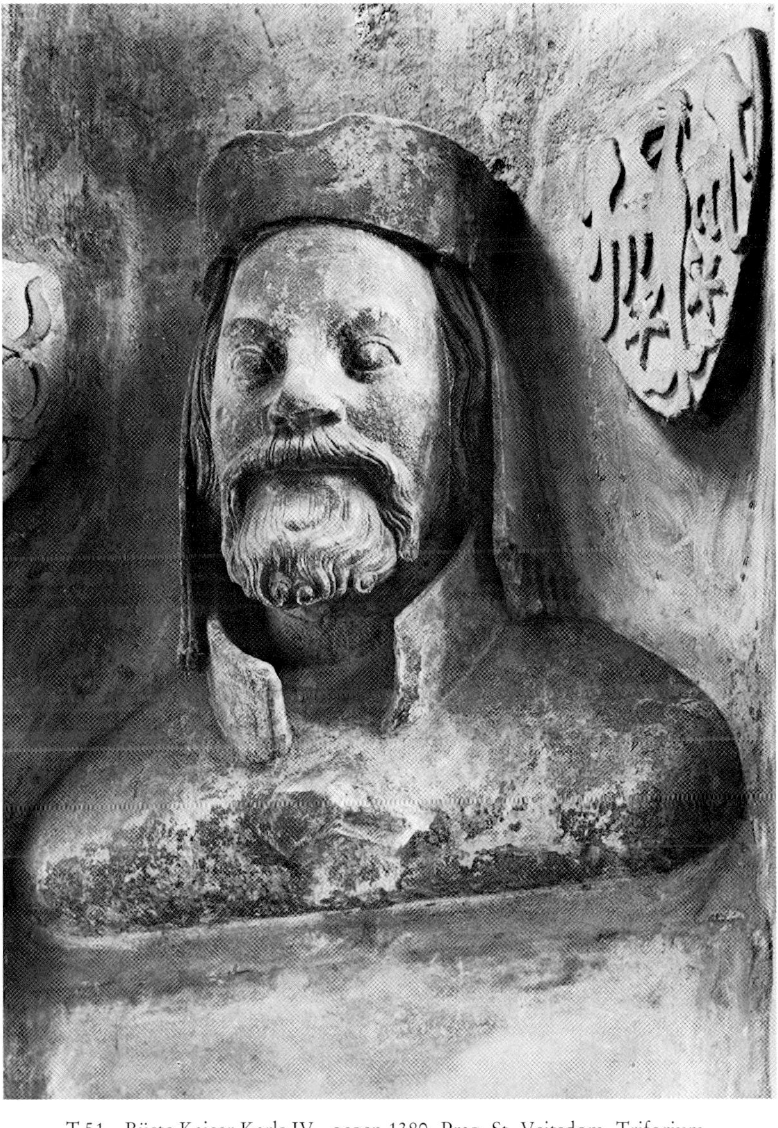

T 51 Büste Kaiser Karls IV., gegen 1380, Prag, St. Veitsdom, Triforium.

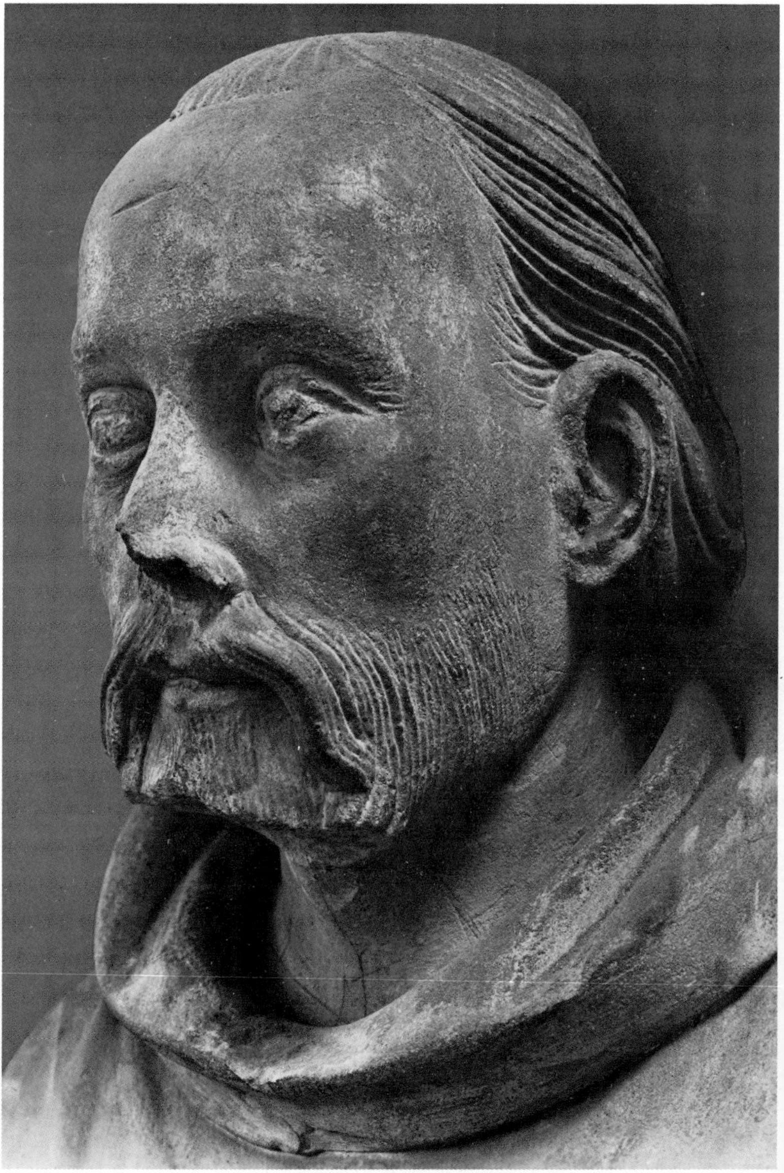

T 52 Büste Peter Parlers, gegen 1380, Prag, St. Veitsdom, Triforium.

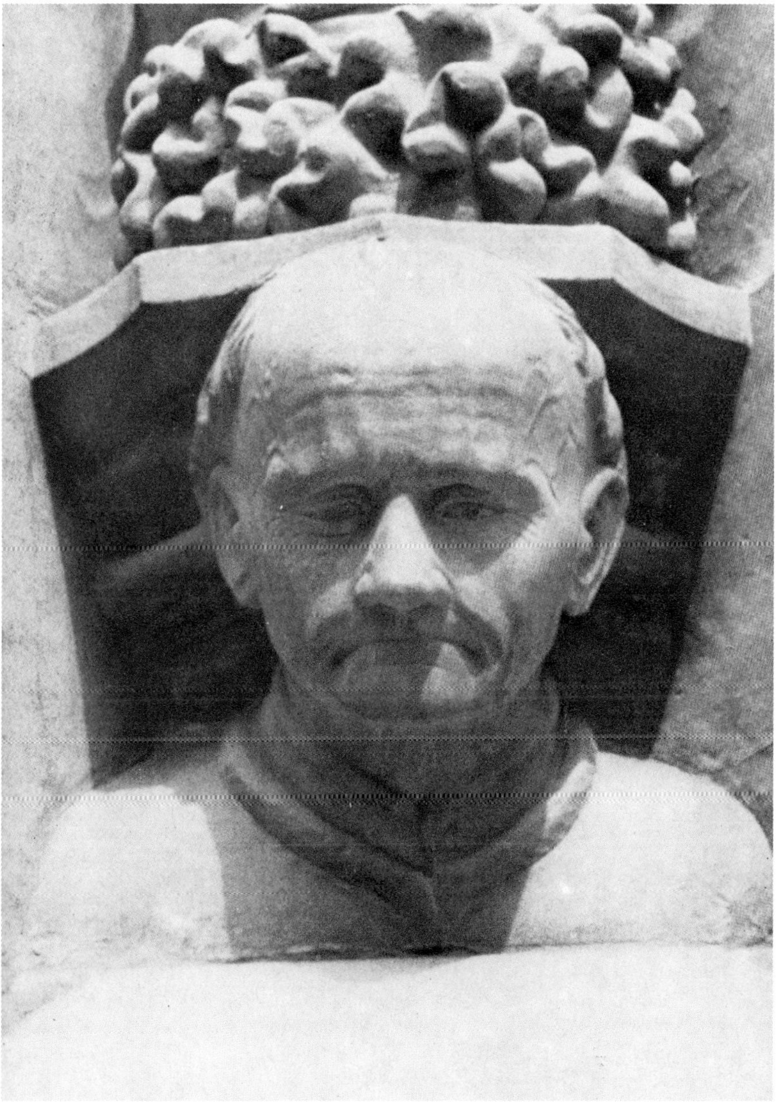

T 53 Bildnisbüste Hans Stethaimers, 1432, Landshut, St. Martin.

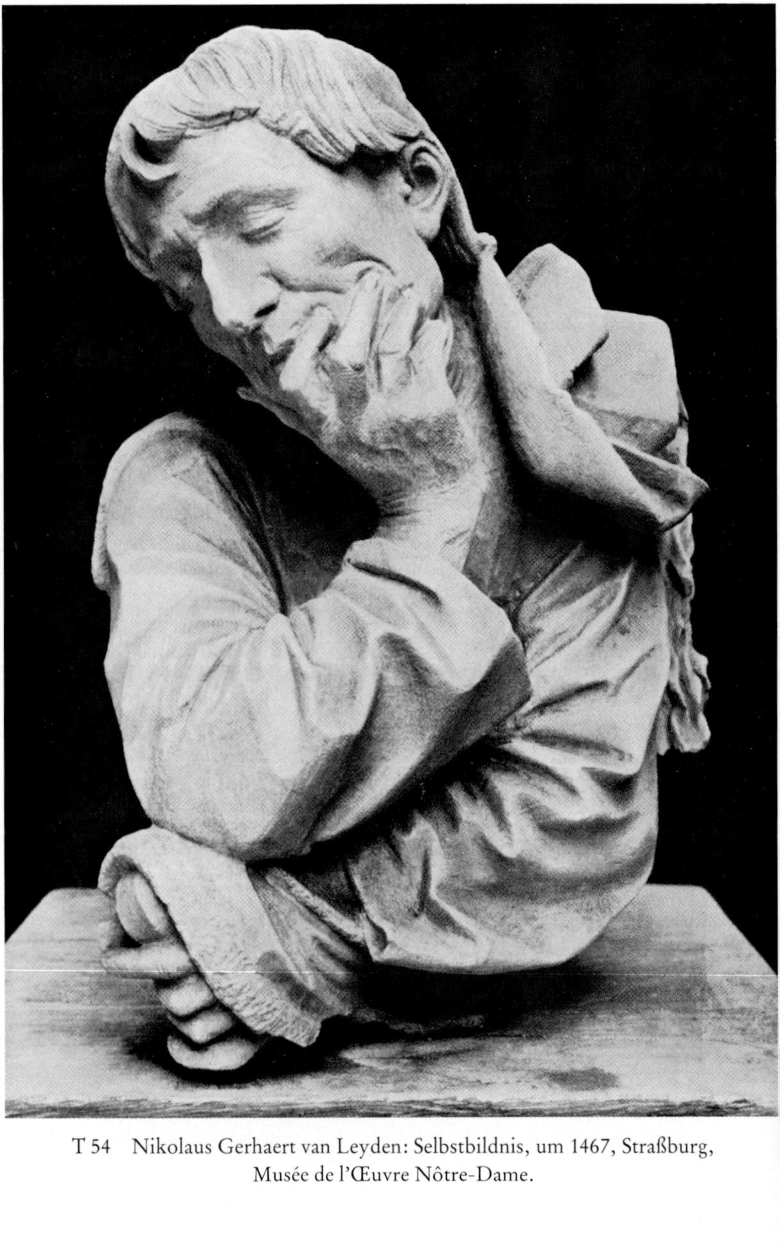

T 54 Nikolaus Gerhaert van Leyden: Selbstbildnis, um 1467, Straßburg, Musée de l'Œuvre Nôtre-Dame.

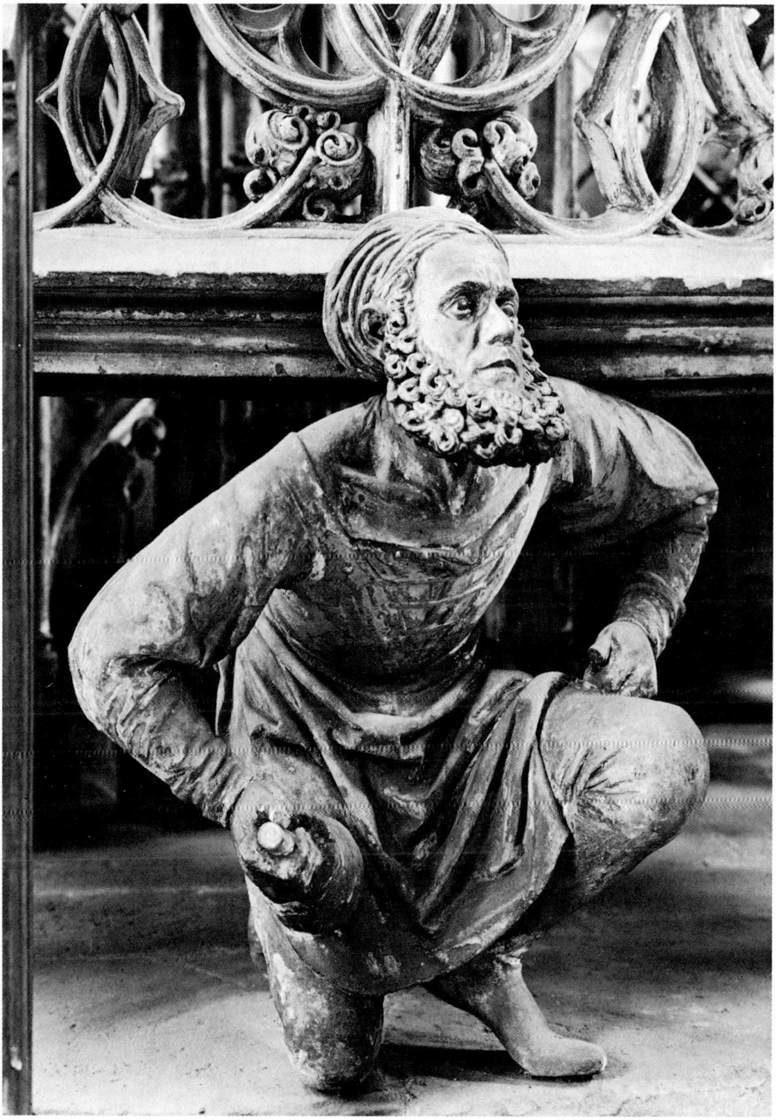

T 55 Adam Kraft: Selbstbildnis, 1493–96, Nürnberg, St. Lorenz.

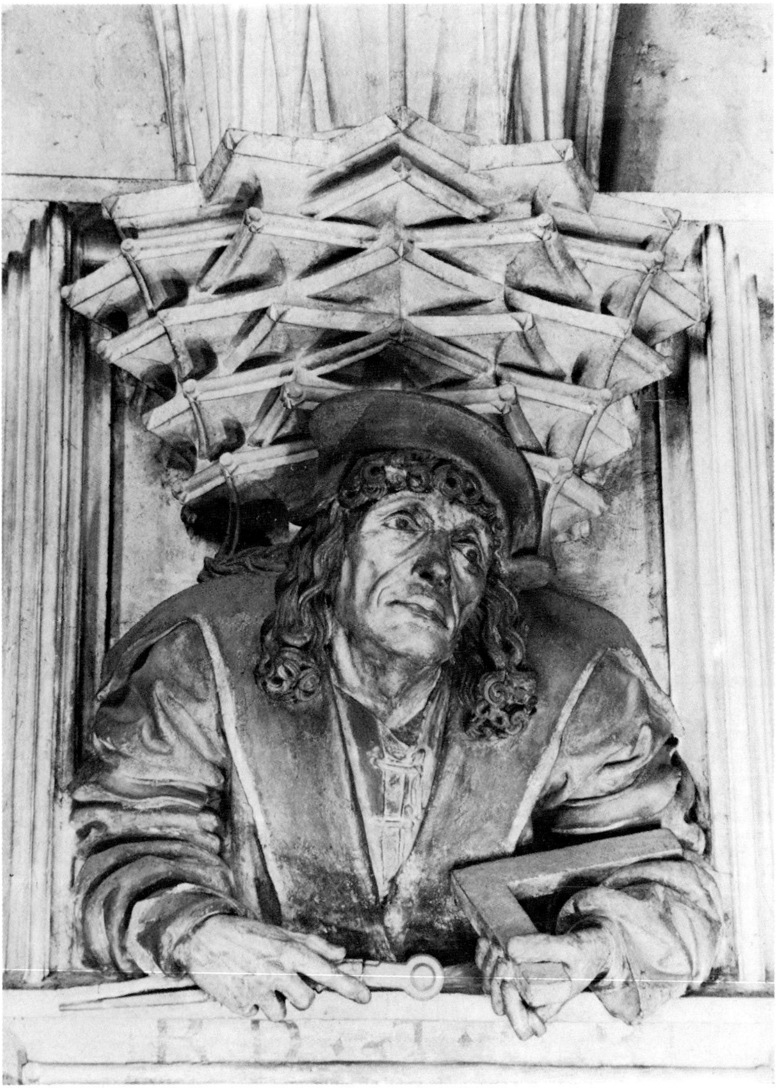

T 56 Anton Pilgram: Selbstbildnis, 1513, Wien, Stephansdom.

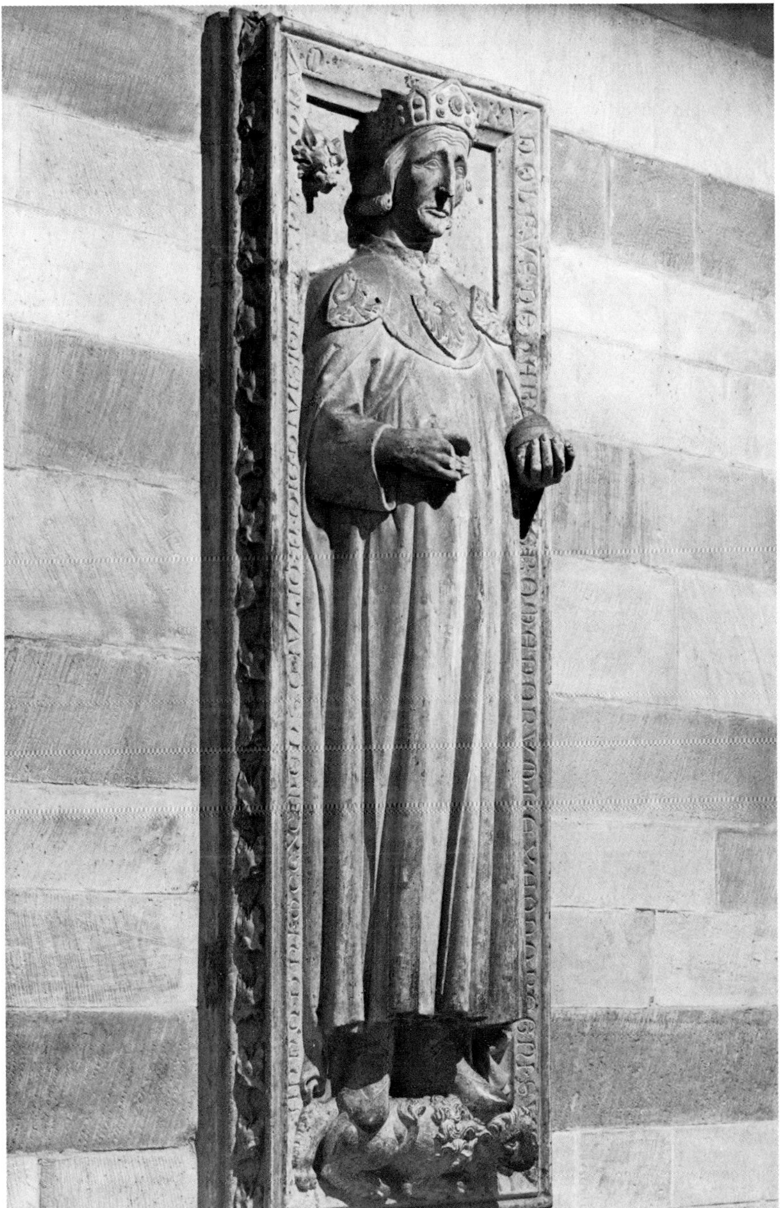

T 57 Grabplatte Rudolfs von Habsburg, gest. 1291, Speyer, Dom.

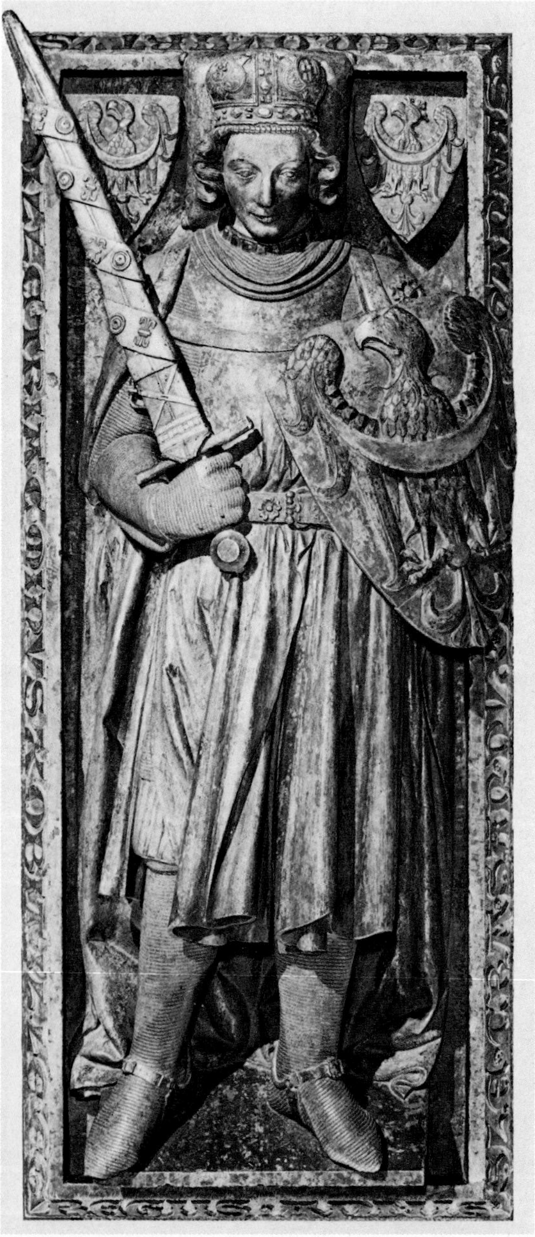

T 58 Grabmal Herzog Heinrichs IV. von Schlesien, um 1300–20, Breslau.

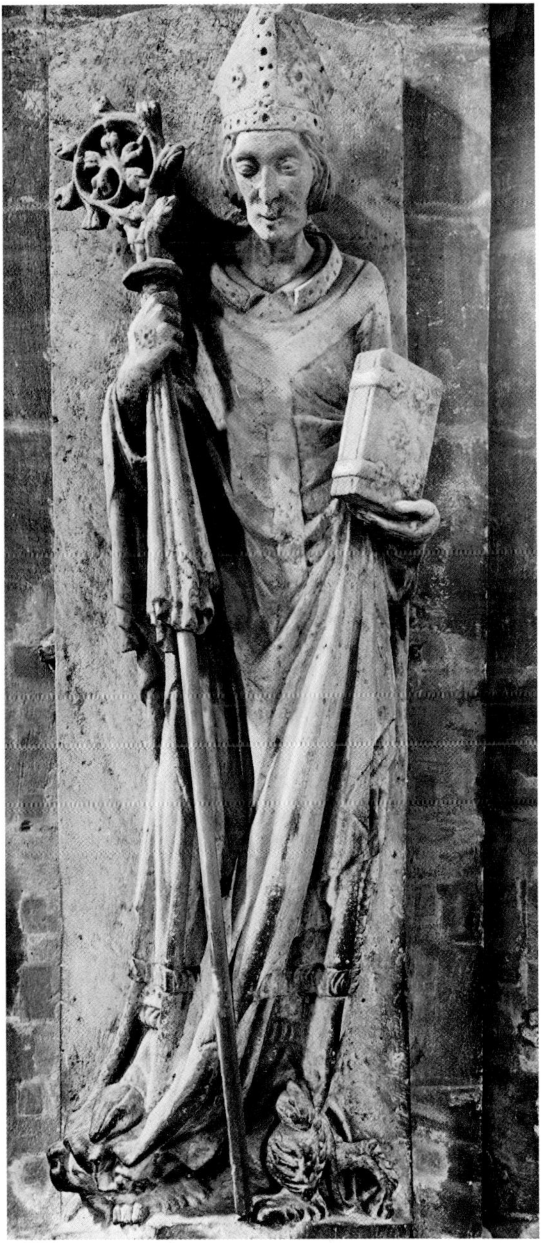

T 59 Grabmal des Bischofs Friedrich von Hohenlohe, vor 1352, Bamberg, Dom.

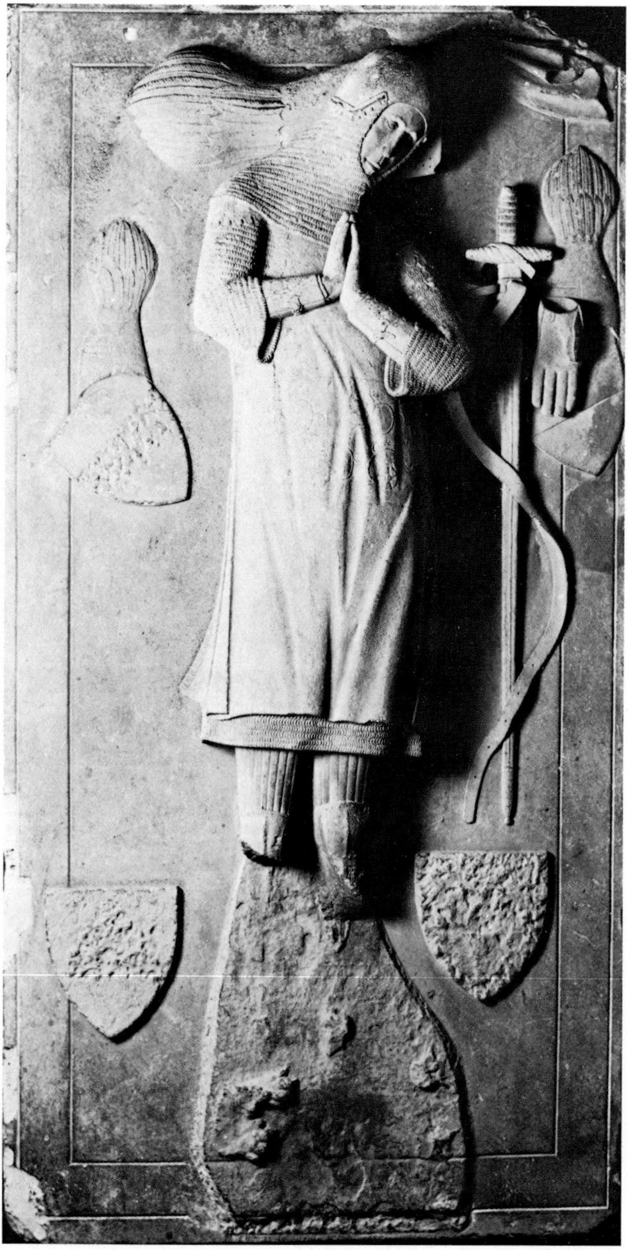

T 60 Grabplatte des Ritters Ulrich von Hus, gest. 1344, Colmar, Unterlindenmuseum.

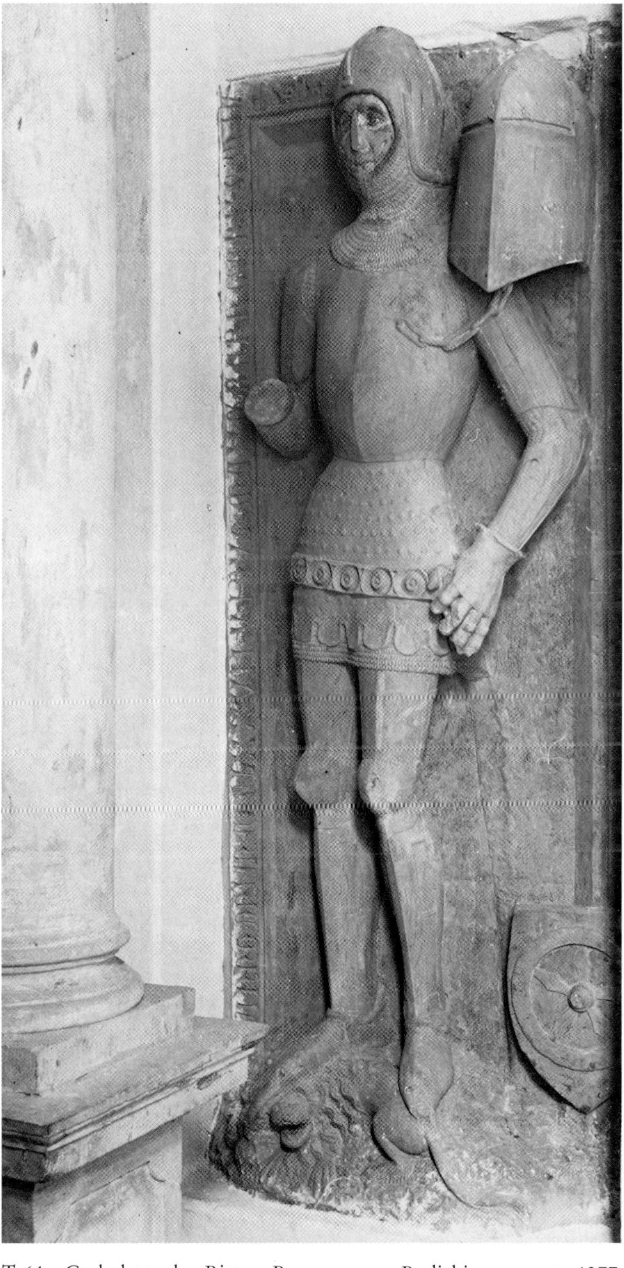

T 61 Grabplatte des Ritters Berengar von Berlichingen, gest. 1377, Kloster Schöntal, Württemberg.

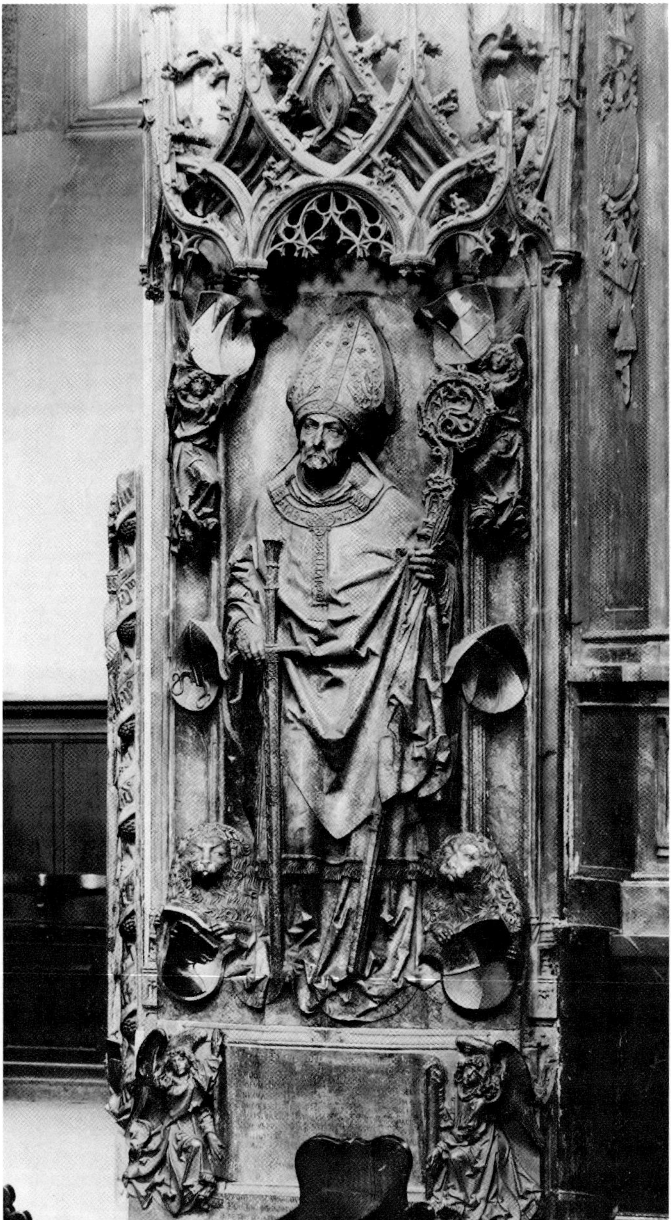

T 62 Tilman Riemenschneider: Grabmal des Bischofs Rudolf von Scherenberg, gest. 1495, Würzburg, Dom.

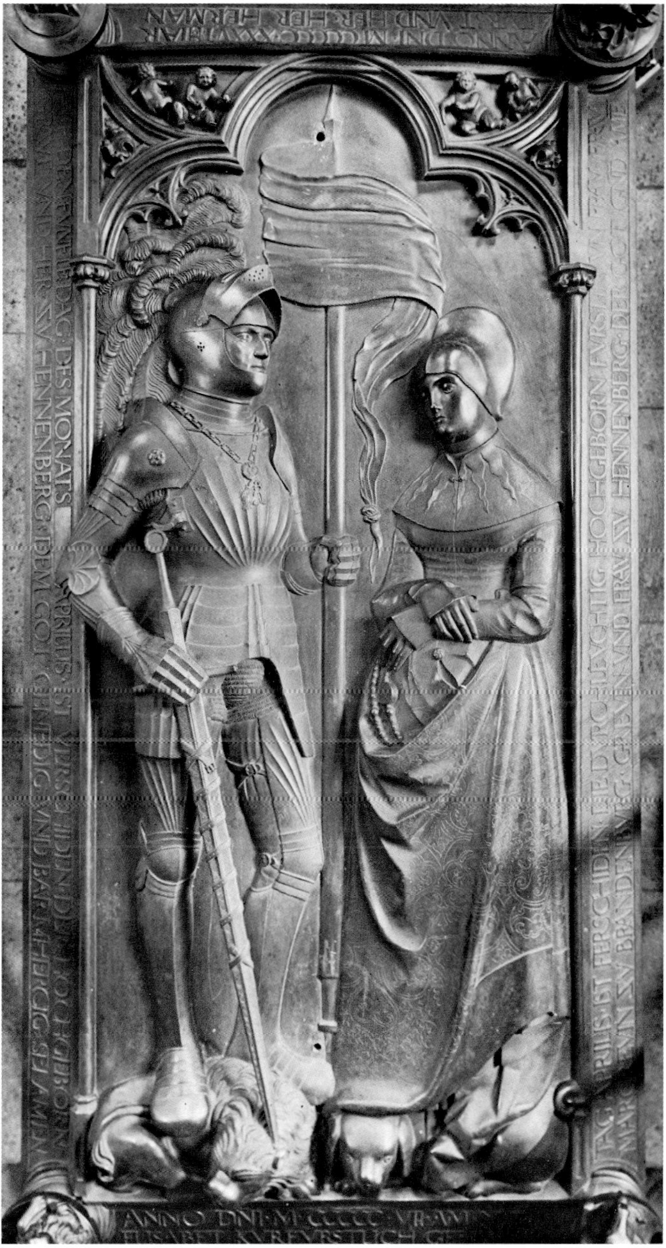

T 63 Peter Vischer: Henneberggrabmal, um 1488, Römhild, Kirche.

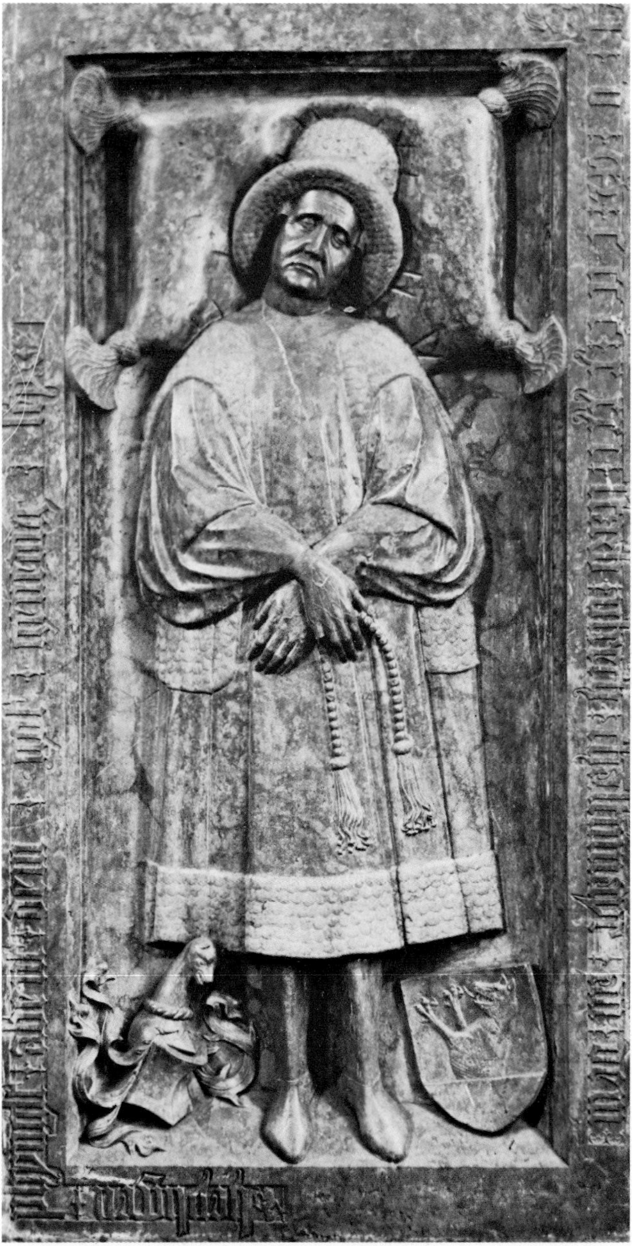

T 64 Grabmal des Ulrich Kastenmayr, gest. 1431, Straubing, St. Jakobskirche.

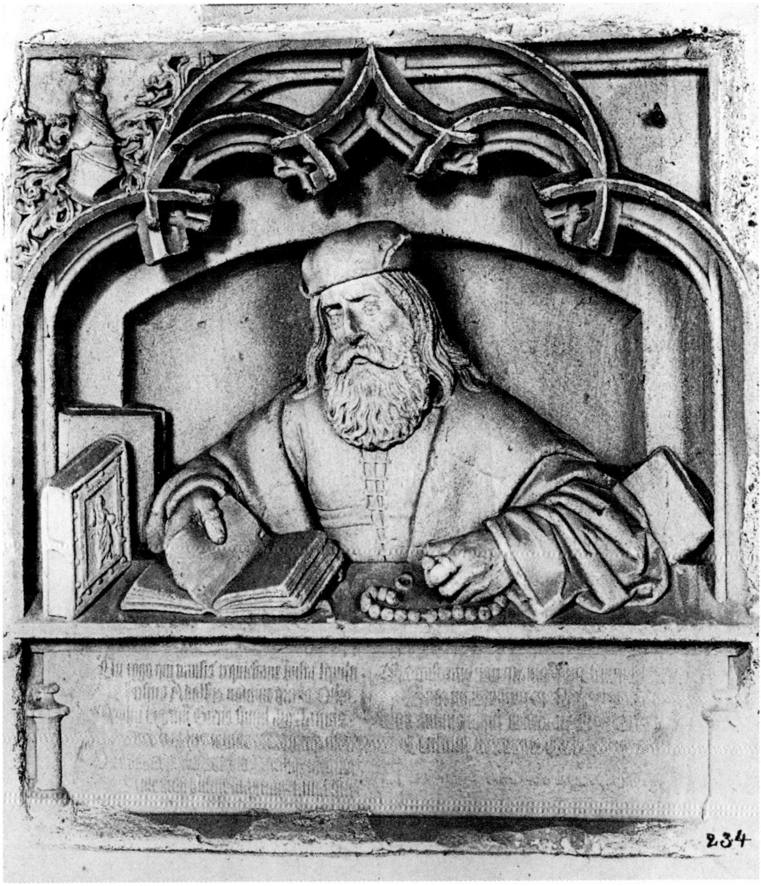

T 65 Epitaph des Arztes Adolf Occo, gest. 1503, Augsburg, Dom, Kreuzgang.

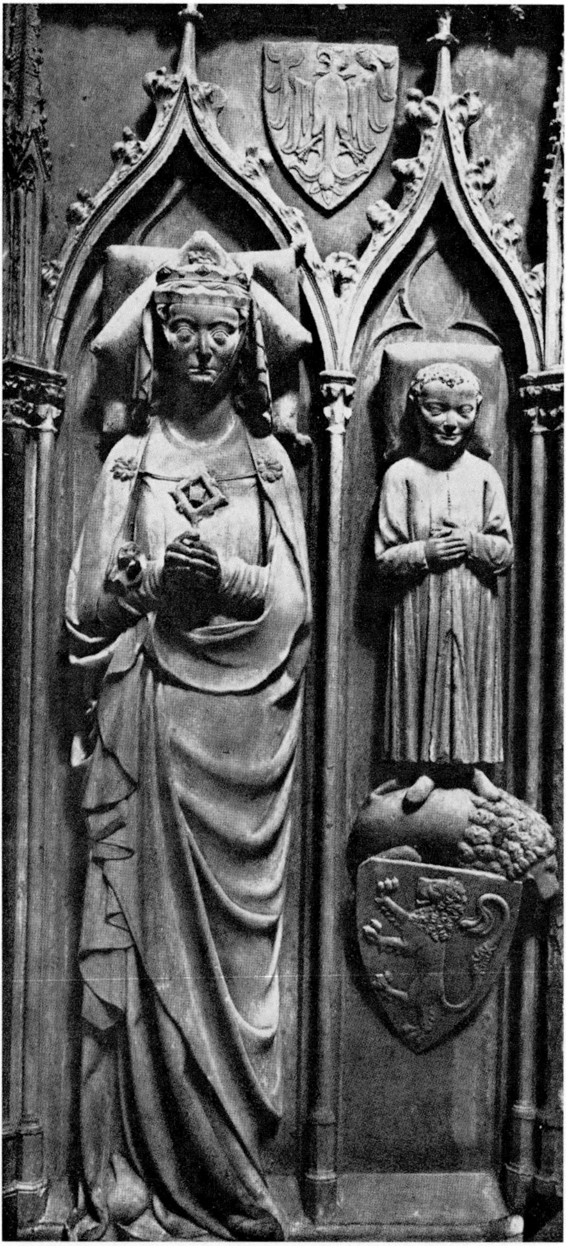

T 66 Grabmal der Königin Anna und ihres Sohnes Karl, gest. 1281, Basel, Münster.

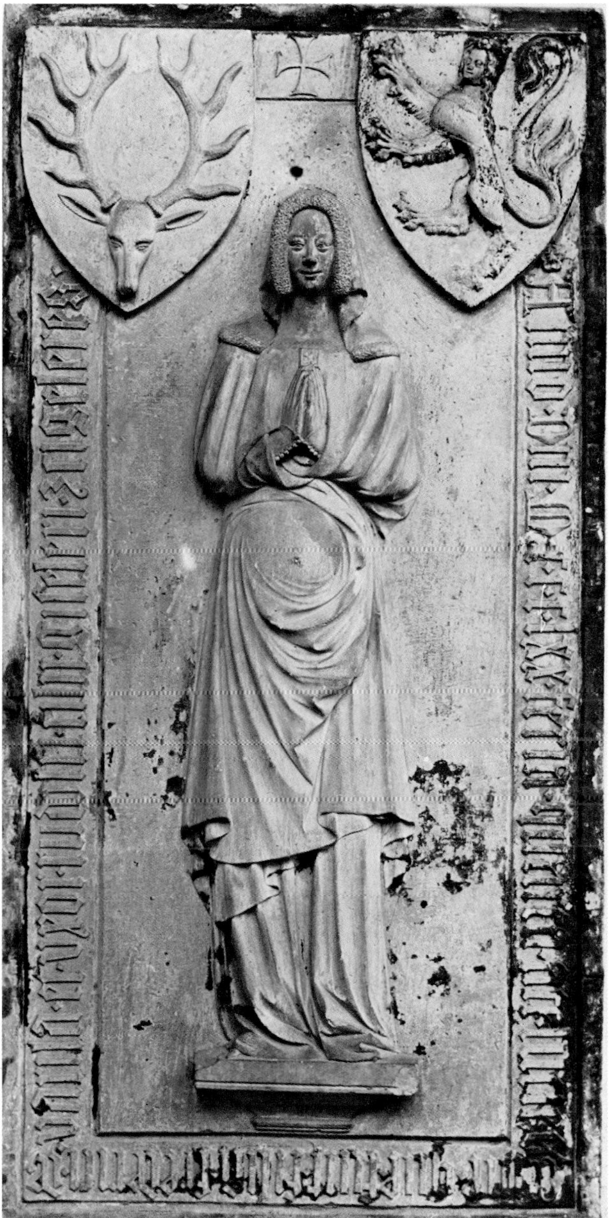

T 67 Grabmal der Cinna von Vargula, um 1370, Erfurt, Barfüßerkirche.

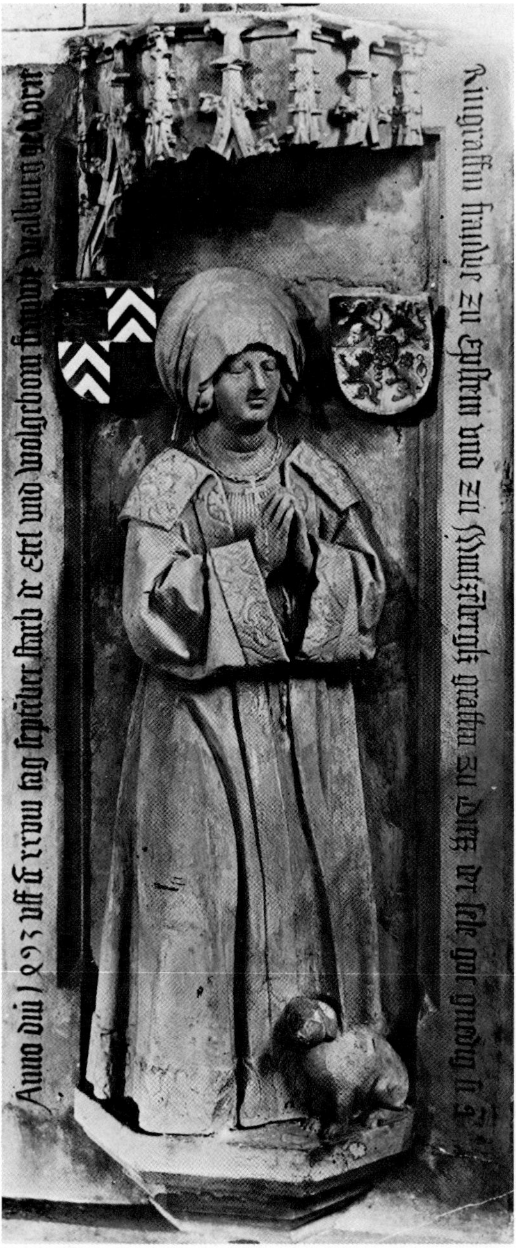

T 68 Grabmal der Walburg von Kyrburg, gest. 1493, Diez/Lahn.

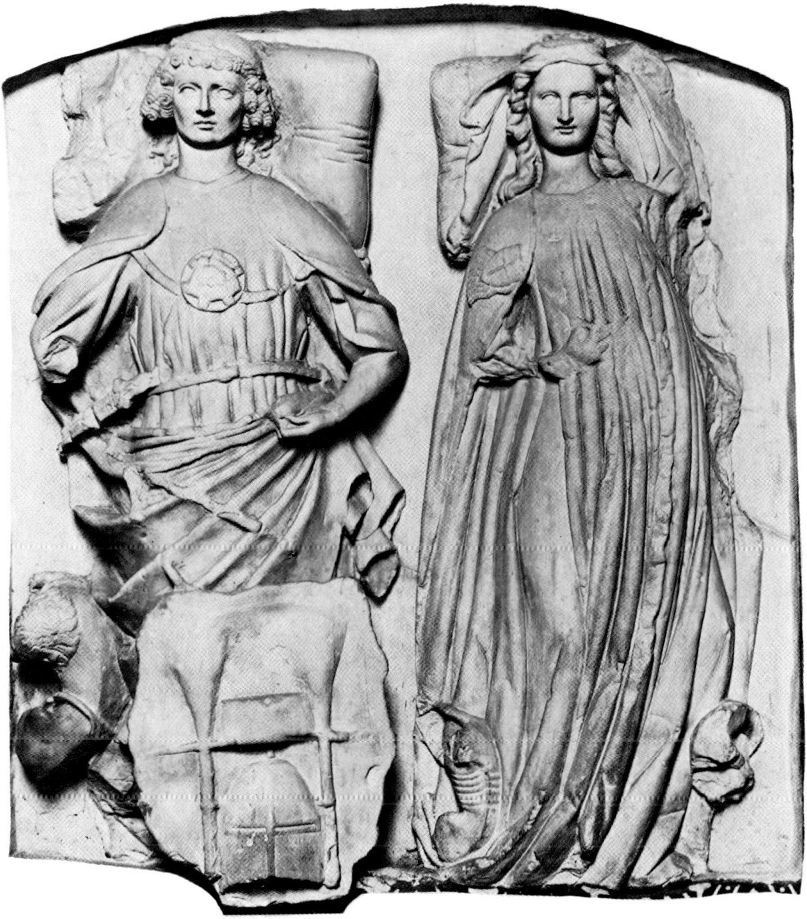

T 69 Grabsteine des Grafen Otto von Botenlauben-Henneberg und seiner Gemahlin Beatrix von Courtenay, um 1270, Frauenroth/Ufr., Klosterkirche.

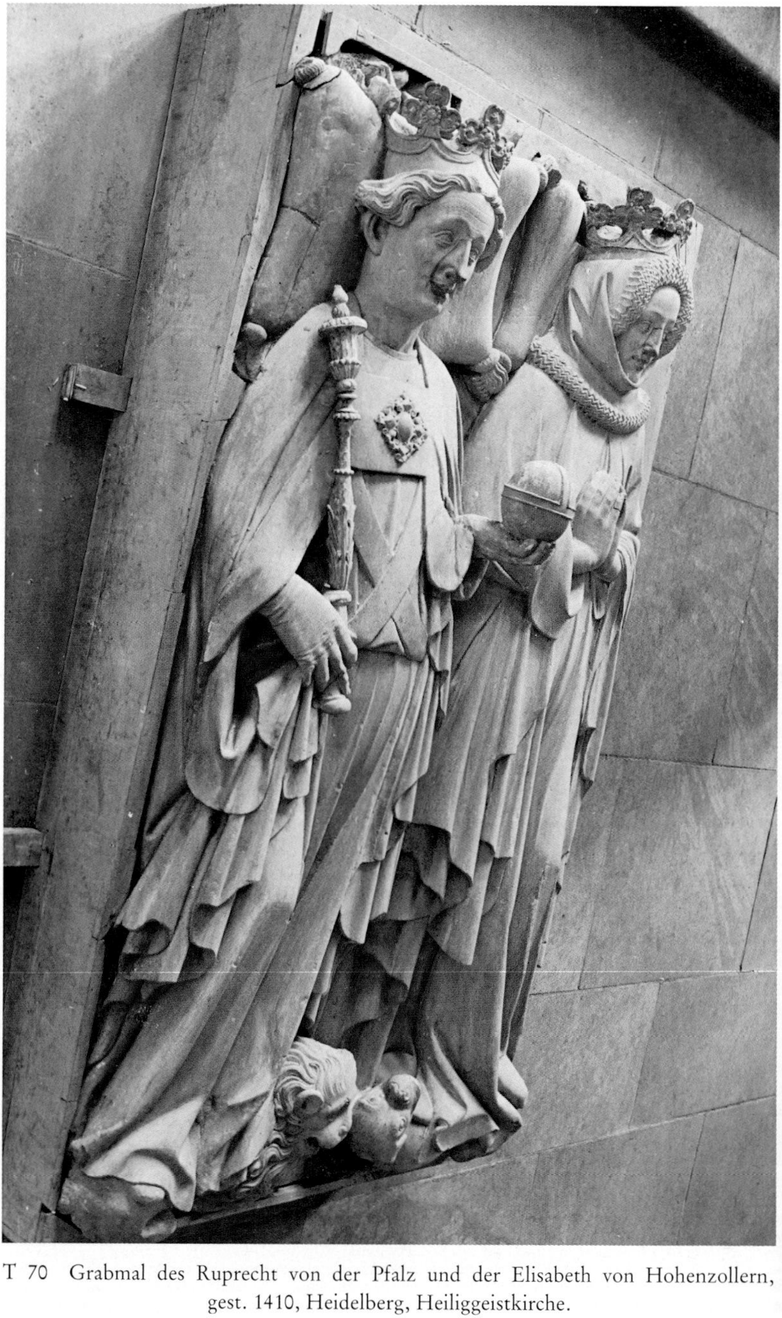

T 70 Grabmal des Ruprecht von der Pfalz und der Elisabeth von Hohenzollern, gest. 1410, Heidelberg, Heiliggeistkirche.

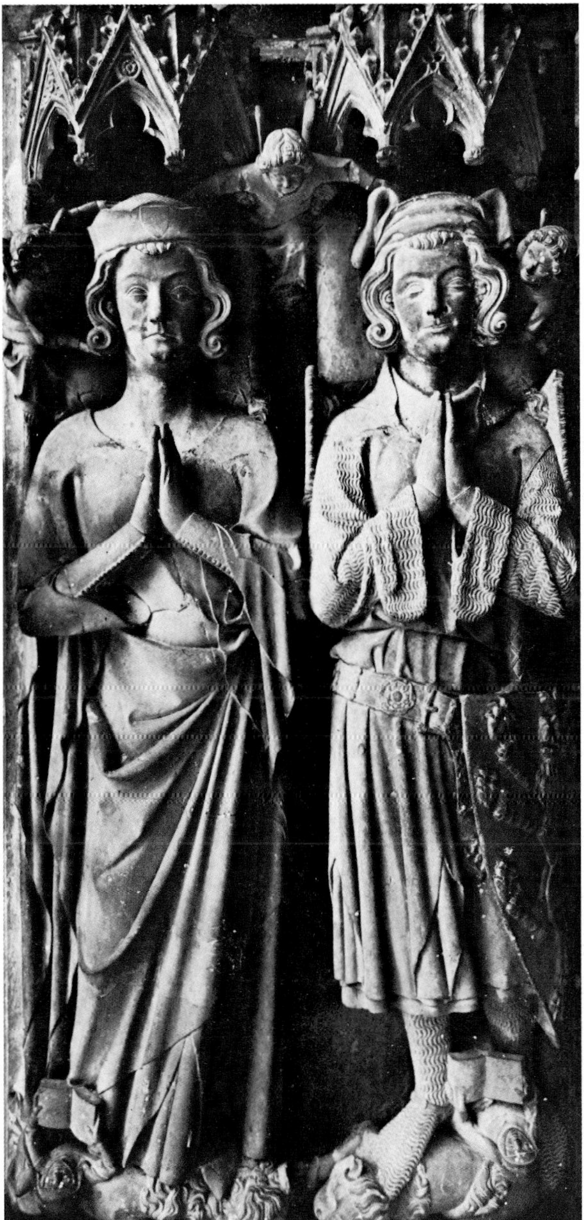

T 71 Grabmal von Heinrich d. Ä. und Heinrich d. J. von Hessen, um 1308, Marburg/Lahn, Elisabethkirche.

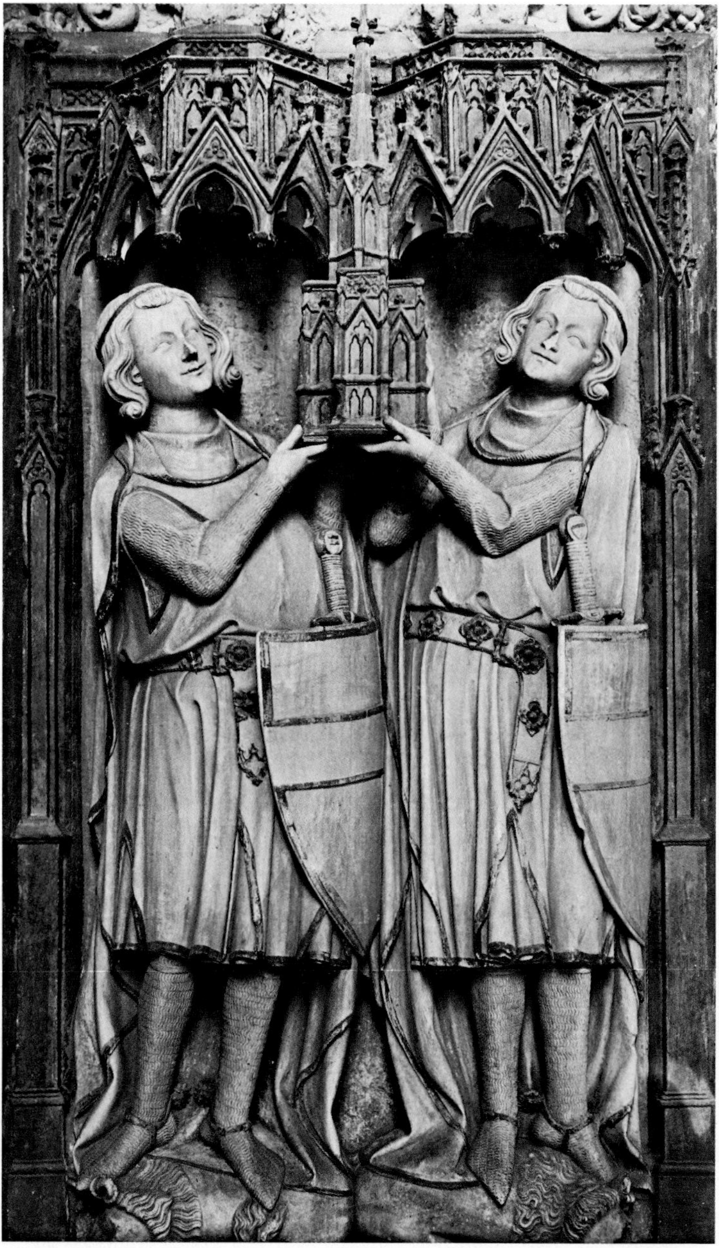

T 72 Grabmal von Gottfried und Otto von Cappenberg, um 1330, Cappenberg, Klosterkirche.

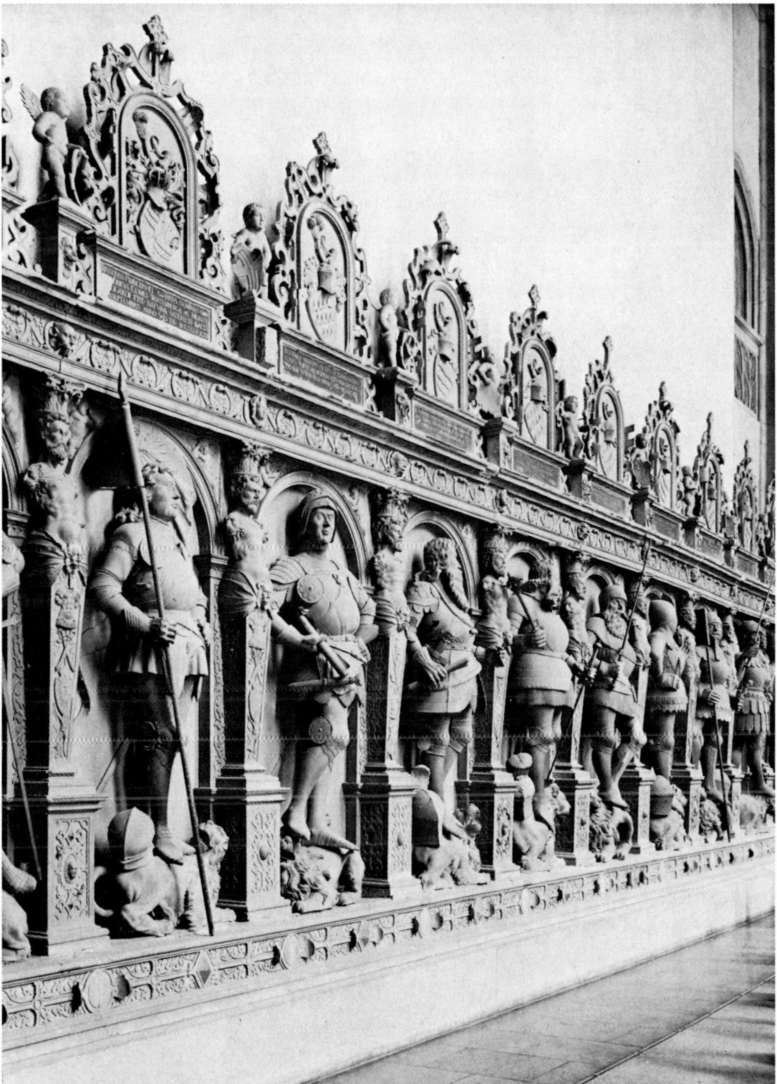

T 73 Grabmäler der Grafen von Württemberg, 1578–84, Stuttgart, Stiftskirche.

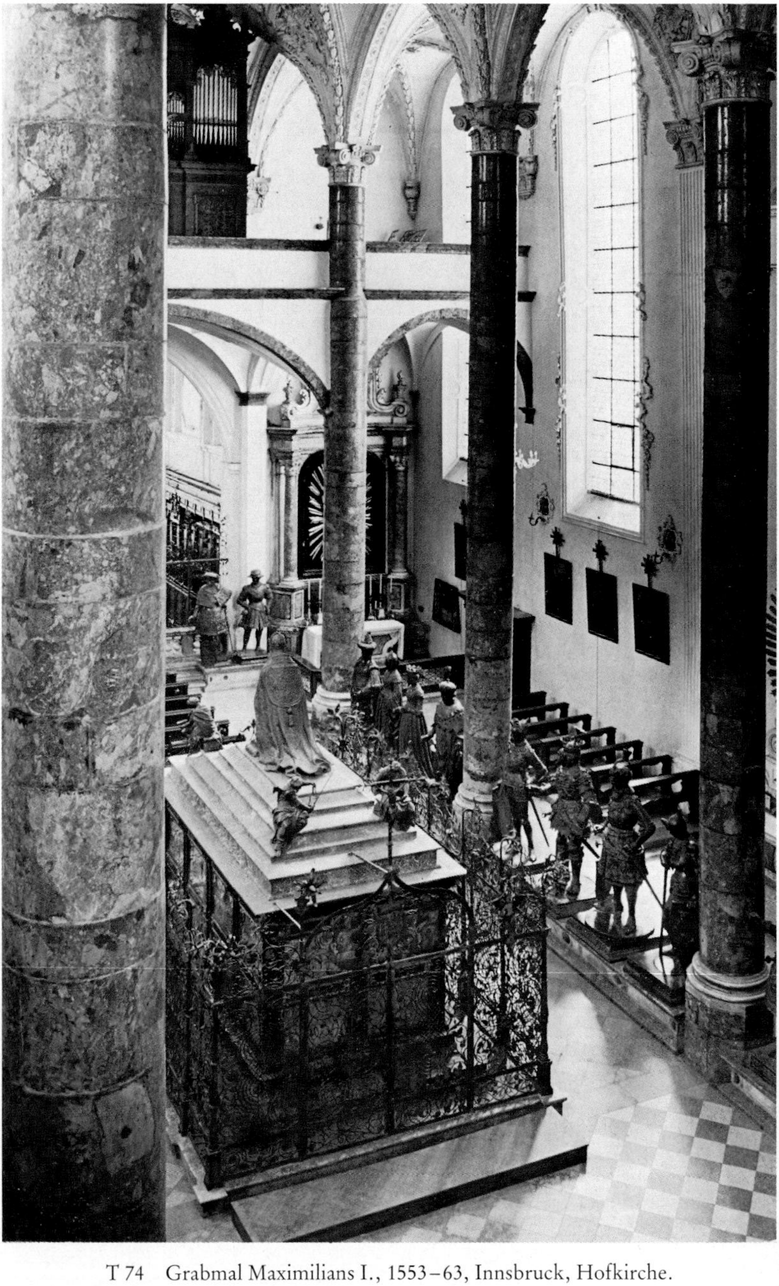

T 74 Grabmal Maximilians I., 1553–63, Innsbruck, Hofkirche.

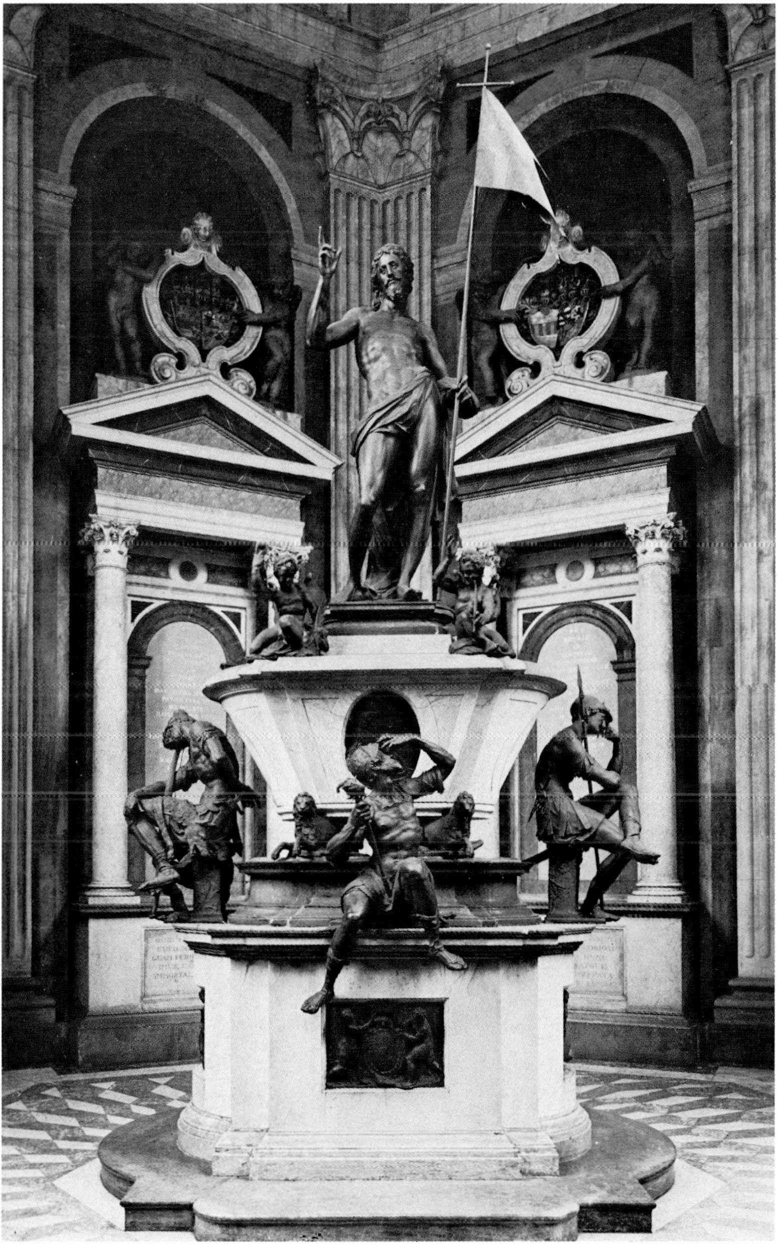

T 75 Grabmal des Fürsten Ernst von Schaumburg, 1609–25, Stadthagen, Mausoleum.

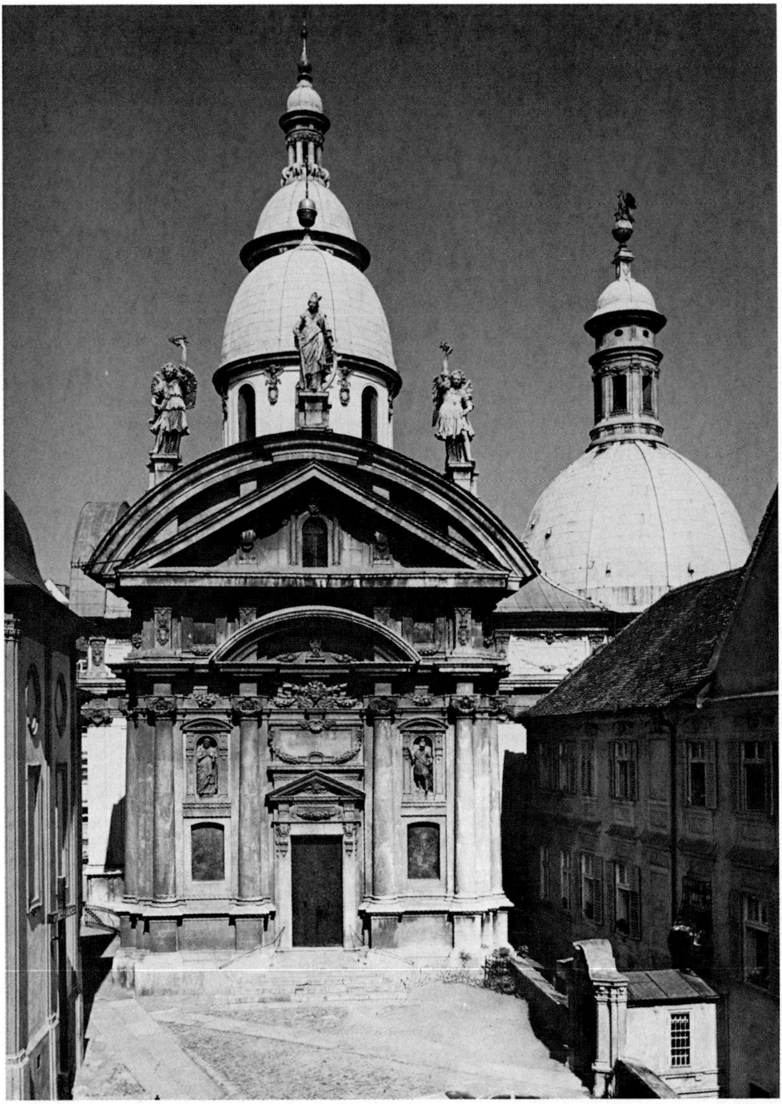

T 76 Mausoleum Ferdinands II., 1614 ff., Graz.

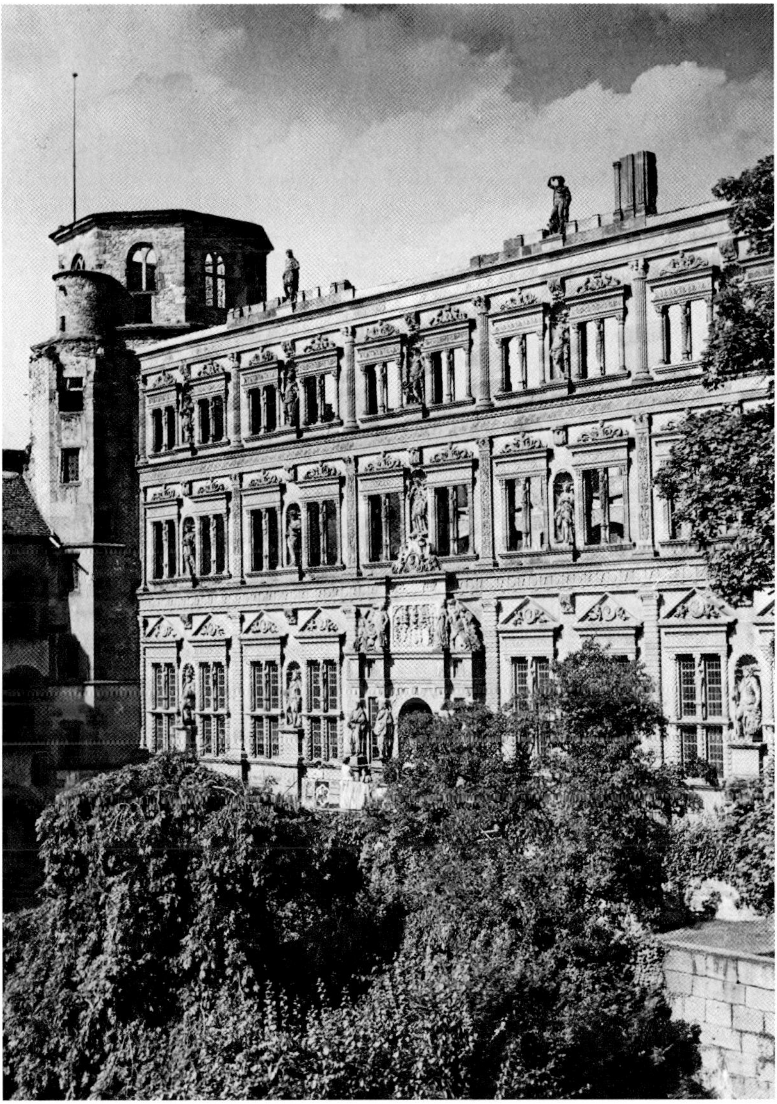

T 77 Ottheinrichsbau, 1556–59, Heidelberg, Schloß.

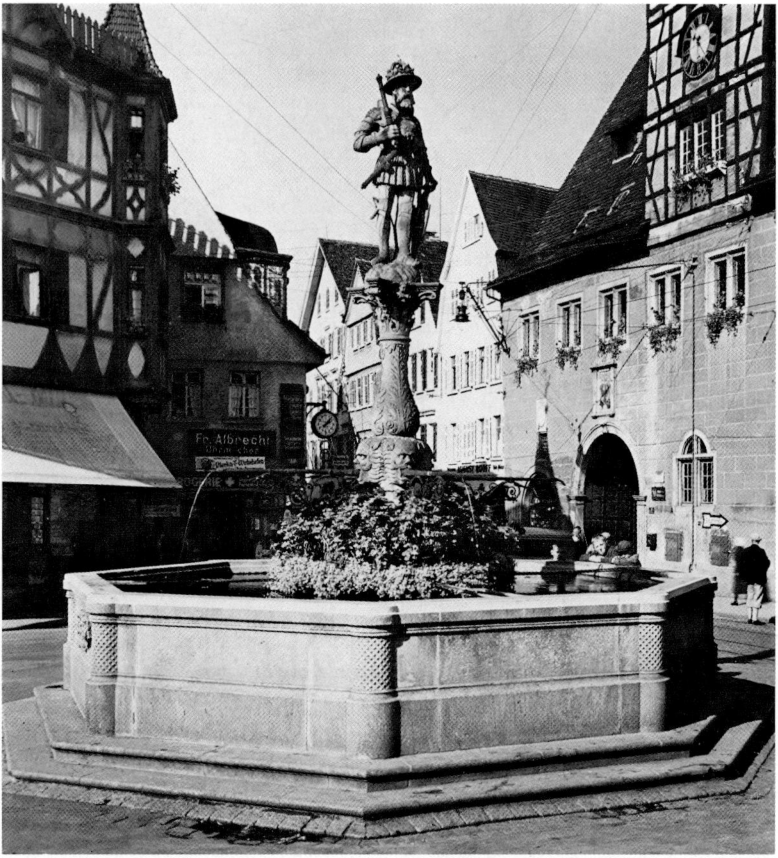

T 78 Maximiliansbrunnen (erneuert), 1570, Reutlingen.

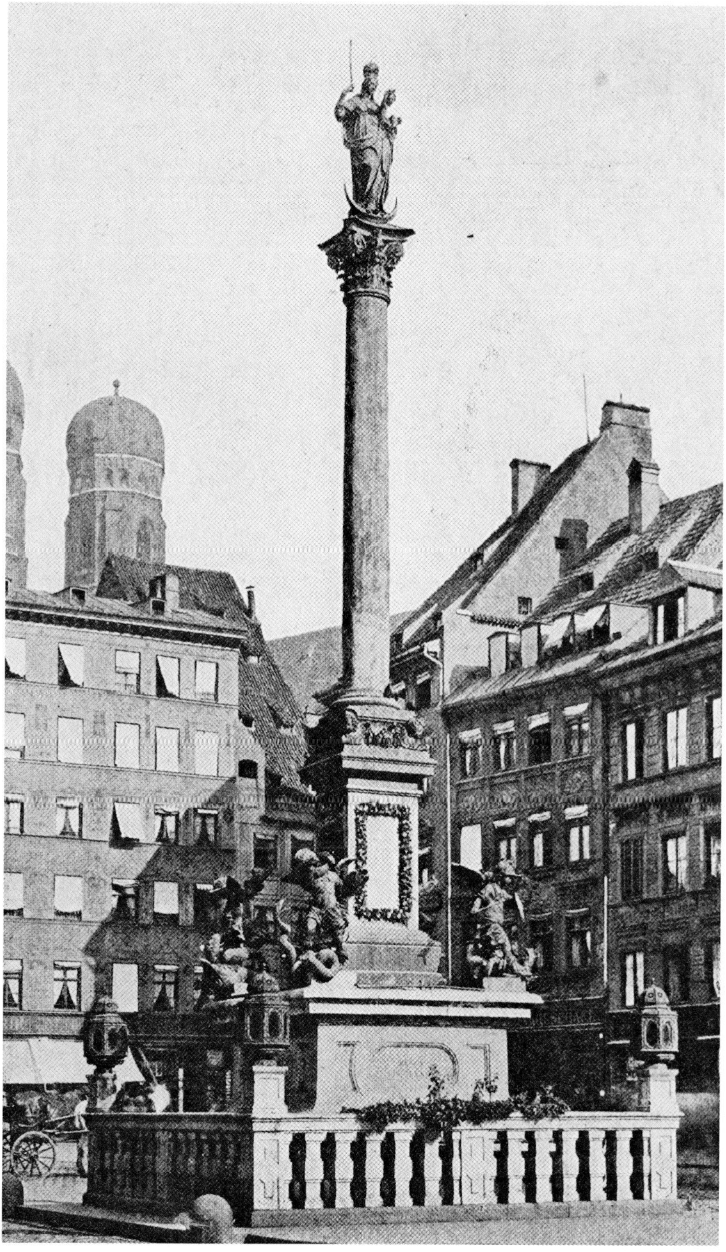

T 79 Mariensäule, 1638 eingesegnet, München, Marienplatz.

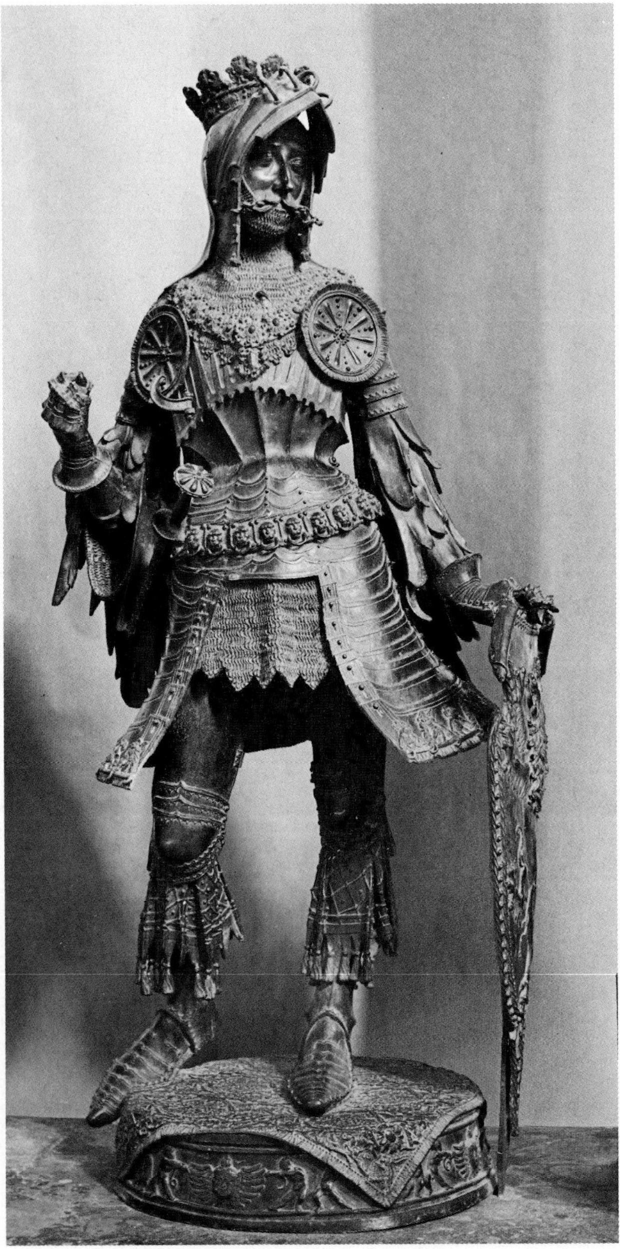

T 80 Hans Leinberger: Graf Albrecht von Habsburg, 1518, Innsbruck, Hofkirche, Maximiliansgrab.

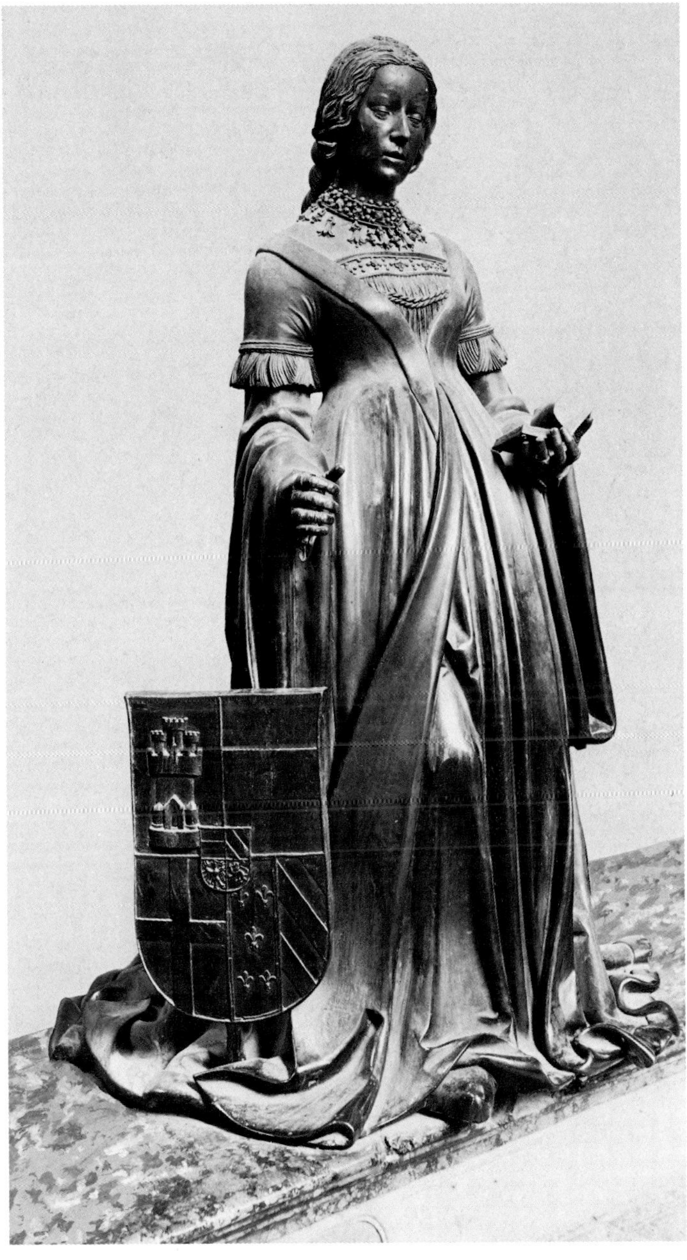

T 81 Gilg Sesselschreiber: Elisabeth von Österreich, Innsbruck, Hofkirche, Maximiliansgrab.

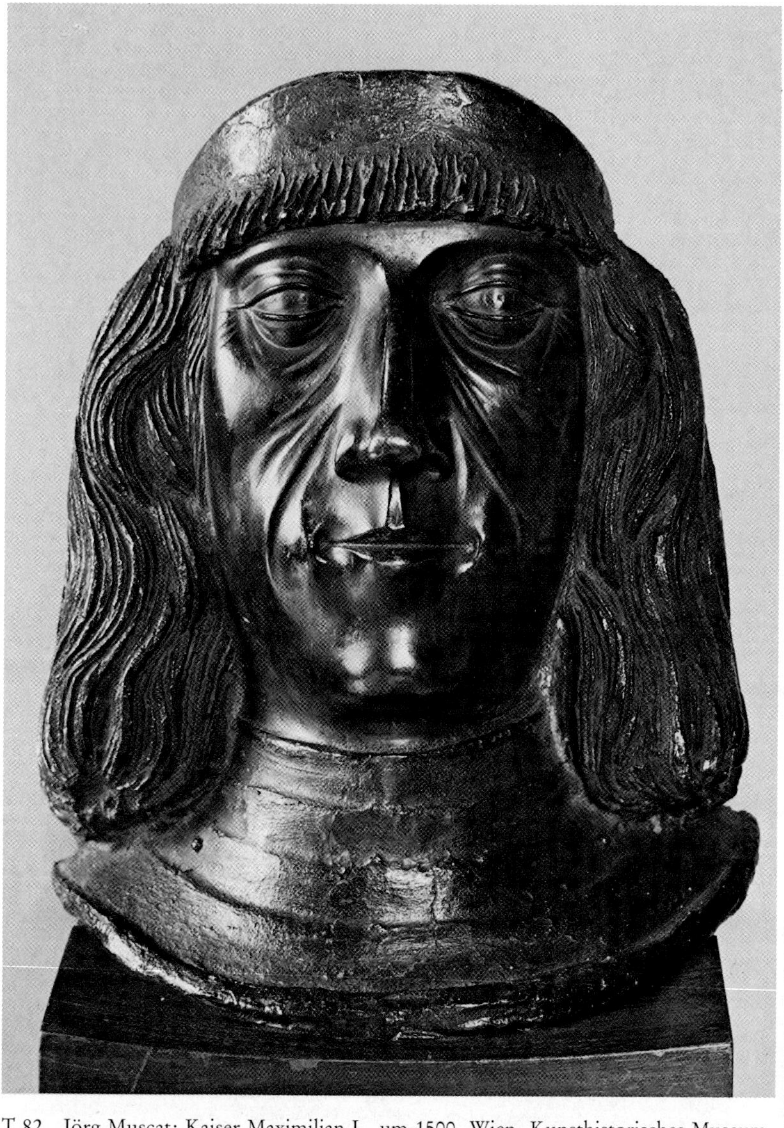

T 82 Jörg Muscat: Kaiser Maximilian I., um 1500, Wien, Kunsthistorisches Museum.

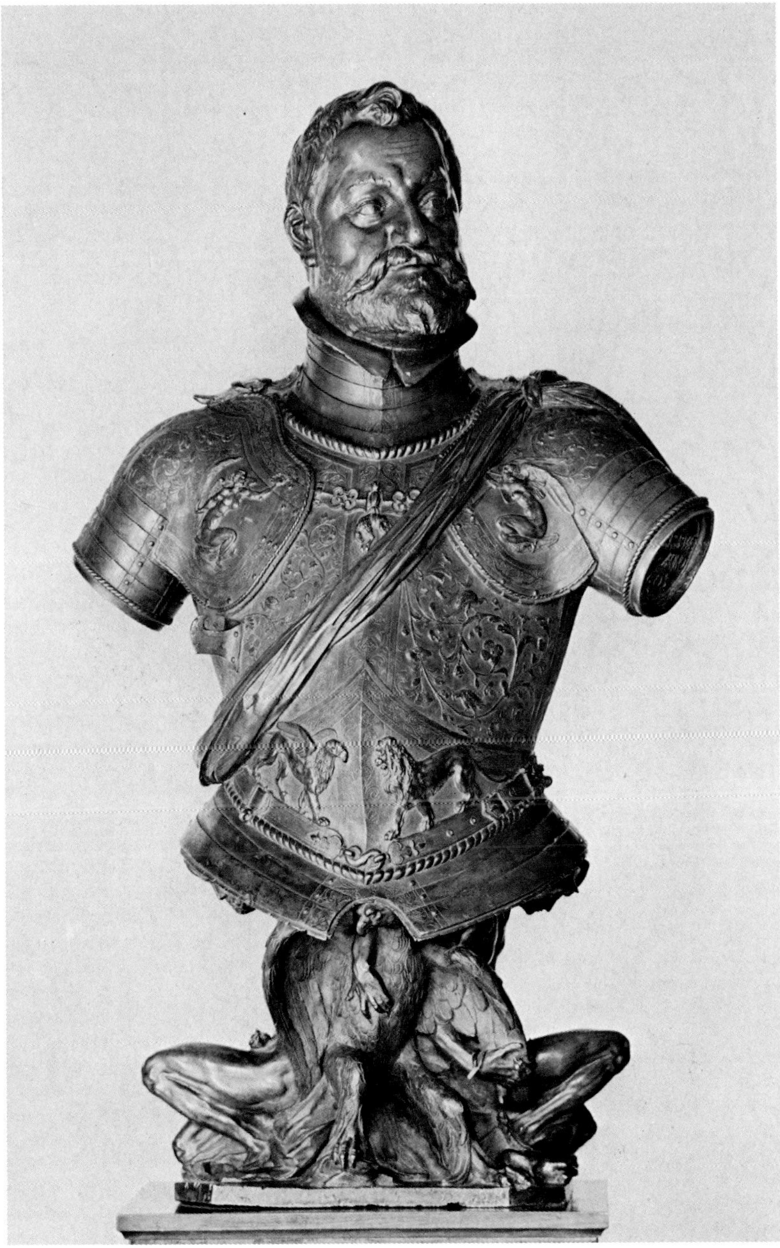

T 83 Adriaen de Vries: Kaiser Rudolf II., 1603, Wien, Kunsthistorisches Museum.

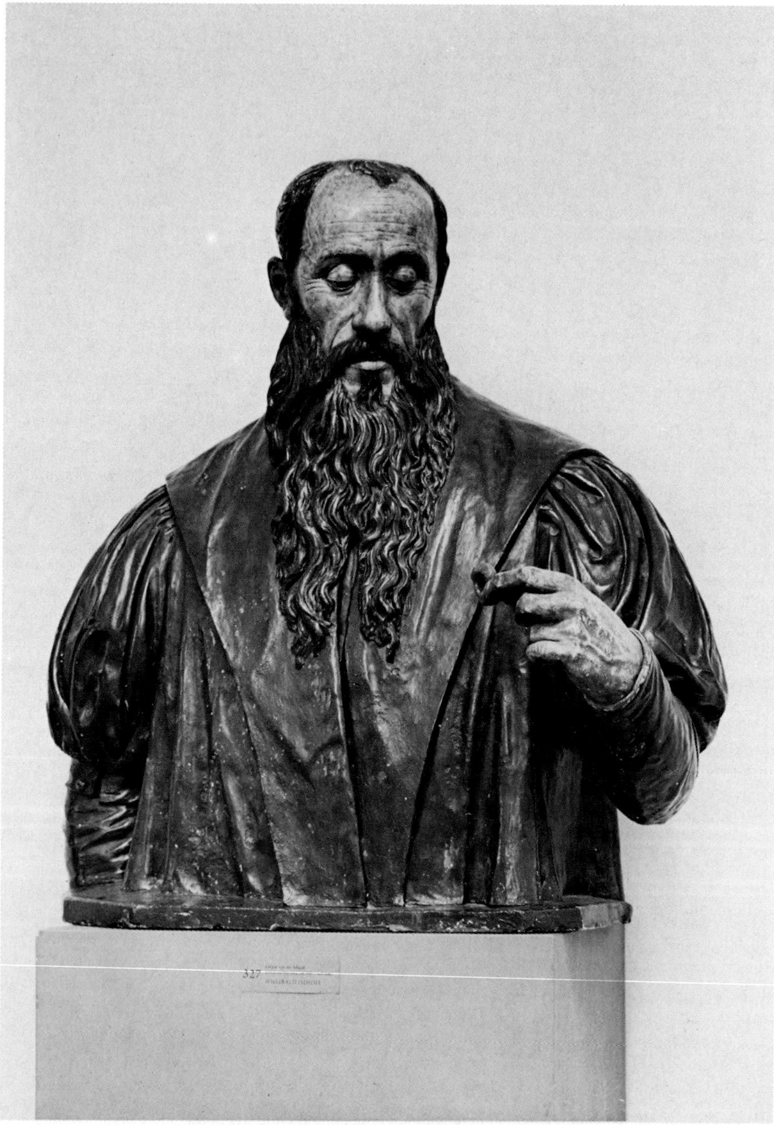

T 84 Johann Gregor von der Schardt: Willibald Imhoff d. Ä., 1570, Berlin, ehem. Staatliche Museen.

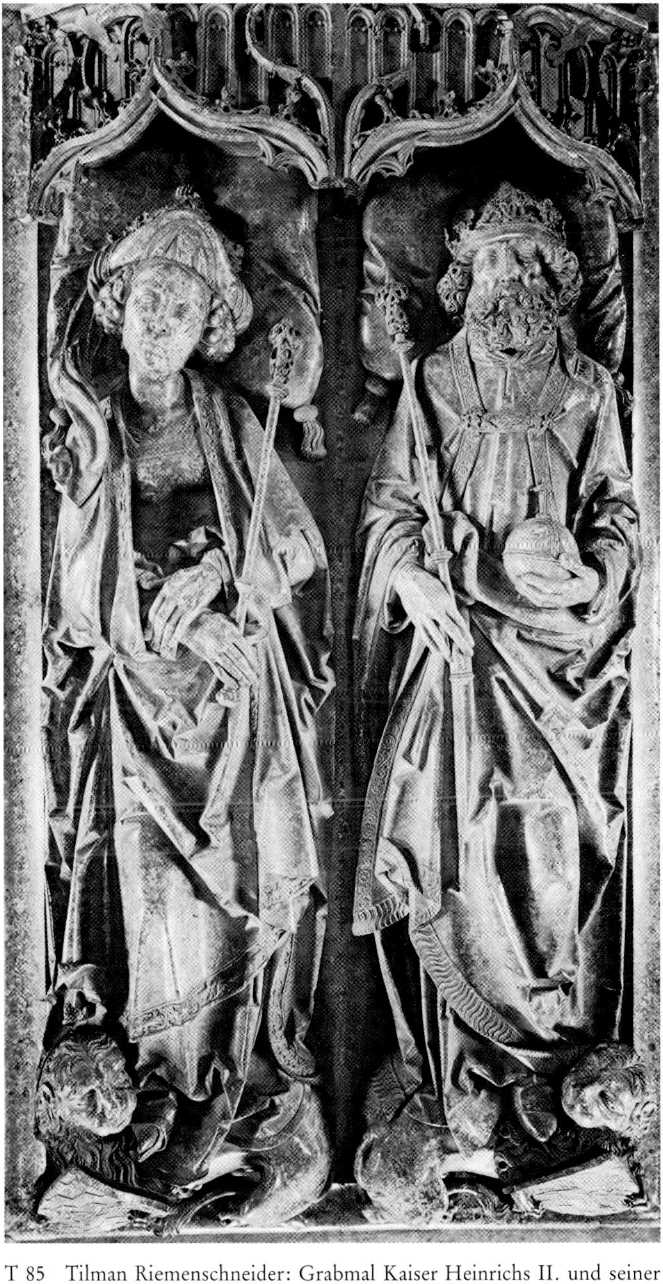

T 85 Tilman Riemenschneider: Grabmal Kaiser Heinrichs II. und seiner Gemahlin Kunigunde, 1499–1513, Bamberg, Dom.

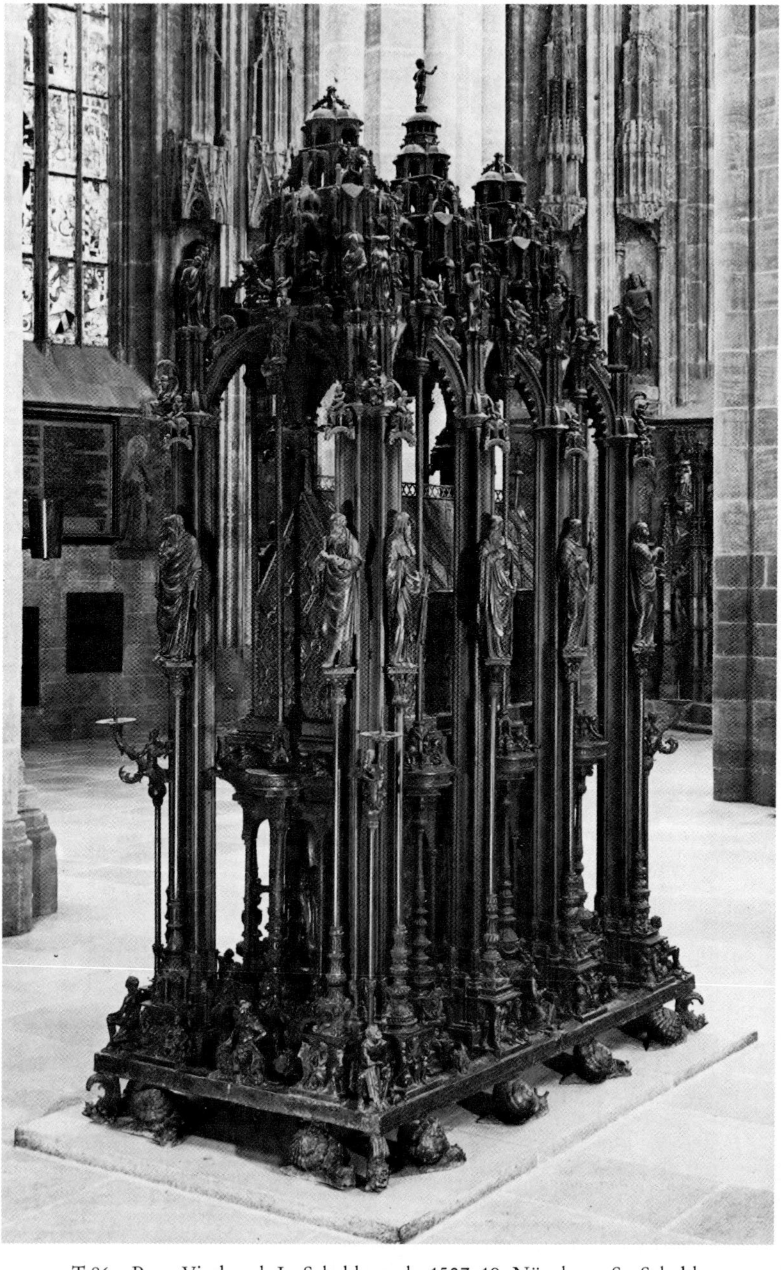

T 86 Peter Vischer d. J.: Sebaldusgrab, 1507–19, Nürnberg, St. Sebald.

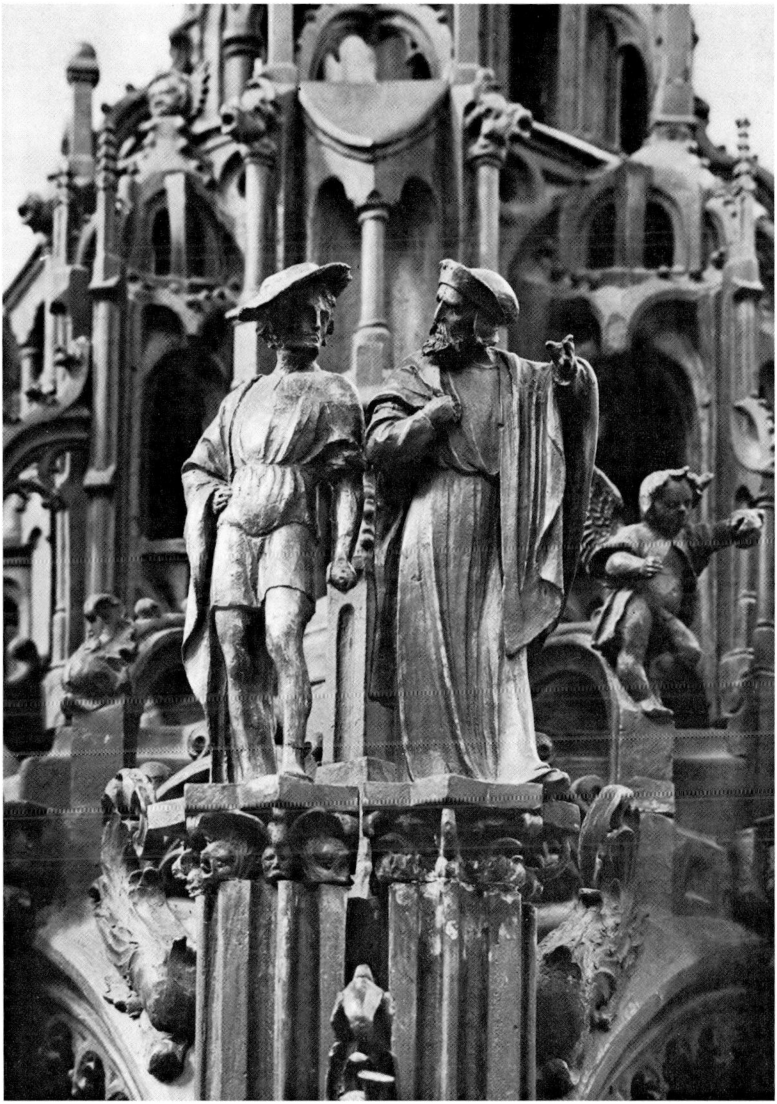

T 87 Peter Vischer d. J.: Sebaldusgrab, Ausschnitt, 1507–19, Nürnberg, St. Sebald.

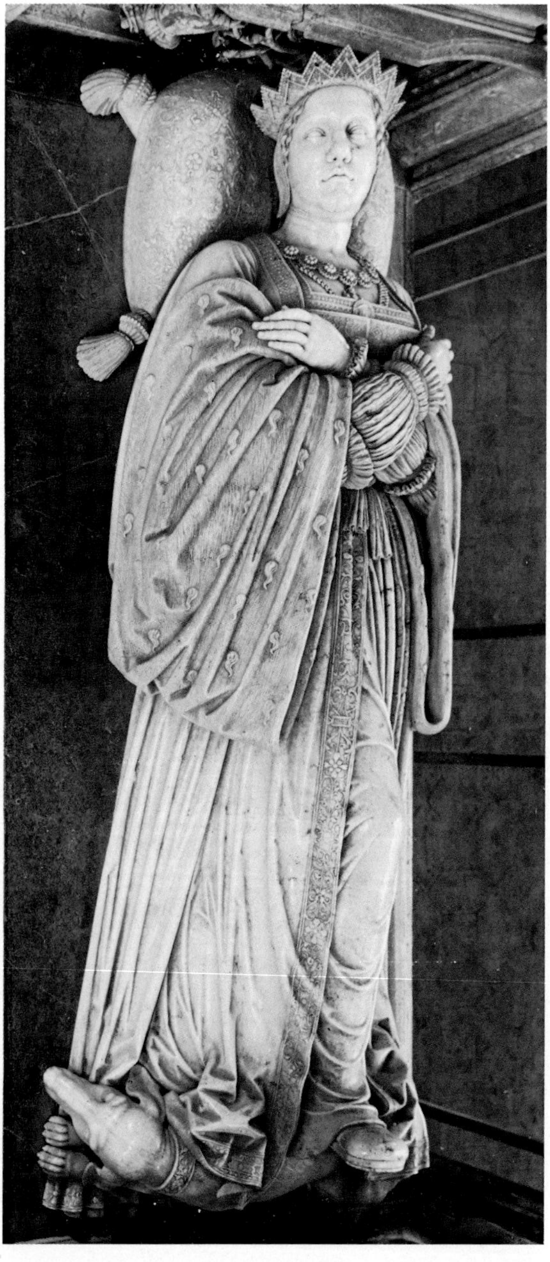

T 88 Conrat Meit:
Grabfigur der
Erzherzogin Margarete
von Österreich, um 1530,
Brou bei
Bourg-en-Bresse,
Klosterkirche.

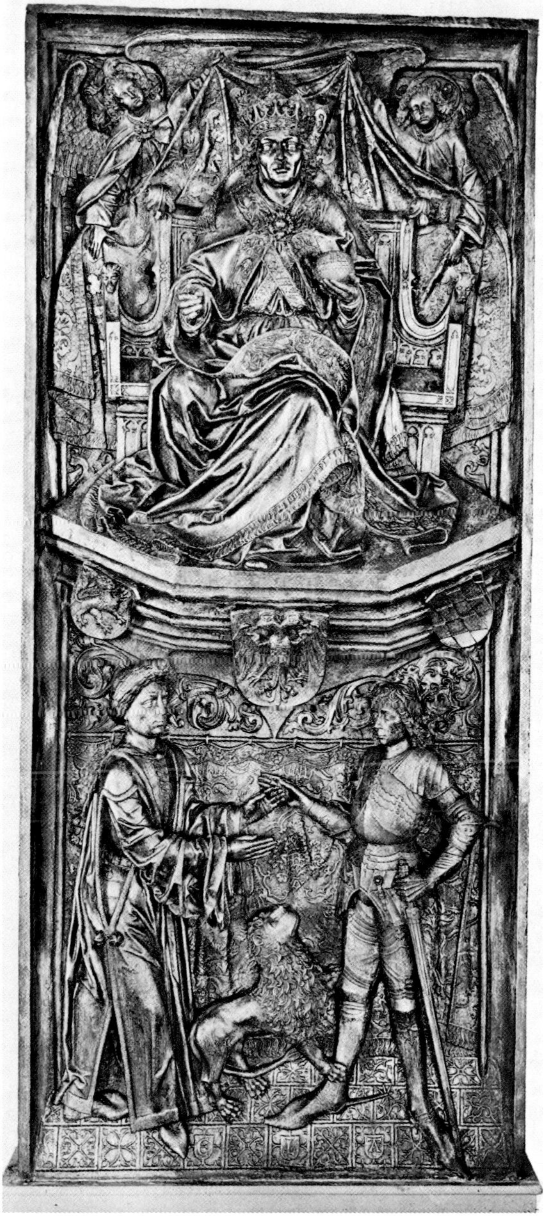

T 89 Grabmal Kaiser Ludwigs des Bayern, Deckplatte, um 1480, München, Frauenkirche.

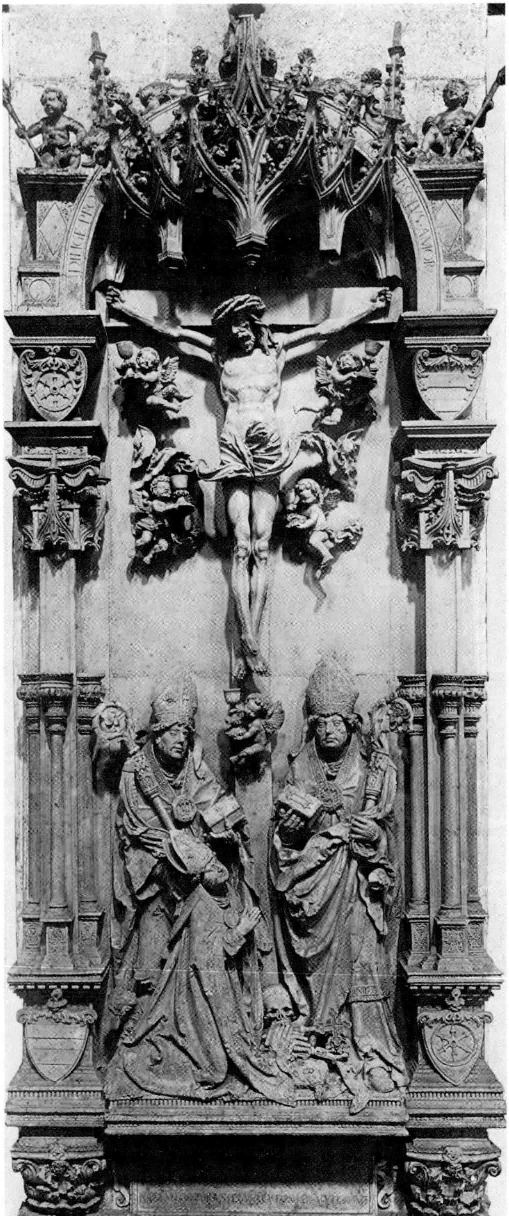

T 90 Hans Backoffen: Grabmal des Uriel von Gemmingen, nach 1514, Mainz, Dom.

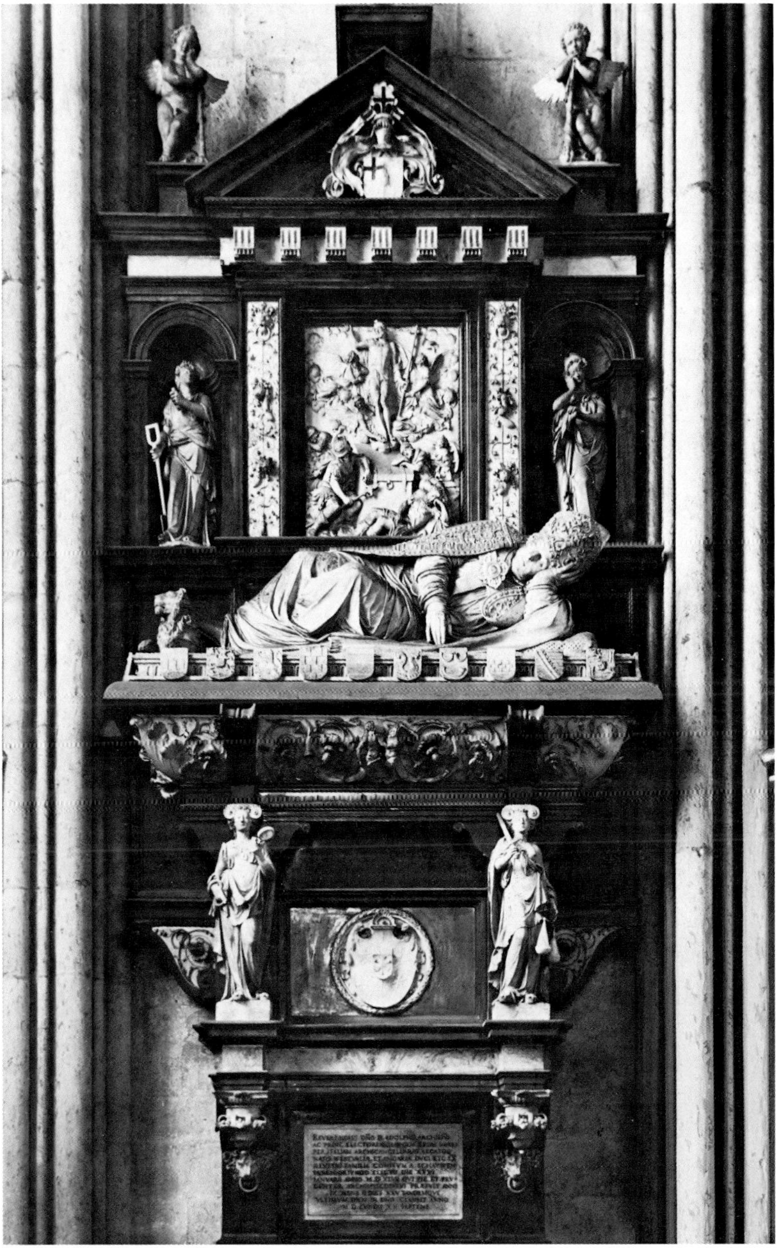

T 91 Cornelius Floris de Vriendt: Grabmal des Adolf von Schauenburg, um 1561, Köln, Dom.

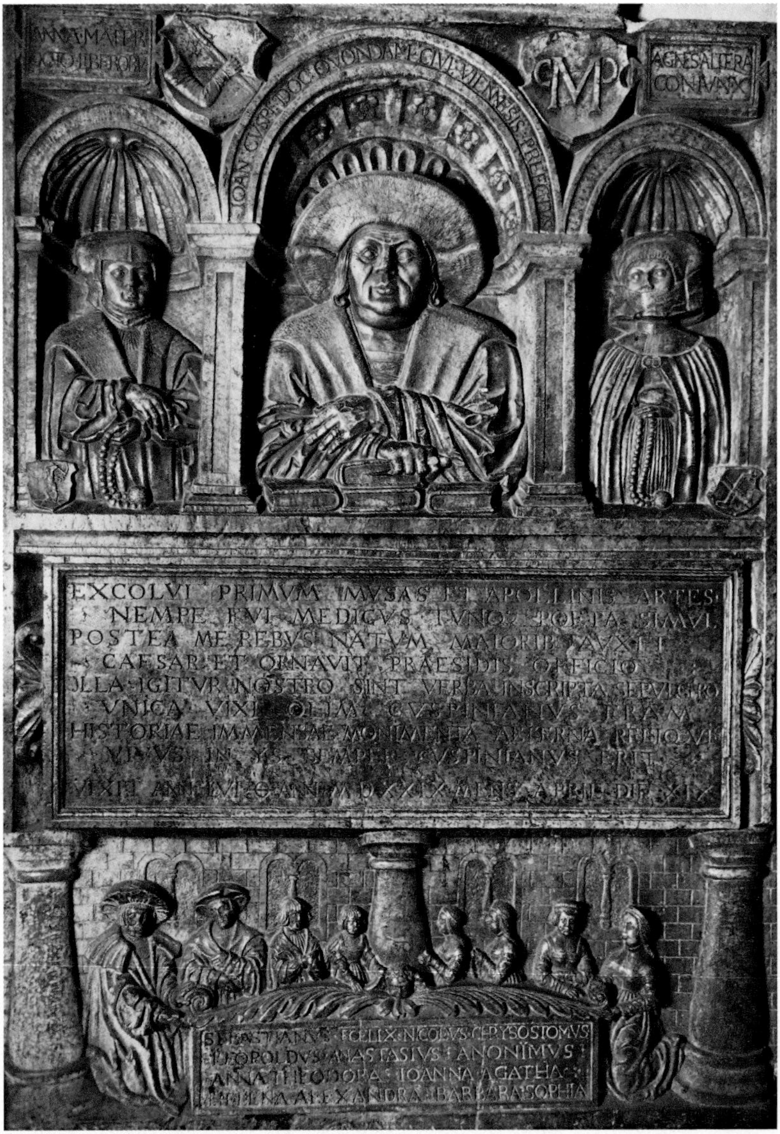
EXCOLVI PRIMVM MVSAS ET APOLLINIS ARTES
ANNA THEODORA IOANNA AGATHA

T 92 Familiengrabstein des Johannes Cuspinian, 1529, Wien, Stephansdom.

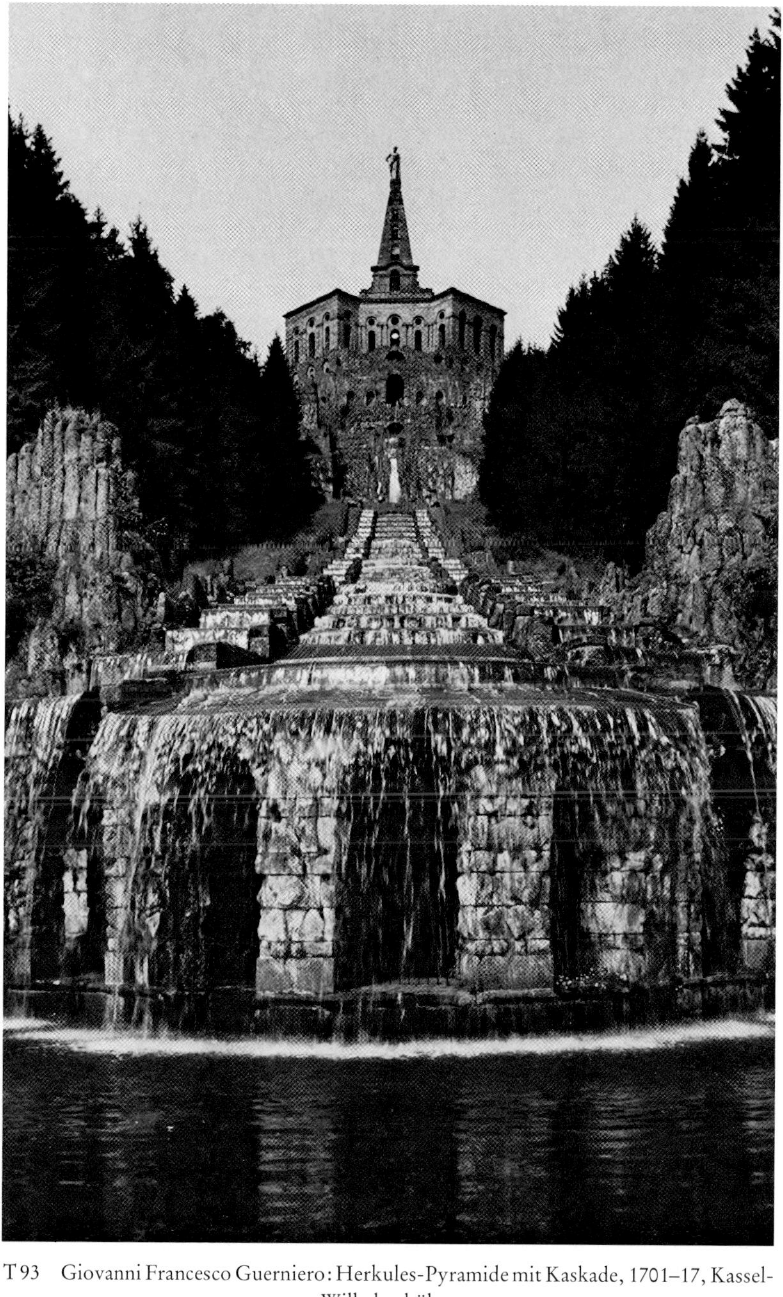

T 93 Giovanni Francesco Guerniero: Herkules-Pyramide mit Kaskade, 1701–17, Kassel-Wilhelmshöhe.

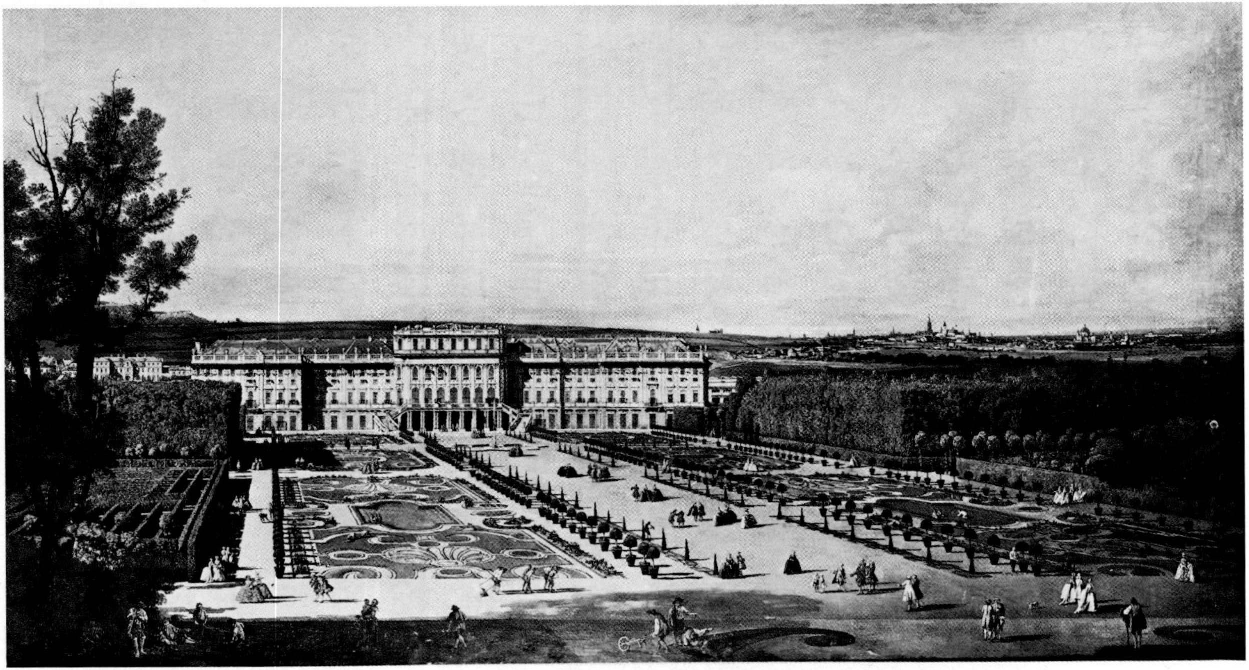

T 94 Bernardo Belotto, gen. Canaletto: Ansicht von Garten und Schloß Schönbrunn, Wien, Kunsthistorisches Museum.

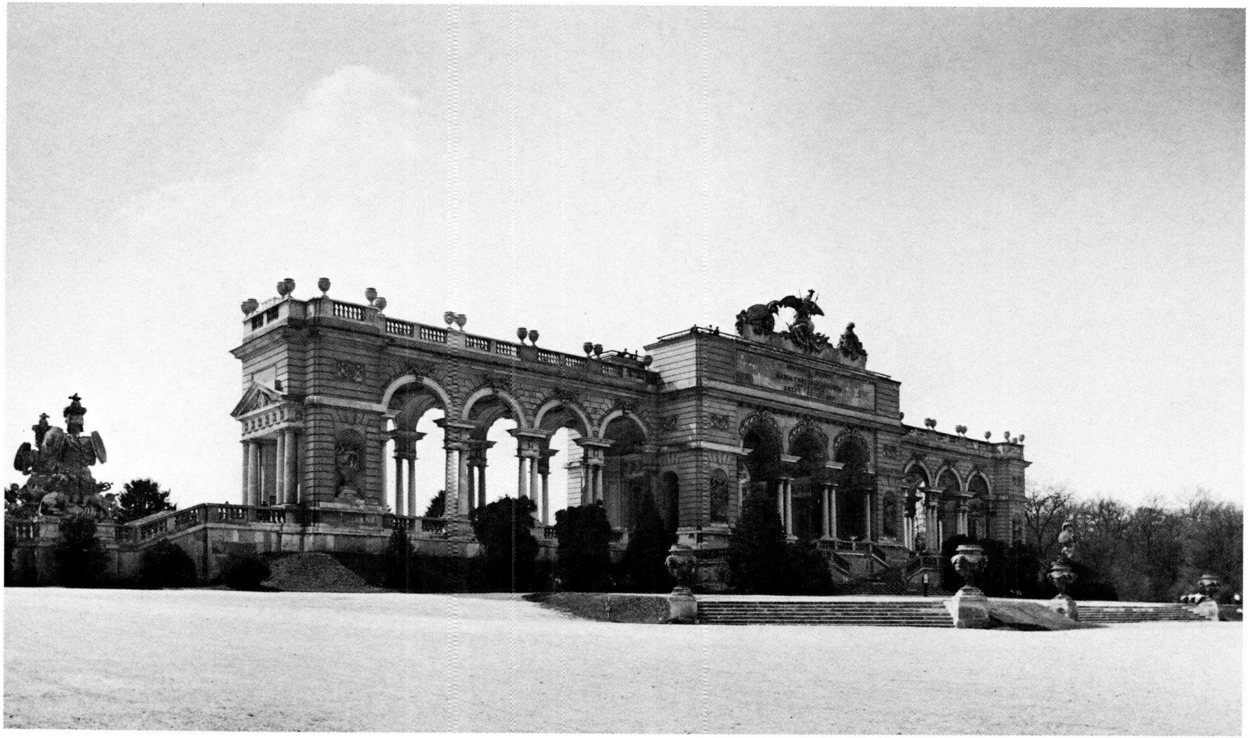

T 95 Ferdinand von Hohenberg: Gloriette, 1775, Wien, Park von Schloß Schönbrunn.

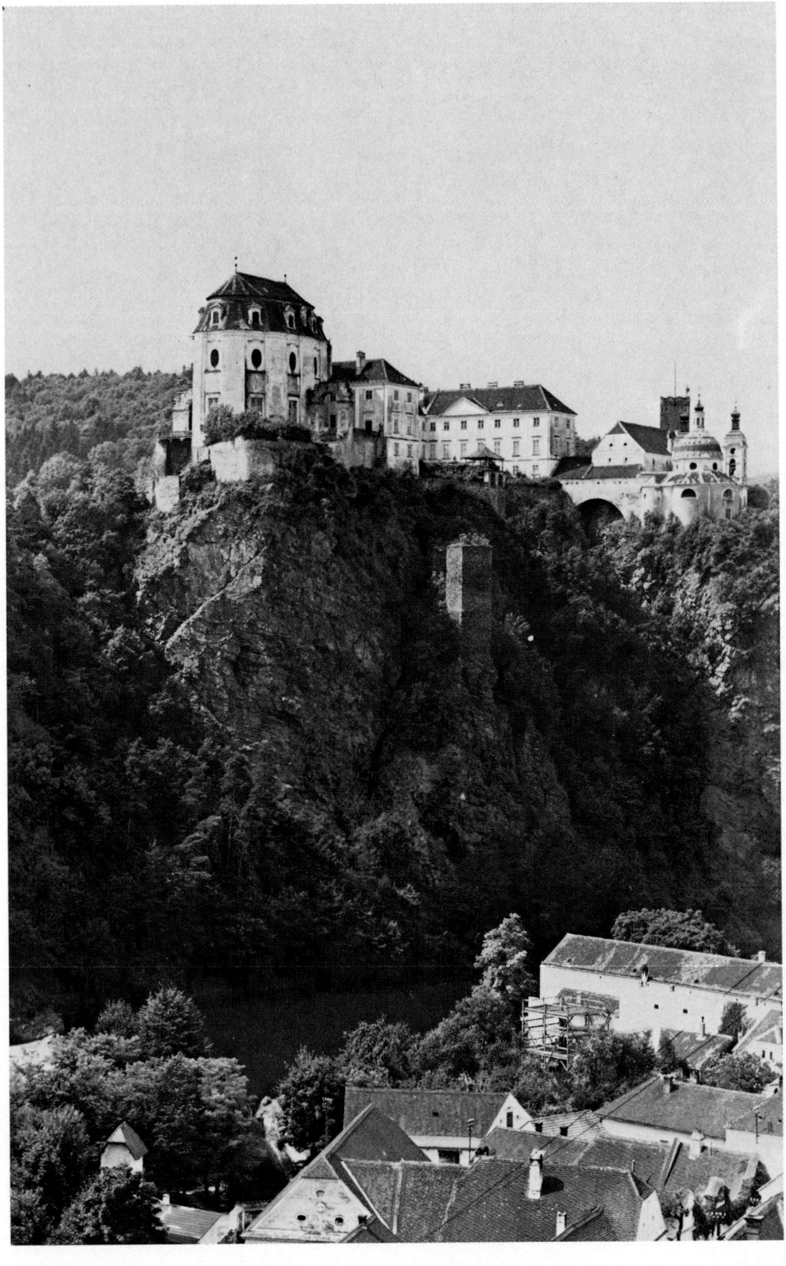

T 96 Johann Bernhard Fischer von Erlach: Ahnensaal und Schloß Frain oberhalb der Thaya (Mähren), 1688–95.

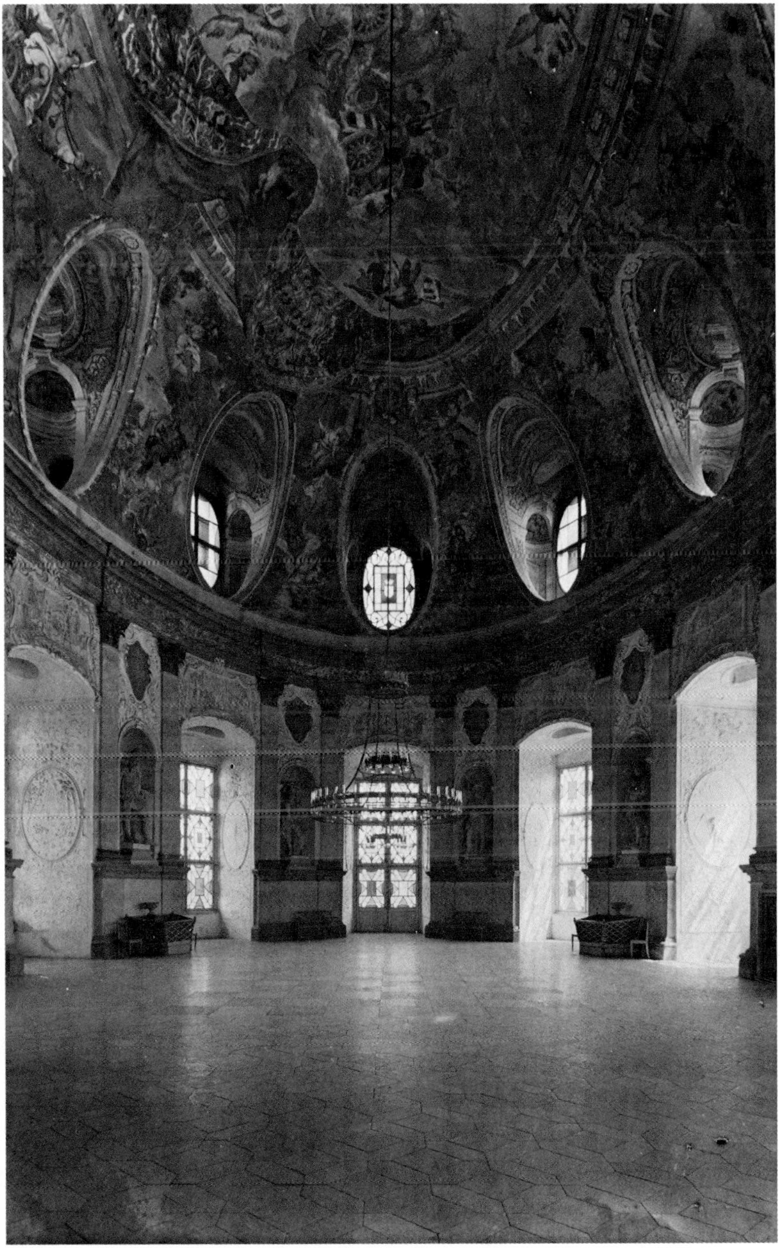

T 97 Johann Bernhard Fischer von Erlach: Ahnensaal von Schloß Frain, Innenansicht, 1688–95.

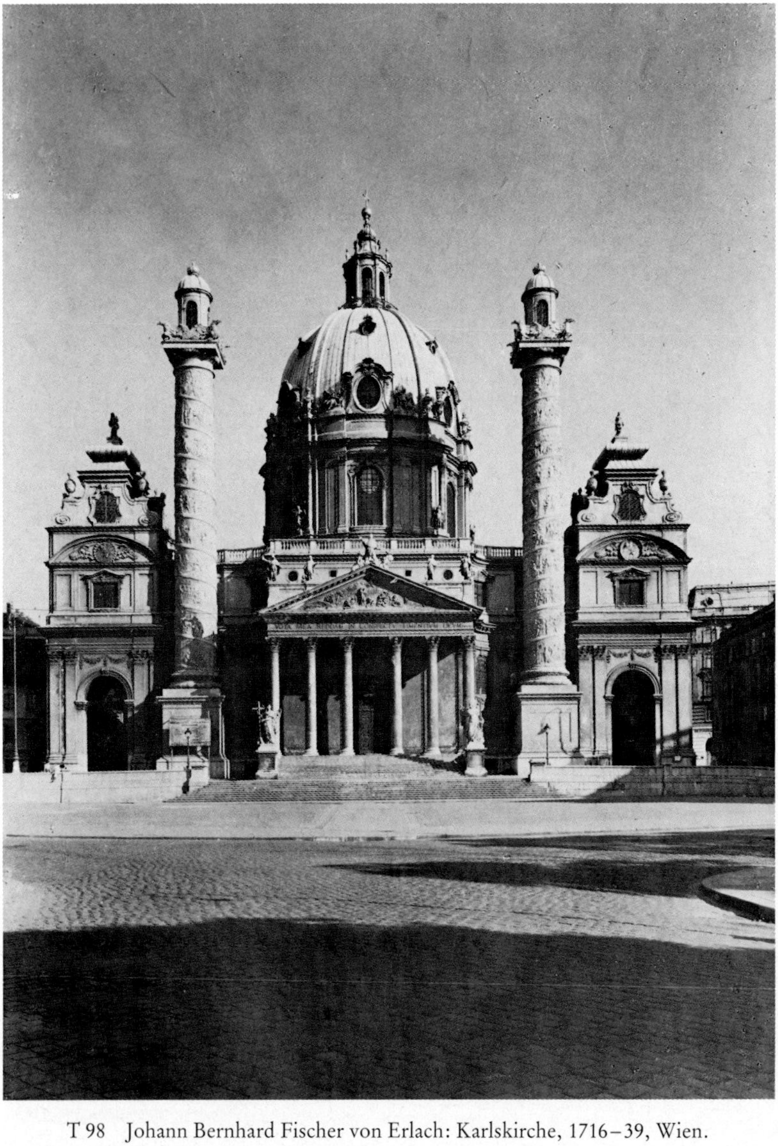

T 98 Johann Bernhard Fischer von Erlach: Karlskirche, 1716–39, Wien.

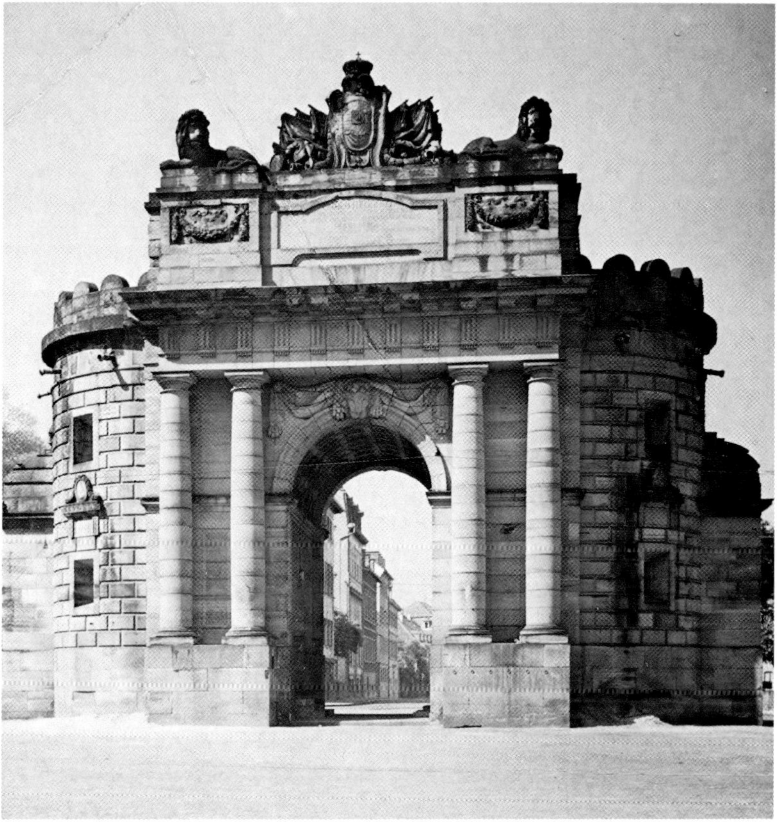

T 99 Nicolas de Pigage: Karlstor, 1773–81, Heidelberg.

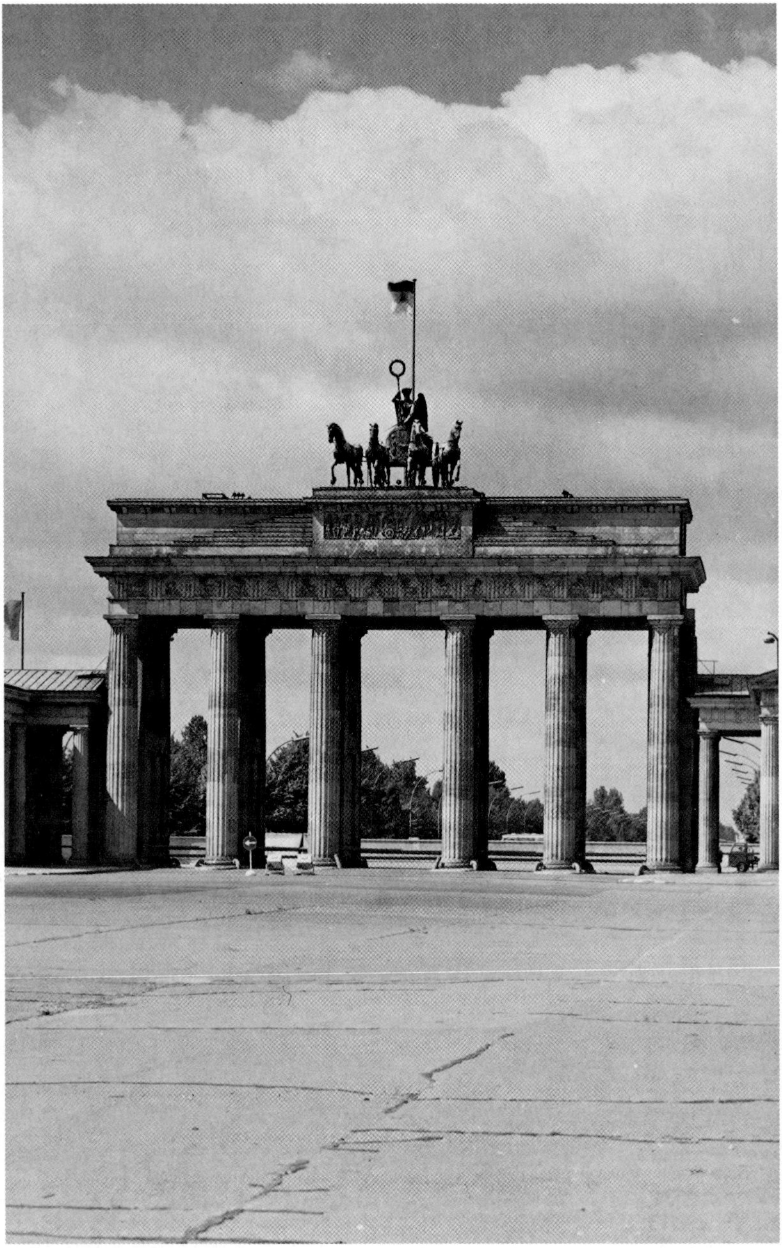

T 100 Karl Gotthard Langhans: Brandenburger Tor, 1788–91, Berlin-Ost.

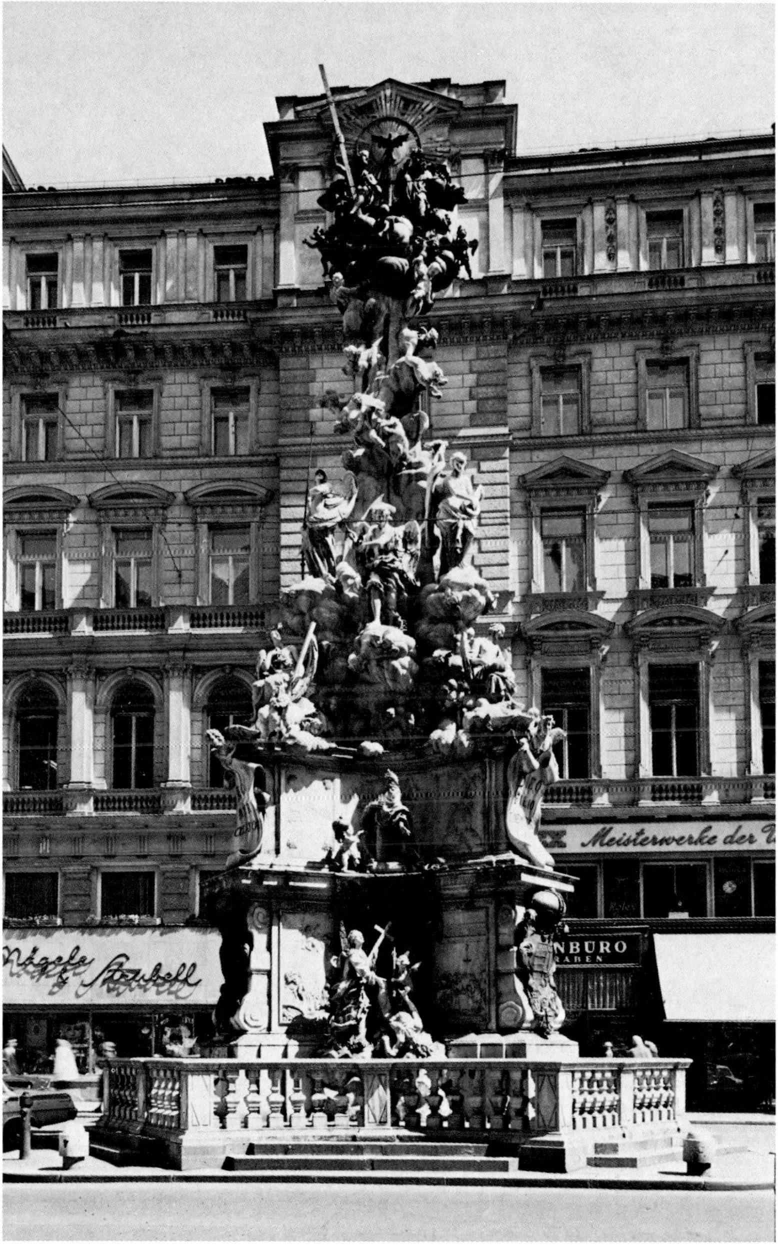

T 101 Paul von Strudel, Matthias Rauchmiller u. a.: Pestsäule, geweiht 1693, Wien.

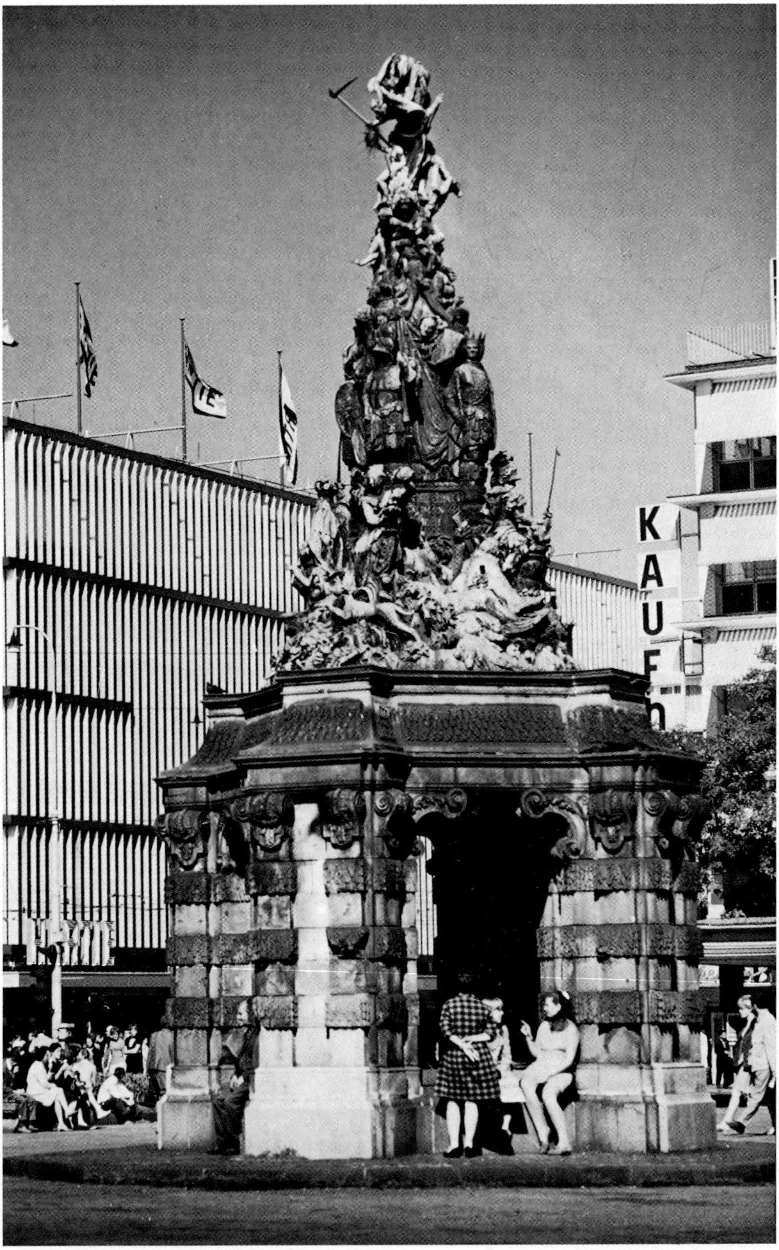

T 102 Gabriel Grupello: „Statua“, 1738 transloziert, Mannheim, Paradeplatz.

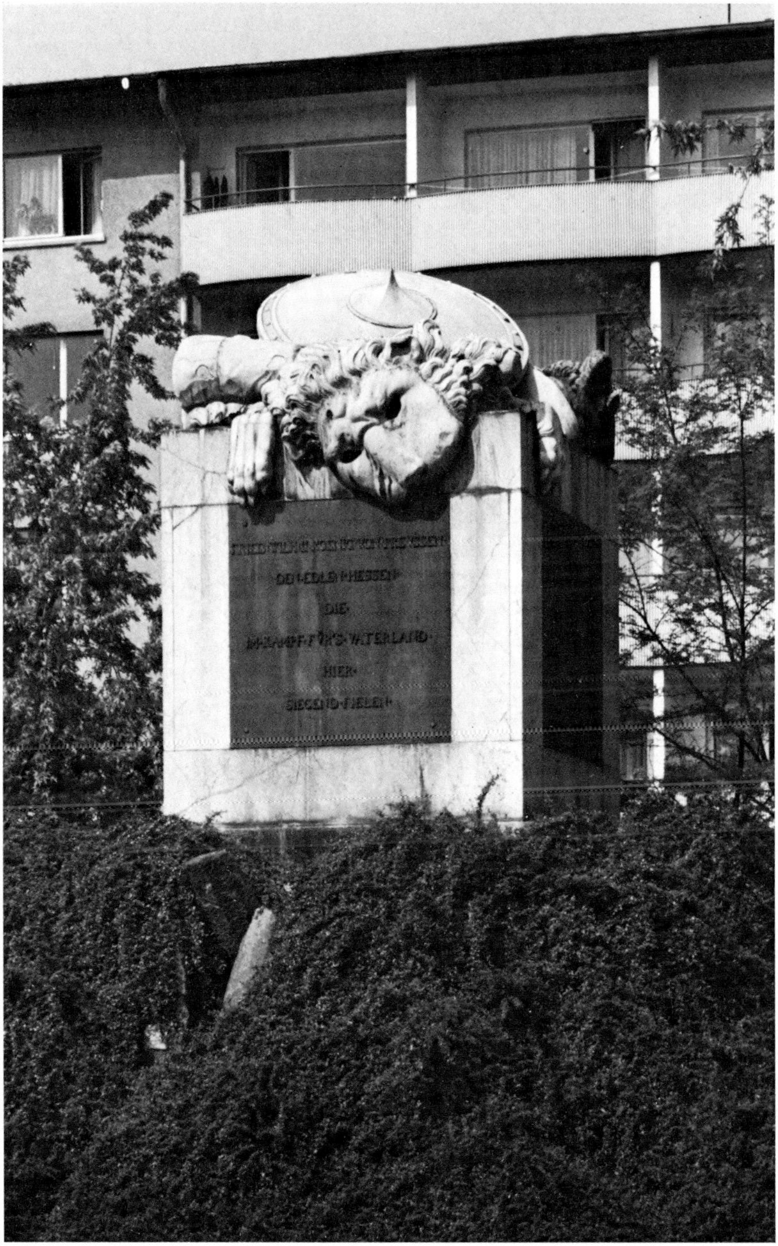

T 103 Heinrich Christoph Jussow und Johann Christian Ruhl: Hessendenkmal, 1793, Frankfurt am Main, Friedberger Tor.

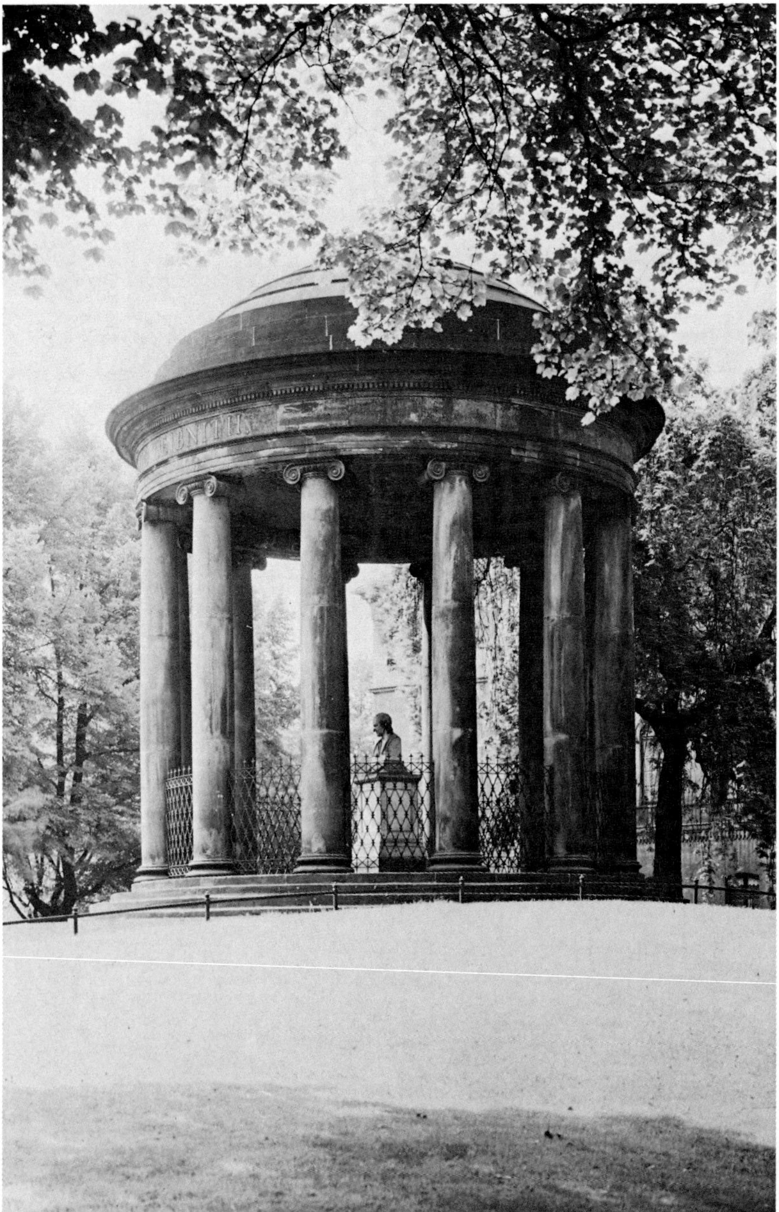

T 104 Leibniztempel, 1790, Hannover-Herrenhausen, Georgengarten.

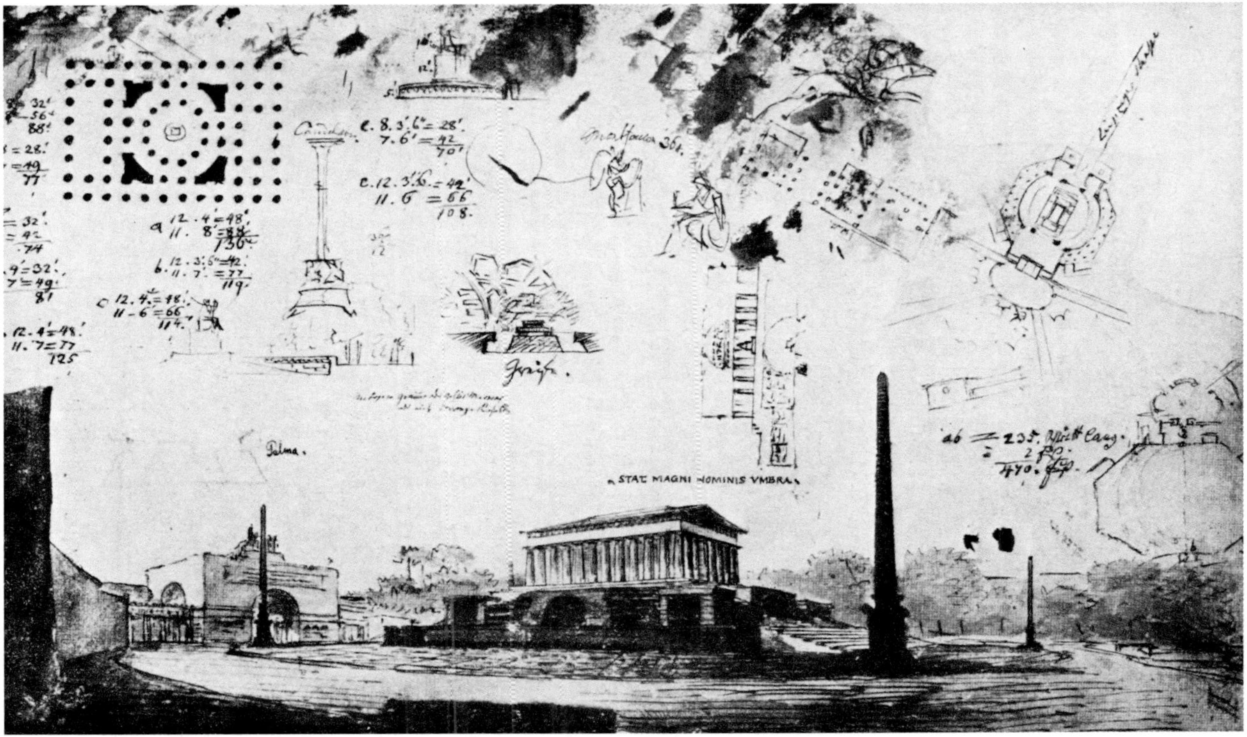

T 105 Friedrich Gilly: Entwurf für ein Denkmal Friedrichs des Großen, 1796/97, aquarellierte Zeichnung.

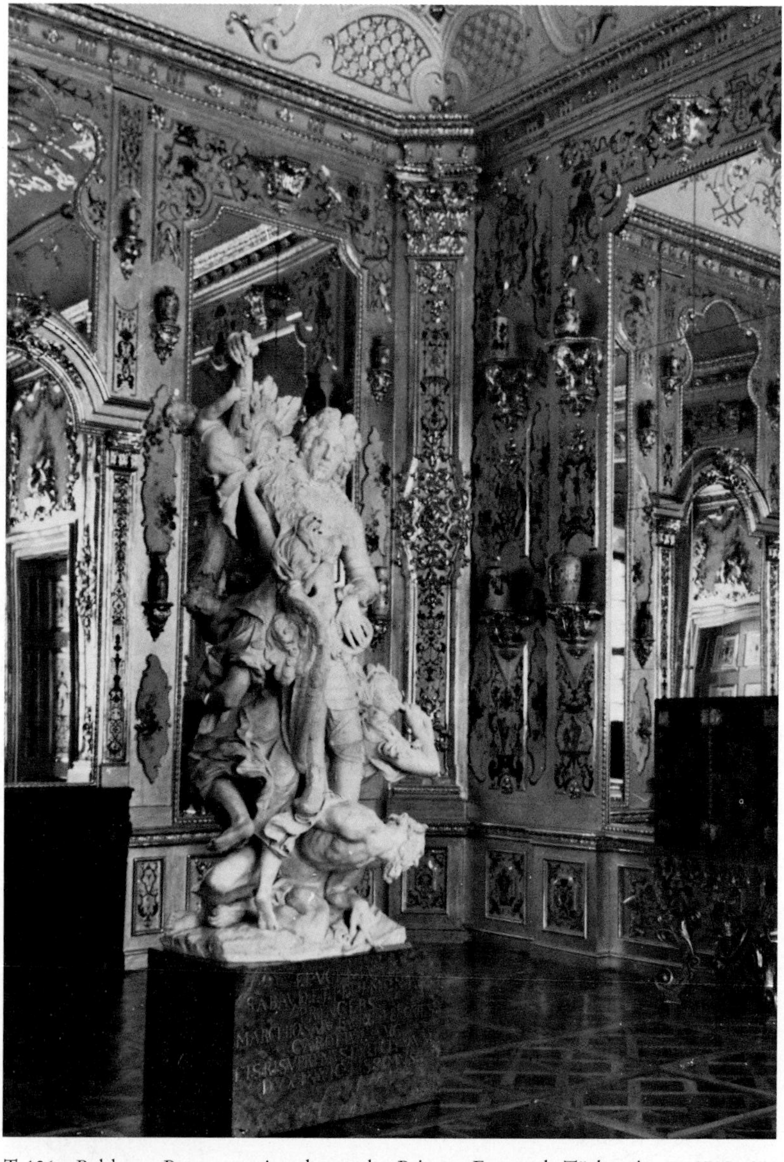

T 106 Balthasar Permoser: Apotheose des Prinzen Eugen als Türkensieger, 1718–21, Wien, Barockmuseum (Belvedere).

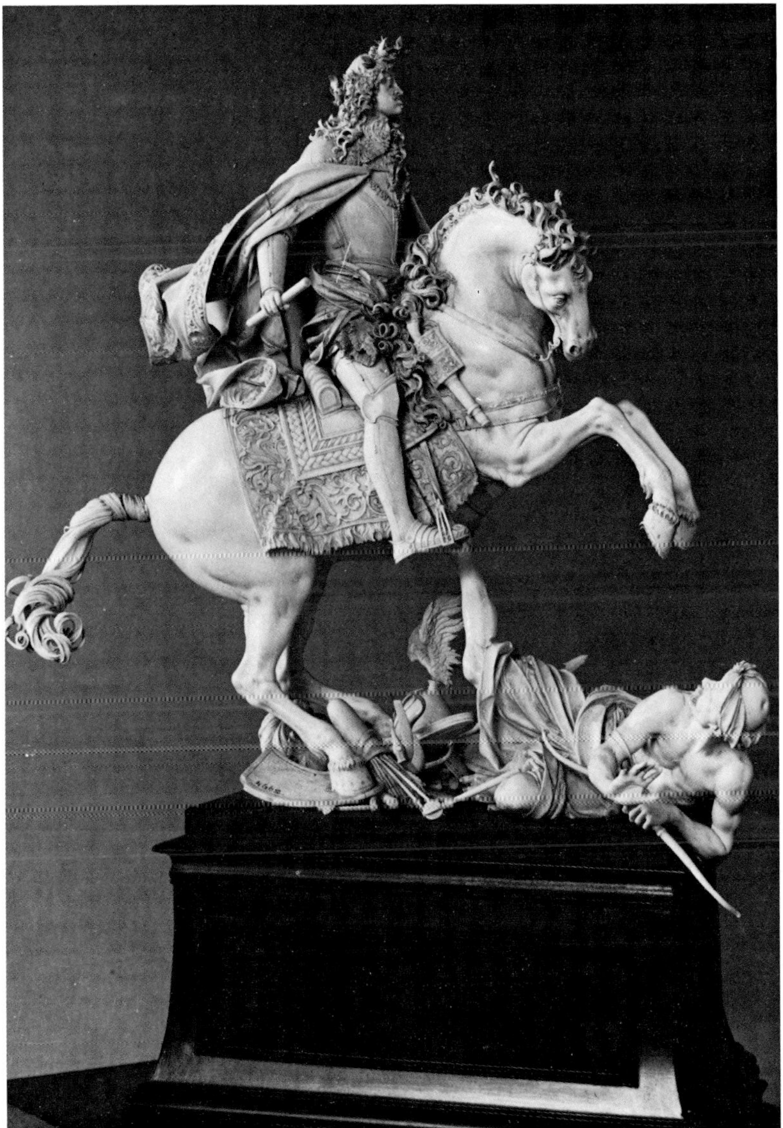

T 107 Matthias Steinl: Reiterfigur Leopolds I. als Türkenbezwinger, um 1693, Wien, Kunsthistorisches Museum.

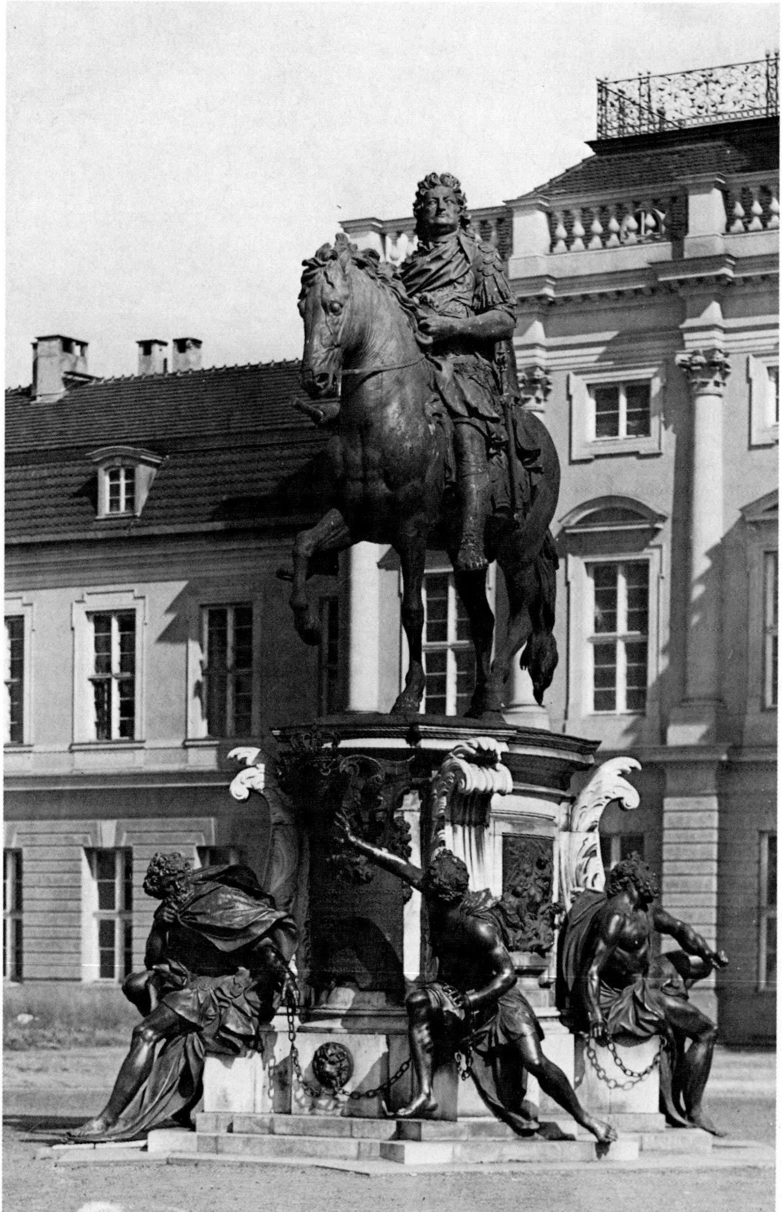

T 108 Andreas Schlüter: Reiterstandbild des Großen Kurfürsten, 1697–1700, Berlin, Charlottenburger Schloß.

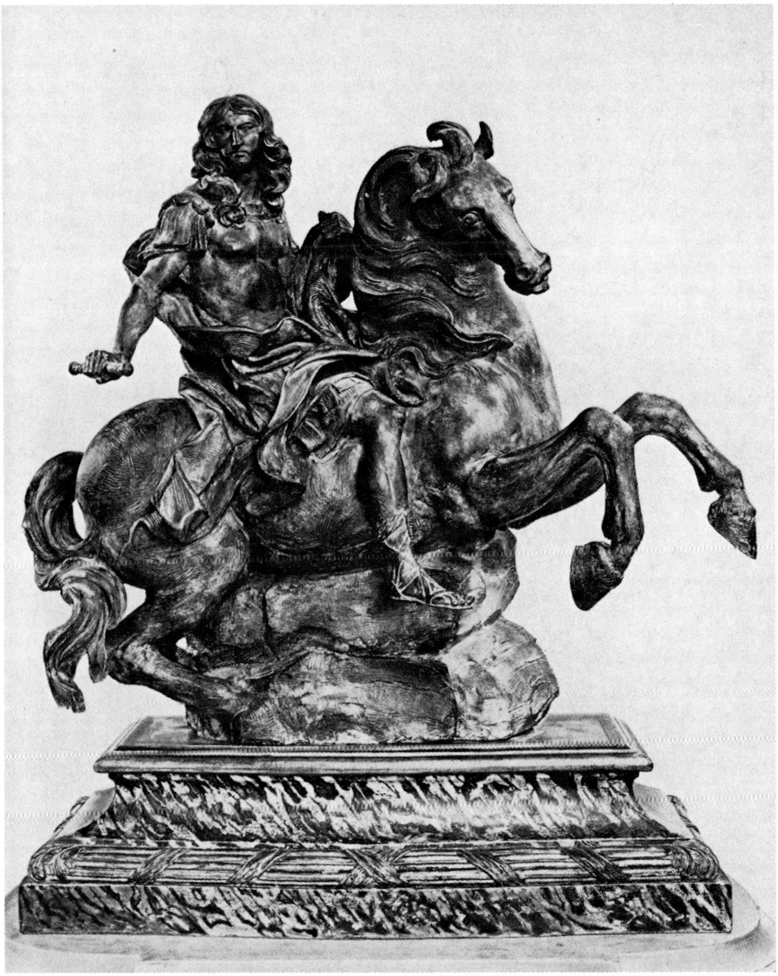

T 109 Giovanni Lorenzo Bernini: Bozetto für das Reiterstandbild Ludwigs XIV., um 1670, Rom, Galleria Borghese.

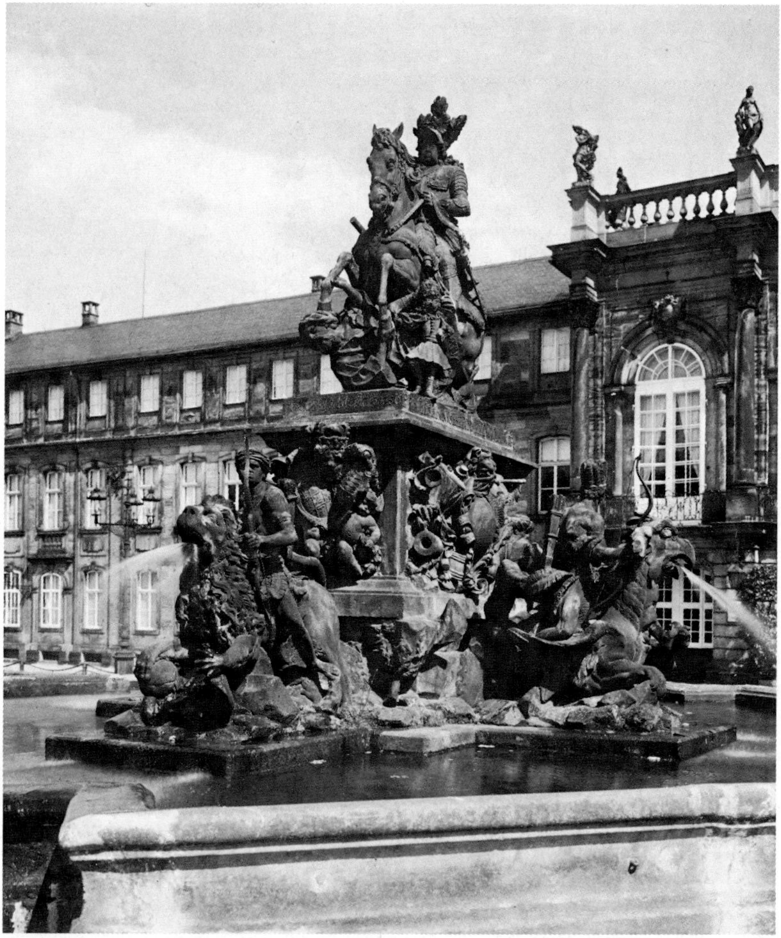

T 110 Leonhard Dientzenhofer und Elias Räntz: Reiterdenkmal des Markgrafen Christian Ernst, 1699, Bayreuth.

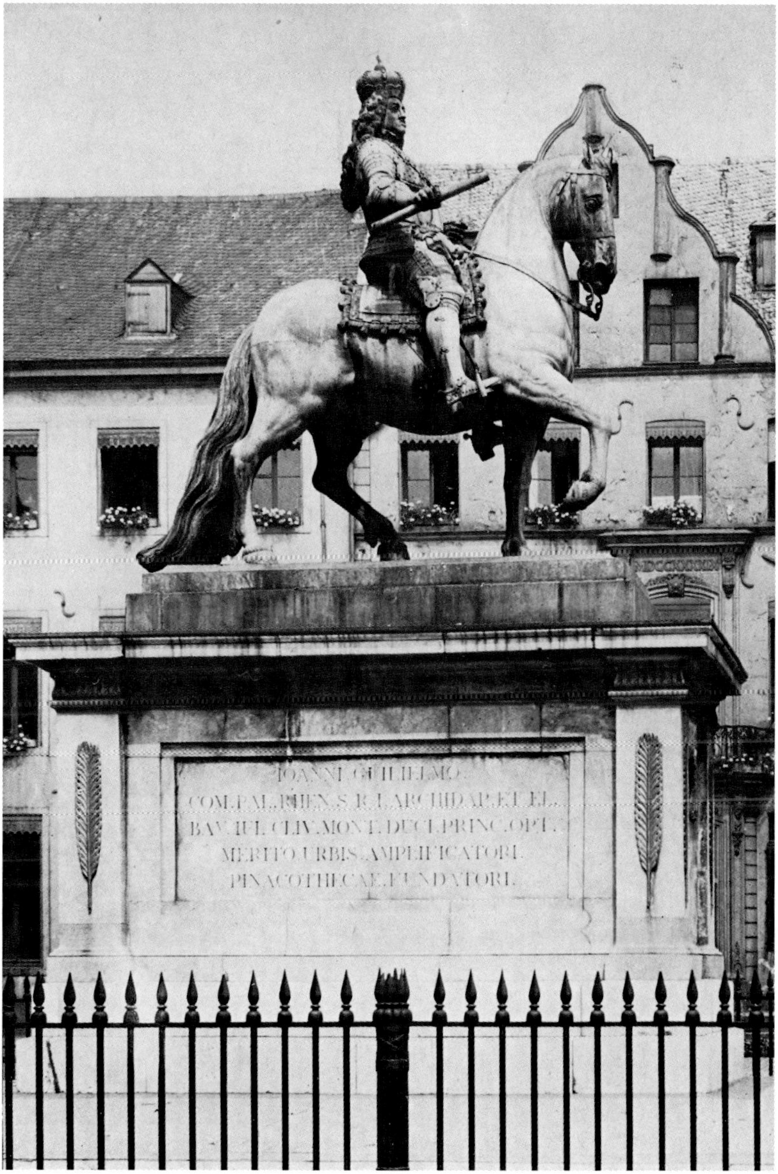

T 111 Gabriel Grupello: Reiterdenkmal Kurfürst Johann Wilhelms, 1703–11, Düsseldorf, Markt.

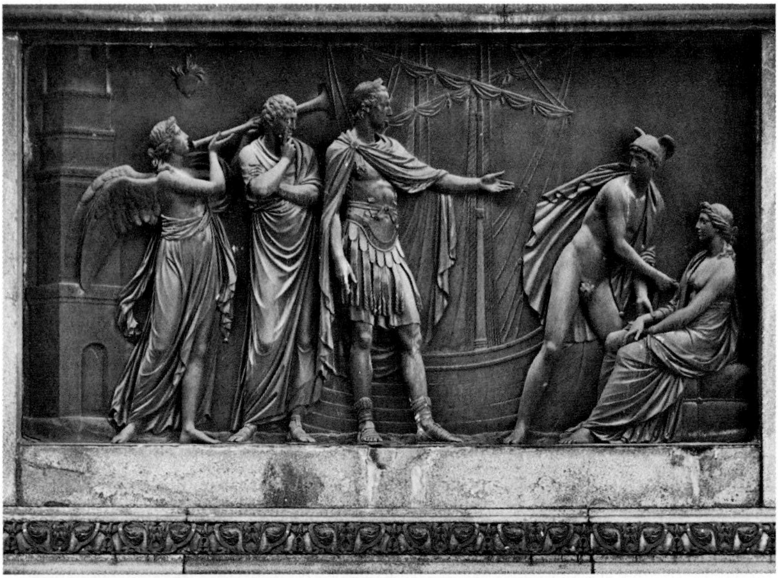

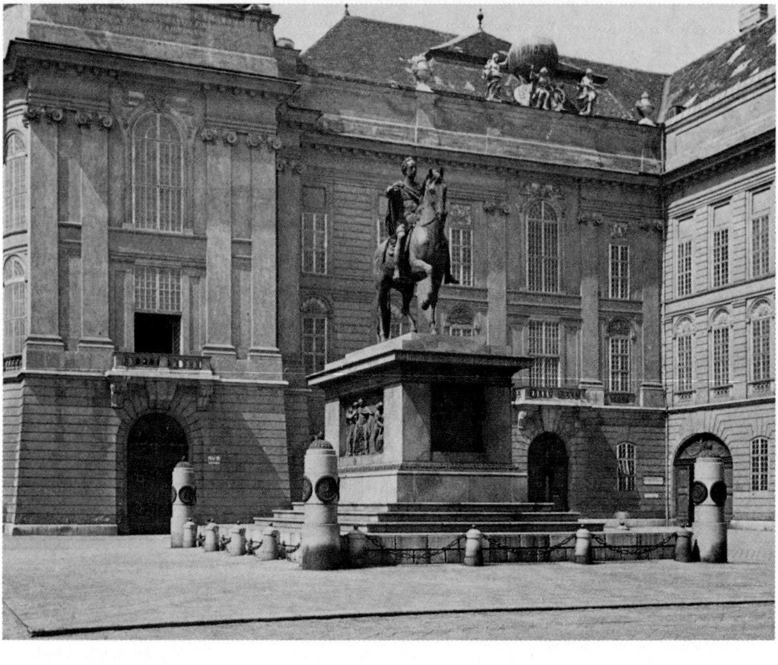

T 112 Franz Anton Zauner: Reiterdenkmal Kaiser Josephs II., Gesamtansicht und Sockelrelief, 1795–1806, Wien, Josephsplatz.

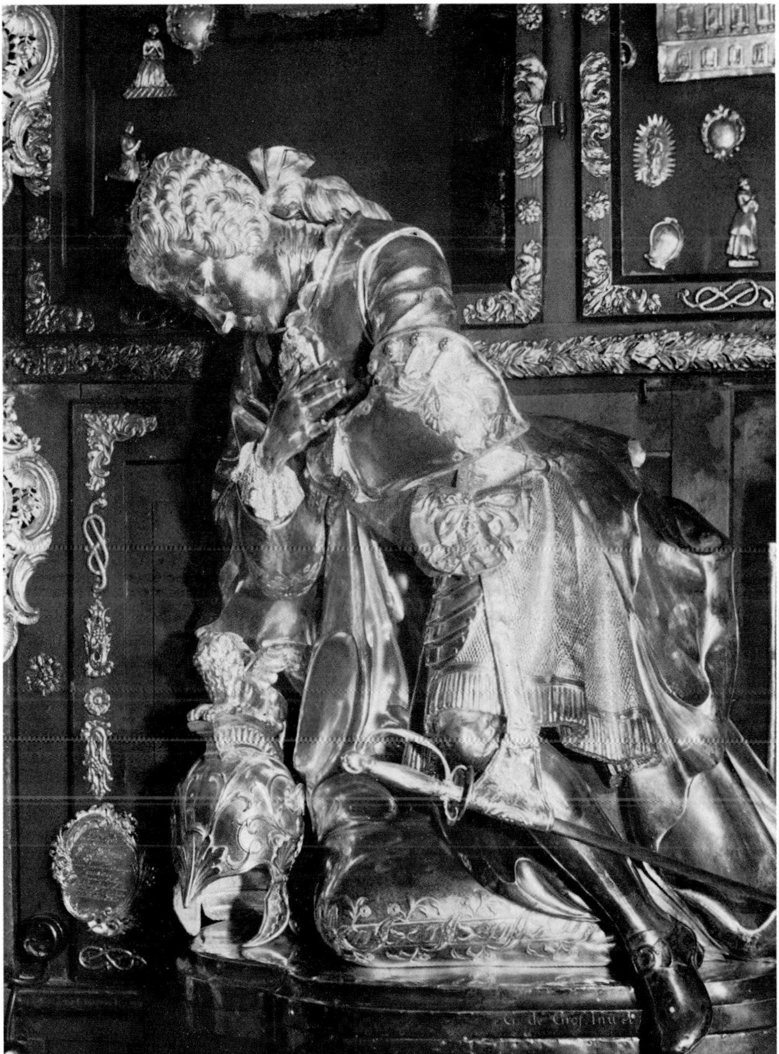

T 113 Guillielmus de Groff: Kurprinz Maximilian Joseph von Bayern, 1737, Altötting, Heilige Kapelle.

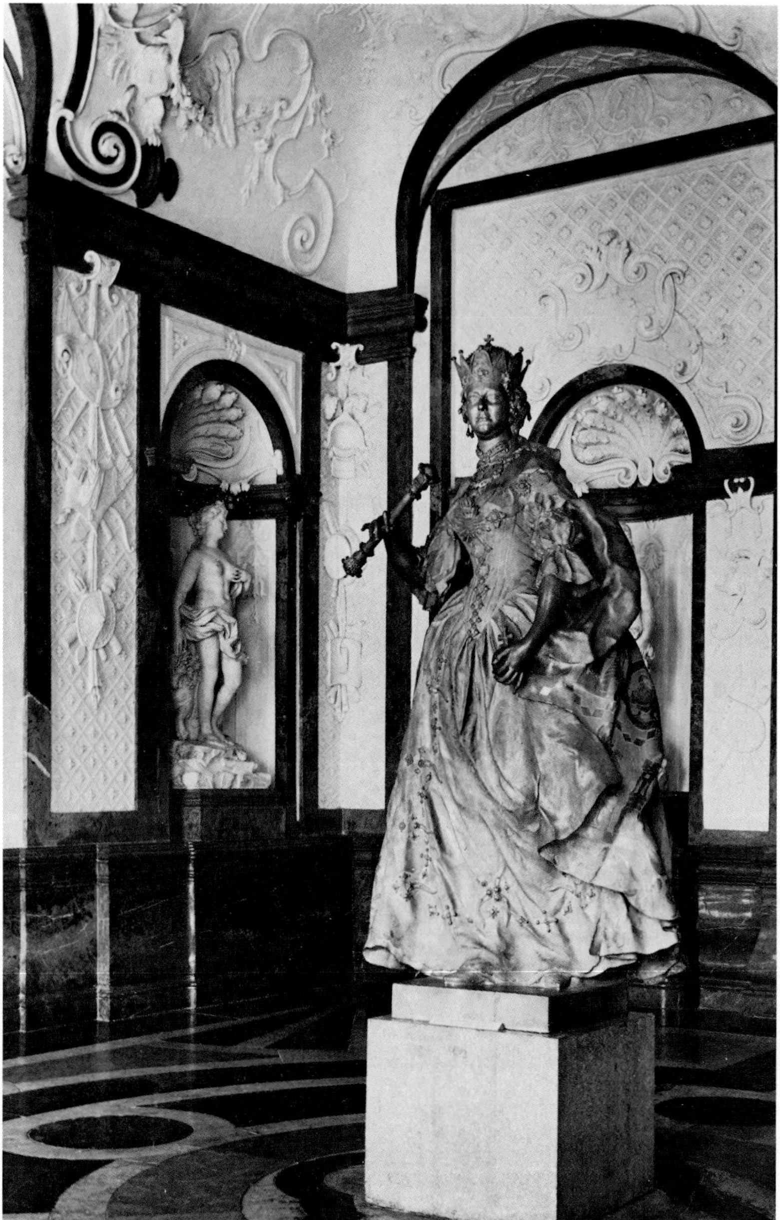

T 114 Franz Xaver Messerschmidt: Kaiserin Maria Theresia im Krönungsornat, 1766, Wien, Barockmuseum (Belvedere).

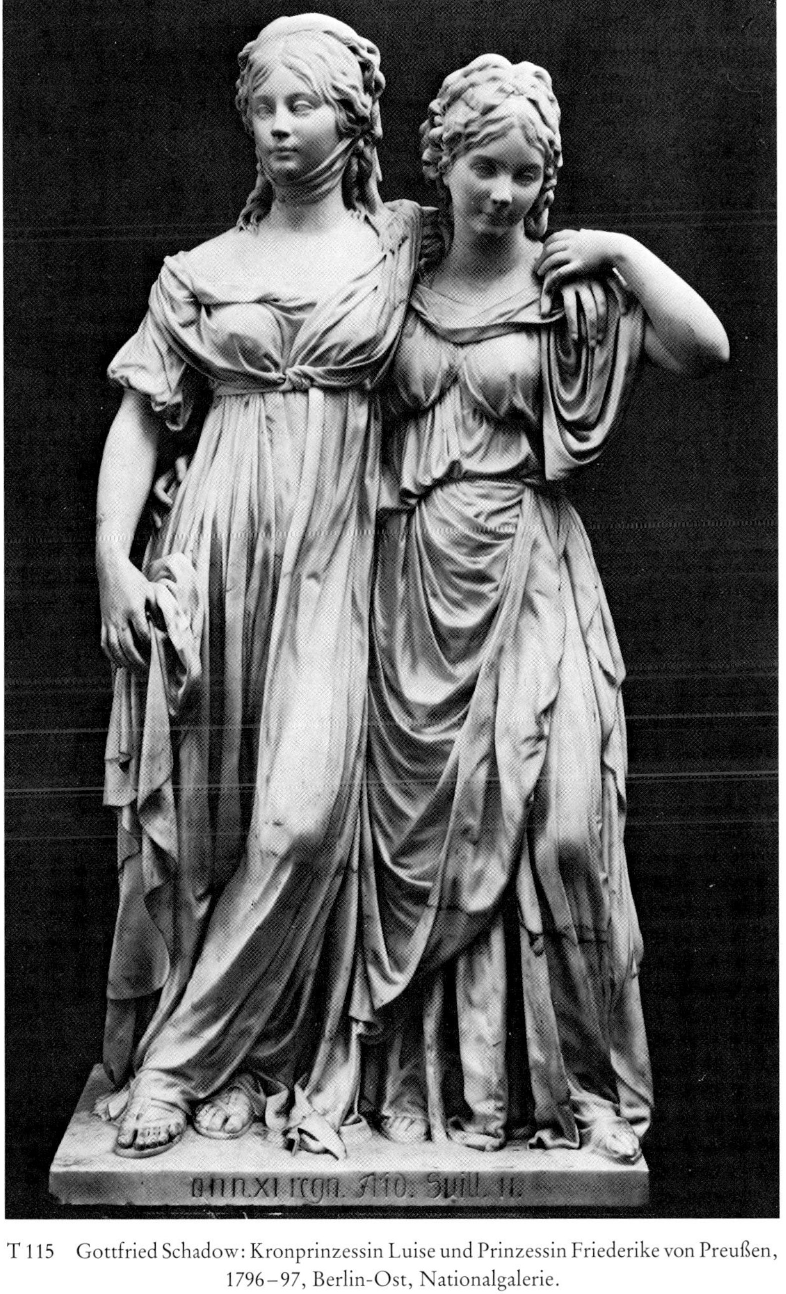

T 115 Gottfried Schadow: Kronprinzessin Luise und Prinzessin Friederike von Preußen, 1796–97, Berlin-Ost, Nationalgalerie.

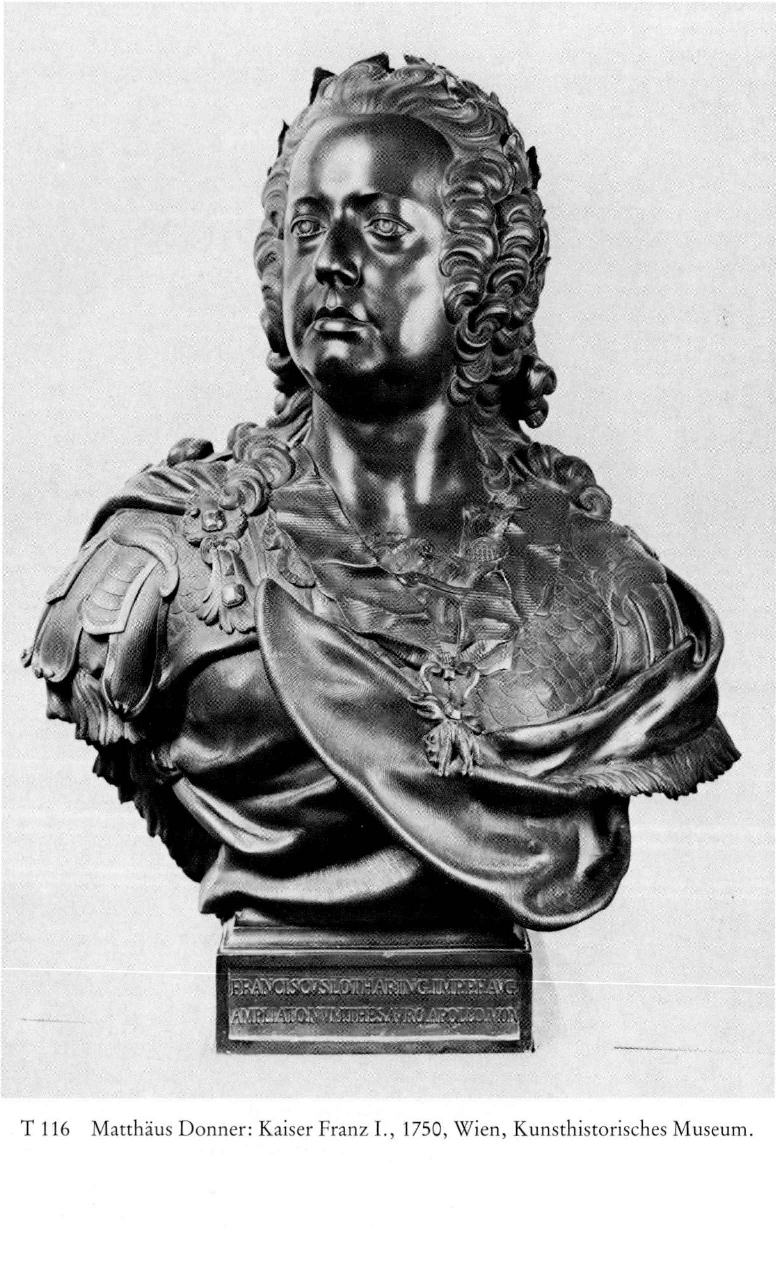
FRANCISCVS LOTHARING.IMP.P.F.AVG.
AMPLIATO NVMM.THESAVRO APOLLO MON

T 116 Matthäus Donner: Kaiser Franz I., 1750, Wien, Kunsthistorisches Museum.

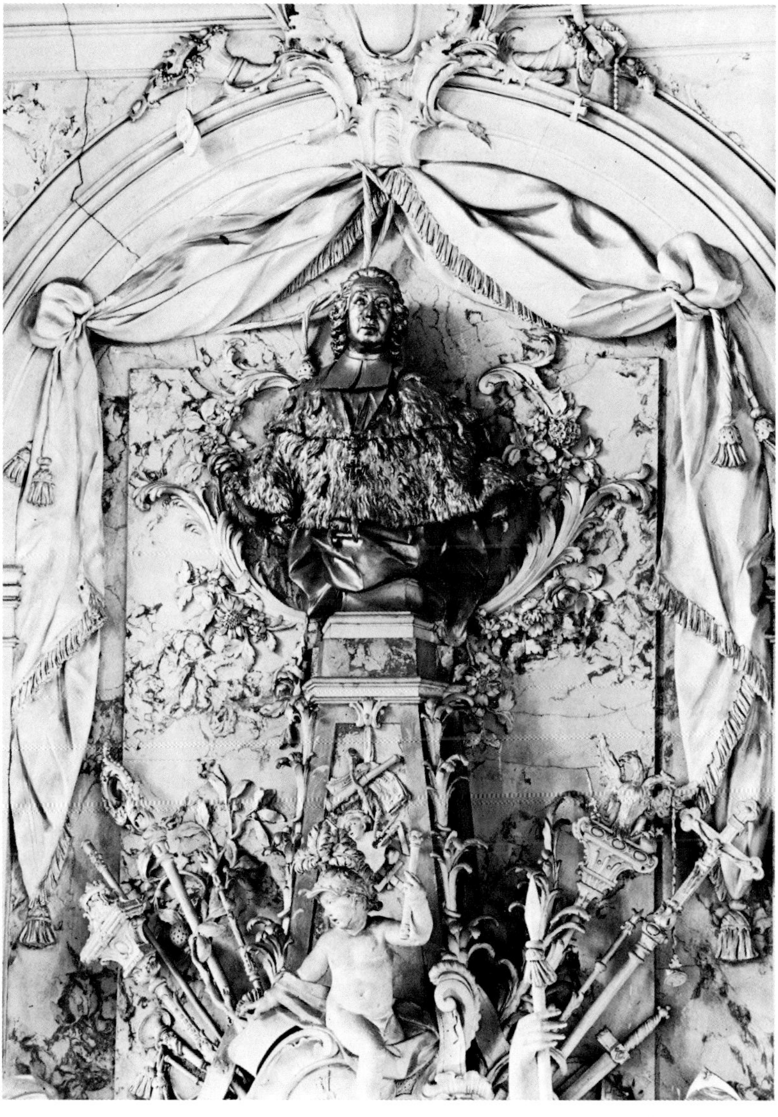

T 117 Büste des Fürstbischofs Clemens August, 3. Viertel 18. Jh., Brühl, Schloß Augustusburg.

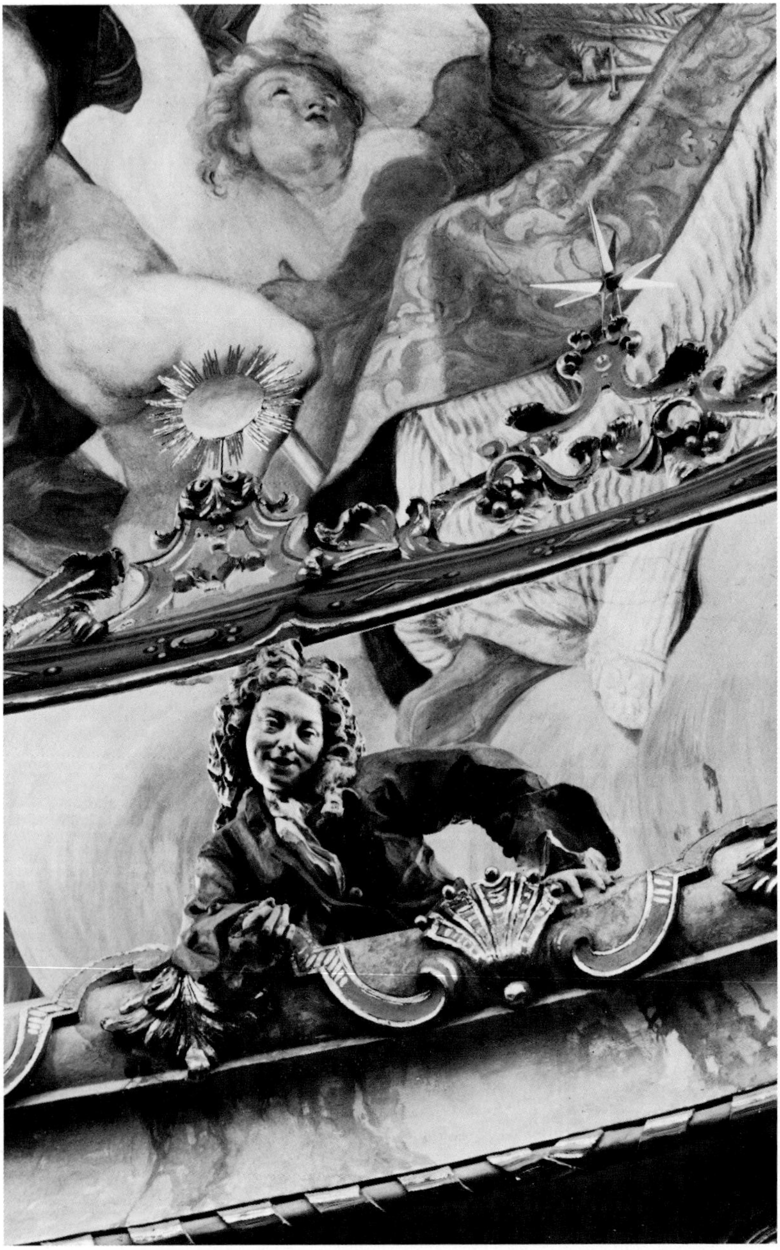

T 118 Egid Quirin Asam: Bildnis des Bruders Cosmas Damian Asam, um 1718–22, Weltenburg, Benediktinerabteikirche.

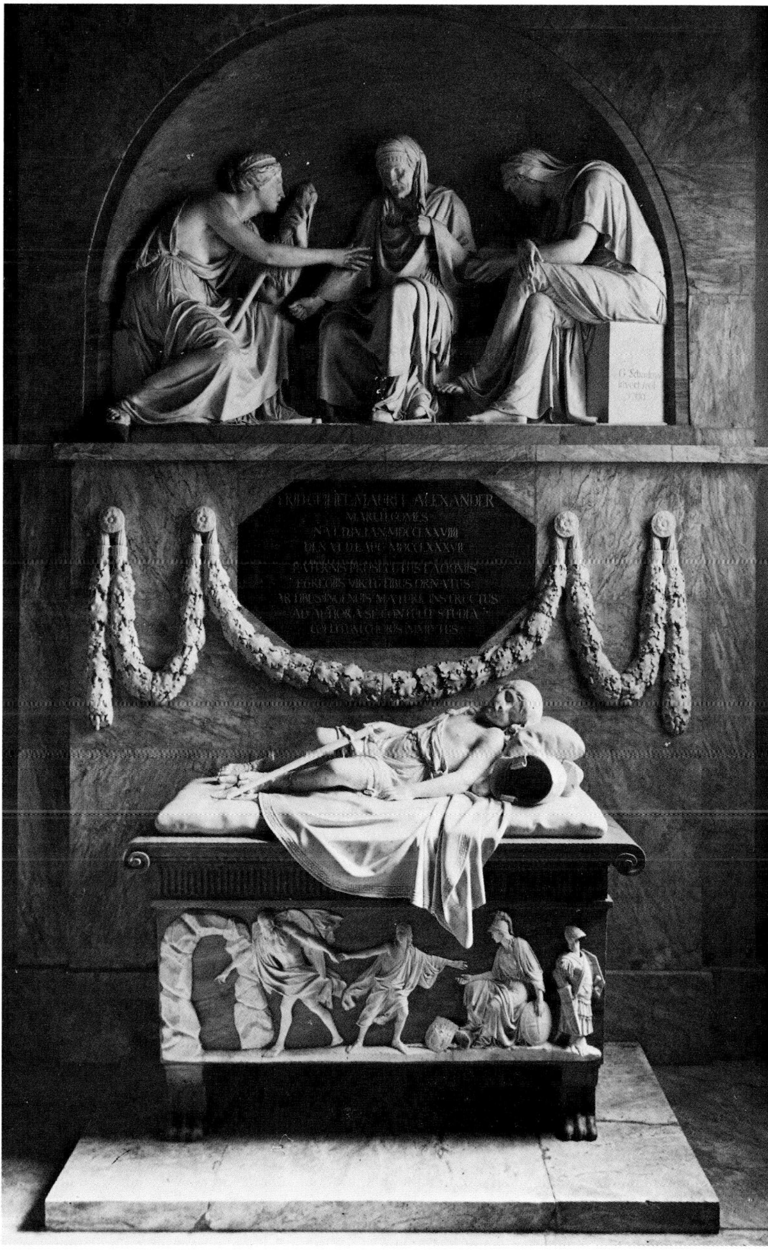

T 122 Gottfried Schadow: Grabmal des Grafen von der Mark, 1788–89, Berlin-Ost, Nationalgalerie.

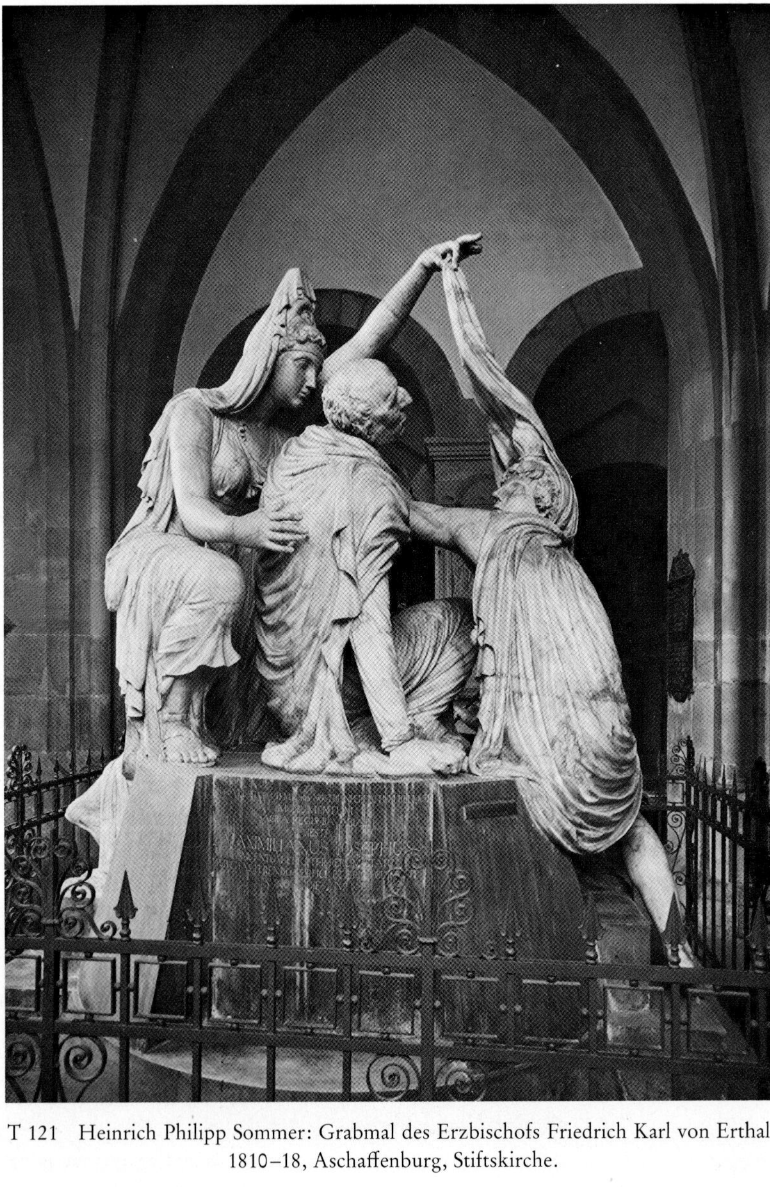

T 121 Heinrich Philipp Sommer: Grabmal des Erzbischofs Friedrich Karl von Erthal, 1810–18, Aschaffenburg, Stiftskirche.

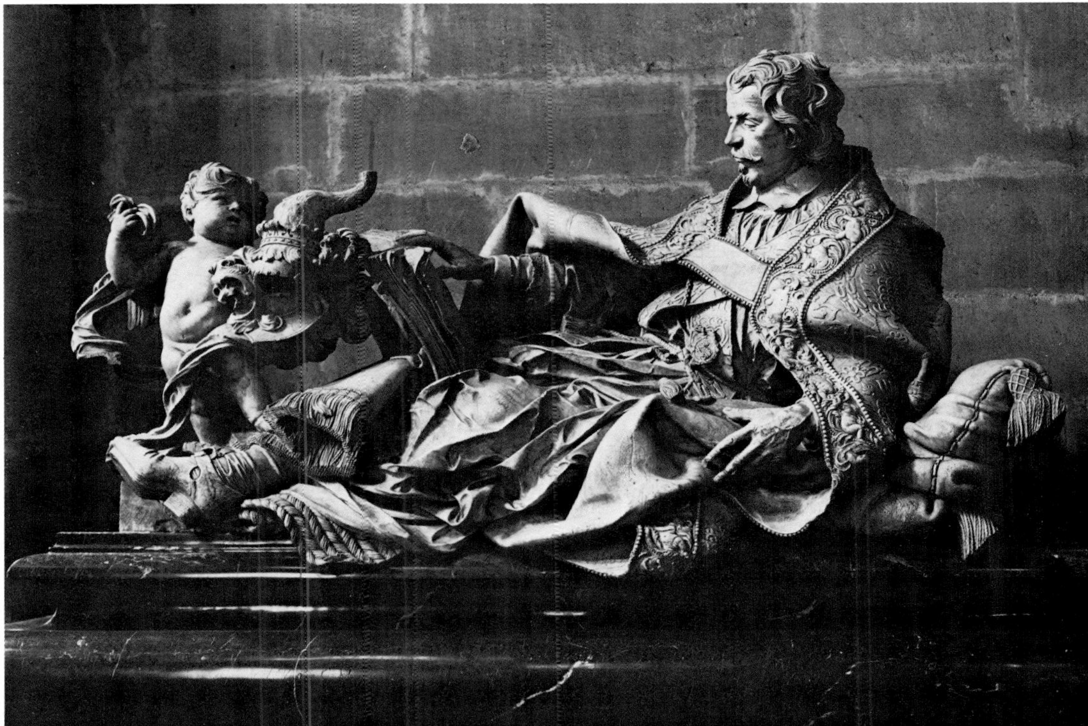

T 120 Johann Wolfgang Frölicher: Grabmal des Weihbischofs Karl von Metternich, um 1675, Trier, Liebfrauenkirche.

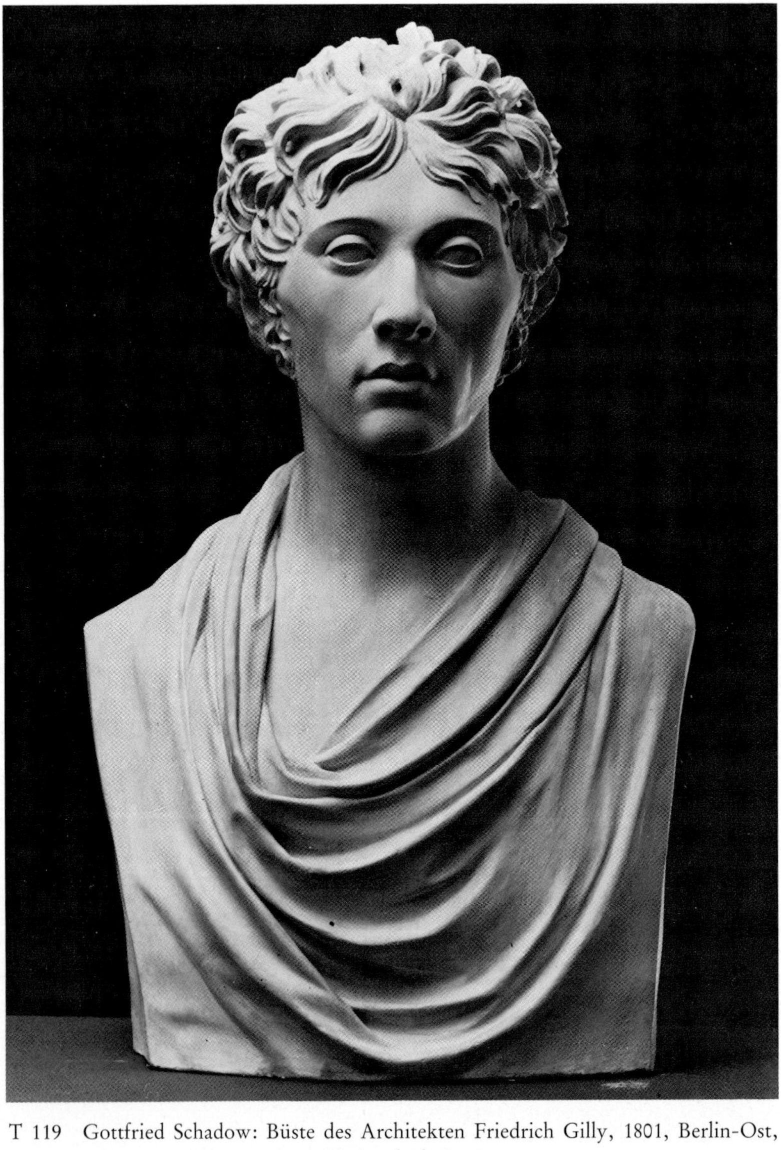

T 119 Gottfried Schadow: Büste des Architekten Friedrich Gilly, 1801, Berlin-Ost, Nationalgalerie.

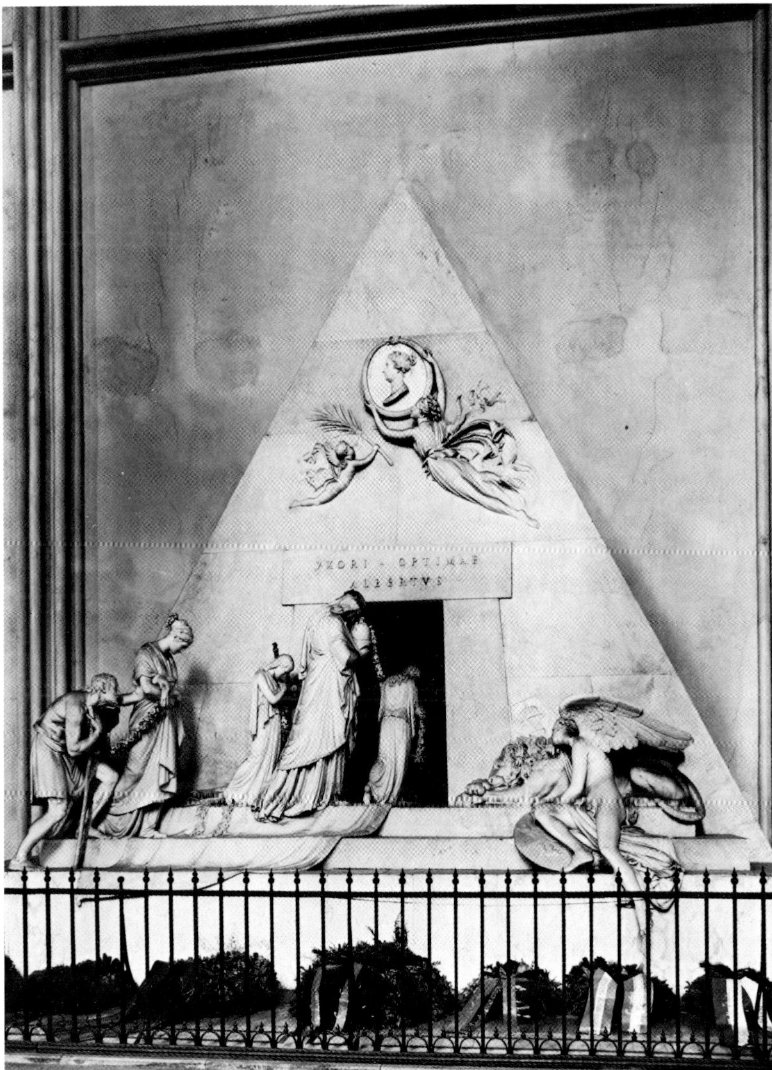

T 123 Antonio Canova: Grabdenkmal der Erzherzogin Maria Christine, 1798–1805, Wien, Augustinerkirche.

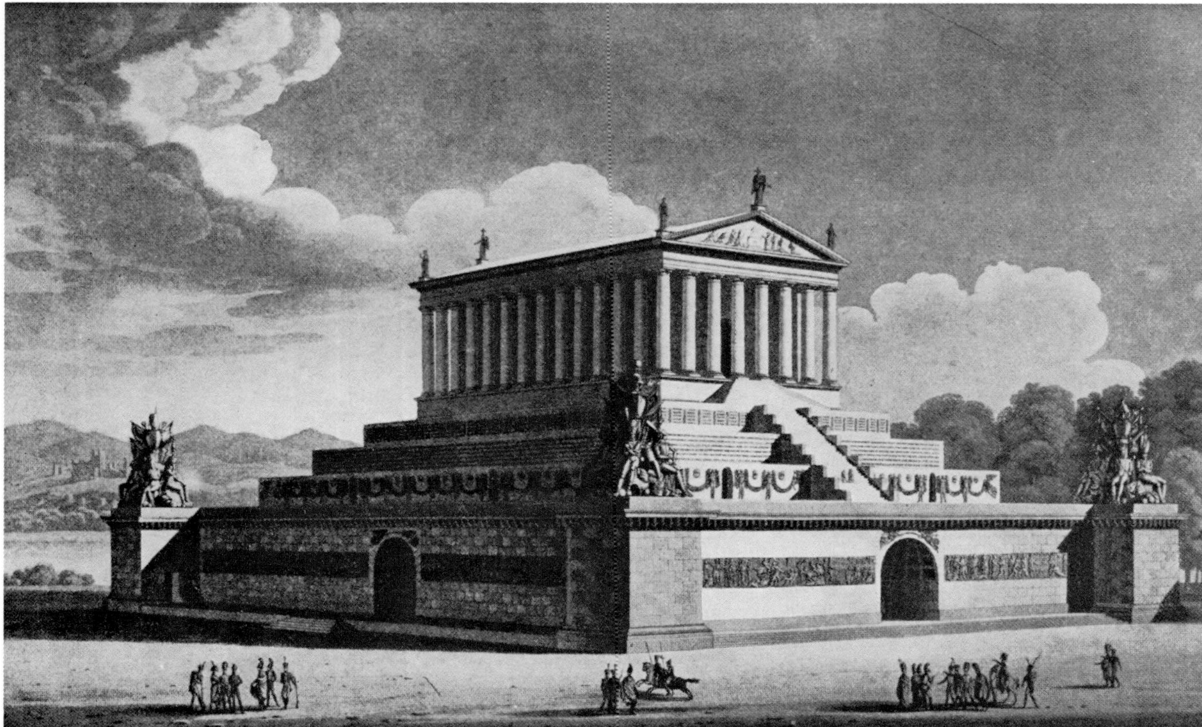

T 124 Leo von Klenze: Entwurf zu einem paneuropäischen Denkmal des Weltfriedens, 1814.

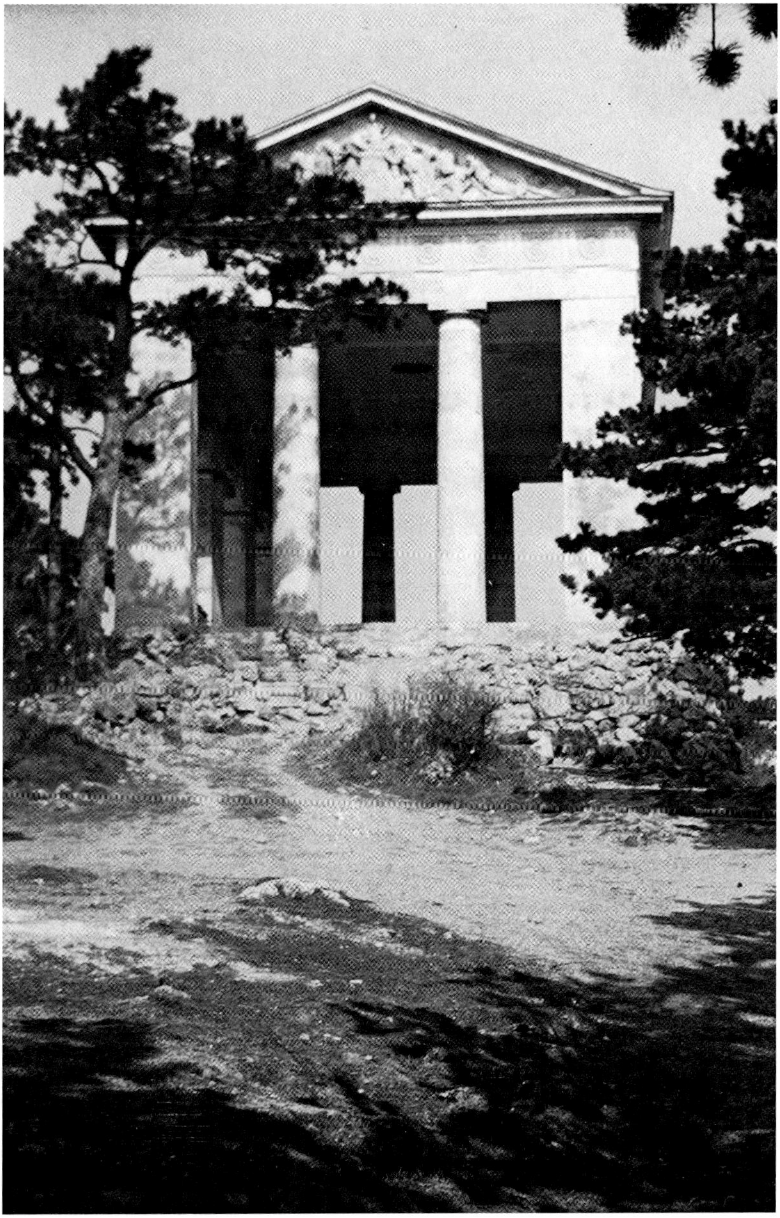

T 125 Josef Kornhäusel: Husarentempel, 1812–13, Mödling.

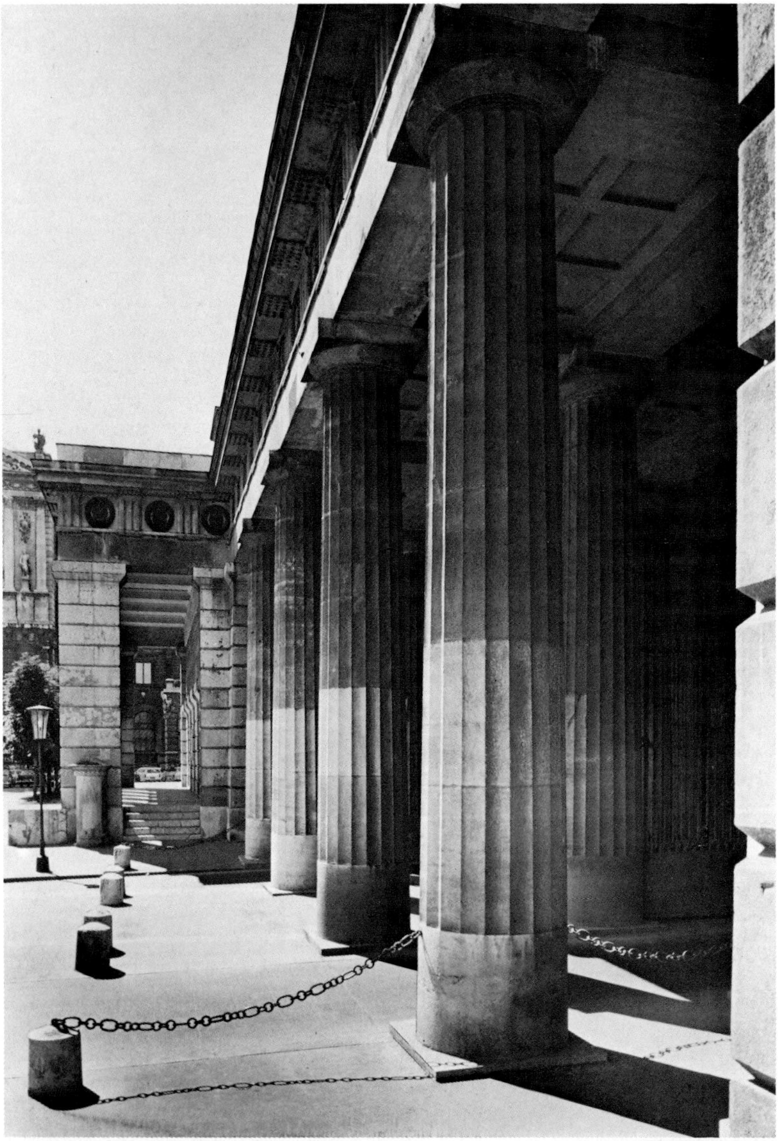

T 126 Peter von Nobile: Burgtor, 1821–24, Wien.

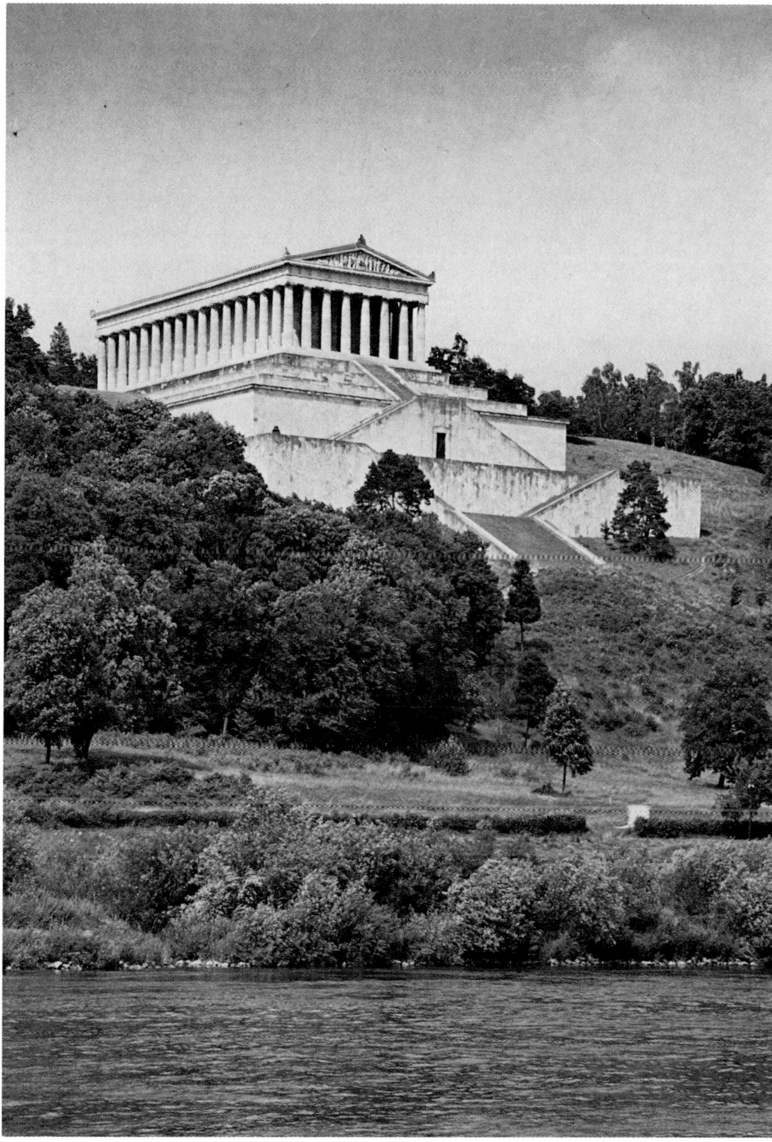

T 127 Leo von Klenze: Walhalla, 1830–42, Donaustauf.

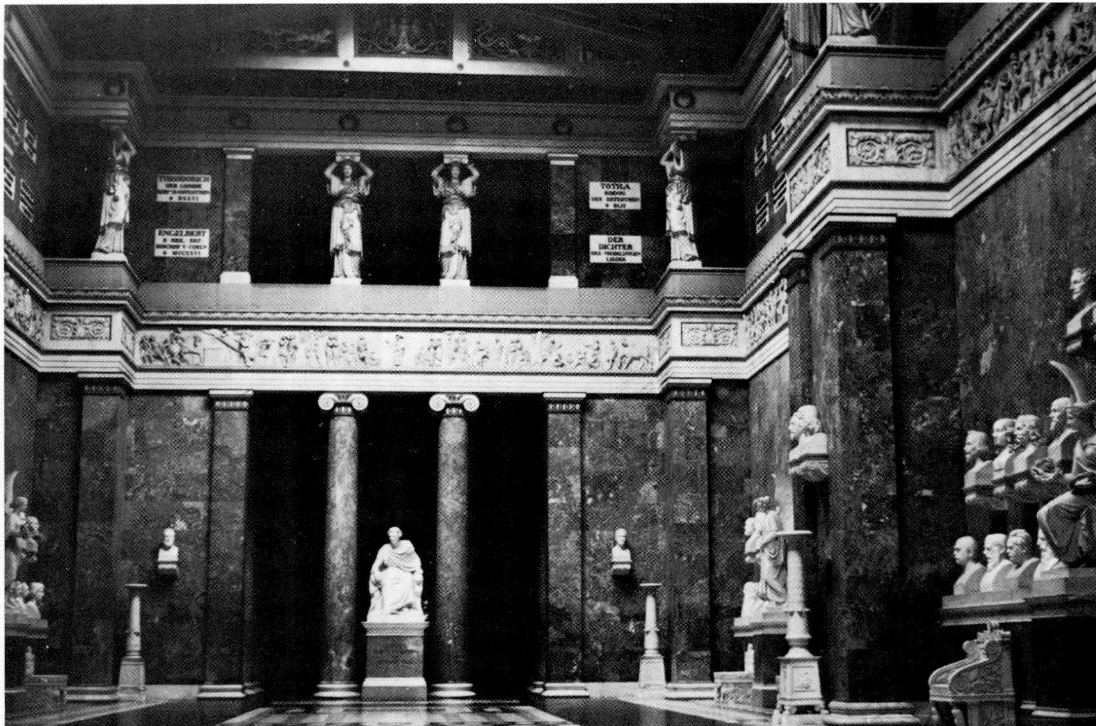

T 128 Leo von Klenze: Walhalla, Innenansicht, 1830–42, Donaustauf.

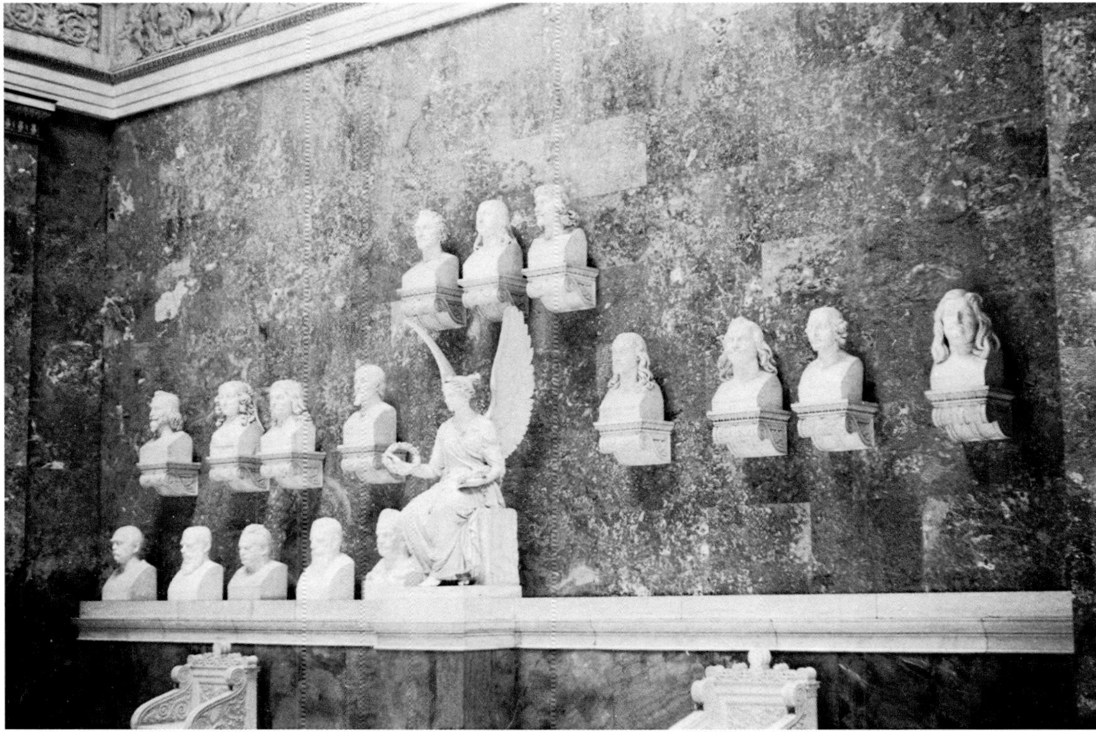

T 129 Leo von Klenze: Walhalla, Büstenabteilung, 1830–42, Donaustauf.

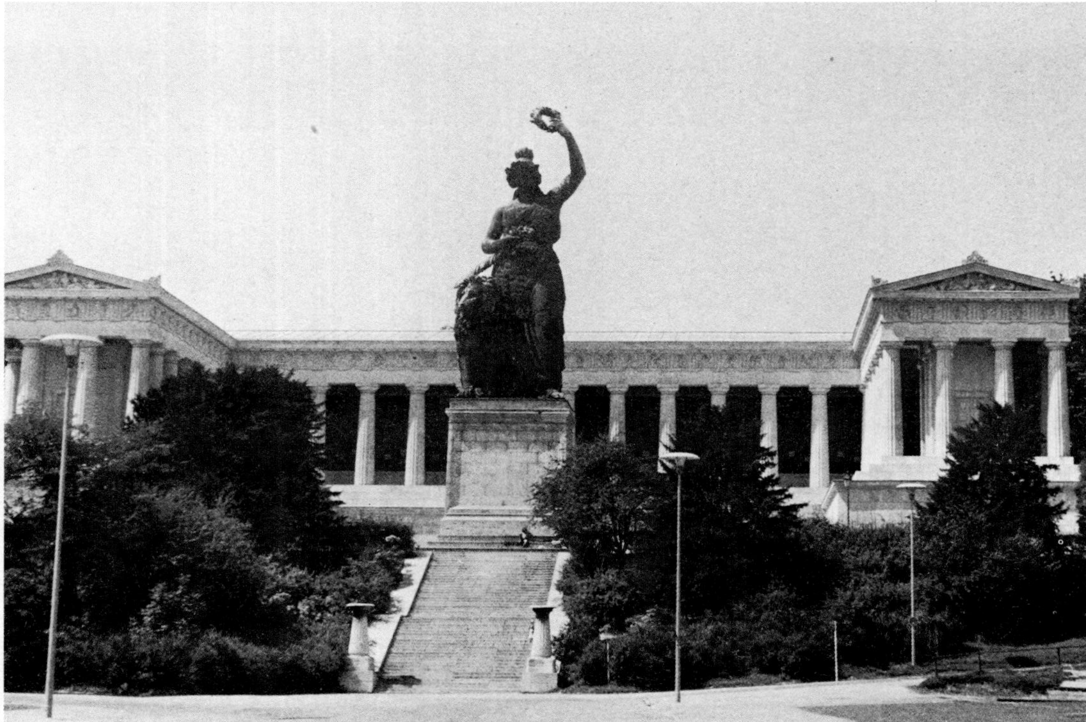

T 130 Leo von Klenze: Bavaria und bayerische Ruhmeshalle, 1843–53, München, Sendlinger Höhe.

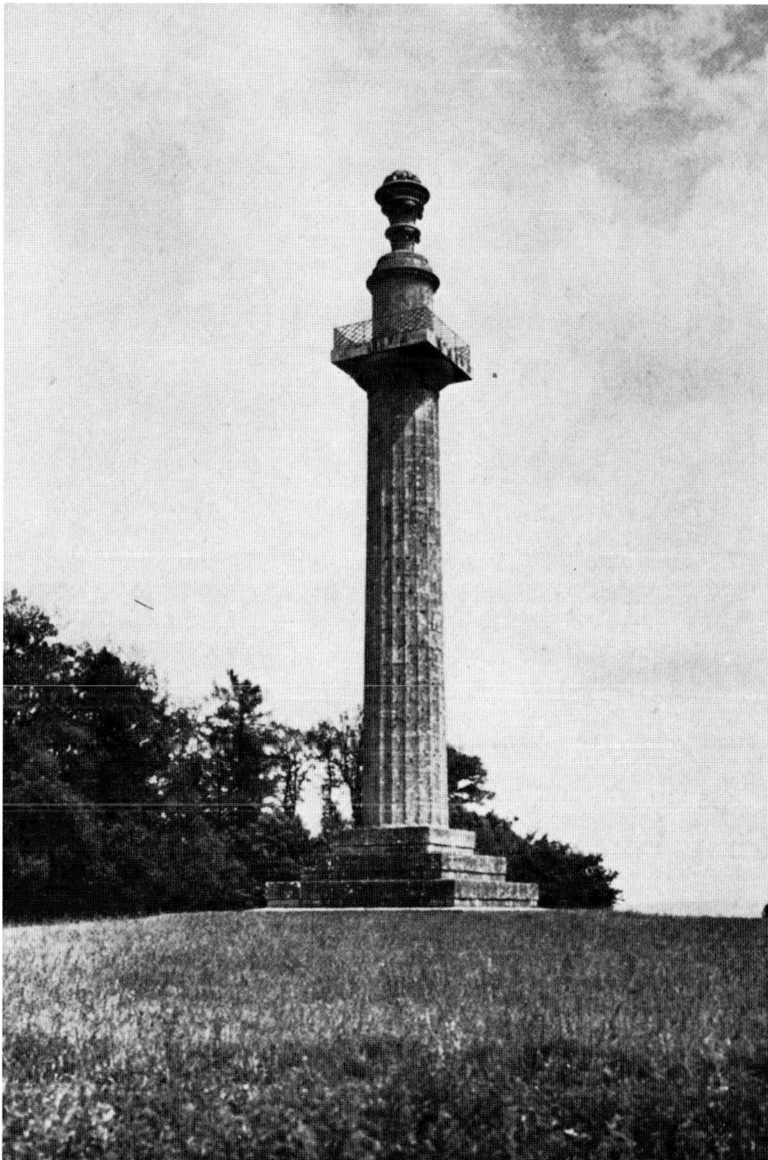

T 131 Leo von Klenze: Konstitutionssäule, 1819–28, Gaibach.

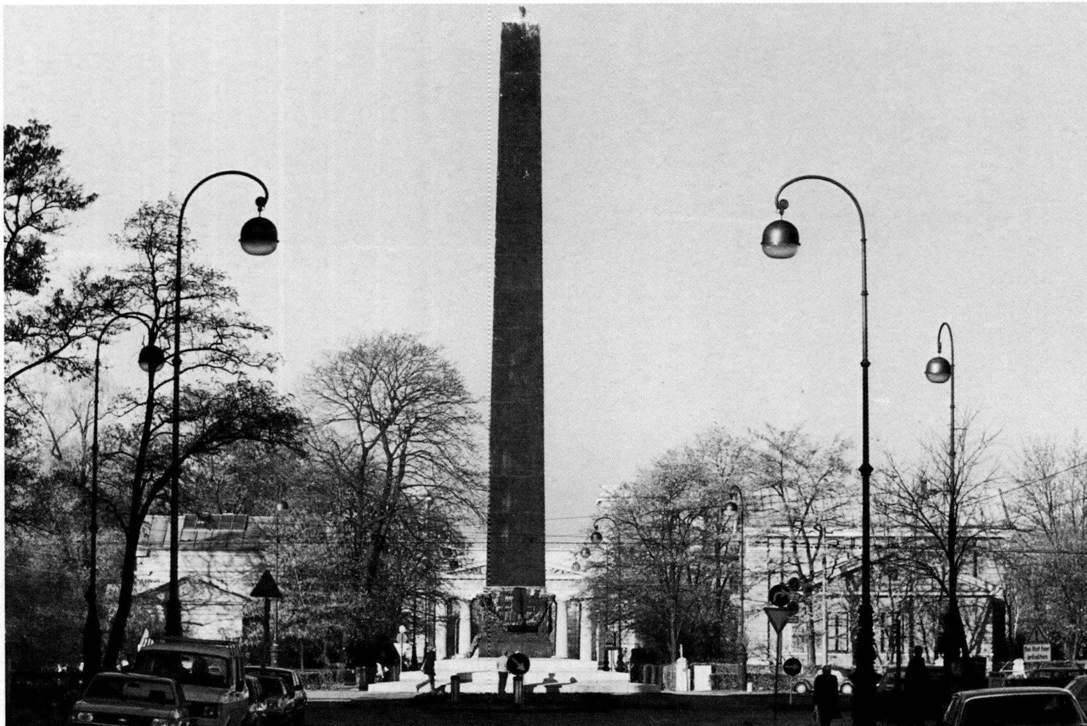

T 132 Leo von Klenze: Armeedenkmal, 1833, München, Karolinenplatz.

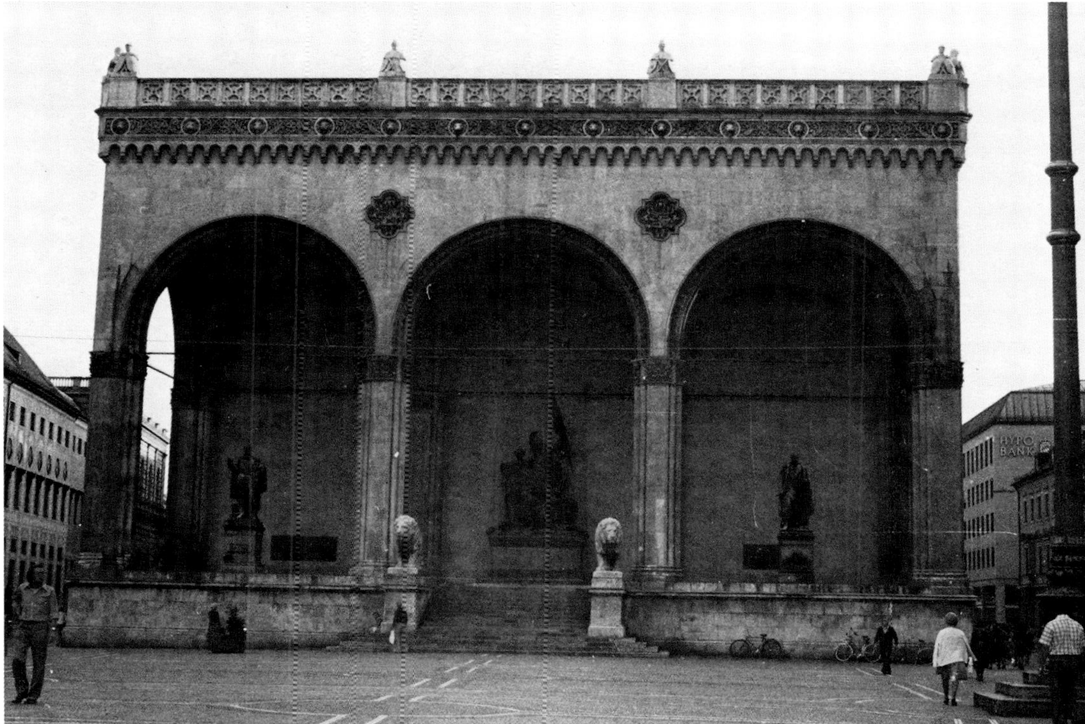

T 133 Friedrich von Gärtner: Feldherrnhalle, 1841–43, München, Ludwigstraße.

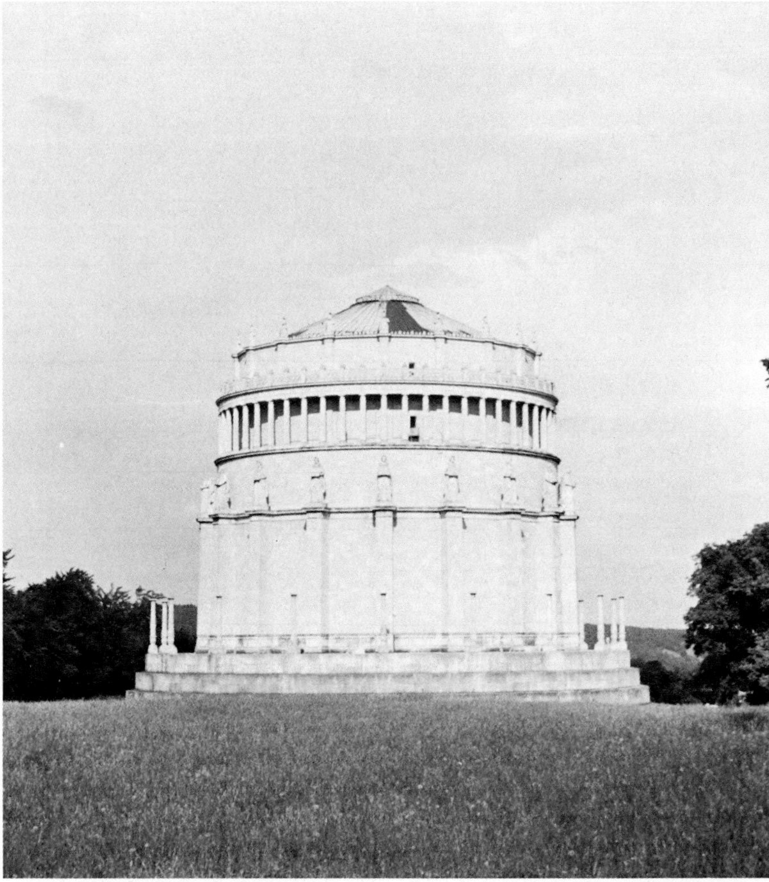

T 134 Friedrich von Gärtner und Leo von Klenze: Befreiungshalle, 1842–63, Kelheim.

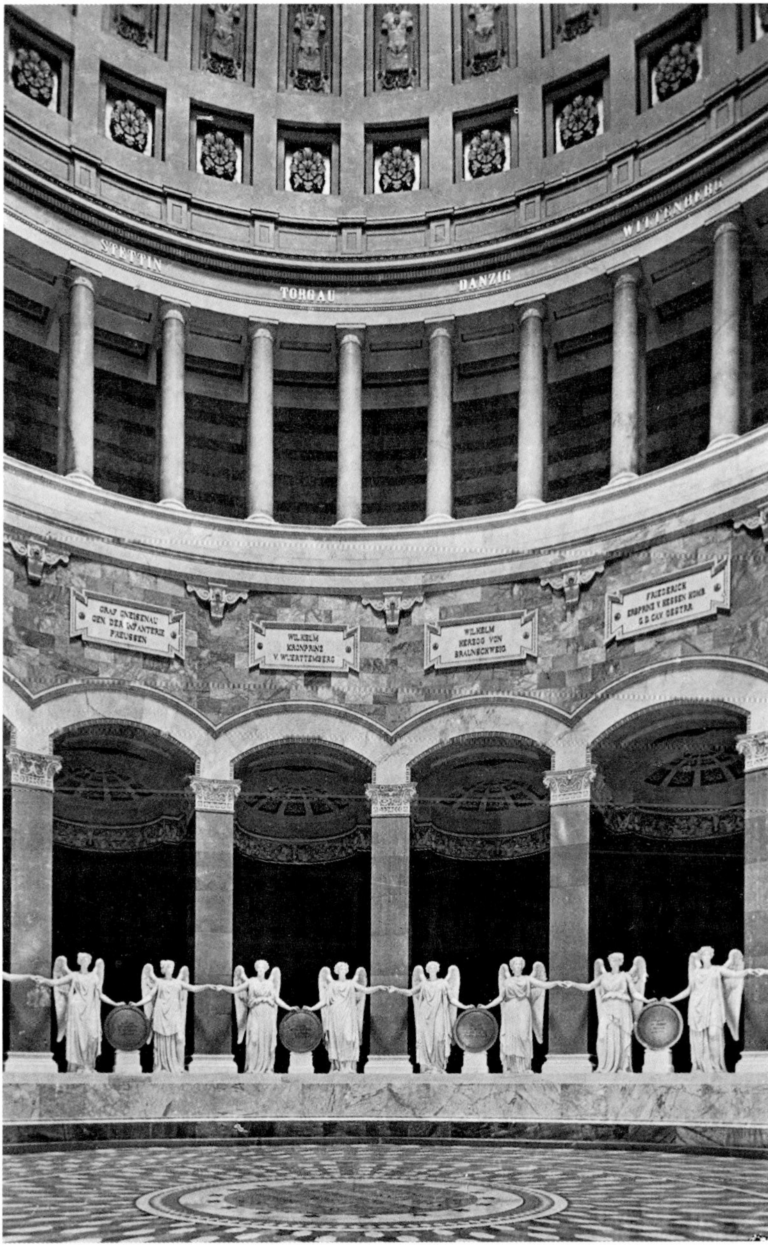

T 135 Friedrich von Gärtner und Leo von Klenze: Befreiungshalle, Innenansicht, 1842 bis 1863, Kelheim.

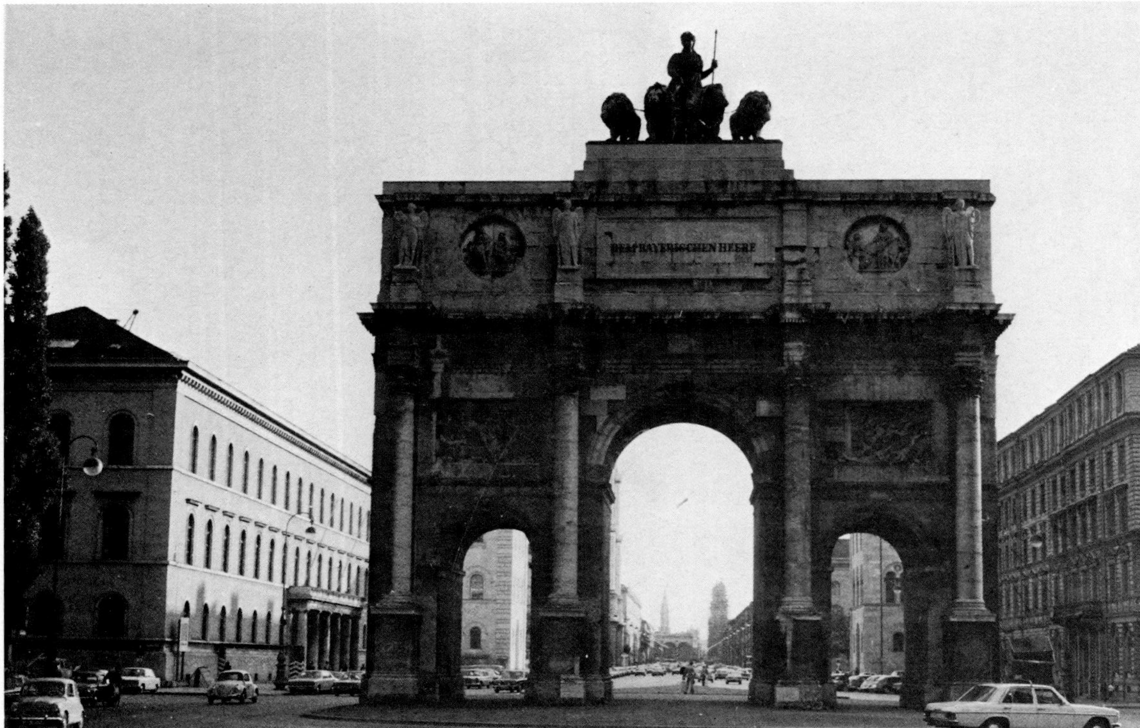

T 136 Friedrich von Gärtner: Siegestor, 1843–50, München, Ludwigstraße.

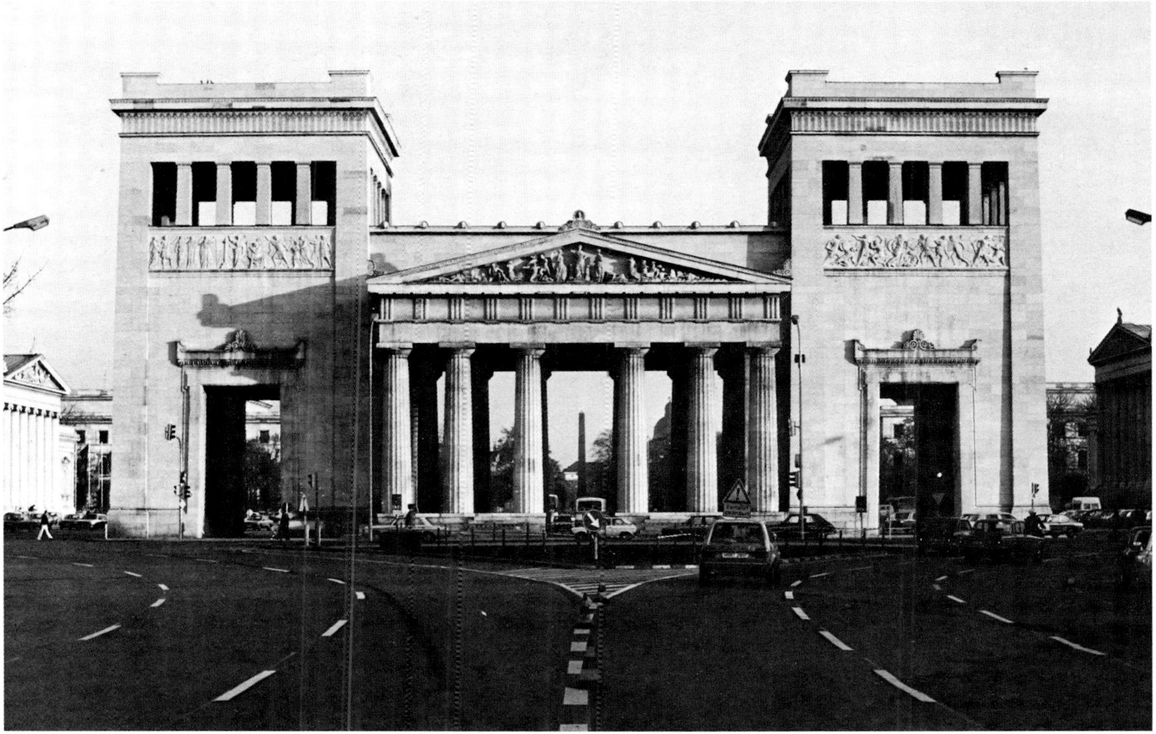

T 137 Leo von Klenze: Propyläen, 1846–60, München, Königsplatz.

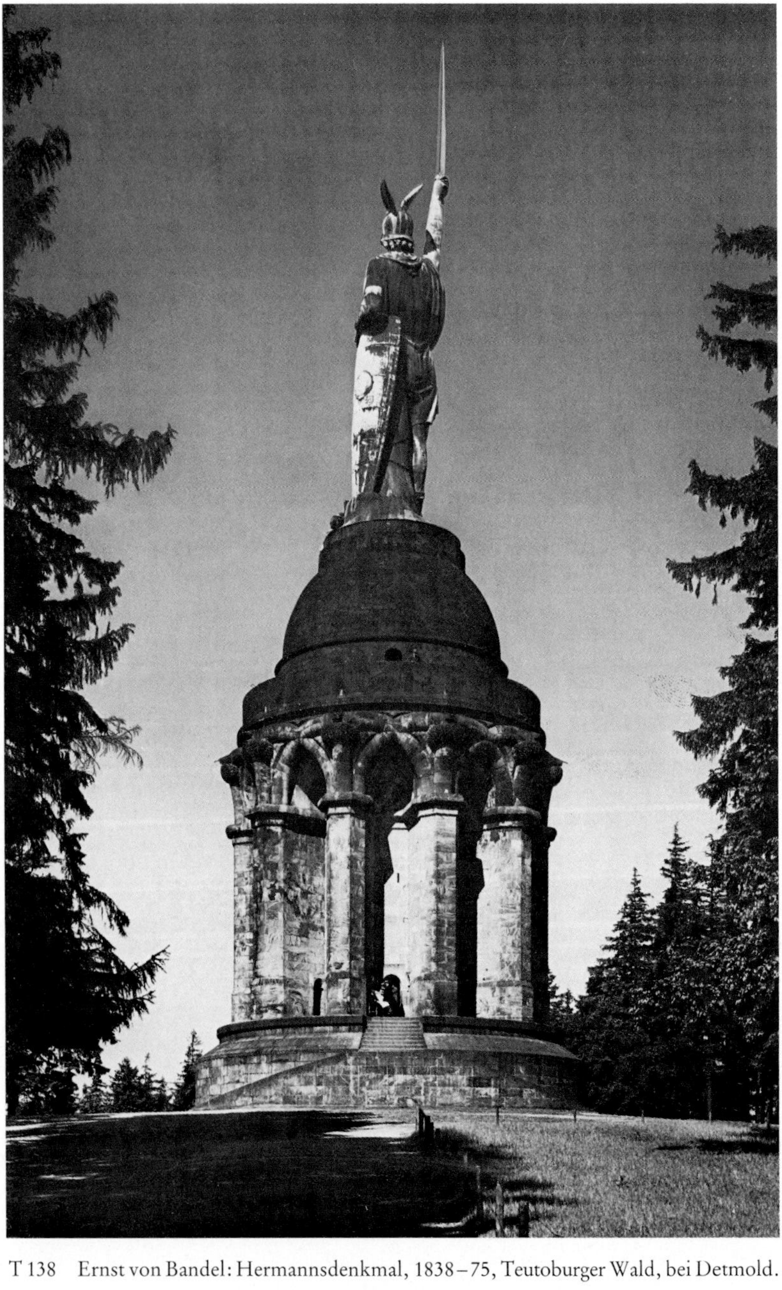

T 138 Ernst von Bandel: Hermannsdenkmal, 1838–75, Teutoburger Wald, bei Detmold.

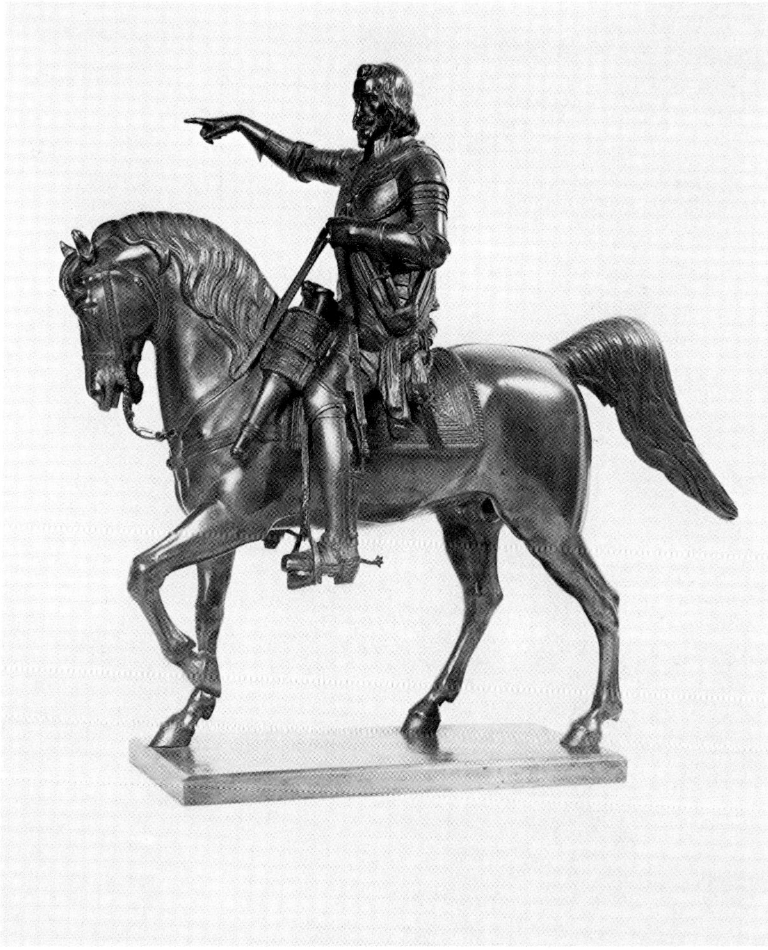

T 139 Bertel Thorvaldsen: Reiterbild Kurfürst Maximilians I. von Bayern, Modell, 1839, Ingolstadt, Armeemuseum.

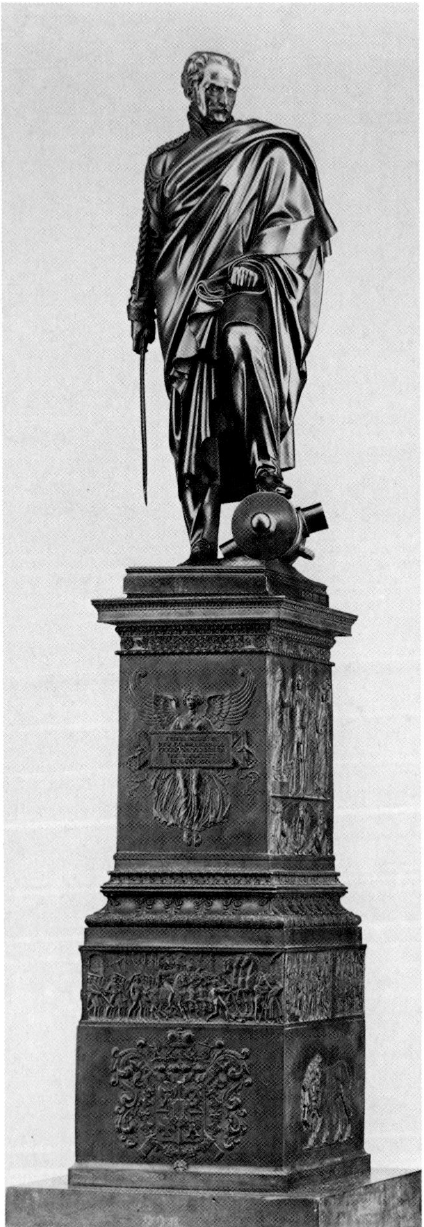

T 140 Christian Rauch:
Blücher-Denkmal, Modell, um 1815,
Berlin-Ost, Nationalgalerie.

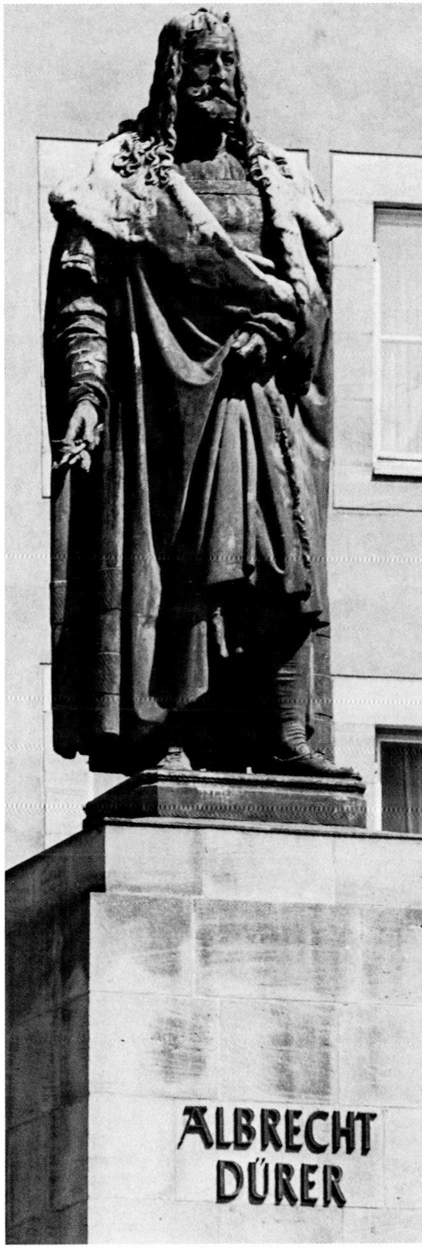

T 141 Christian Rauch:
Dürer-Denkmal, 1837–40, Nürnberg.

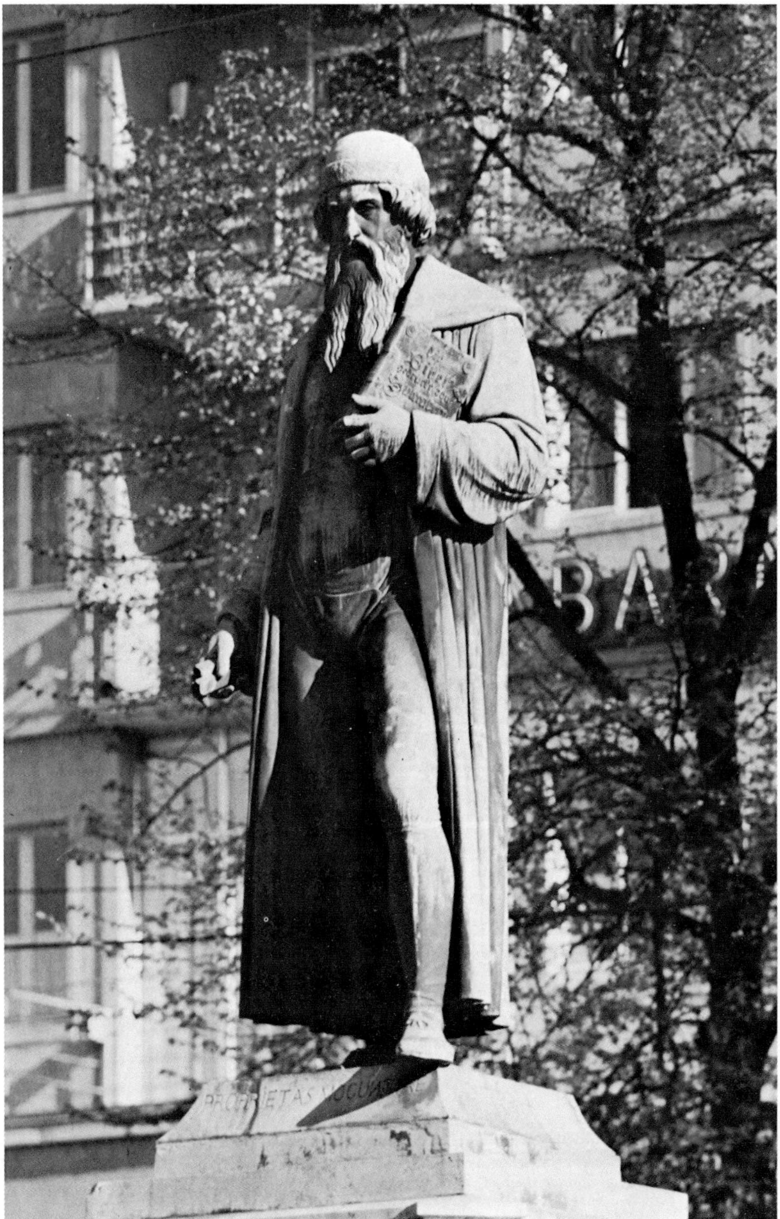

T 142 Bertel Thorvaldsen: Gutenberg-Denkmal, 1836, Mainz.

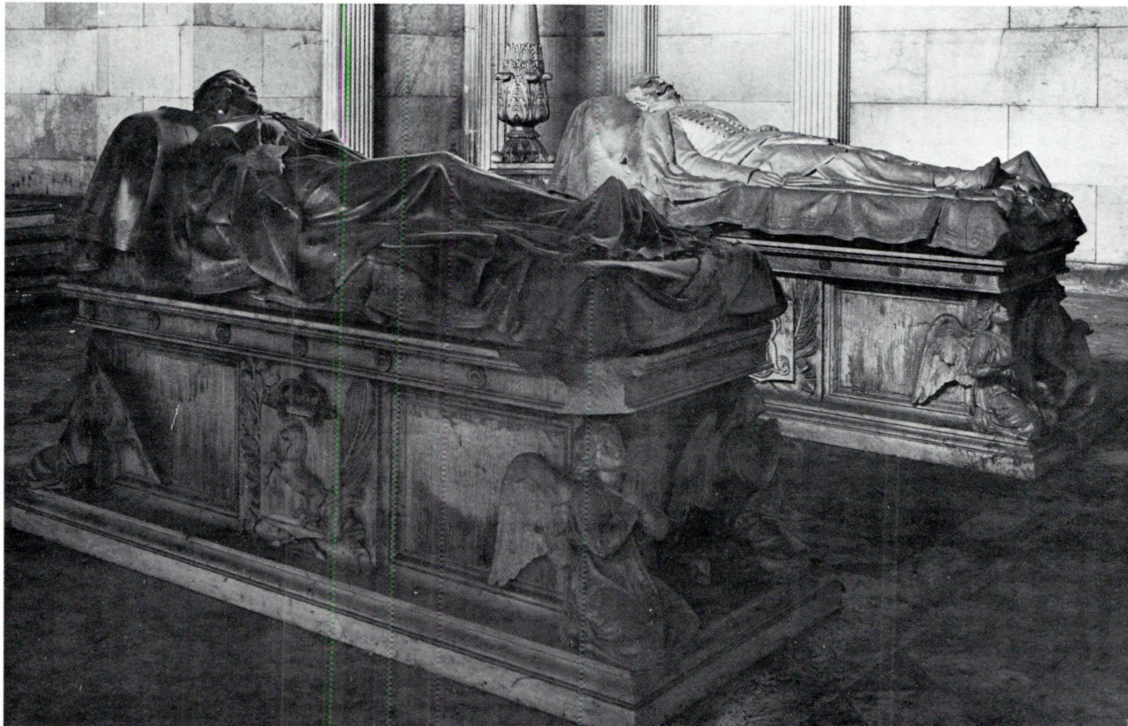

T 143 Christian Rauch: Grabmäler des Königspaares Friederike und Ernst August von Hannover, 1841–42, 1851–55, Hannover-Herrenhausen, Mausoleum.

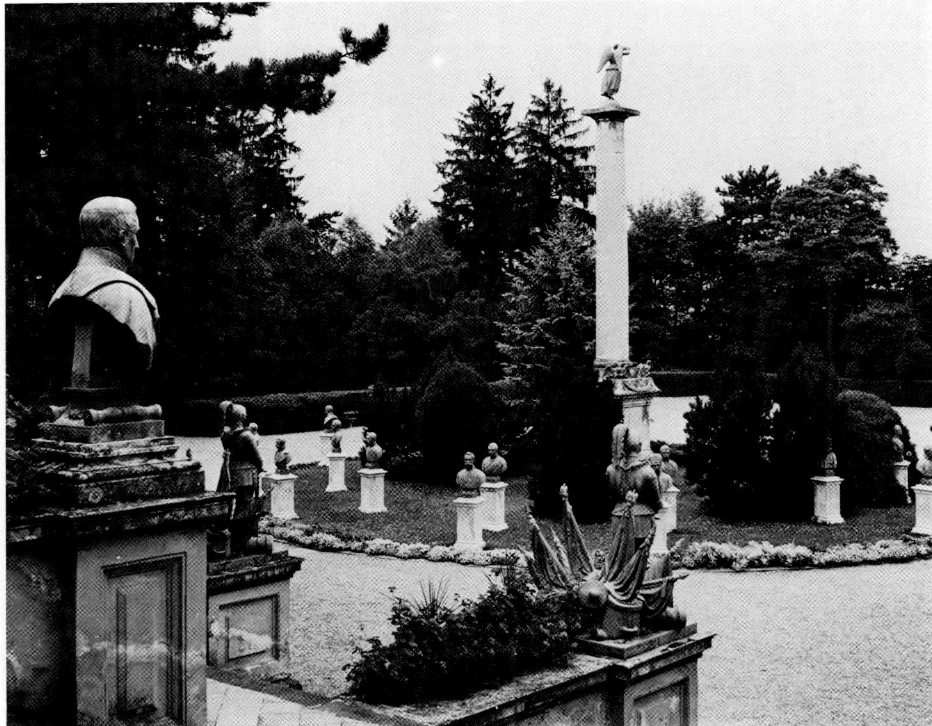

T 144 Heldenberg, 1849, Kleinwetzdorf, Niederösterreich.

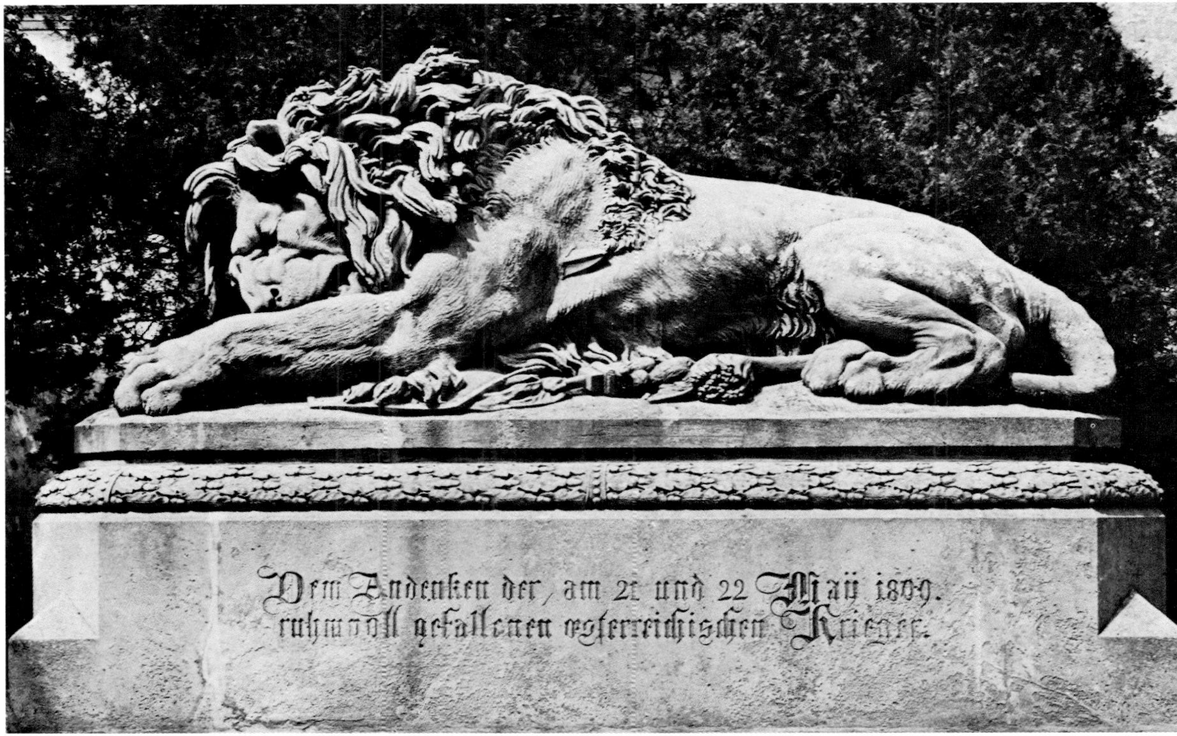
Dem Andenken der, am 21 und 22 Maü 1809.
ruhmvoll gefallenen österreichischen Krieger.

T 145 Anton Fernkorn: Löwe, 1858, Wien-Aspern, Kirchhof.

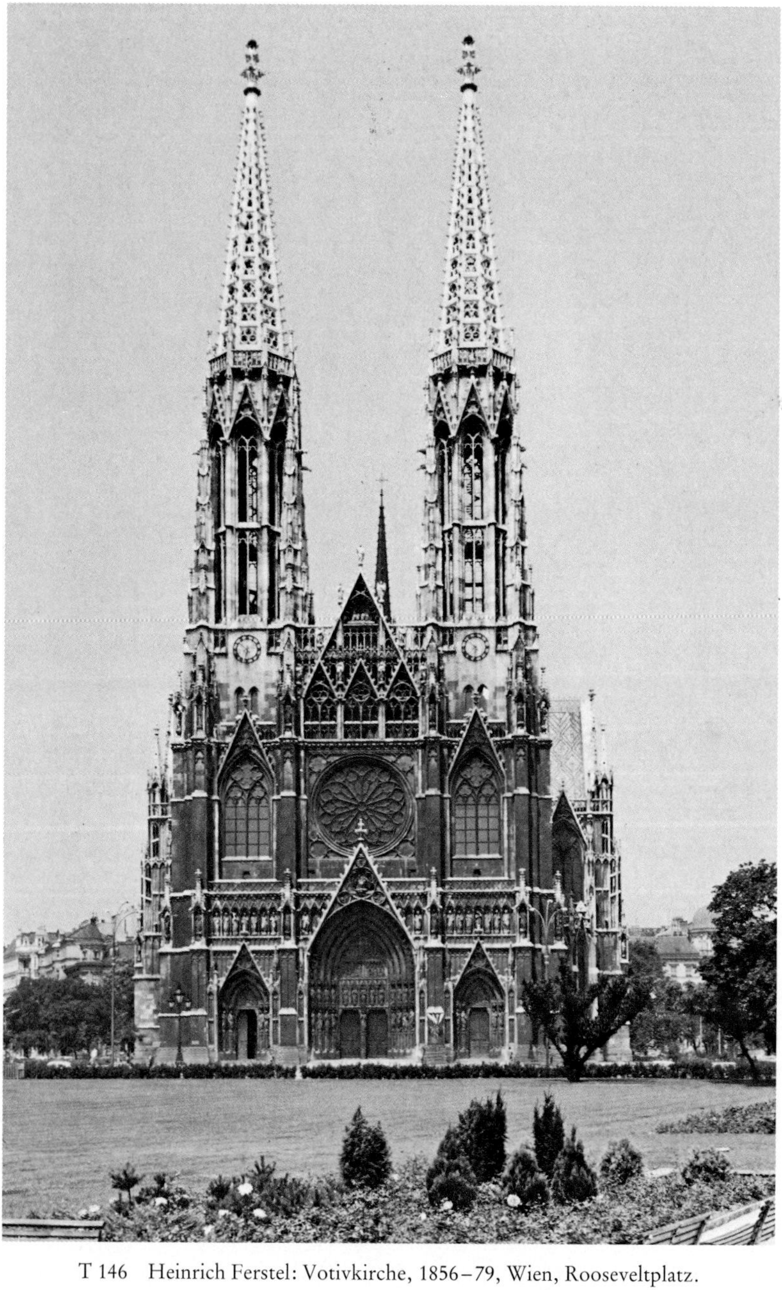

T 146 Heinrich Ferstel: Votivkirche, 1856–79, Wien, Rooseveltplatz.

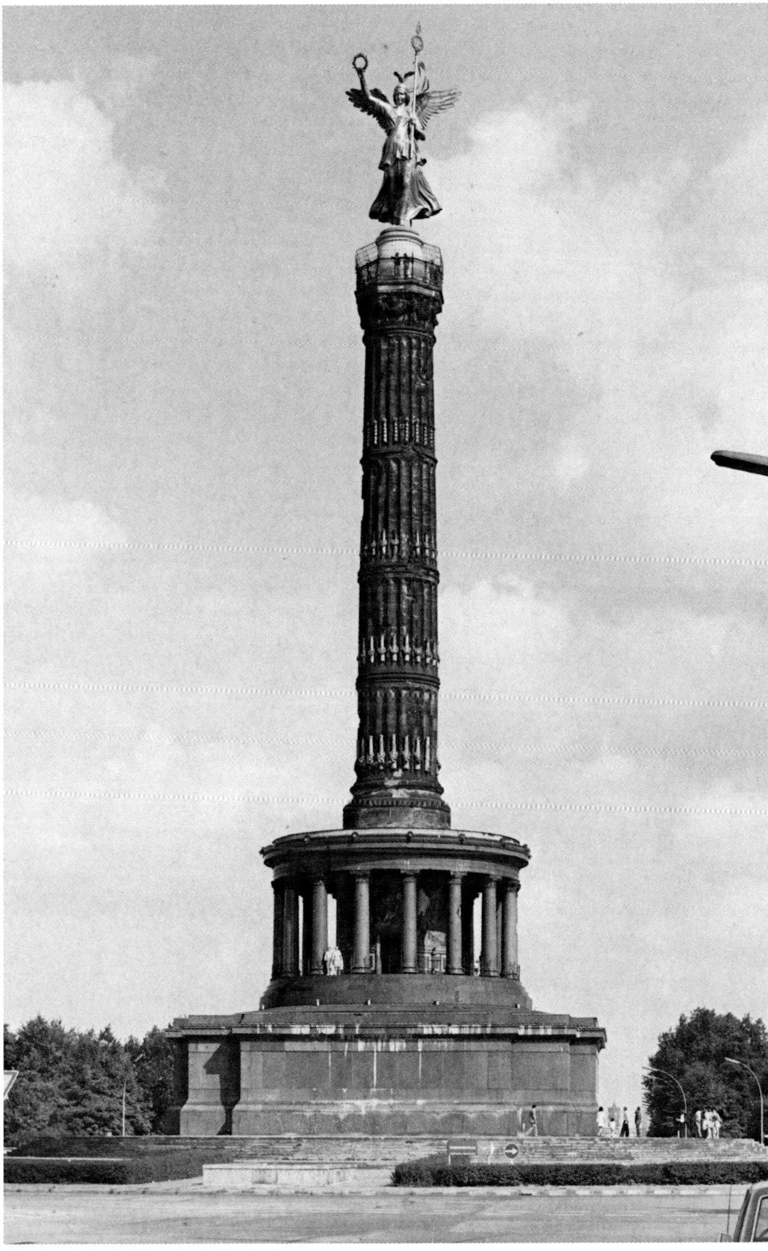

T 147 Johann Heinrich Strack: Siegessäule, 1865–73, Berlin-Tiergarten, Großer Stern.

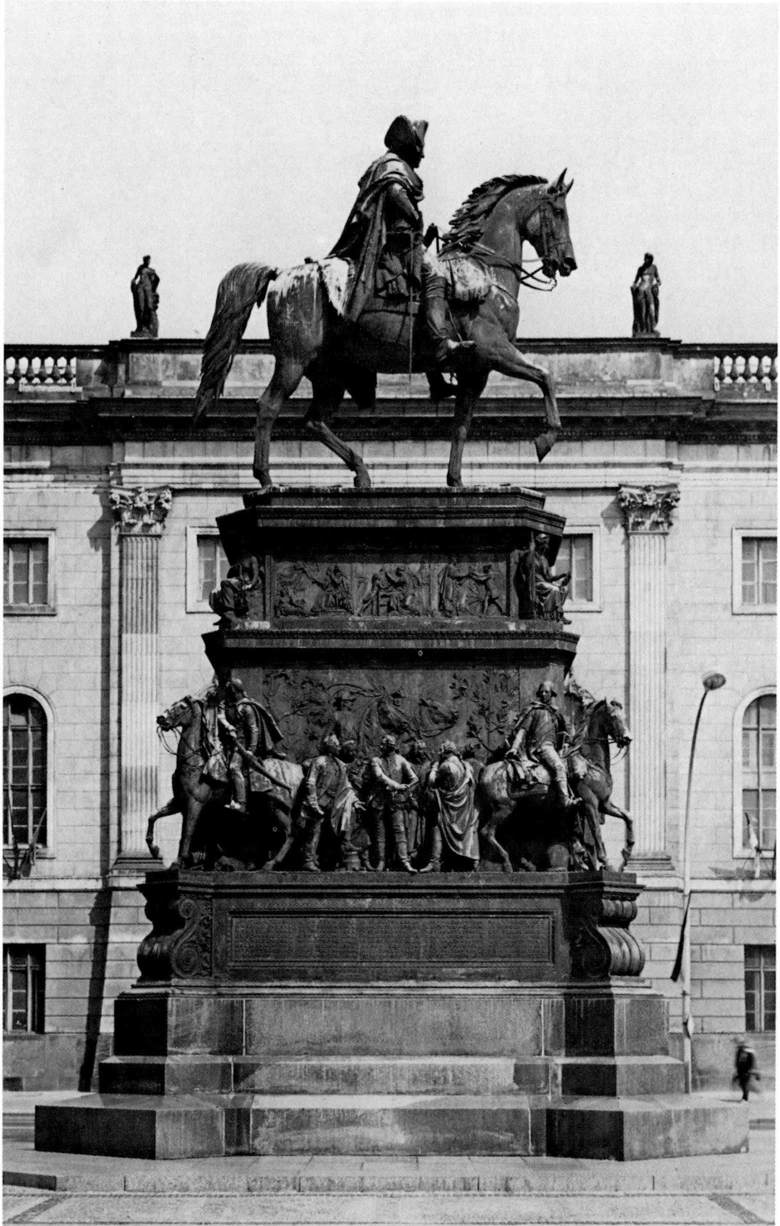

T 148 Christian Rauch: Denkmal Friedrichs des Großen, 1841–51, Berlin-Ost, Unter den Linden.

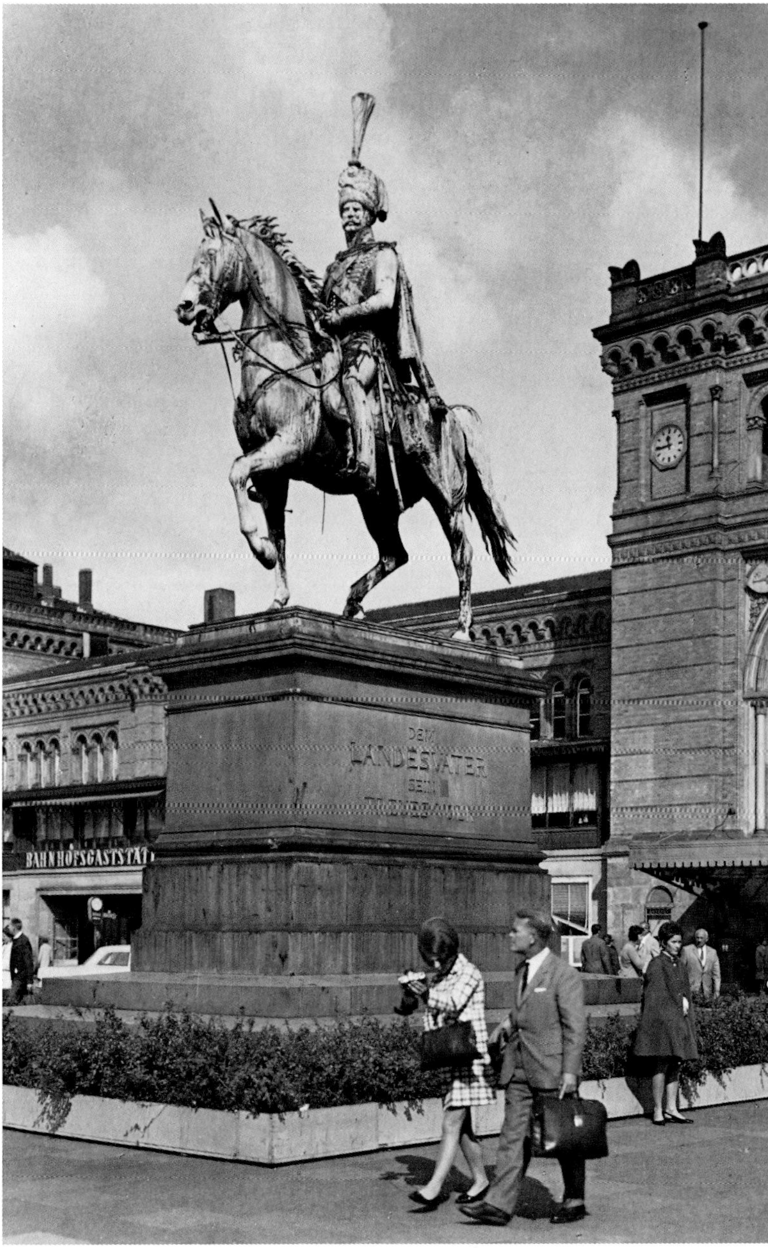

T 149 Albert Wolff: Denkmal König Ernst Augusts, 1861, Hannover, Bahnhofsvorplatz.

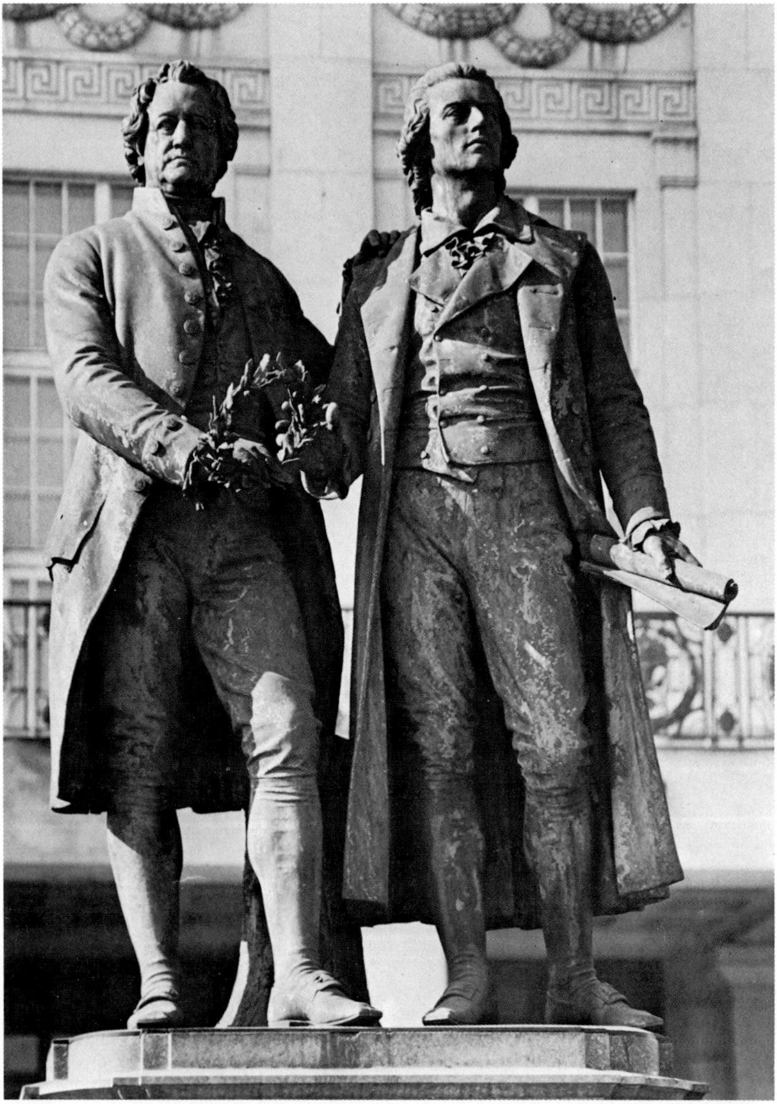

T 150 Ernst Rietschel: Goethe-Schiller-Denkmal, 1852–57, Weimar, Theaterplatz.

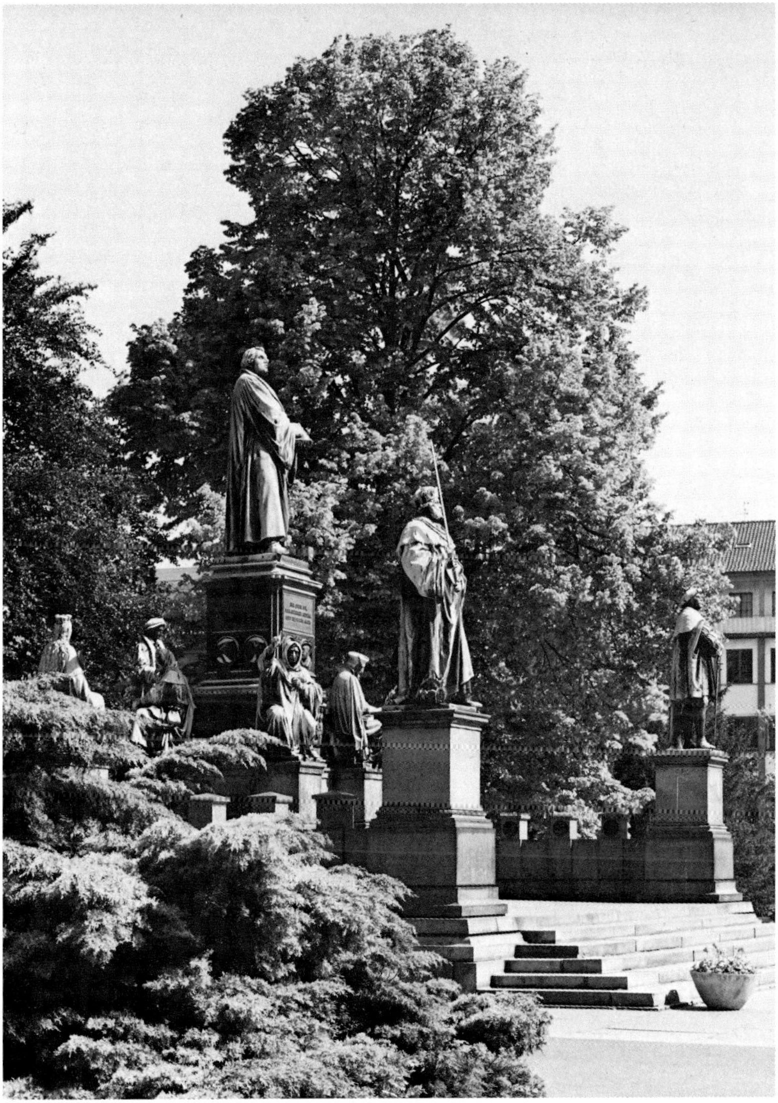

T 151 Ernst Rietschel: Luther-Denkmal, 1858–68, Worms.

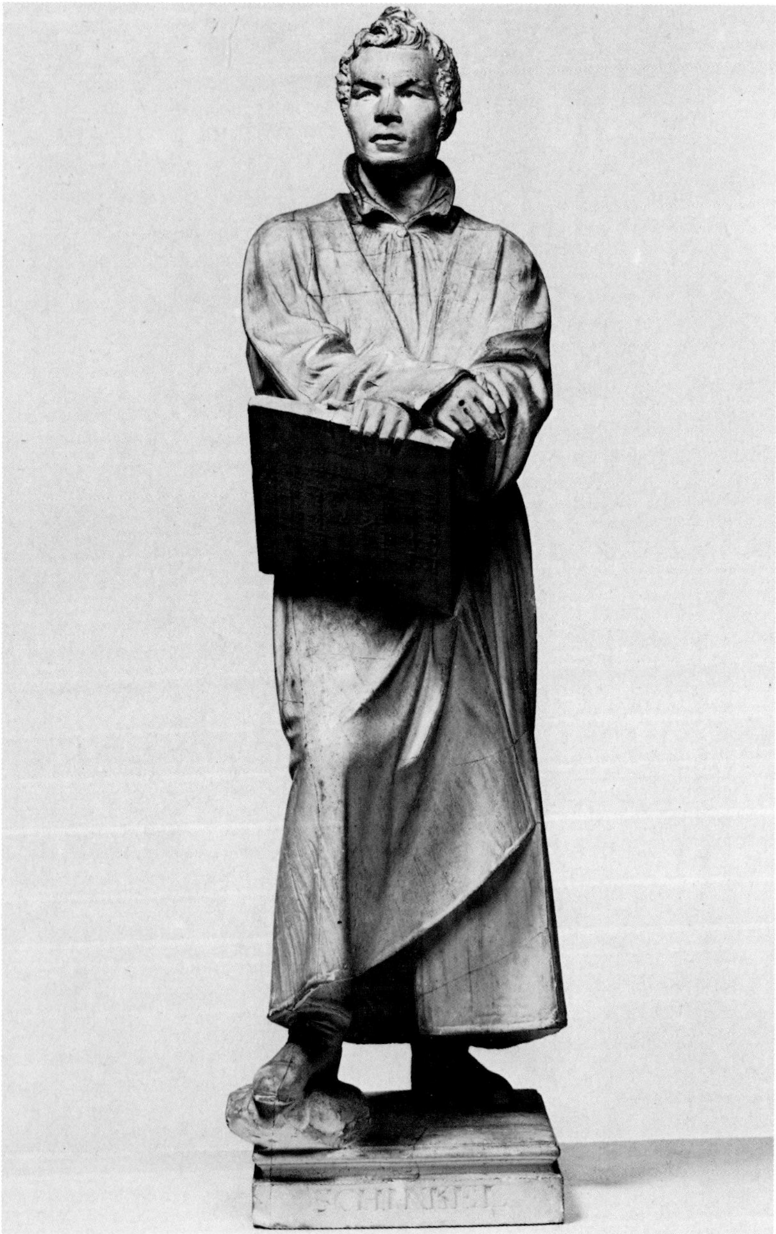

T 152 Friedrich Drake: Denkmal für den Architekten Karl Friedrich Schinkel, Modell, 1838, ausgeführt um 1860, Berlin-Ost, Nationalgalerie.

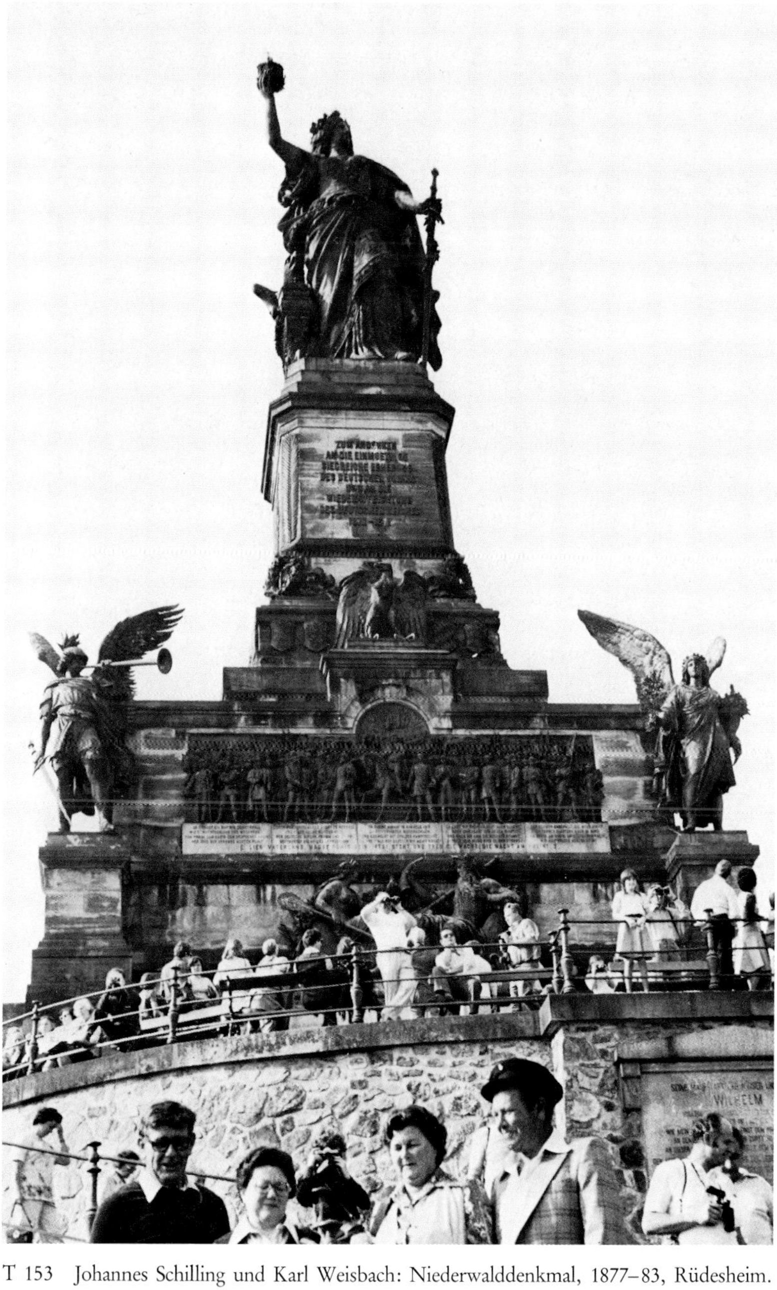

T 153 Johannes Schilling und Karl Weisbach: Niederwalddenkmal, 1877–83, Rüdesheim.

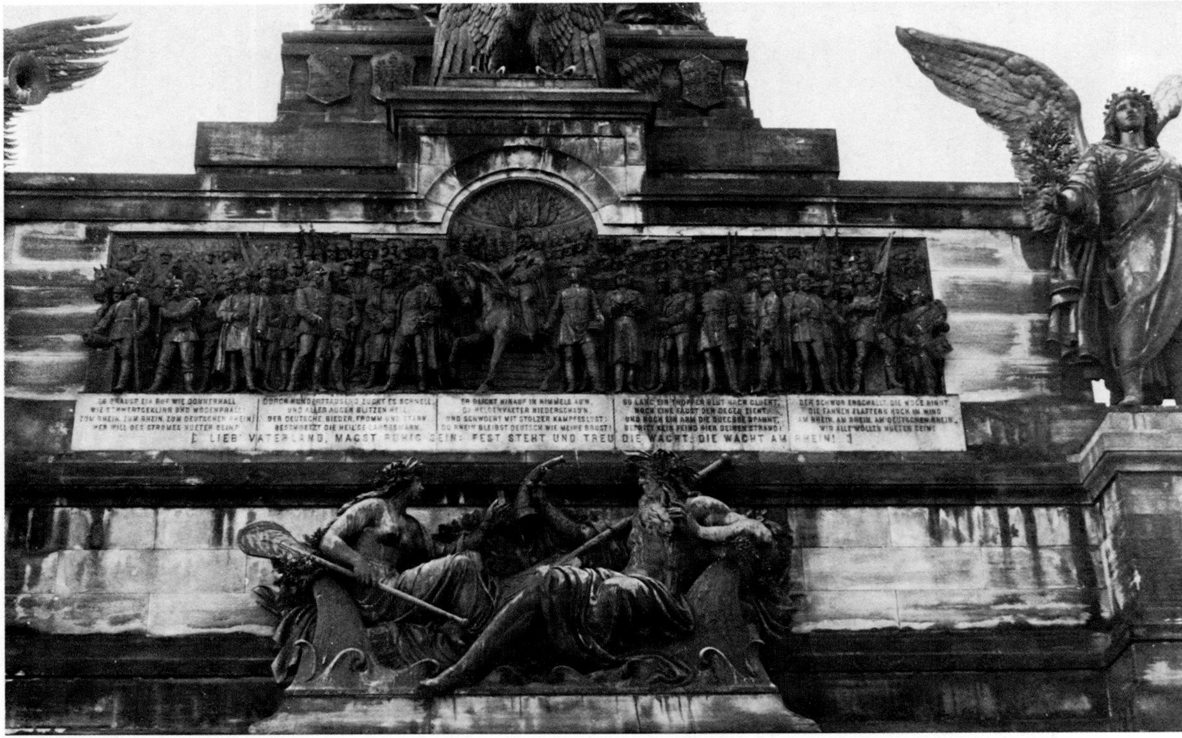
LIEB VATERLAND, MAGST RUHIG SEIN: FEST STEHT UND TREU DIE WACHT, DIE WACHT AM RHEIN!

T 154 Johannes Schilling und Karl Weisbach: Niederwalddenkmal, Sockel, Frontseite, 1877–83, Rüdesheim.

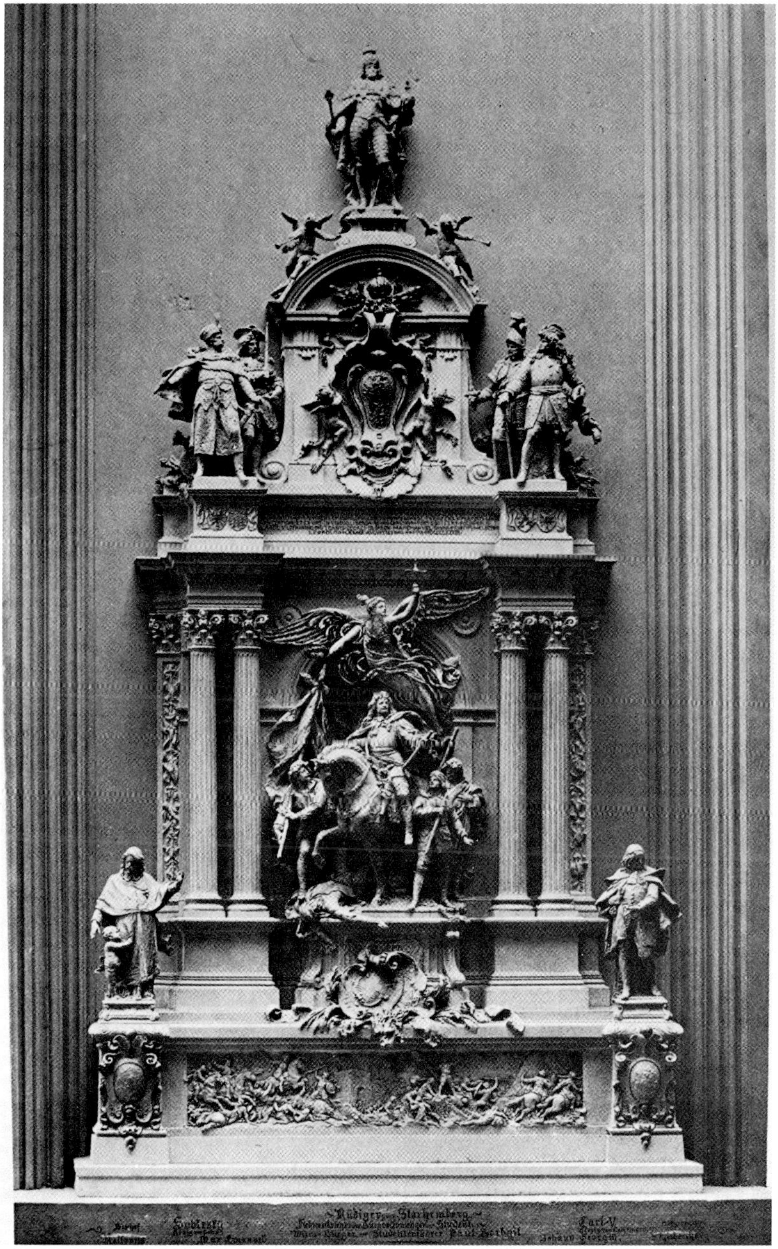

T 155 Edmund Hellmer: Denkmal zur Erinnerung an die Befreiung Wiens von der Türkenbelagerung 1683, 1883, 1945 zerstört, ehem. Wien, Stephansdom.

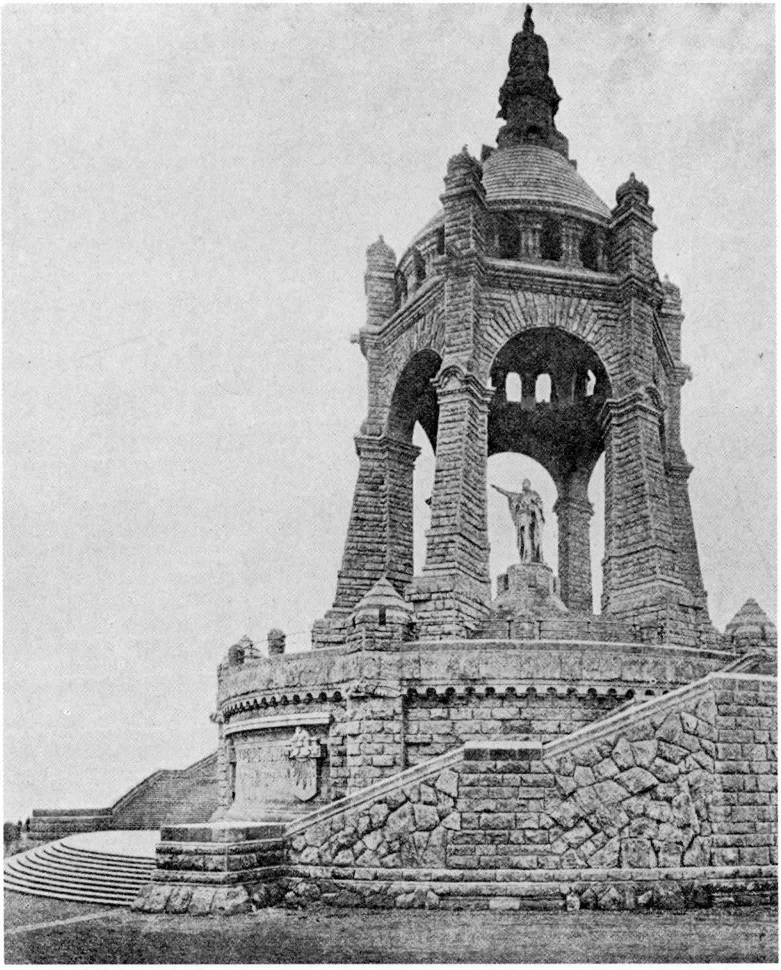

T 156 Bruno Schmitz: Kaiser-Wilhelm-Denkmal, 1892–96, Porta Westfalica.

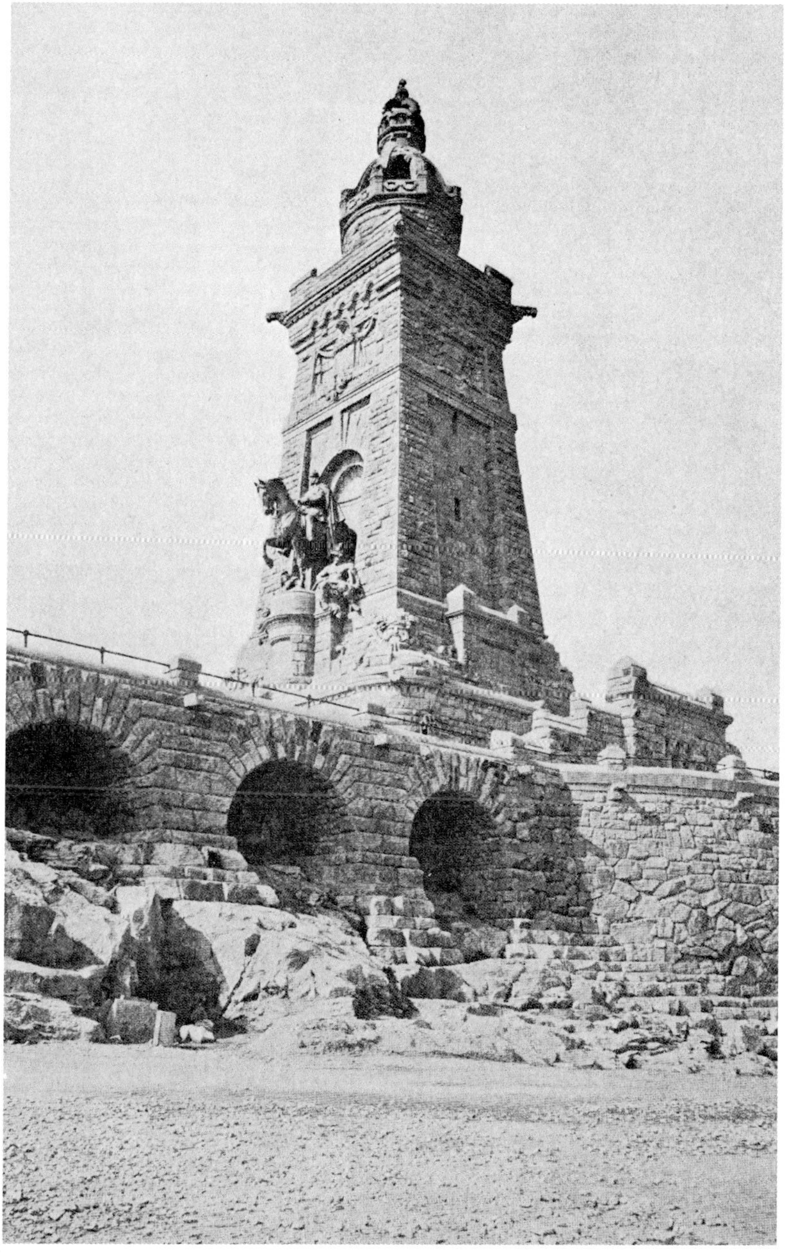

T 157 Bruno Schmitz: Kaiser-Wilhelm-Denkmal, 1892–97, Kyffhäuser.

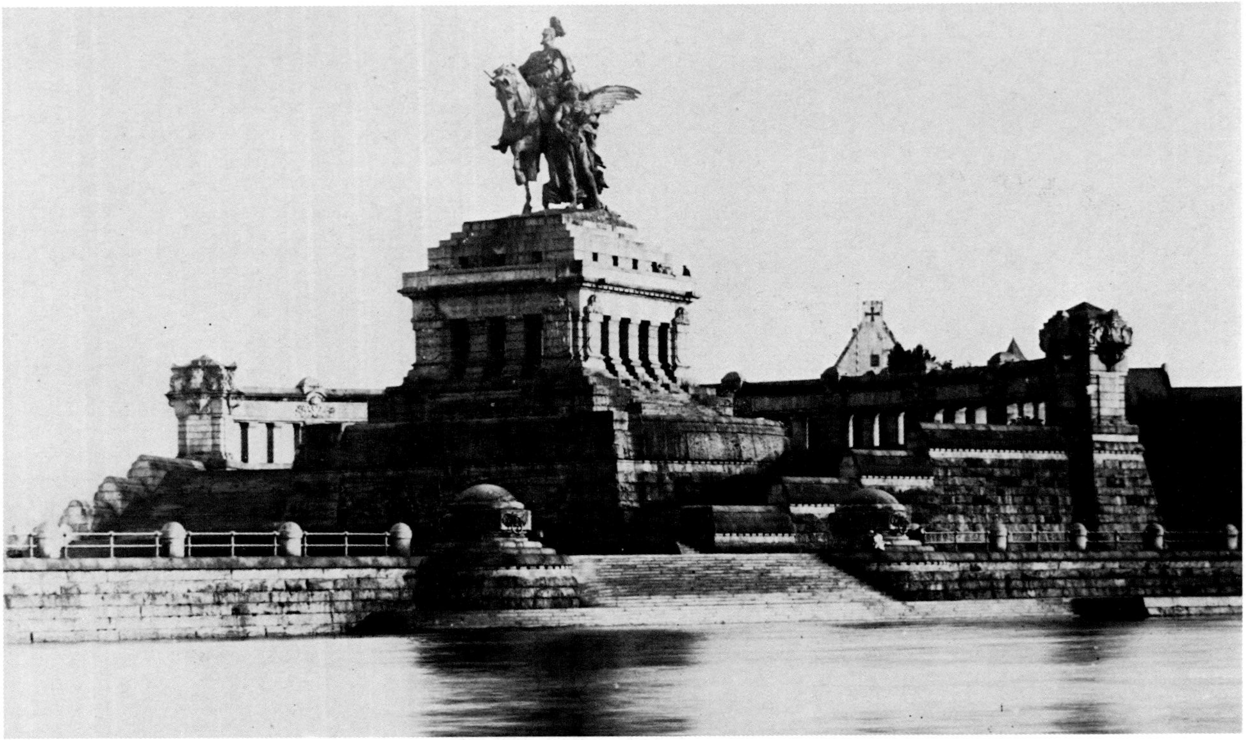

T 158 Bruno Schmitz: Kaiser-Wilhelm-Denkmal, 1891–97, Koblenz, Deutsches Eck (Vorkriegszustand).

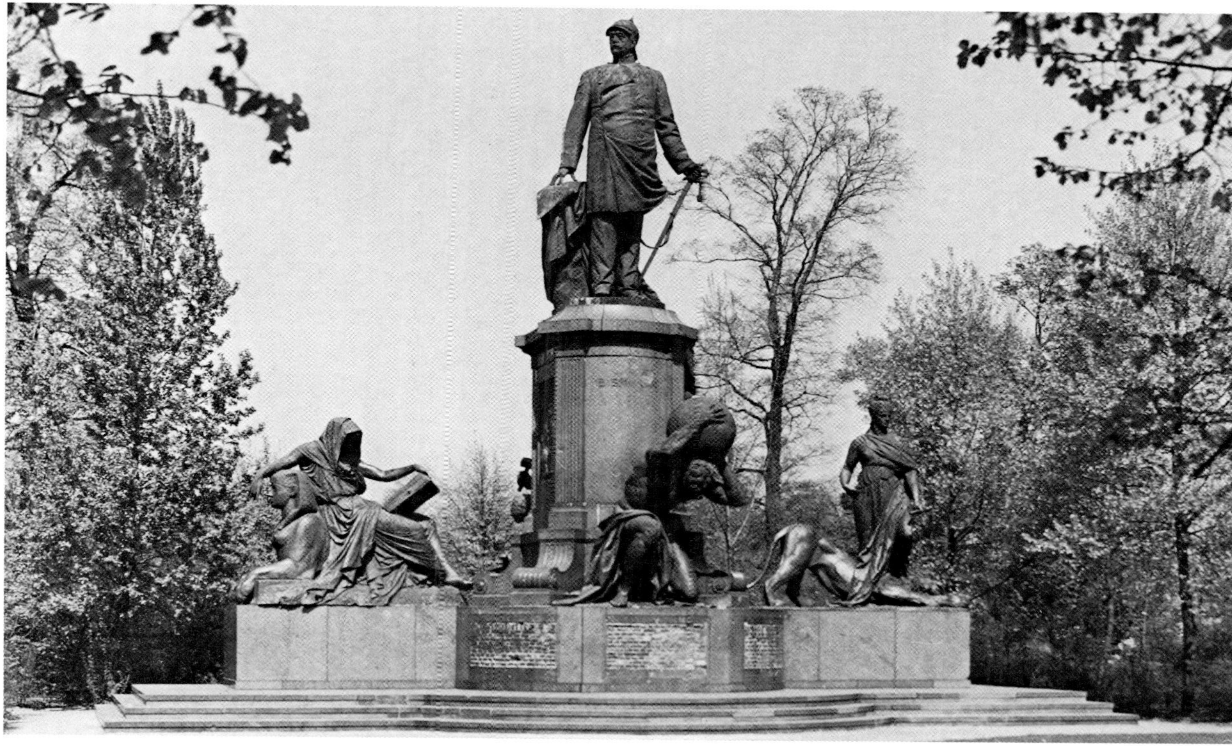

T 159 Reinhold Begas: Bismarck-Nationaldenkmal, 1901, Berlin.

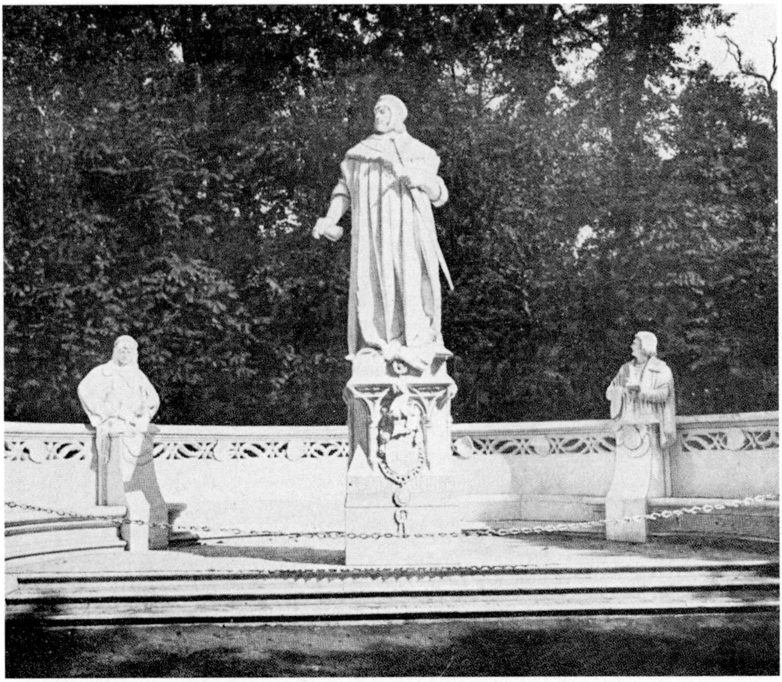

T 160 Halmhuber und Spitta: Siegesallee, Gruppe Albrecht Achilles, 1898–1901, im Zweiten Weltkrieg zerstört, Berlin-Tiergarten.

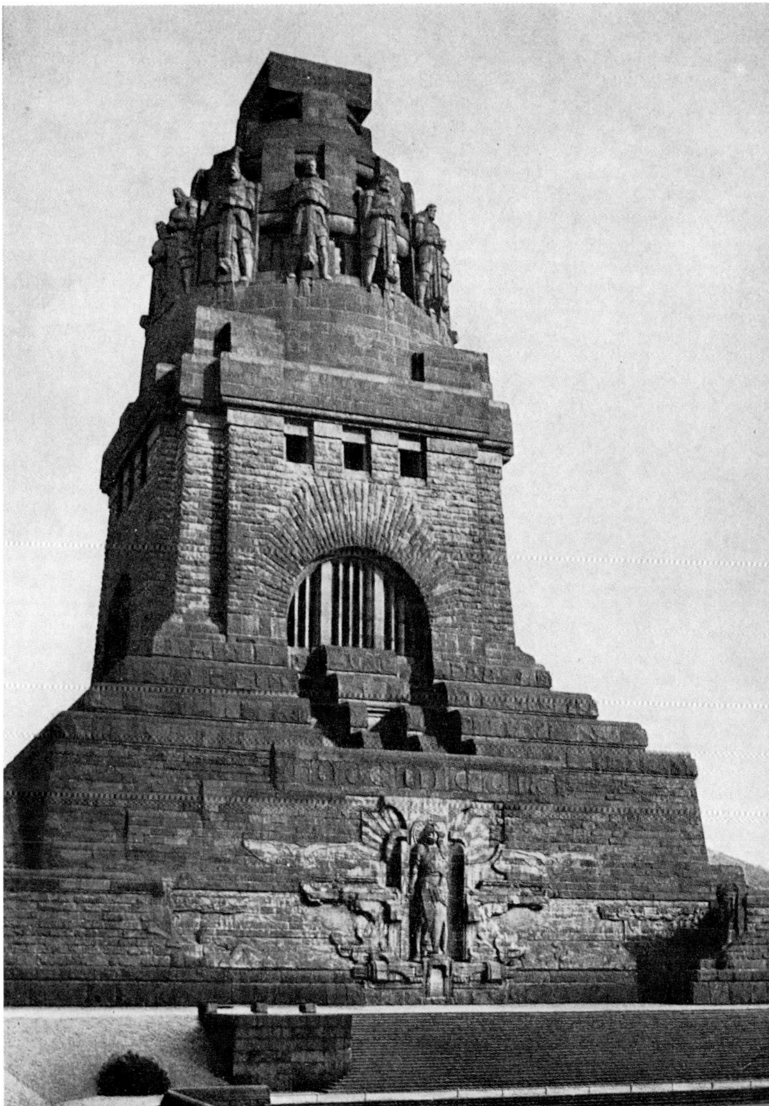

T 161 Bruno Schmitz: Völkerschlachtdenkmal, 1898–1913, Leipzig.

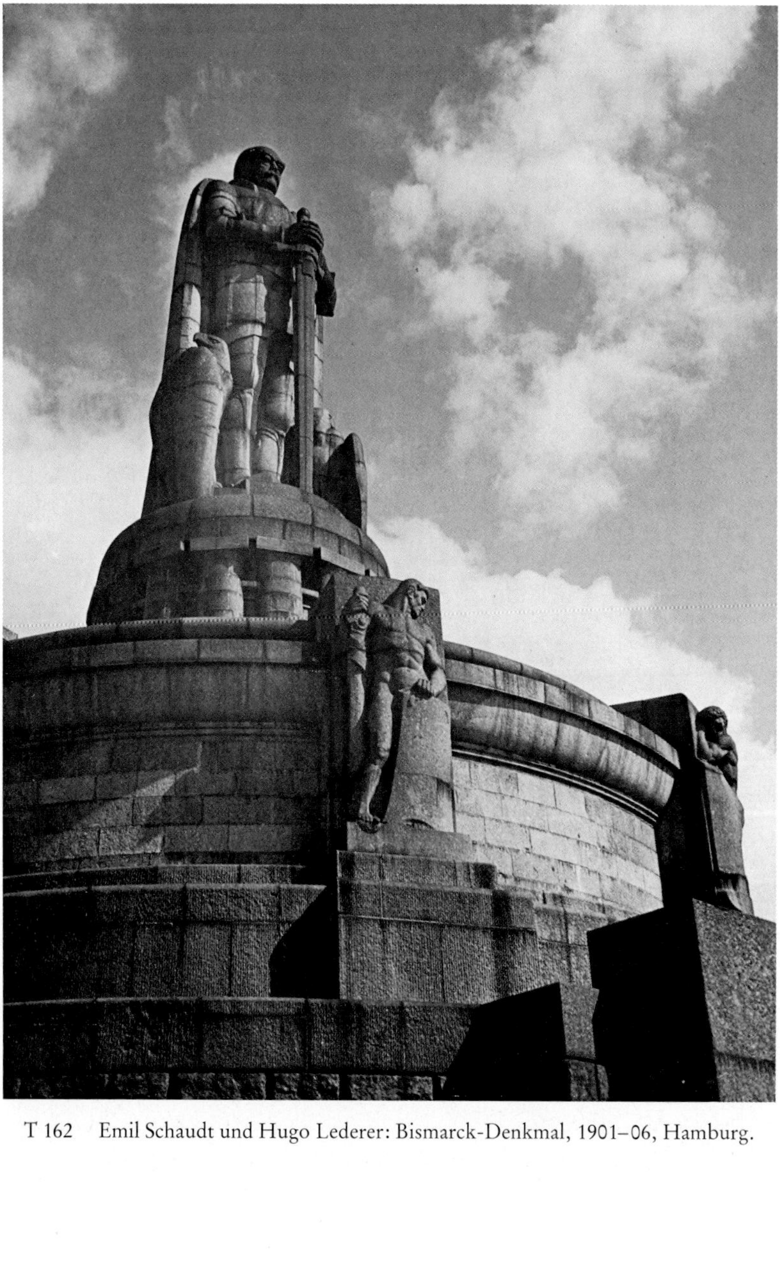

T 162 Emil Schaudt und Hugo Lederer: Bismarck-Denkmal, 1901–06, Hamburg.

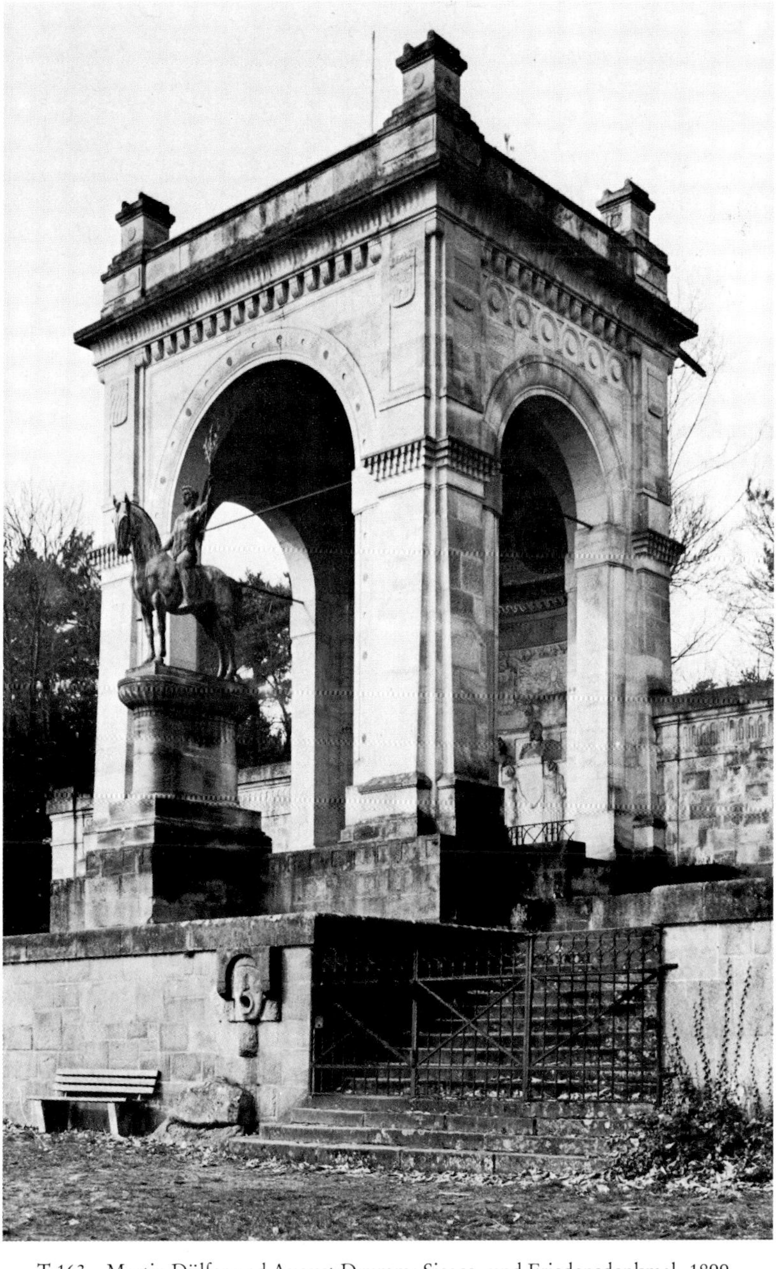

T 163 Martin Dülfer und August Drumm: Sieges- und Friedensdenkmal, 1899, Edenkoben.

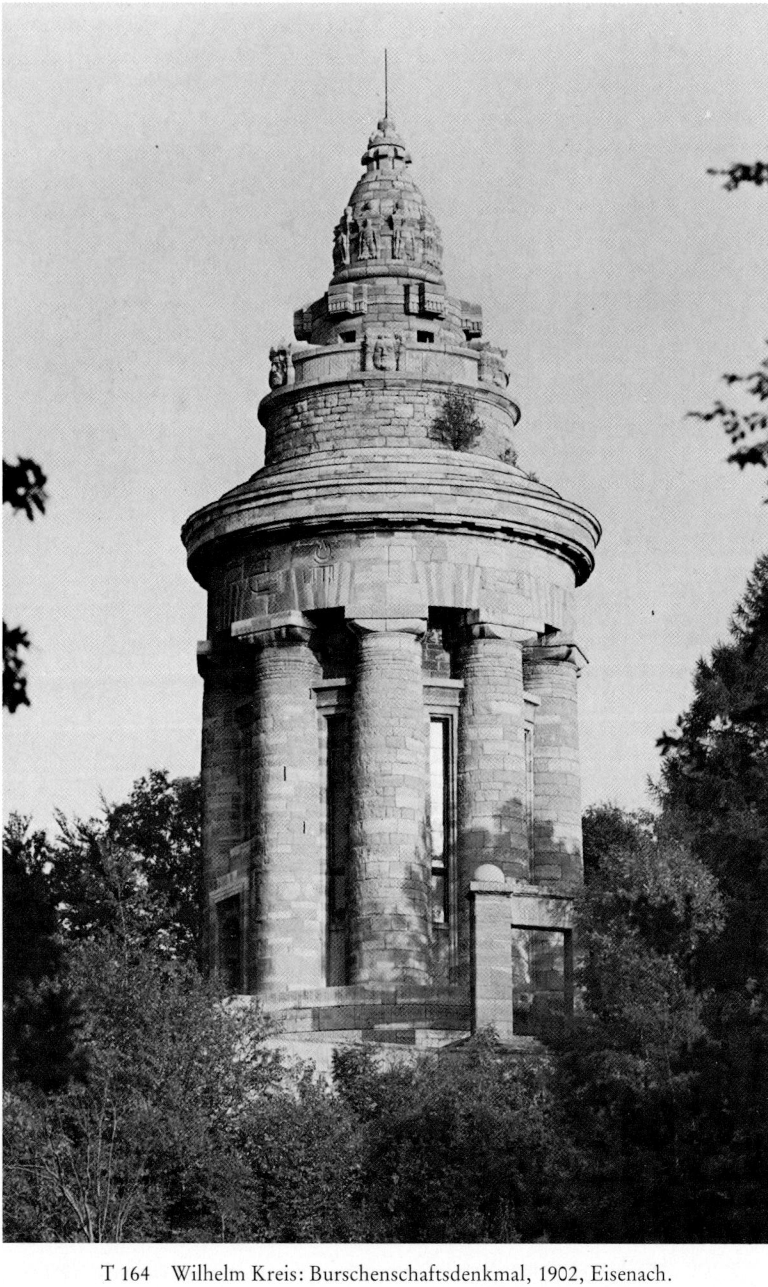

T 164 Wilhelm Kreis: Burschenschaftsdenkmal, 1902, Eisenach.

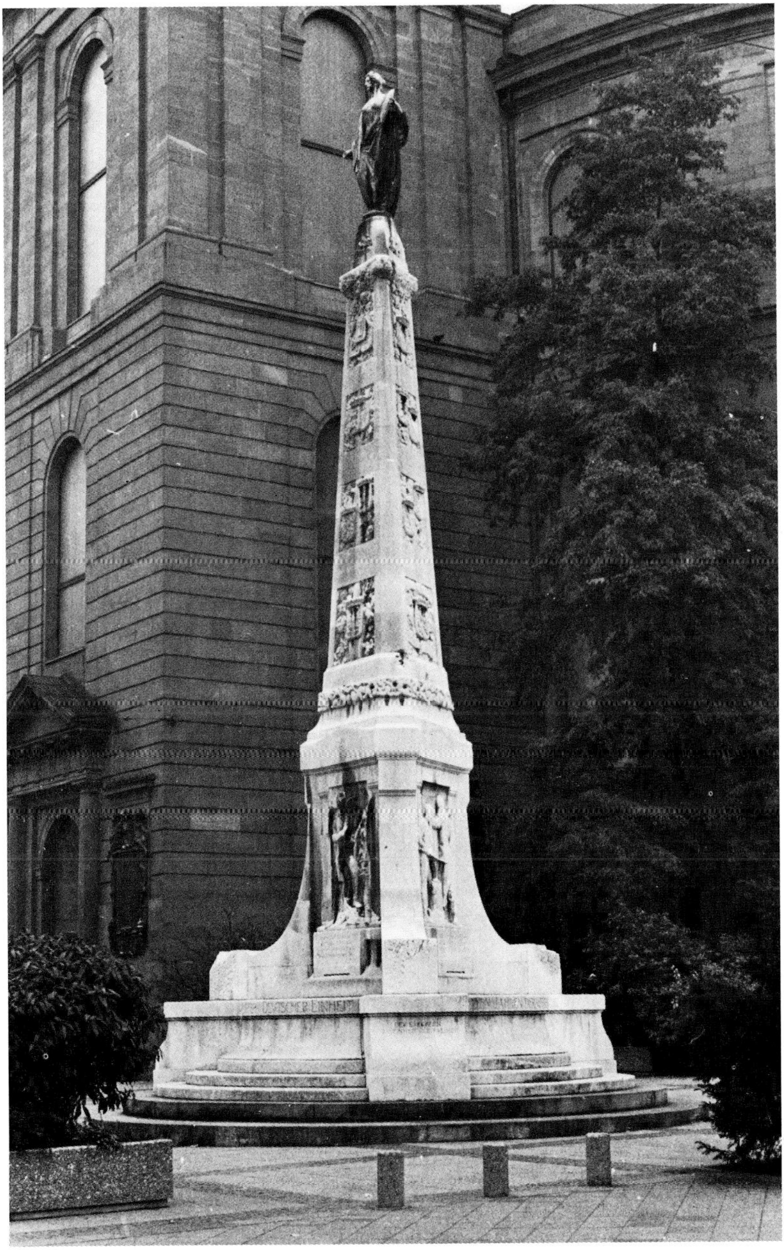

T 165 Fritz Hessemer und Hugo Kaufmann: Denkmal für die „Vorkämpfer der deutschen Einheit“, 1903, Frankfurt am Main.

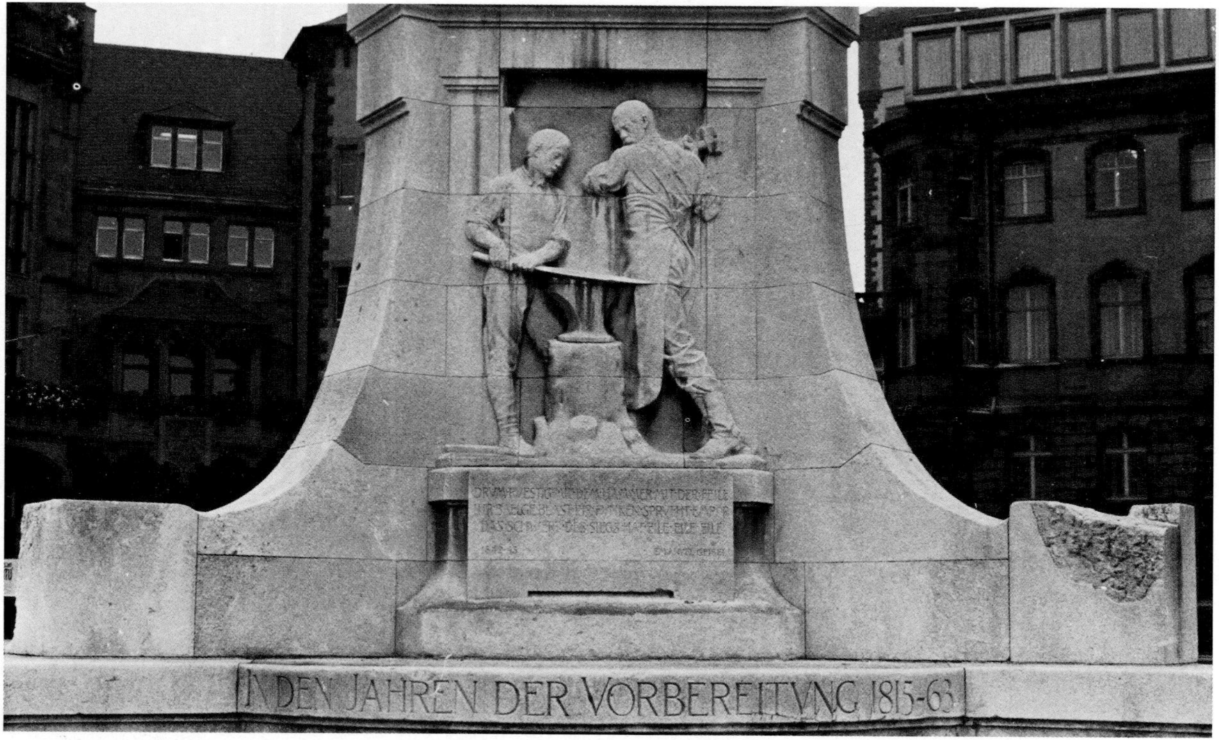

T 166 Fritz Hessemer und Hugo Kaufmann: Denkmal für die „Vorkämpfer der deutschen Einheit“, Sockelrelief: „Drum ruestig mit dem Hammer, mit der Feile . . .“, 1903, Frankfurt am Main.

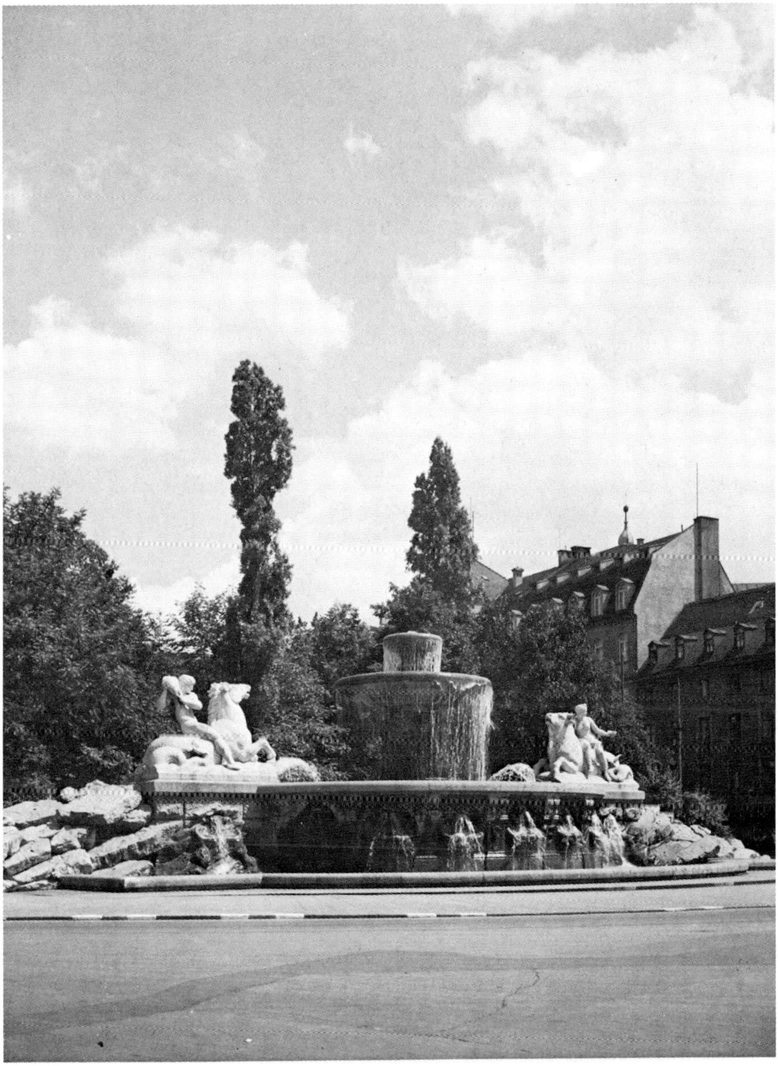

T 167 Adolf von Hildebrandt: Wittelsbacher Brunnen, 1891–95, München.

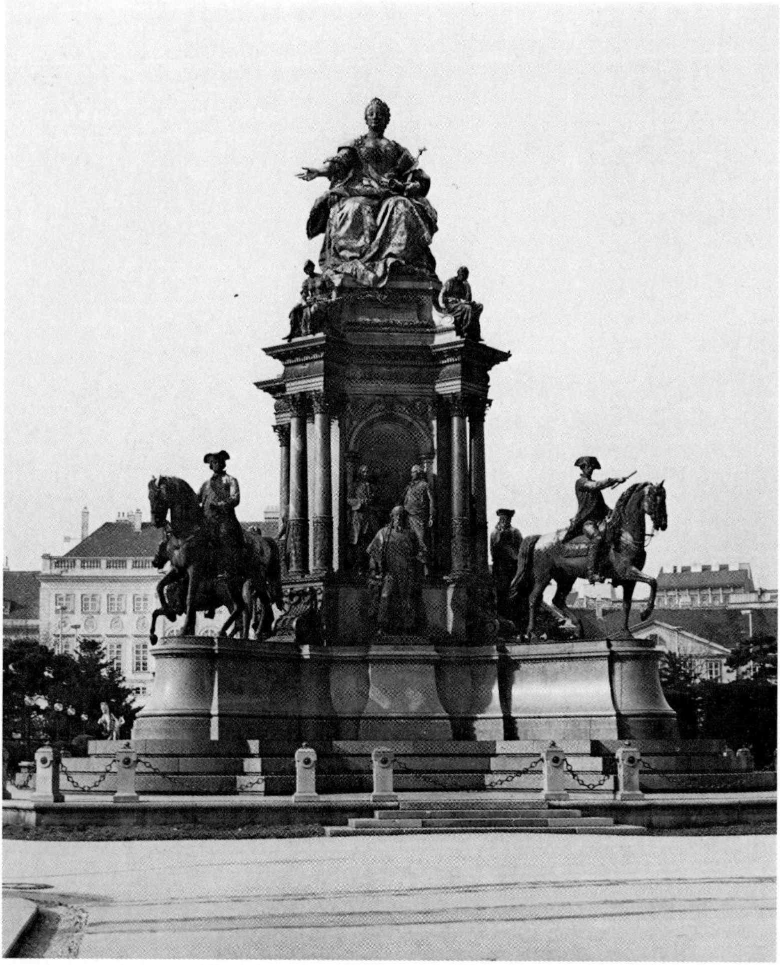

T 168 Kaspar von Zumbusch: Maria-Theresia-Denkmal, 1887, Wien, Maria-Theresia-Platz.

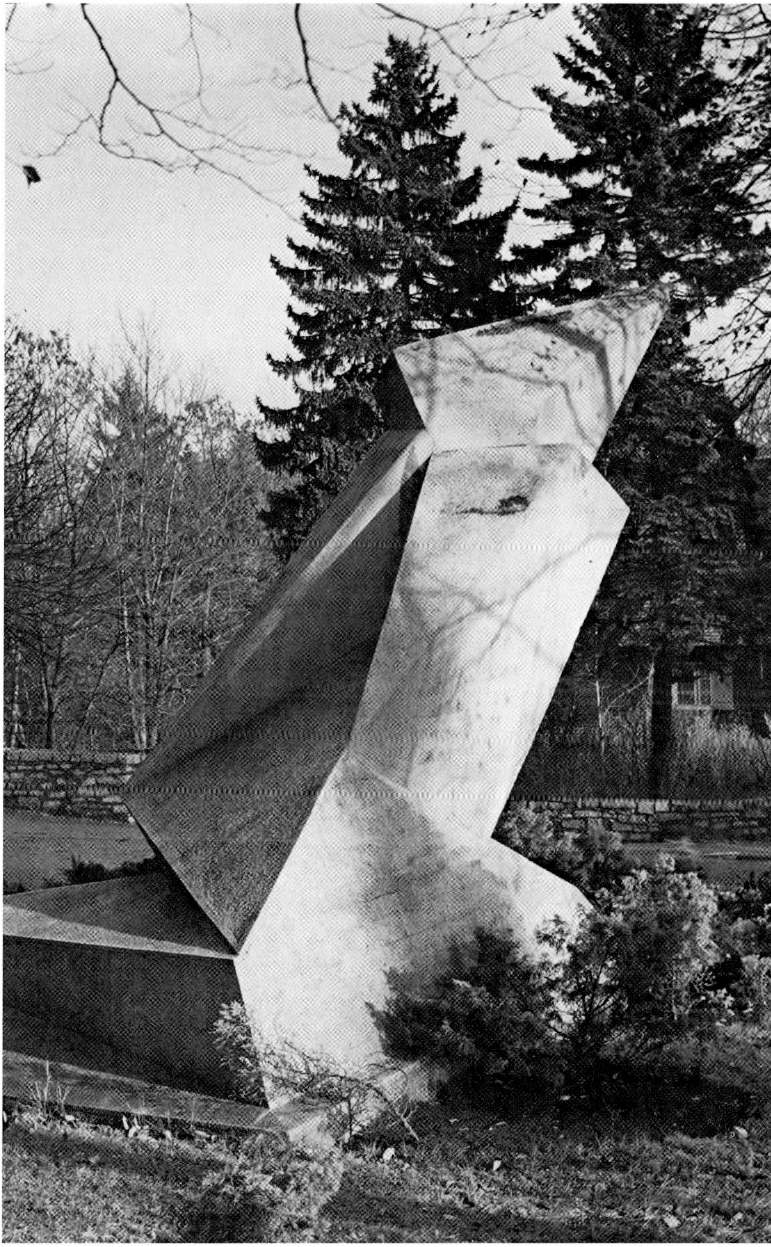

T 169 Walter Gropius: Denkmal für die Märzgefallenen, 1921–22, Weimar.

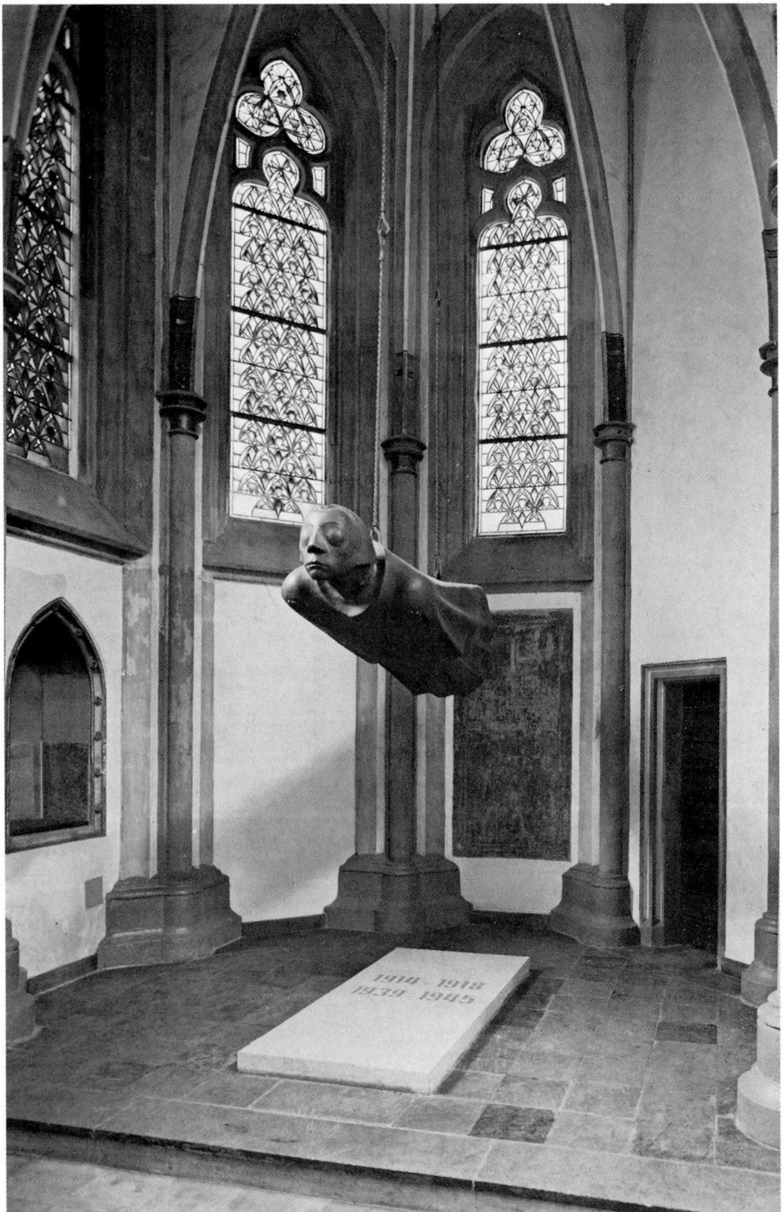

T 170 Ernst Barlach: Güstrower Ehrenmal, 1926–27, Zweitguß, Köln, Antoniterkirche.

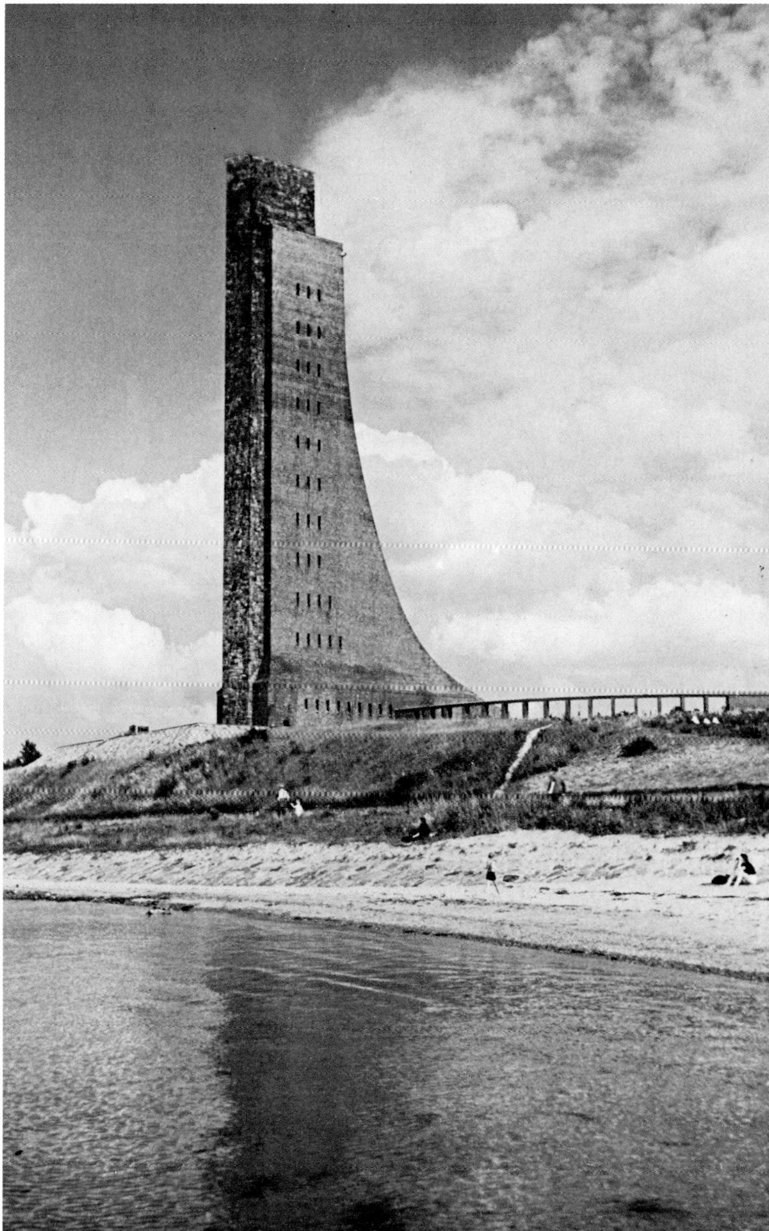

T 171 G. A. Munzer: Marine-Ehrenmal Laboe, 1927–36, Kiel.

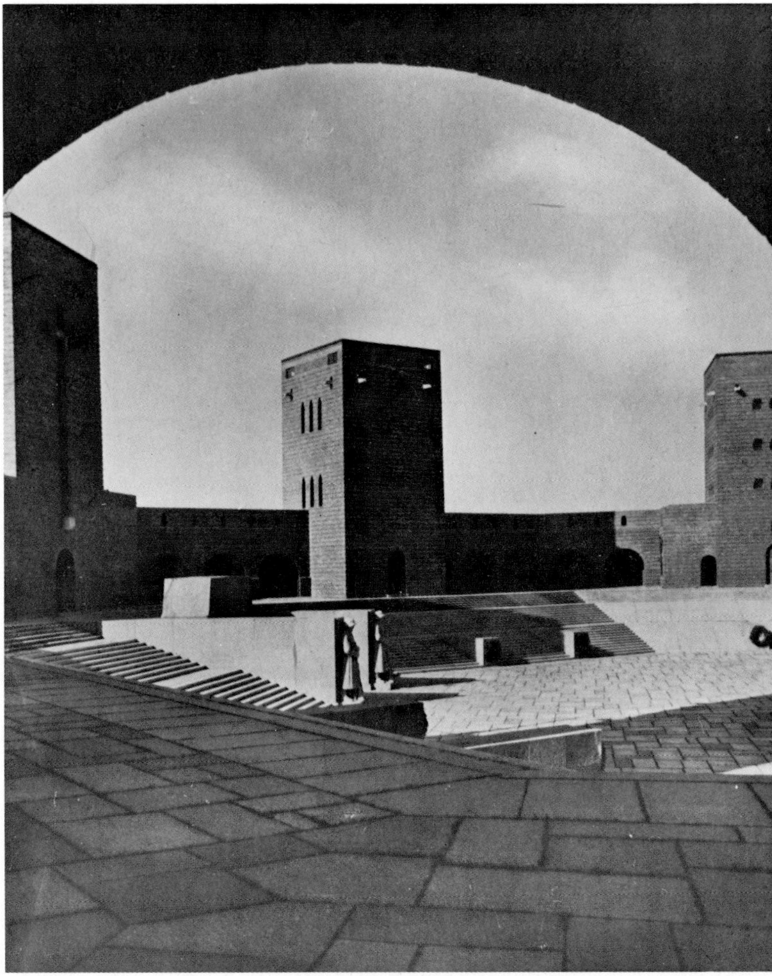

T 172 Walter und Johannes Krüger: Tannenberg-Denkmal, 1924–27, 1945 von den Nazis gesprengt.

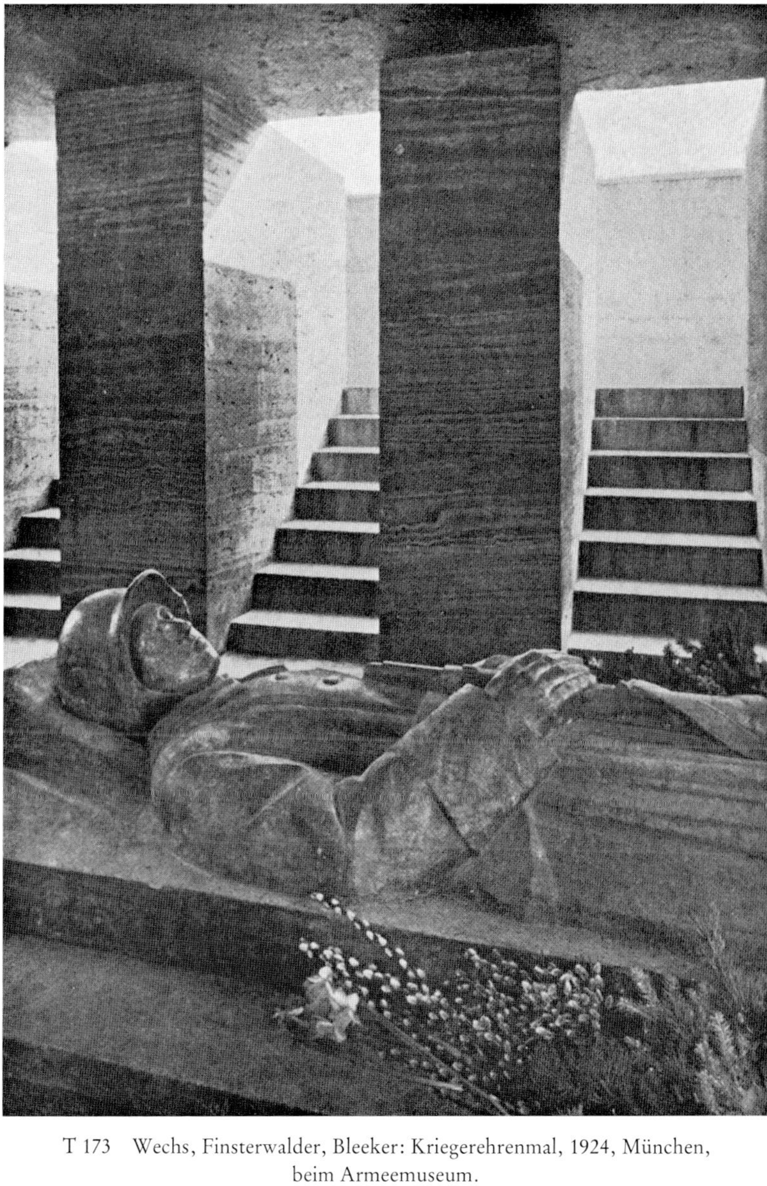

T 173 Wechs, Finsterwalder, Bleeker: Kriegerehrenmal, 1924, München, beim Armeemuseum.

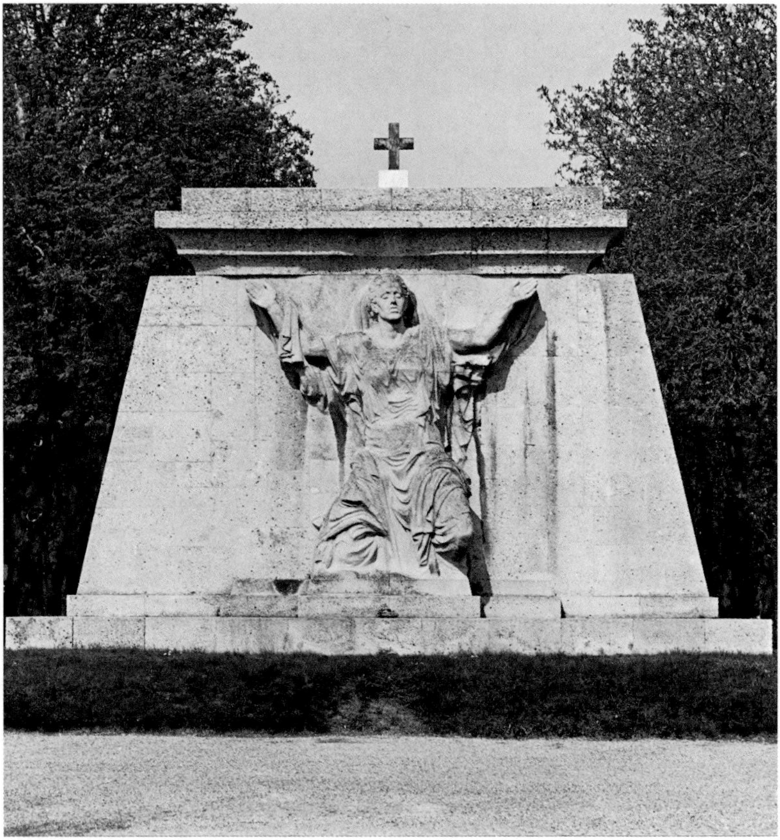

T 174 Anton Hanak: Kriegerdenkmal, 1925, Wien, Zentralfriedhof.

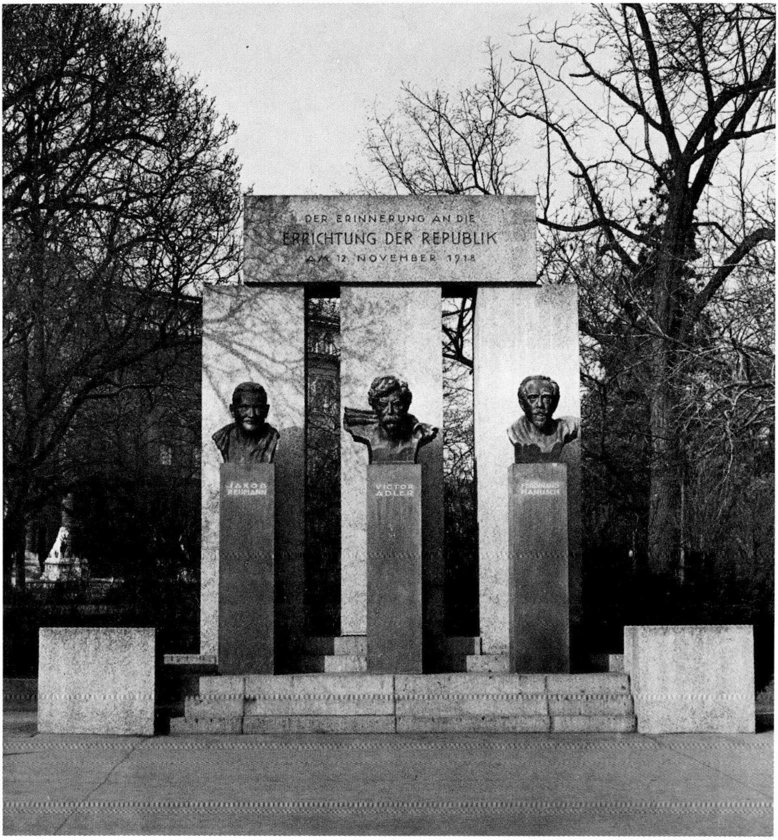
DER ERINNERUNG AN DIE
ERRICHTUNG DER REPUBLIK
AM 12 NOVEMBER 1918
VICTOR
ADLER

T 175 Hanak, Seifert, Wollek: Republik-Denkmal, 1928, Wien, Schmerlingplatz.

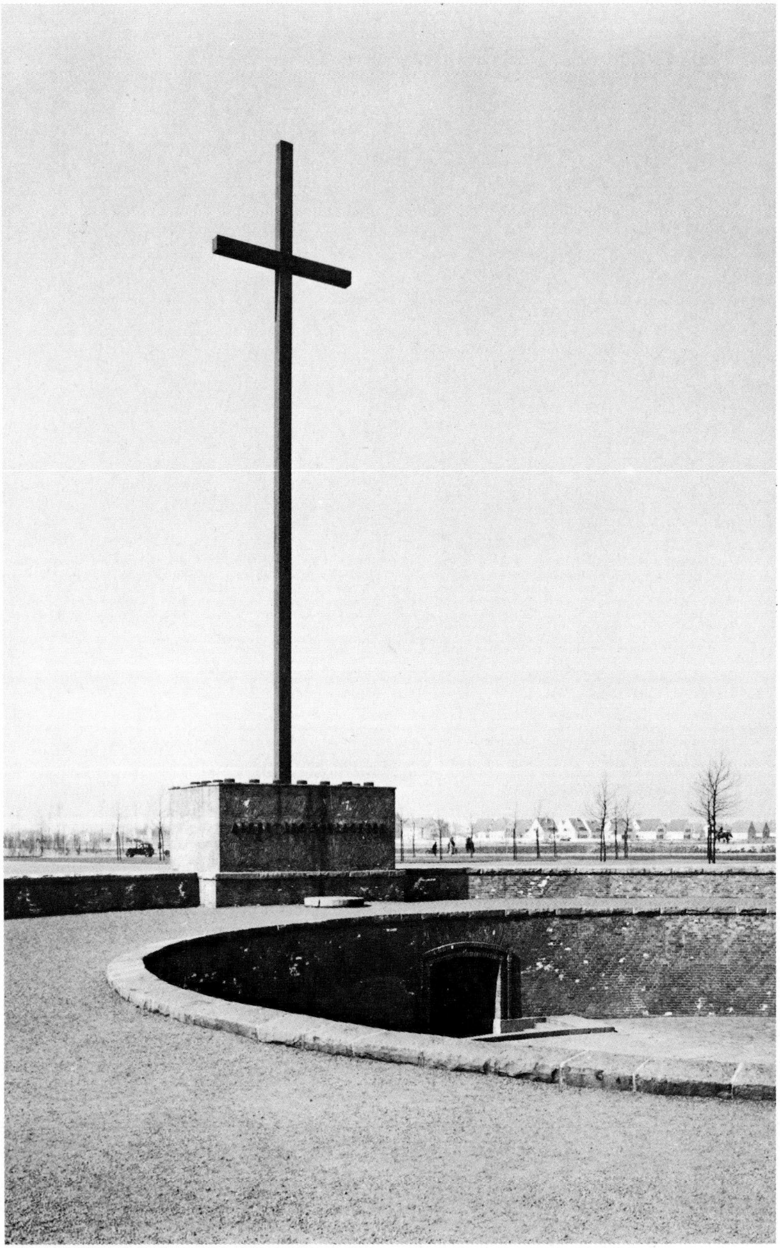

T 176 Clemens Holzmeister: Schlageter-Nationaldenkmal, 1931, zerstört, Düsseldorf, Golzheimer Heide.

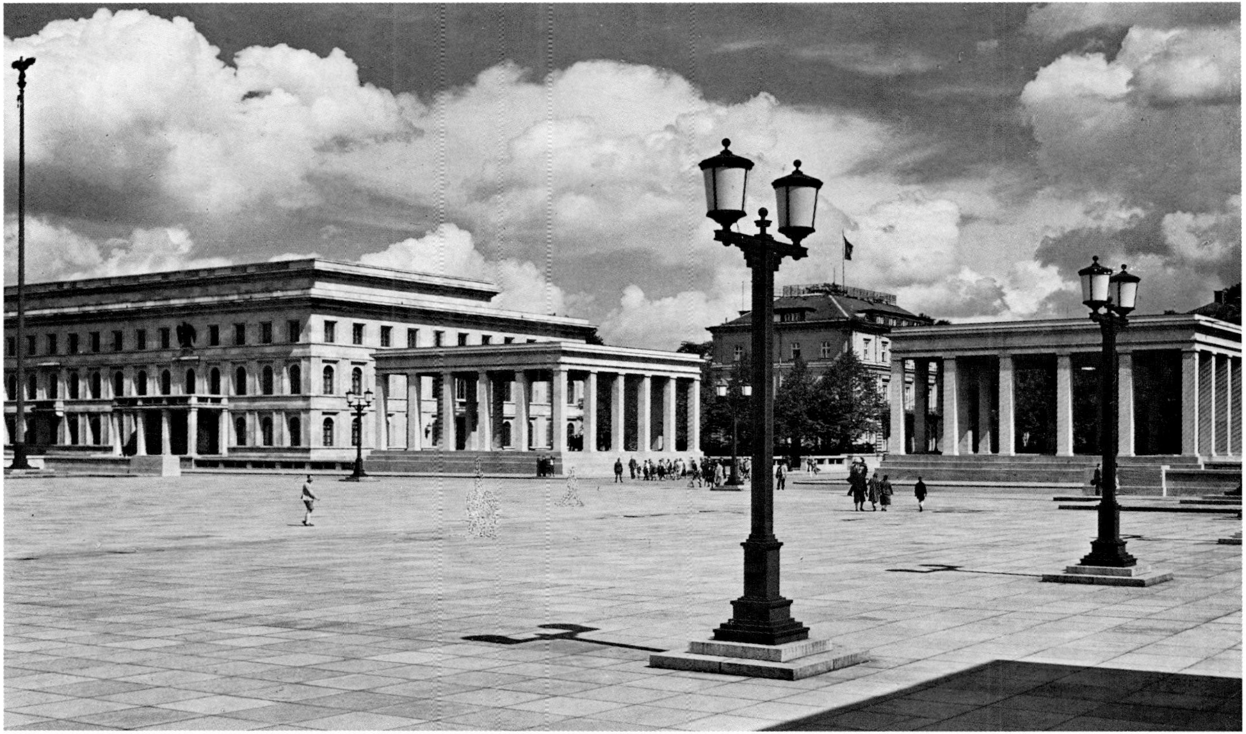

T 177 Paul Ludwig Troost: Ehrentempel der NSDAP, 1935, zerstört, München, Königsplatz.

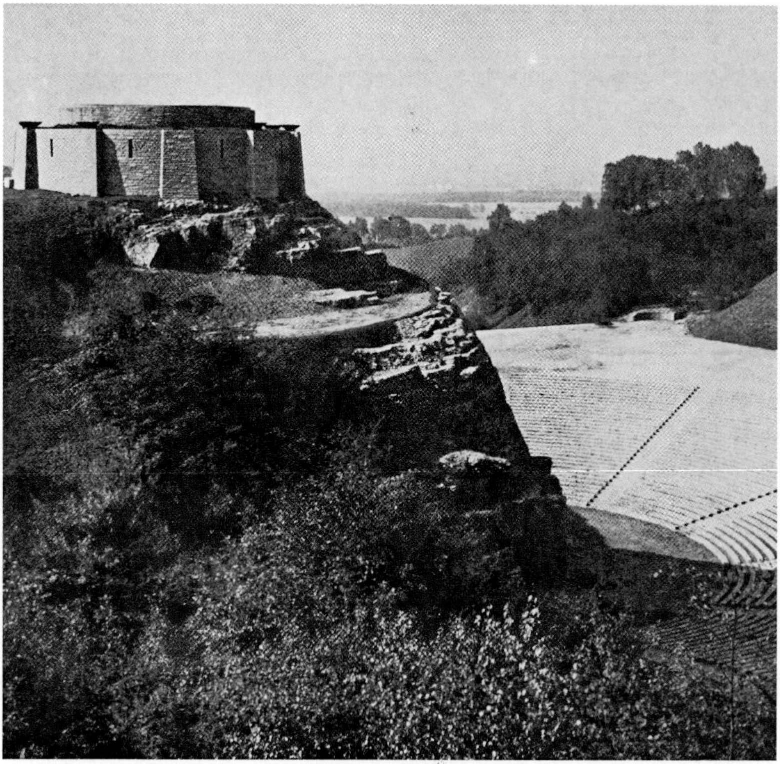

T 178 Robert Tischler: Deutsches Freikorps-Ehrenmal, 1921–33, Annaberg.

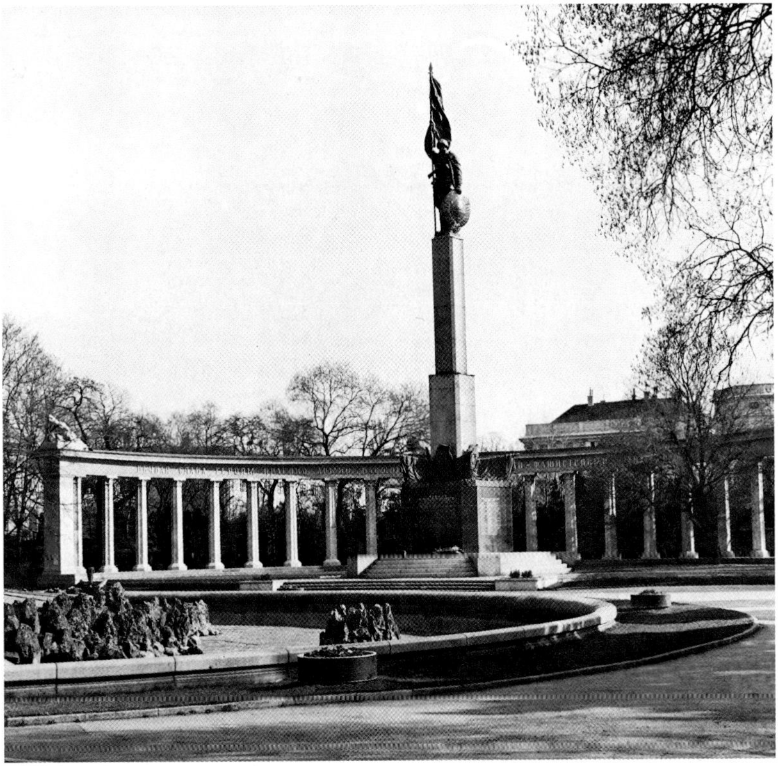

T 179 Jakowlew, Intizarian, Krejci: Sowjetisches Befreiungsdenkmal, 1945, Wien, Schwarzenbergplatz.

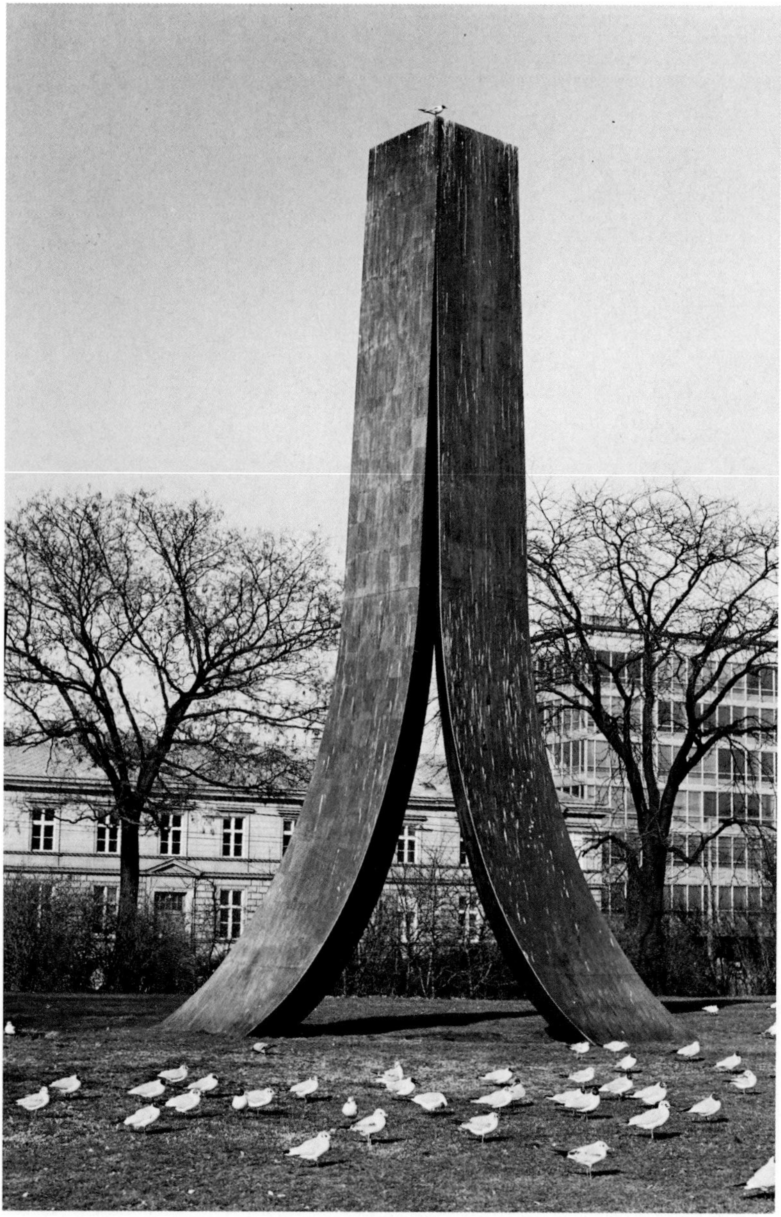

T 180 Berthold Gabriel und Heinrich Deutsch: Staatsgründungsdenkmal, 1966, Wien, Schweizergarten.

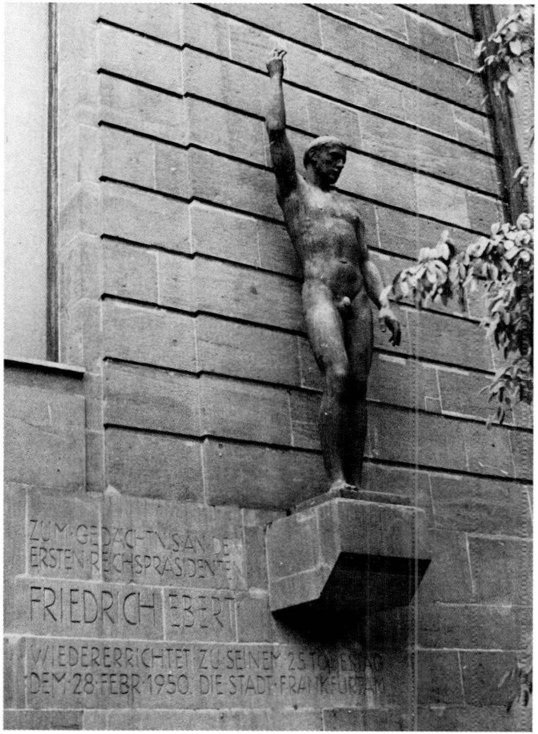
ZUM GEDÄCHTNIS AN DE
ERSTEN REICHSPRÄSIDENTE
FRIEDRICH EBERT
WIEDERERRICHTET ZU SEINEM 25 TO
DEM 28 FEBR 1950. DIE STADT FRANKFURT

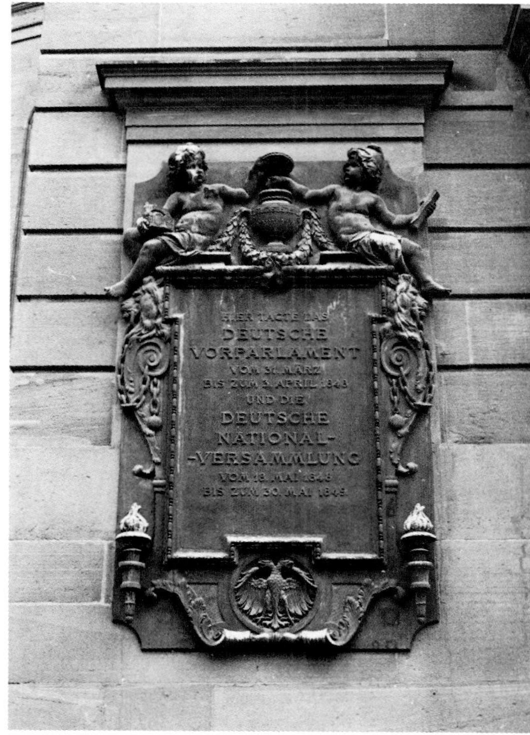
HIER TAGTE DAS
DEUTSCHE
VORPARLAMENT
VOM 31. MÄRZ
BIS ZUM 3. APRIL 1848
UND DIE
DEUTSCHE
NATIONAL-
VERSAMMLUNG
VOM 18. MAI 1848
BIS ZUM 30. MAI 1849

T 181 Einzeldenkmäler an der Paulskirche: a) Richard Scheibe: Denkmal für den Reichspräsidenten Friedrich Ebert, 1926, von den Nazis zerstört, 1950 wiederhergestellt. b) Gedenktafel an Vorparlament und Nationalversammlung in der Frankfurter Paulskirche 1848/49, 1898.

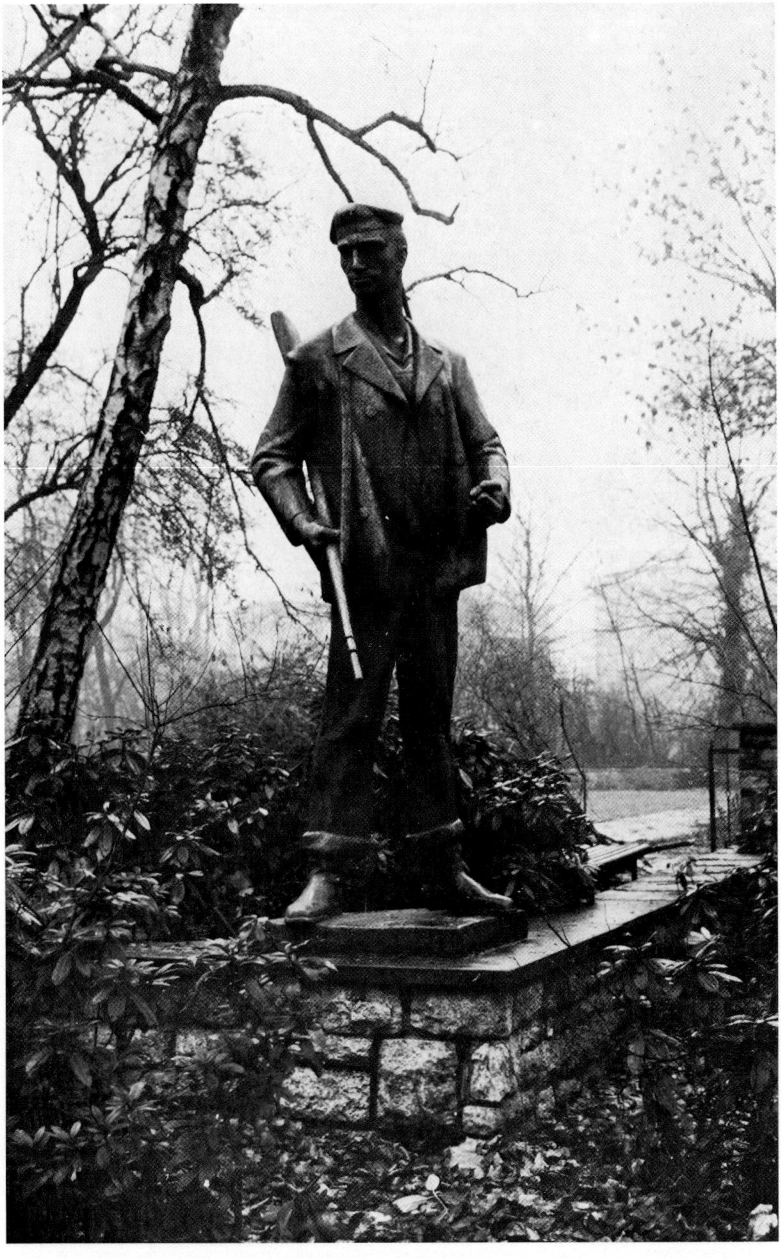

T 182 Hans Kies: Denkmal des roten Matrosen, um 1965, Berlin-Ost, Revolutionsfriedhof.

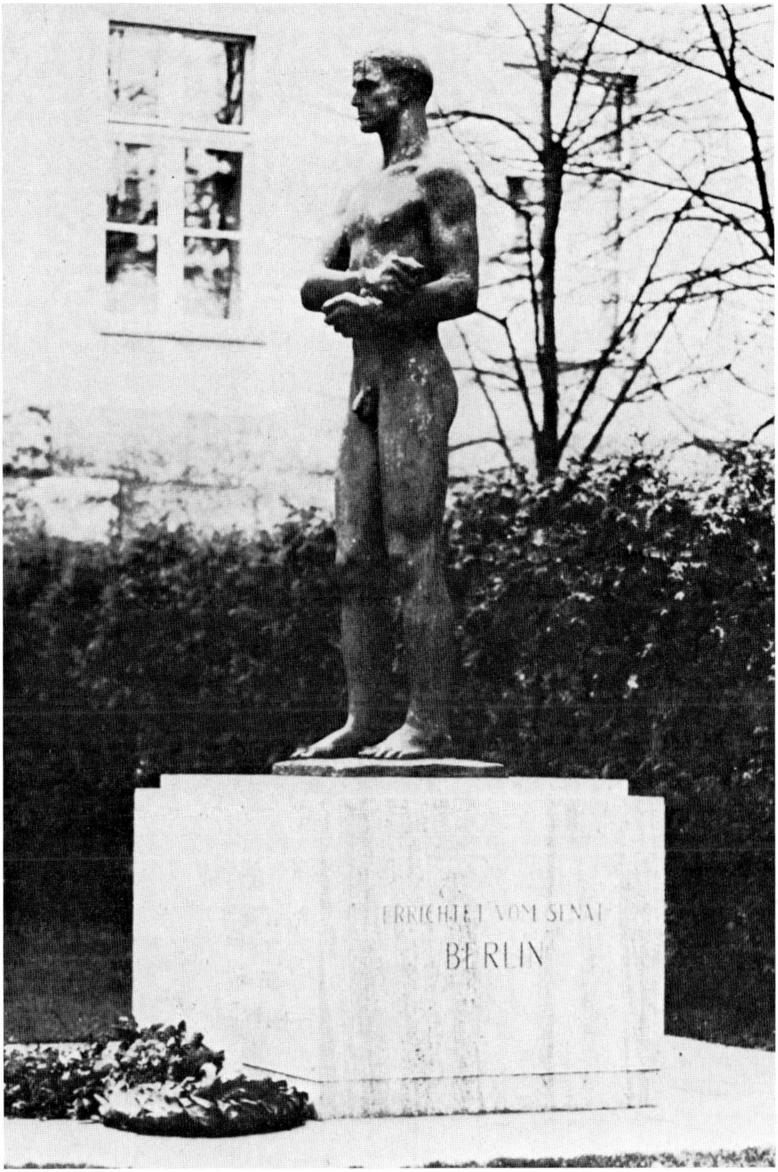

T 183 Richard Scheibe: Denkmal für die Opfer des 20. Juli 1944, Jünglingsgestalt, 1953, Berlin, Stauffenbergstraße.

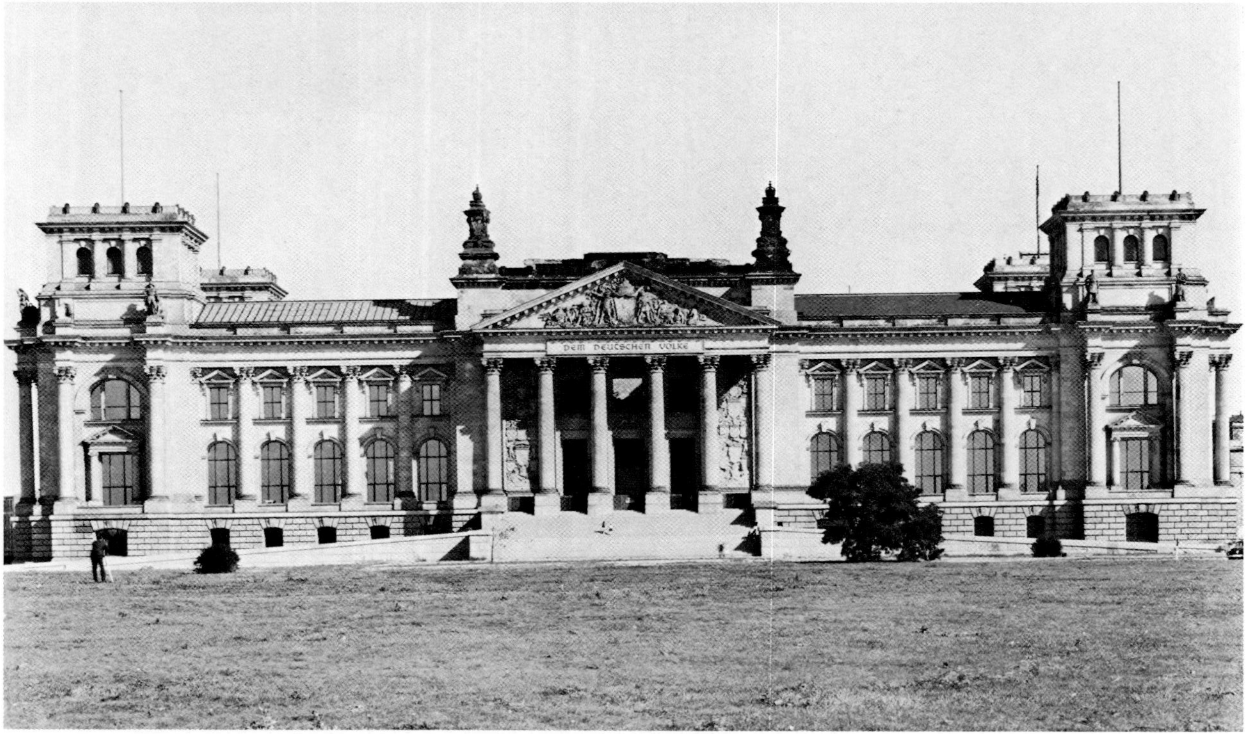

T 184 Paul Wallot: Reichstagsgebäude, 1884–94, Berlin.

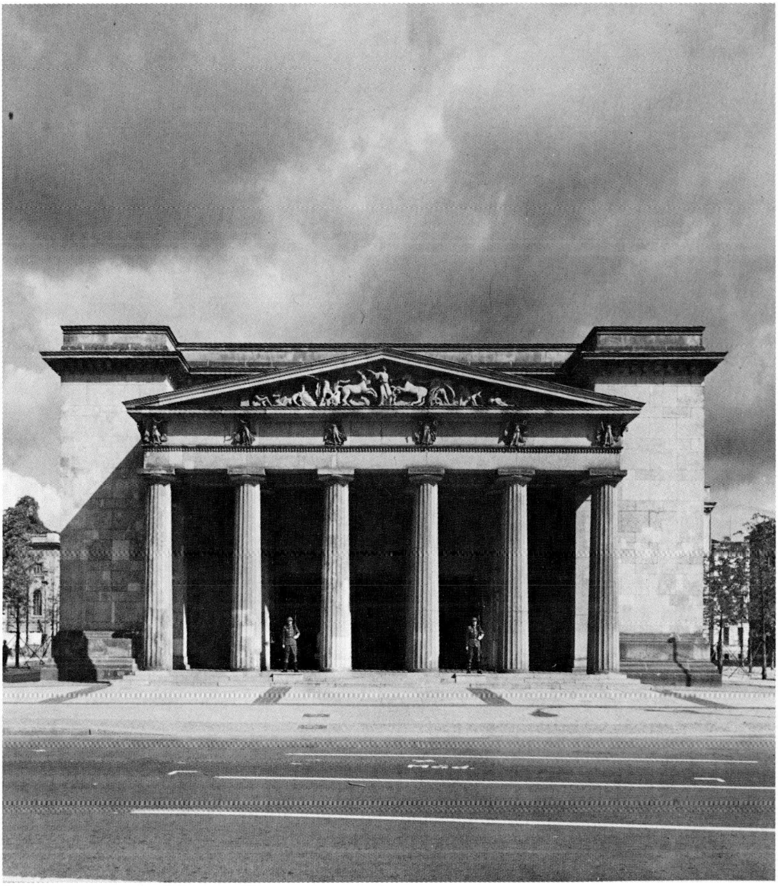

T 185 Karl Friedrich Schinkel: Neue Wache, 1816–18, seit 1969 „Mahnmal für die Opfer des Faschismus und Militarismus“, Berlin-Ost.

T 186 E. W. Wutschetitsch, J. B. Belopolski, S. S. Walerius: Sowjetisches Ehrenmal, 1947–49, Berlin-Ost, Treptower Park.

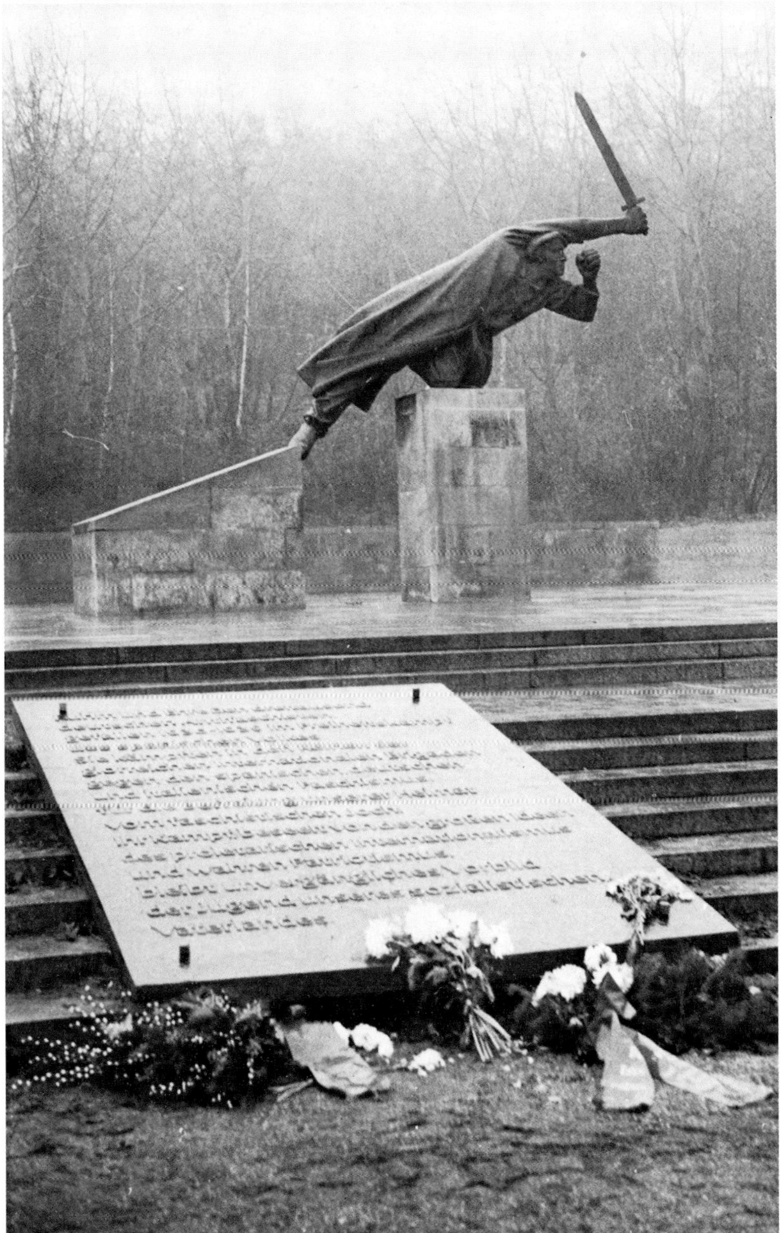

T 187 Fritz Cremer: Gedenkstätte für deutsche Spanienkämpfer, 1968, Berlin-Ost, Volkspark Friedrichshain.

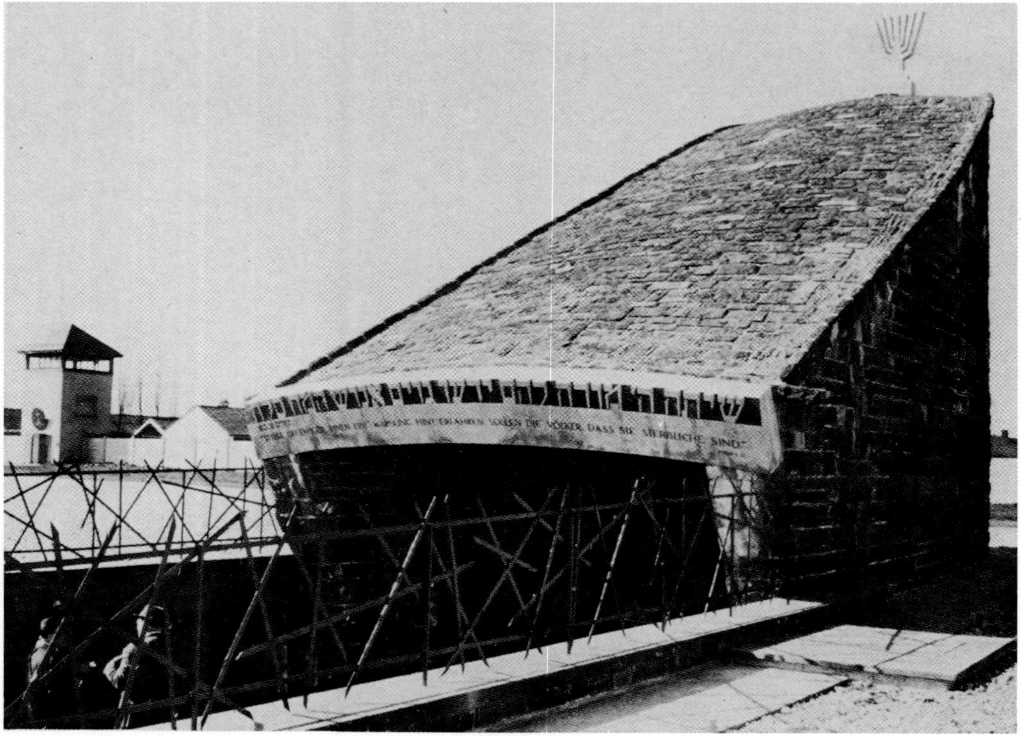

T 188 Israelitische Gedenkstätte, 1967, Dachau, KZ-Gedenkstätte.

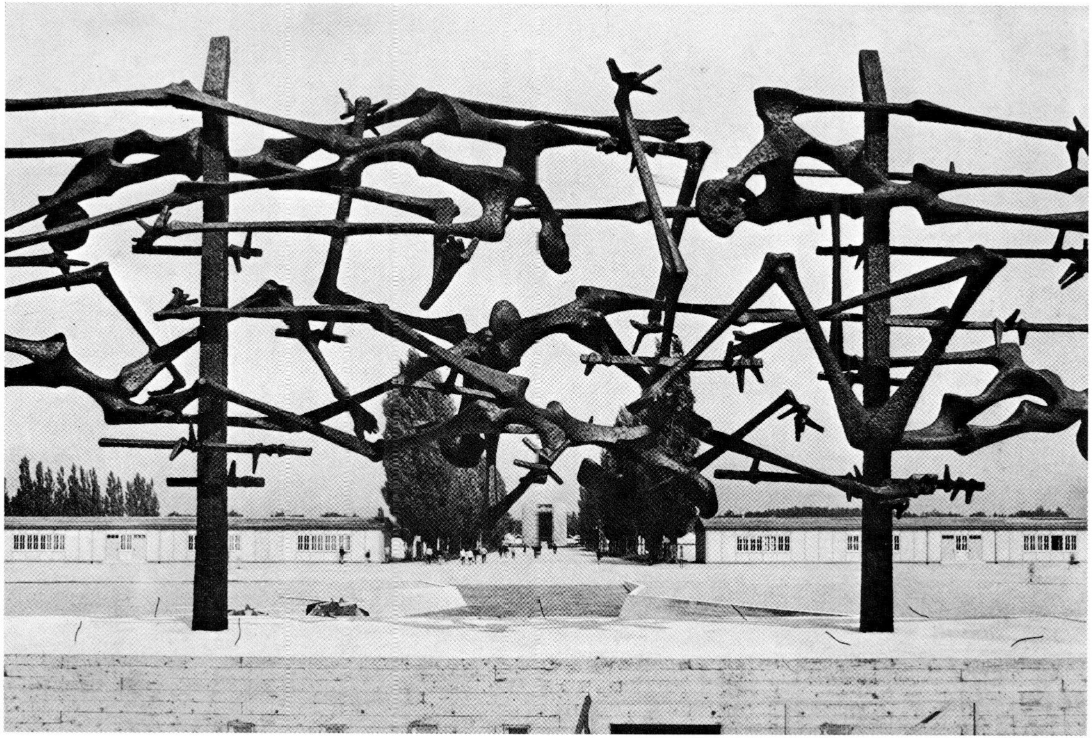

T 183 Internationales Mahnmal, 1968, Dachau, KZ-Gedenkstätte.

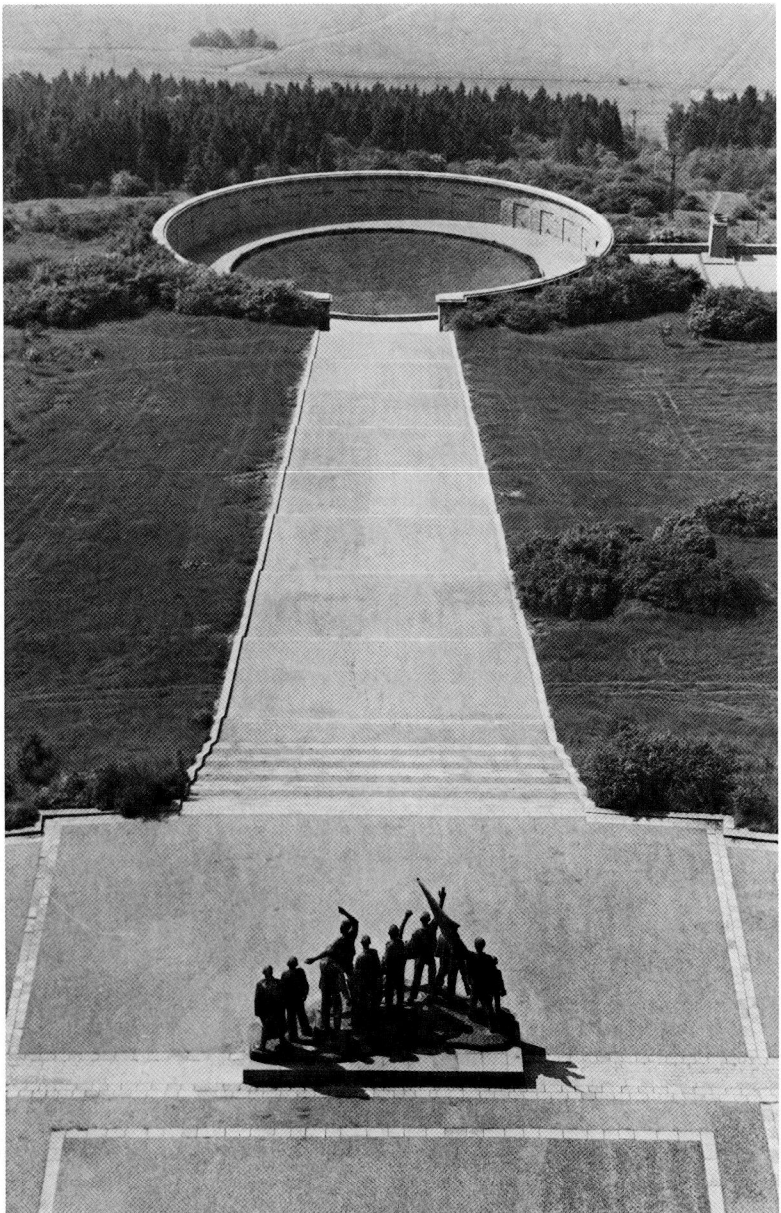

T 190 Nationale Mahn- und Gedenkstätte Buchenwald, 1955–58, Weimar.

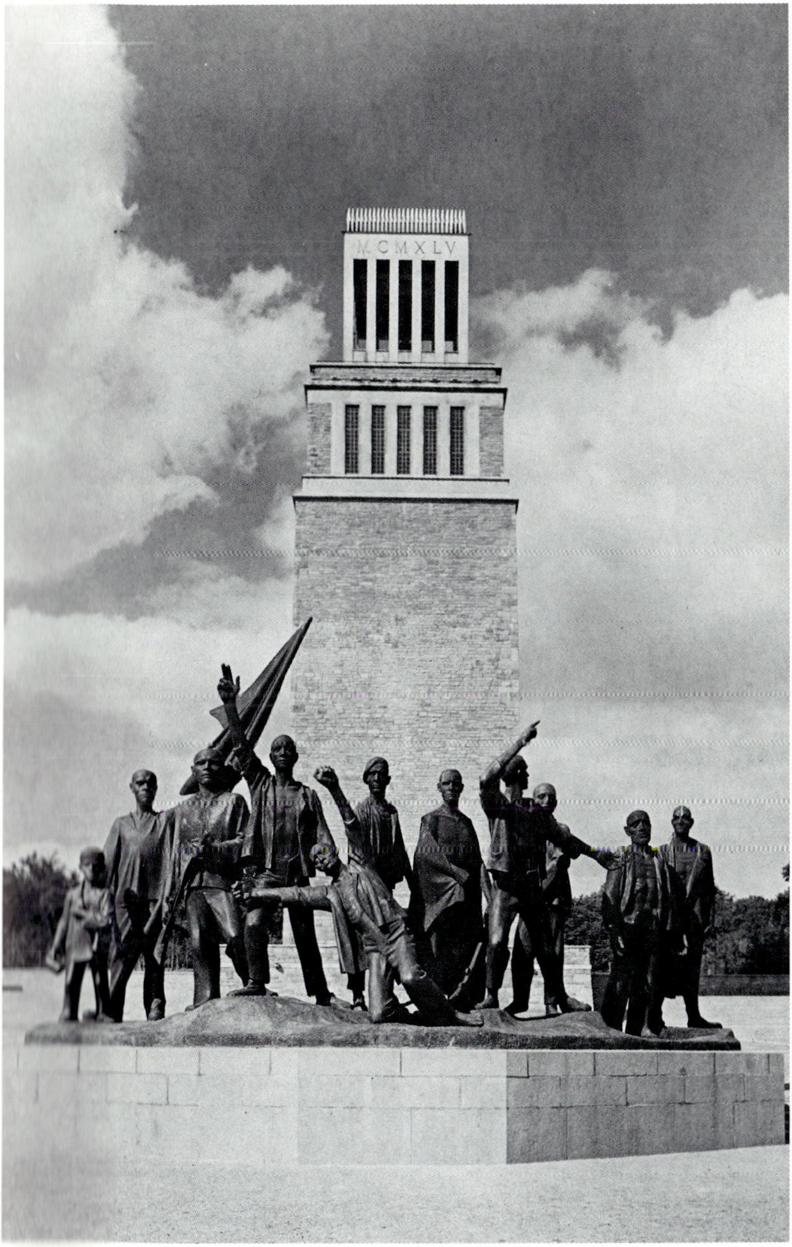

T 191 Fritz Cremer: Buchenwald-Gruppe, 1958, Weimar, Nationale Mahn- und Gedenkstätte Buchenwald.

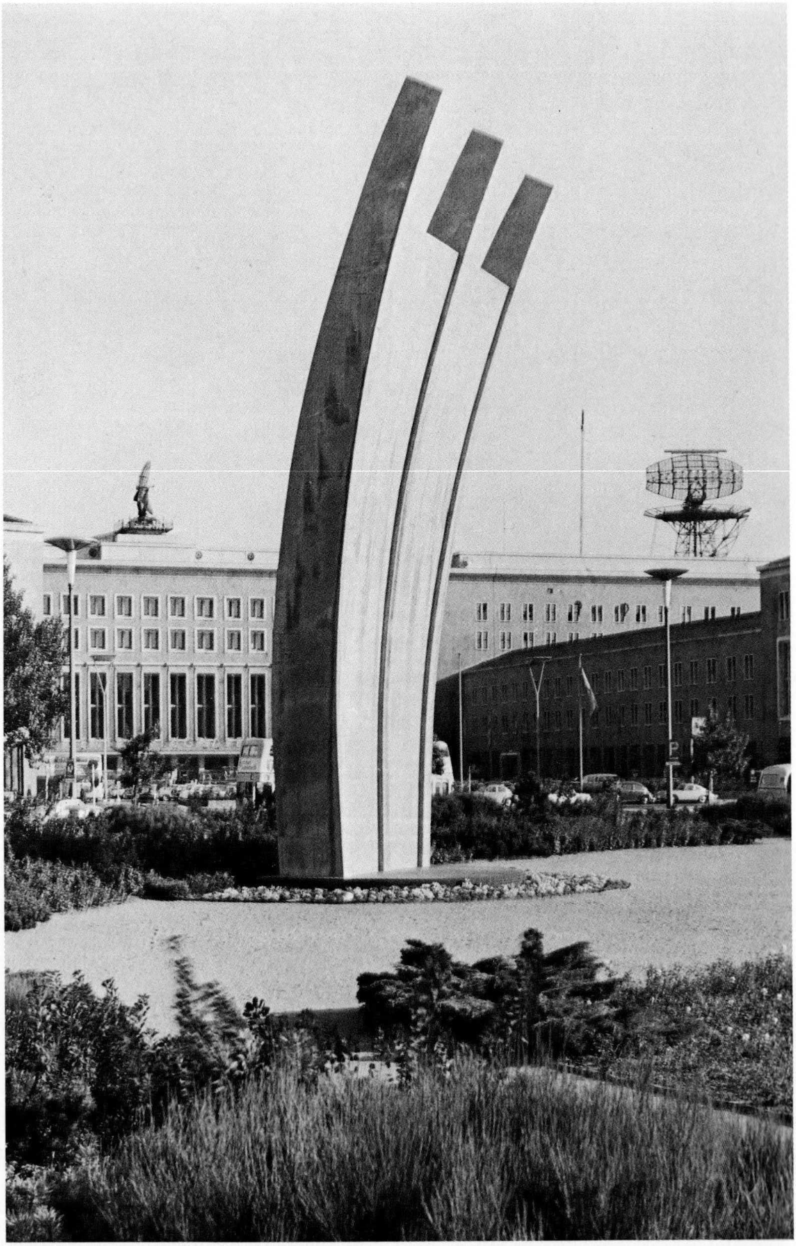

T 192 Eduard Ludwig: Denkmal für die Opfer der Luftbrücke, 1951, Berlin.